Die
Praxis der Hydrotherapie
und verwandter Heilmethoden.

Ein Lehrbuch für Ärzte und Studierende

von

Dr. A. Laqueur

leitendem Arzt der hydrotherapeutischen Anstalt und
des medikomechanischen Institutes am städtischen
Rudolf-Virchow-Krankenhause zu Berlin.

Mit 57 in den Text gedruckten Figuren.

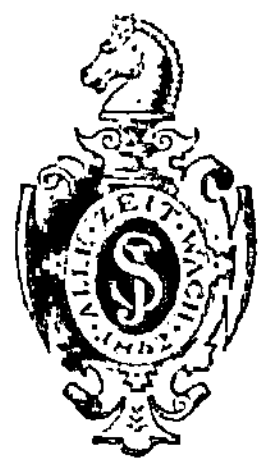

Berlin.
Verlag von Julius Springer.
1910.

ISBN-13: 978-3-642-90017-4   e-ISBN-13: 978-3-642-91874-2
DOI: 10.1007/978-3-642-91874-2

Softcover reprint of the hardcover 1st edition 1910

Vorwort.

Das vorliegende Buch soll in erster Linie praktischen Zwecken dienen; aus diesem Grunde sind theoretische Auseinandersetzungen auf das notwendigste Maß beschränkt und alle für die Praxis wichtigen Dinge in den Vordergrund gerückt, wenn auch natürlich auf eine Darlegung der wissenschaftlichen Grundlagen der hier beschriebenen Methoden nicht ganz verzichtet werden konnte. Die dabei gemachten Literaturangaben können auf Vollständigkeit keinen Anspruch machen; es sind nur solche neuere Arbeiten zitiert worden, die mir für die Praxis der Hydrotherapie von besonderer Bedeutung erschienen. Der Leser, der auf eine genauere Darstellung der einschlägigen Literatur reflektiert, muß auf das Matthessche Lehrbuch verwiesen werden.

Die Aufgabe, die ich mir gestellt habe, läßt sich nicht erfüllen, ohne daß neben der Hydrotherapie selbst auch andere verwandte Heilmethoden berücksichtigt werden. Dabei kann man sich nicht mehr wie früher auf balneotherapeutische Maßnahmen beschränken, wie Kohlensäure- und sonstige Gasbäder, Solbäder u. dgl., sondern auch die Methoden der Hydro-Elektrotherapie, die in den letzten Jahren eine so große praktische Bedeutung erlangt haben, und die Anwendung der radiumemanationshaltigen Bäder mußten ebenfalls mit herangezogen werden. Ebenso mußten hier die speziellen thermotherapeutischen Methoden (Heißluftbehandlung, Lichtbäder, Fangoanwendung, Sandbäder, Sonnenbäder usw.) ihrer praktischen Wichtigkeit wegen eine eingehende Berücksichtigung finden.

Dieses sozusagen gegebene Arbeitsprogramm habe ich aber noch durch kurze Erwähnung der mechanischen Behandlungsmethoden, der Massage und Heilgymnastik, erweitern zu müssen geglaubt. Meiner Erfahrung nach legt nämlich der Praktiker bei solchen Büchern auf den Teil, der von der speziellen Anwendung bei den einzelnen Krankheitsformen handelt, einen besonderen Wert. Bei dem innigen Zusammenhang nun, in dem gerade bei den hier in Frage kommenden Krankheiten hydro- und thermotherapeutische Maßnahmen einerseits und Massage und Übungstherapie andrerseits stehen, käme bei Ausschluß der mechanischen Methoden immer nur ein unvollkommenes Bild der physikalischen Behandlungsweise der betreffenden Erkrankung zustande. Doch konnte auf die Technik der Massage und der gymnastischen Methoden nicht näher eingegangen werden, und es muß in

*

dieser Beziehung auf die einschlägigen Lehrbücher verwiesen werden. Ebenso sind auch orthopädische Maßnahmen als nicht mehr in den Rahmen dieses Buches fallend weggelassen worden.

Gar nicht erwähnt ist ferner die Elektrotherapie (abgesehen von den hydro-elektrischen Bädern), die Anwendung der chemisch wirksamen Lichtstrahlen und die Röntgenbehandlung; es sind das aber spezielle Behandlungsmethoden, die besonders ausführliche theoretische und praktische Besprechung erfordern, und die der Leser in einem Buche, wie dem vorliegenden, auch nicht mehr sucht. Zugegeben muß ja werden, daß diese Grenze, die ich mir gezogen habe, vielleicht etwas künstlich erscheint, aber irgendwo mußte Halt gemacht werden, wenn das Buch nicht zu einem Lehrbuch aller arzneilosen Behandlungsmethoden überhaupt auswachsen sollte.

Bei Besprechung der einzelnen Krankheiten mußte natürlich davon abgesehen werden, auf alle Erkrankungsformen einzugehen, bei denen irgendwann einmal ein kalter Umschlag, eine Abwaschung oder ein Bad angewandt werden kann, sondern ich mußte mich vorwiegend auf diejenigen Krankheiten beschränken, in deren Therapie die hydriatischen und andere in der Praxis leicht anwendbare physikalische Methoden einen wirklich wichtigen Platz einnehmen. Ferner gebe ich selbst zu, daß die Darstellung dieses speziellen Teils vielfach etwas subjektiv gehalten ist; aber die Aufzählung all der Methoden, die von den verschiedensten Autoren bei einer bestimmten Krankheit einmal empfohlen worden sind, ist eine für den Autor recht undankbare Aufgabe, und ich glaube, auch der Leser verzichtet gern darauf und zieht eine Schreibweise vor, bei der in erster Linie die eigenen Erfahrungen des Autors und daneben nur die wichtigsten von namhafter Seite empfohlenen Behandlungsarten berücksichtigt sind. Daß durch gänzliche Fortlassung der Besprechung der medikamentösen, klimatischen und diätetischen Therapie die Anwendung dieser Heilmethoden bei den einzelnen Krankheiten nicht herabgesetzt werden soll, bedarf wohl keiner besonderen Betonung. Der spezielle Teil soll lediglich den Zweck haben, dem Praktiker die Frage zu beantworten: Welche hydriatischen Maßnahmen kann ich bei dieser Erkrankungsform anwenden, und was kann ich damit erreichen?

Eine Anzahl der am besten gelungenen Photographien verdanke ich der Liebenswürdigkeit des Herrn Kollegen Dr. Arthur Wolff, dem ich auch an dieser Stelle dafür meinen besten Dank ausspreche.

Sämtliche Temperaturgrade sind nach Celsius angegeben.

Berlin, im Mai 1910.

A. Laqueur.

Inhalt.

Erster Teil.

Wirkungen und Technik.

Zweiter Teil.

Hydrotherapeutische Behandlung der einzelnen Krankheiten.

Erster Teil.

Wirkungen und Technik.

A. Hydrotherapie und Thermotherapie.

1. Physiologische Wirkungen.

Bei seiner Anwendung zu Heilzwecken kommt dem Wasser in erster Linie die Rolle eines Temperaturträgers zu, mag es nun in fester (als Eis), in flüssiger oder in Dampfform angewandt werden. Die chemischen Eigenschaften des reinen Wassers sind, von wenigen Ausnahmen abgesehen, für seine äußerliche Applikation ohne Bedeutung; anders liegen die Verhältnisse ja, wenn im Wasser sonstige Substanzen wie Salze, aromatische Stoffe, gasförmige Körper, gelöst resp. suspendiert sind. Diese Anwendungsformen gehören aber nicht mehr zur eigentlichen Hydrotherapie, sondern in das Gebiet der Balneotherapie; es sei jedoch jetzt schon bemerkt, daß auch bei den balneotherapeutischen Einwirkungen die physikalischen Vorgänge gegenüber den rein chemischen Prozessen von überwiegender Bedeutung sind.

Es hängt somit die Wirkung des Wassers auf den Körper vor allem von seinem Temperaturgrade ab. Diese thermische Wirkung ist im allgemeinen um so intensiver, je mehr sich der angewandte Temperaturgrad nach oben oder unten hin von dem Indifferenzpunkte entfernt. Als Indifferenzpunkt wird dabei diejenige Wärmestufe bezeichnet, die von der Haut des gesunden menschlichen Körpers weder als kalt noch als heiß empfunden wird, und bei der das wärmetragende Medium die geringsten Veränderungen der Körperfunktionen verursacht. Dieser Indifferenzpunkt liegt für das Wasser bei etwa 34—35° (bei der Luft und anderen gasförmigen Medien liegt er bedeutend niedriger). Schwankungen kommen vor, falls der Körper sich vor Anwendung des Wassers in abnorm kühler oder warmer Umgebung befunden hat, doch kann für die Praxis an dem oben genannten Indifferenzpunkte im allgemeinen festgehalten werden. Nur für Fieberkranke liegt er naturgemäß höher.

Neben dem thermischen Reize ist es vor allem der **mechanische Reiz**, der die physiologische Wirkung der Wasserapplikation mit bestimmt. Er spielt namentlich bei allen Anwendungsformen des **bewegten Wassers** (Wellenbädern, Seebädern, Duschen, Übergießungen) eine wichtige Rolle, ebenso bei **Abreibungen, Frottierungen** u. dgl., und seine Wirkung geht bei derartigen Prozeduren mit der thermischen Hand in Hand. Das dritte wesentliche Moment bei der Wirkung hydrotherapeutischer Prozeduren ist schließlich die **Dauer** des angewandten thermischen und mechanischen Reizes.

Angesichts des rein praktischen Zweckes dieses Buches können wir auf die **physiologische Wirkungen** der Hydrotherapie auf die verschiedenen Funktionen des Körpers hier nur soweit eingehen, als zum Verständnis der Wirkungsweise und Indikationen der einzelnen hydriatischen Prozeduren unbedingt erforderlich ist. Zur richtigen Wertschätzung der folgenden speziellen Angaben über die physiologischen Einzelwirkungen der Hydrotherapie seien aber einige allgemeine Bemerkungen hier vorausgeschickt.

Es sind die Einwirkungen der Hydrotherapie zuerst hauptsächlich von **Wilhelm Winternitz** in wissenschaftlicher Weise studiert worden; zu ihm und seinen Schülern haben sich dann namentlich im letzten Jahrzehnt eine Reihe von anderen Autoren gesellt, so daß die Reihe der heute auf diesem Gebiete vorliegenden Forschungsergebnisse eine recht große ist. Wir dürfen sagen, daß heute die **physiologische** Wirkung der Hydrotherapie keineswegs mehr eine terra incognita ist, und daß somit das Verfahren einer exakten wissenschaftlichen Grundlage durchaus nicht entbehrt. Wenn trotzdem die Übertragung der meist am **gesunden** menschlichen oder tierischen Körper gefundenen Resultate auf die **Heil**wirkung der Hydrotherapie am **kranken Organismus** vielfach noch Schwierigkeiten macht und zu unbefriedigenden Ergebnissen führt, so liegt das daran, daß bei der Hydrotherapie wie der physikalischen Therapie überhaupt die angewandten Faktoren meist nicht direkt heilend wirken, sondern **indirekt** durch die **reaktiven** und **regulatorischen** Vorgänge, die sie im Organismus auslösen (**Goldscheider**). Je nach der Art der Erkrankung, je nach der „Stimmung" des Organismus können nun dessen regulatorischen Kräfte in **verschiedener** Weise auf ein und denselben physikalischen Eingriff reagieren. Dazu kommt, daß das **Tierexperiment**, wenn es zum Belege für die Heilwirkung der Hydrotherapie herangezogen wird, gerade hier vielfach versagt, weil der Angriffspunkt aller hydrotherapeutischen Maßnahmen, die **Haut**, bei unseren Versuchstieren sich recht verschieden von der menschlichen Haut verhält. Es liegen somit die Verhältnisse für die physikalische Therapie viel weniger günstig als für die Pharmakotherapie, wo sich z. B. die Wirkung mancher Herzmittel selbst noch an dem aus dem Körper isolierten Organ noch exakt nachweisen läßt.

a) Wirkung auf die Körpertemperatur.

Der Organismus des Warmblüters hat in hohem Grade das Bestreben, seine Eigentemperatur äußeren Einwirkungen gegenüber mittels der ihm zu Gebote stehenden **Regulationsvorrichtungen** zu verteidigen.

Es geschieht das auf zweierlei Art, durch die **physikalische Wärmeregulation**, d. h. durch vermehrte oder verminderte **Wärmeabgabe**, und durch die **chemische Wärmeregulation**, die in einer vermehrten oder verminderten Wärmebildung besteht. Die **physikalische** Wärmeregulation erfolgt vorwiegend vermittels des **Zirkulationssystems**, durch Änderung des Kontraktionszustandes der

Hautgefäße, durch stärkere oder schwächere Durchblutung derselben, durch Schweißsekretion und Schweißverdunstung, während die chemischen Wärmeregulationsvorgänge vor allem in den Muskeln ihren Sitz haben.

So bewirkt ein kaltes Bad zunächst eine Kontraktion der Hautgefäße zur Verhinderung der Wärmeabgabe und daraus resultierend selbst eine geringe Erhöhung der Innentemperatur des Körpers (im Rektum gemessen); erst bei längerer und intensiverer Kälteeinwirkung kommt es dann zu einer Senkung der Innentemperatur unter den Ursprungswert. Anders liegen die Verhältnisse, wenn das kalte Bad mit gleichzeitigen starken Friktionen der Haut appliziert wird. Die durch das Reiben dilatierten Hautgefäße geben jetzt Wärme ab, es sinkt infolgedessen die Innentemperatur, auch weil das durch die dilatierten Hautgefäße in größerer Menge zirkulierende Blut abgekühlt wird. Beim Gesunden ist jedoch die auf diese Weise oder durch ein gewöhnliches, längeres, intensiv kaltes Bad hervorgerufene Temperaturerniedrigung keine erhebliche und langdauernde: Erhöhte willkürliche oder unwillkürliche Muskeltätigkeit (Zittern) und wohl auch direkte Steigerung der Verbrennungsvorgänge (dieselben betreffen hauptsächlich N-freie Substanzen) vermehren die Wärmeproduktion und sorgen somit durch chemische Regulation für die Erhaltung der Eigentemperatur. Beim Fieberkranken ist dagegen die durch Kälteeinwirkung hervorgerufene Temperaturerniedrigung eine intensivere und länger anhaltende, besonders wenn das Bad mit mechanischem Reiz verbunden war.

Bei äußerlicher Wärmeapplikation kann der Körper nur durch physikalische Regulation seine Temperatur verteidigen; es erfolgt die Erhöhung der Wärmeabgabe durch Erweiterung der Hautgefäße und durch die wärmebindende Schweißbildung und Schweißverdunstung, außerdem durch vermehrte Wasserdampfabgabe durch die Lungen, die aber beim Menschen von geringerer Bedeutung ist. Die physikalische Regulation geht um so leichter vor sich, je besser der Schweiß verdunsten kann, also ist sie in trockenen warmen Medien (Heißluftbädern, Lichtbädern) eher möglich als in feuchten, in denen, wie z. B. in Dampfbädern oder heißen Wasserbädern, die Schweißverdunstung behindert ist. In letzteren kommt es daher bald zu einer Erhöhung der Eigentemperatur des Körpers, die man als Wärmestauung bezeichnet; doch können auch die trockenen sogenannten „wärmezuführenden" Prozeduren bei längerer und intensiverer Einwirkung, wenn die physikalische Regulation nicht mehr ausreicht, zu einer Wärmestauung führen. Wir werden bei Besprechung der einzelnen Wärmeprozeduren noch näher auf diese wichtigen Vorgänge zurückkommen.

Von großem Interesse ist naturgemäß die Frage, inwieweit lokal applizierte Wärme oder Kälte in die Tiefe dringt. Was die lokale, durch Luft, trockene oder feuchte Medien geleitete Wärme betrifft, so kommt ihr eine mäßige, aber nicht bedeutende Tiefenwirkung zu,

denn die durch die Wärme bewirkte stärkere Blutdurchströmung ist
einer Temperaturerhöhung in der Tiefe hinderlich. In für die Haut
erträglicher Temperatur angewandt, bewirken lokale Wärmeprozeduren
in einer Gewebsschicht von 1—2 cm Dicke im günstigsten Falle noch
eine Erhöhung der Gewebstemperatur um 2—4°, und zwar scheint der
feuchten geleiteten Wärme (z. B. heißen Kataplasmen) eine größere
Tiefenwirkung zuzukommen als der trockenen. Größer ist die Tiefenwirkung der trockenen strahlenden Wärme, also der von einer Licht-
quelle (Sonne, elektrische Lampe) ausgehenden; die Lichtwärmestrahlen
haben nach den Untersuchungen von Scholtz[1]) und Frankenhäuser[2])
in hervorragendem Maße die Fähigkeit, die oberflächlichen Gewebsschichten trotz deren stärkerer Durchblutung zu durchdringen und auch
darunter noch die Temperatur zu erhöhen. Immerhin bleibt für lokale
Wärmeprozeduren jeder Art daran festzuhalten, daß ihre physiologische
und therapeutische Wirkung mehr auf der durch Gefäßdilatation bewirkten Verbesserung der lokalen Zirkulationsverhältnisse
beruht, die sich auch in tiefere Schichten hineinerstreckt (Schäffer),
als auf einer direkten Erhöhung der Gewebstemperatur.

Viel erheblicher als die Tiefenwirkung der Wärme ist die der lokal
(in der Form der Eisblase) applizierten intensiven Kälte. Man hat
bei Messungen in der Hohlhand, in Fisteln, an der inneren Thoraxwand, an der Wangenschleimhaut u. dgl. Temperaturerniedrigungen
bis zu 8—10° nach äußerlicher Applikation der Eisblase konstatiert.
Die infolge der Kälteeinwirkung eintretende Anämie und Verlangsamung der Zirkulation in den Gefäßen schaffen eben günstigere
Bedingungen für das Eindringen der äußerlich applizierten Kälte, als
dies der Wärme gegenüber möglich ist. Jedoch sind naturgemäß auch
der Kältewirkung in größeren Tiefen Schranken gesetzt, um so mehr,
je besser die lokale Blutversorgung an der betreffenden Körperstelle ist. All dies gilt nur für die intensive, länger einwirkende
Kälte; bei den sonstigen lokalen hydrotherapeutischen Kälteapplikationen (Prießnitzschen Umschlägen) greifen andere vasomotorische
Verhältnisse Platz, die wir im folgenden Kapitel kennen lernen werden.

b) Wirkung auf das Gefäßsystem; Reaktion.

Es ist nunmehr geboten, auf das bisher schon verschiedentlich ge-
streifte Verhalten des Gefäßsystems und der Blutverteilung
thermischen Reizen gegenüber etwas näher einzugehen; wir kommen
damit wohl zu dem wichtigsten Angriffspunkte hydrotherapeutischer
Prozeduren auf den Organismus.

Die Kälteanwendungen rufen zunächst eine Kontraktion
der Hautgefäße hervor, der dann bald eine sekundäre Dilatation
folgt; und zwar tritt die letztere um so rascher ein, je kürzer dauernd

---

[1]) Berliner klin. Wochenschr. 1904, Nr. 18.
[2]) Die Wärmestrahlung, ihre Gesetze und ihre Wirkungen. Leipzig 1904,
J. A. Barth. Über strahlende Wärme usw., Zeitschr. f. diät. u. phys. Therap., Bd. VII.

und je intensiver der Kältereiz ist. Es tut sich diese sekundäre Gefäßdilatation, die in der Hydrotherapie als **Reaktion** bezeichnet wird, subjektiv in einem erfrischenden Wärmegefühl kund, objektiv vor allem in einer hellroten Färbung der Haut, sowie dadurch, daß die Haut sich warm anfühlt. Der Eintritt der Reaktion wird weiter noch begünstigt durch gleichzeitige mechanische Reize und durch der Kälteanwendung vorausgehende Erwärmung des Körpers.

Diese „Reaktion" spielt nun bei den hydriatischen kühlen und kalten Prozeduren eine ungemein wichtige Rolle; denn es ist — wenn wir von lokalen langdauernden Kälteeinwirkungen (Eisblase, Kühlschläuche) absehen — der Eintritt der Reaktion der Maßstab dafür, daß die betreffende Kälteanwendung vom Körper vertragen wird, und daß die Möglichkeit für den gewünschten therapeutischen Effekt damit gegeben ist. Deshalb ist es von großer Wichtigkeit, die Hilfsmittel zu kennen, die den Eintritt der Reaktion begünstigen, und namentlich bei anämischen, schlecht genährten, dekrepiden Individuen oder bei Leuten mit starrem Gefäßsystem (Arteriosklerose) diese Mittel anzuwenden, um zu verhüten, daß solche Personen auf einen kühlen oder kalten hydrotherapeutischen Eingriff mit anhaltendem Frostgefühl, Unbehagen, Hautblässe, Temperaturerniedrigung, anstatt mit einem angenehmen Erwärmungs- und Erfrischungsgefühl, Hautröte und Rückkehr zur ursprünglichen Hauttemperatur reagieren. Es sind, um nochmals zu rekapitulieren, diese Hilfsmittel zur Erzielung einer guten Reaktion:

1. Sorge für vorherige Erwärmung (ev. durch vorausgehende kurze künstliche Anwärmung im Bett, in einer Trockenpackung, einem Licht- oder Heißluftbade u. dgl.). Auch vorherige spirituöse Abreibungen der Haut begünstigen die reaktive Gefäßerweiterung bei einer nachfolgenden Kälteapplikation.

2. Kürze der Applikation; in Ausnahmefällen wird man allerdings von dieser Regel abweichen, wenn besondere Zwecke, z. B. Herabsetzung der Körpertemperatur bei Fieberkranken oder intensive Stoffwechselerhöhung bei Fettleibigen, durch die Kälteprozedur erreicht werden sollen.

3. Intensität der Kältewirkung; es ist ein Irrtum, anzunehmen, daß laue Prozeduren in schonenderer Weise die Reaktion herbeiführen als kalte, und deshalb ist die Verwendung des so genannten brunnenkalten (unter 15⁰ kalten) Wassers für derartige Prozeduren immer das zweckmäßigste. Allerdings kommt es nicht nur auf den absoluten Kältegrad an, sondern auch auf den Kontrast gegen die vorherige Temperatur der Haut und ihrer Umgebung; je größer dieser Kontrast, desto intensiver die Reaktion. Es läßt sich also durch abwechselnde Anwendung von warmen und kalten Prozeduren ebenso wie durch vorherige Anwärmung die Reaktion begünstigen, und zugleich sind bei diesen „wechselwarmen" Anwendungen (und ebenso bei vorheriger künstlicher Anwärmung) oft

schon mäßige Kältegrade imstande, eine hinreichende Reaktion herbeizuführen.

4. Der mechanische Reiz, mag er nun durch gleichzeitiges Reiben, Frottieren, Bewegungen im Bade u. dgl. oder durch das Wasser selbst (Duschen, Übergießungen, Wellenschlag) herbeigeführt werden. Auch das Frottieren nach dem Bade, aktive Muskelübungen, Spazierengehen dienen dem Zwecke der reaktiven Wiedererwärmung.

Daß außerdem Zusätze zu dem Badewasser (Salze, spirituöse und aromatische Substanzen und vor allem Kohlensäure) den Eintritt der Reaktion begünstigen können, wird später beim Kapitel Balneotherapie noch zu erwähnen sein. Im übrigen werden wir bei Besprechung der einzelnen hydrotherapeutischen Prozeduren noch oft darauf zurückzukommen haben, in welcher Weise sich dabei jeweils der Eintritt der Reaktion begünstigen läßt. Hier sei nur noch ein von Baruch (New York) empfohlenes Mittel erwähnt, um zu prüfen, in welcher Weise der Patient auf eine hydrotherapeutische Kur reagieren wird:[1] Überstreicht man mit einem Fingernagel die Bauchhaut (oder Brusthaut) erst sanft, dann parallel dazu mit stärkerem Druck, so entsteht eine mehr minder starke Rötung der gereizten Hautstelle. Aus der Schnelligkeit, in der sich diese rote Linie nach Entfernung des Fingernagels entwickelt und aus der Stärke des Druckes, der zur Erzeugung der Rötung notwendig ist, soll sich bei einiger Übung abschätzen lassen, in welcher Weise das betreffende Individuum reagieren wird. Zuverlässiger jedoch als diese Methode ist die Vornahme einer partiellen kalten Abreibung (Teilabreibung) einer Körperstelle (am besten Unterarm) zur Prüfung der Reaktionsfähigkeit.

Bleibt bei dem von einer Kälteprozedur betroffenen Körper die Reaktion der Haut aus — sei es nun wegen individueller Disposition oder wegen zu langer Dauer der Kälteeinwirkung — so besteht zunächst die Kontraktion der Hautgefäße eine Weile fort und macht sich in Blässe der Haut geltend; zugleich tritt infolge der Kontraktion der Arrectores pilorum eine sogenannte Gänsehaut auf. Auf diese Erscheinungen, die bei langandauernden intensiven Kälteanwendungen die Regel bilden, folgt dann aber ebenfalls nach einiger Zeit eine Gefäßdilatation, bei der jedoch, im Gegensatze zu der reaktiven Gefäßerweiterung, die Gefäße sich in einem lähmungsartigen Zustande befinden und ihren Tonus verloren haben, und bei der die Haut blaurot und cyanotisch, nicht, wie bei der Reaktion, hellrot aussieht.

Was die Einwirkung der **Wärme** auf das Gefäßsystem betrifft, so ruft sie eine Erweiterung der Hautgefäße hervor, und zwar primär. Nur bei höheren Hitzegraden (Bädern über 40°) geht dieser Dilatation eine kurze Gefäßkontraktion voraus. Man kann in einem einfachen Versuch diese eigentümliche Tatsache bestätigen: setzt man sich möglichst rasch in ein Vollbad von etwa 42° Temperatur und darüber, so empfindet man zunächst ein deutliches intensives Frostgefühl, dem dann allerdings bald das Hitzegefühl mit seinen gewöhnlichen Begleiterscheinungen folgt. Von diesen Anfangserschei-

---

[1] Hydrotherapie, deutsche Ausgabe von W. Lewin. Berlin, August Hirschwald 1904.

nungen nach intensiven Hitzeprozeduren abgesehen, bildet jedoch die gefäßerweiternde Wirkung die Regel bei den gewöhnlichen Wärmeanwendungen.

Es ist viel darüber gestritten worden, ob die nach Wärmeapplikation erfolgende Gefäßdilatation mit der durch Kälte bedingten, wahrscheinlich durch Reizung der Vasodilatatoren bewirkten reaktiven Erweiterung identisch ist. Winternitz hält auch heute noch an einer Verschiedenheit der beiden Erscheinungen fest und findet den Unterschied vor allem in der Erhaltung des Gefäßtonus bei der reaktiven Dilatation; Matthes und Bier dagegen sehen beide Arten der Hyperämie als gleichartig an, und es ist jedenfalls daran festzuhalten, daß es sich bezüglich der Blutversorgung der Gewebe in beiden Fällen um das handelt, was nach dem heutigen allgemeinen Sprachgebrauche als aktive Hyperämie (im Gegensatz zur passiven) bezeichnet wird. In anderer Beziehung müssen aber doch für die klinisch-praktische Indikationsstellung zwischen Wärmehyperämie und reaktiver Gefäßdilatation Unterschiede gemacht werden. Dafür gibt schon die bei der Reaktion vorhandene höhere Spannung in den tieferen arteriellen Gefäßen einen Anhaltspunkt, wie Brieger und Krebs mit Recht betonen; auch die später noch zu erwähnenden neueren Untersuchungen von Schäffer und von Plate über entzündungswidrige und resorptionsbegünstigende Wirkungen lokaler Wärmeprozeduren einerseits und kalter, von Reaktion gefolgter Umschläge andererseits lassen auf gewisse Unterschiede in der Wirkung von Wärme und reaktiver Kältehyperämie schließen, wenn auch keineswegs ein gegensätzliches Verhalten daraus resultiert.

Von großer Wichtigkeit für die Gefäßwirkung thermischer Reize ist nun die Erscheinung, daß, wenn der Kälte- oder Wärmereiz eine beschränkte Körperstelle trifft, z. B. einen Unterarm, auch entfernte, nicht direkt betroffene peripherische Gefäßbezirke in gleichem Sinne reagieren. Und zwar erfolgt diese gleichsinnige Beeinflussung (also Gefäßkontraktion und Volumabnahme nach Kälteeinwirkung, Dilatation und Volumzunahme nach Wärmeapplikation) nicht nur, wie man früher annahm (Winternitz, F. Franck, Amitin) an symmetrischen Körperstellen, sondern an der ganzen Körperperipherie, wie aus den neueren plethysmographischen Versuchen von Otfried Müller[1]) geschlossen werden muß. Wahrscheinlich ist es ferner, daß die Muskelgefäße sich bei dieser offenbar reflektorischen Einwirkung gleichsinnig wie die Hautgefäße verhalten.

Die Gefäße des Körperinneren, vor allen Dingen die großen Abdominalgefäße, verhalten sich nun bei Einwirkung äußerer thermischer Reize auf die Haut umgekehrt wie die Gefäße der Peripherie; bei äußerer Kälteapplikation nimmt ihr Füllungszustand zu, bei Wärmeeinwirkung verengern sie sich. Das konnte Otfried Müller ebenfalls auf plethysmographischem Wege und durch Partialwägungen genau nachweisen. Er machte auch noch insofern die Probe auf das Exempel, als er bei innerer Wärmeapplikation (Trinken von heißem Wasser) Abnahme des Blutvolumens in der Peripherie fand, und umgekehrt bei Trinken von kaltem Wasser vermehrte Blutfüllung dortselbst. Die Gefäße des Schädelinneren (Gehirngefäße) verhalten sich dagegen nach kürzlich mitgeteilten Beobachtungen Stras-

---

[1]) Deutsch. Arch. f. klin. Med., Bd. 82, H. 5—6.

burgers[1]), die wohl die genauesten auf diesem Gebiete sind, gleichsinnig wie die Hautgefäße bei Einwirkung von thermischen Reizen;
so sinkt das Gehirnvolumen nach einem kalten Fußbade, um später
wieder zuzunehmen.

Bei der Beurteilung dieser für den Einfluß der Hydrotherapie auf
Blutverteilung so wichtigen Versuche ist aber nicht zu vergessen, daß
sich die Müllerschen Experimente, soweit sie Kälteanwendungen
betreffen, immer nur auf die primäre Gefäßkontraktion beziehen,
und daß auch hier das Verhalten im Stadium der reaktiven Gefäßerweiterung notwendig ein anderes sein muß. Trotzdem aber ist
die praktische Bedeutung aller dieser Beobachtungen eine große;
sie zeigen uns, welche mächtige Beeinflussung auch die Zirkulation
im Körperinneren durch den thermischen Reiz erfährt, und daß
die dabei eintretenden Änderungen im Füllungszustande der viszeralen
und der Gehirngefäße für die klinische Indikationsstellung hydriatischer
Maßnahmen wohl zu beachten sind.

Es darf hier nicht unerwähnt bleiben, daß die Winternitzsche Schule
im Gegensatz zu den O. Müllerschen Versuchen annimmt, daß nach lokalen
Kälteapplikationen in anderen Gefäßbezirken der Haut, besonders in
zentral vom Applikationsort gelegenen, eine primäre Zunahme der Blutfüllung erfolgt, daß also dort ein gegensätzliches Verhalten als am Locus
applicationis selbst besteht. Dieser Vorgang wird als kollaterale Wallung
oder als Rückstauungskongestion bezeichnet, und es werden damit, vor allem
mit der Rückstauungskongestion nach dem Kopfe, die bei einer Kälteprozedur
oft auftretenden unangenehmen Sensationen (Kopfschmerz, Schwindel, Augen-
flimmern, Ohnmacht) erklärt. Wie man diese Erscheinungen nun auch deuten
mag, praktisch ist es jedenfalls wichtig, daß sie sich durch kalte Waschungen
des Kopfes, durch kalte Kompressen auf den Kopf und dergleichen verhindern lassen.
Die Kühlung der Achselhöhlen vor energischen allgemeinen Kälteanwendungen, die von jeher üblich war und die Winternitz ebenfalls als Vor-
beugung der kollateralen Hyperämie in den großen Gefäßstämmen erklärt und
deshalb anzuwenden empfiehlt, wird man ebenfalls aus theoretischen Bedenken
nicht ohne weiteres fallen lassen, wenn auch nach der neueren Auffassung der
Vorgang so erklärt werden kann, daß nach dieser partiellen Kühlung die Gefäße der gesamten Hautoberfläche sich bereits etwas kontrahieren, so daß die
nachfolgende, in gleichem Sinne wirkende allgemeine Kälteprozedur keine chok-
artige Veränderung der Blutverteilung mehr bewirkt.

Was die Einwirkung des thermischen Reizes auf das Herz selbst
betrifft, so läßt sie sich im allgemeinen in der Weise charakterisieren,
daß den ganzen Körper treffende Kälteprozeduren die Pulsfrequenz
verlangsamen, Wärmeprozeduren dieselbe beschleunigen; zugleich kann man sich vorstellen, daß die Kälteprozeduren tonisierend,
Wärmeprozeduren im allgemeinen erschlaffend auf den Herzmuskel
wirken. Nur kurzdauernde Hitzeprozeduren können zuweilen
auch einen tonisierenden Einfluß auf das Herz ausüben.

Lokale Kälteapplikationen, besonders in der Herzgegend angewandte, wirken gleichfalls pulsverlangsamend; vermutlich ist

---

[1]) Einführung in die Hydrotherapie und Thermotherapie. Jena, Gustav
Fischer 1909.

diese Wirkung keine direkte, sondern sie kommt auf dem Reflex-
wege zustande. Dasselbe läßt sich von dem Effekt sonstiger lokaler
Kälteanwendungen, besonders solcher in der Nackengegend,
annehmen, die gleichfalls in der Regel pulsverlangsamend wirken.
Lokale Wärme bleibt ohne Effekt auf die Pulsfrequenz, wenn sie nicht
in sehr intensiver Weise und in längerer Dauer einwirkt, in welchem
Falle das Zirkulationssystem ähnlich, wenn auch schwächer, als nach
allgemeinen Wärmeanwendungen beeinflußt wird.

Der Blutdruck, der ja einerseits von der Stärke der Herzkon-
traktion, andererseits von dem Kontraktions- und Füllungszustand
der Gefäße abhängig ist, wird durch hydriatische Prozeduren in be-
merkenswerter Weise alteriert, und es ist diese Wirkungsweise der
Gegenstand einer sehr umfangreichen Literatur geworden. Auf die
sich vielfach widersprechenden Angaben über Blutdruckänderungen
nach hydriatischen Maßnahmen hier näher einzugehen, ist unmöglich;
es haben sich aber doch im Laufe der Zeit die Meinungen soweit ge-
klärt, daß man darüber etwa folgendermaßen resümieren kann: Vor
allem ist festzuhalten, daß gefäßverengernde Prozeduren blutdruckerhöhend, gefäßerweiternde blutdruckerniedrigend
wirken. Es wird also durch Kälteanwendungen der Blutdruck zunächst gesteigert, um so mehr, je niedriger die einwirkende Temperatur ist; bei der reaktiven Gefäßerweiterung tritt dann, gewöhnlich
aber erst nach Aufhören der Prozedur, ein leichtes Absinken des Blutdruckes ein, doch ist dasselbe meist nicht erheblich und geht gewöhnlich nicht bis zum ursprünglichen Blutdruckwert herunter, besonders dann nicht, wenn die Prozedur mit einem starken mechanischen Reiz verbunden ist. Denn jeder mechanische Reiz wirkt
an sich durch Anregung der Herzkontraktionen blutdrucksteigernd,
und so ist die Blutdruckerhöhung am stärksten nach Kälteprozeduren mit mechanischem Reiz (Strahlduschen, Abreibungen, bewegten
Bädern usw.). Nur dann tritt als Endeffekt von Kälteprozeduren eine
wirkliche Blutdrucksenkung ein, wenn dieselben, ohne mit mechanischem Reiz verbunden zu sein, eine langdauernde reaktive Gefäßerweiterung im Gefolge haben (Einpackungen). Duschen können blutdruckerniedrigend wirken, wenn sie unter geringem Druck appliziert
werden und ihre Temperatur sich vom Indifferenzpunkt nicht weit
entfernt (douches hypotensives der Franzosen).

Wärmeprozeduren wirken, in einer Temperatur von 37—40⁰
angewandt, nach anfänglicher Blutdruckerhöhung druckver-
mindernd; je mehr sie sich nach oben vom Indifferenzpunkte entfernen, desto größer und länger anhaltend ist die initiale Drucksteigerung. Jedoch tritt auch nach heißen Prozeduren (über 40⁰)
sekundär eine Drucksenkung ein, entsprechend der starken
Gefäßerweiterung, und zwar ist diese Druckerniedrigung eine
erheblichere als die nach Kälteprozeduren eintretende sekundäre
Senkung. Der mechanische Reiz kann auch hier die Verhältnisse
ändern, so daß beispielsweise eine unter starkem Druck applizierte

heiße Dusche immer, auch als Endeffekt, eine Blutdruckerhöhung ergibt.

Will man nun aus dem Verhalten der Pulsfrequenz einerseits, des Blutdrucks andrerseits die Einwirkung hydrotherapeutischer Prozeduren auf die Herzarbeit beurteilen, so läßt sich resümieren: Kühle und kalte Bäder vermindern die Herzarbeit infolge der selteneren und ausgiebigeren Herzkontraktionen und der durch reaktive Gefäßerweiterung erleichterten peripheren Zirkulation (nachdem zunächst durch die primäre periphere Gefäßkontraktion der Tätigkeit des Herzens ein starker Widerstand entgegengesetzt worden ist, der aber mit Eintritt der Reaktion überwunden wird). Warme Prozeduren nahe dem Indifferenzpunkte alterieren die Herzarbeit nur wenig, je höher die Temperatur ist, um so mehr wird aber dann durch Wärmeanwendungen die Herzarbeit vergrößert; namentlich die eigentlichen Hitzeprozeduren steigern dieselbe in bedeutendem Maße, vor allem durch die Vermehrung der Zahl der Herzkontraktionen. Der mechanische Reiz erhöht im allgemeinen die Ansprüche an die Herzkraft.

c) Wirkung auf den Stoffwechsel.

Die Wirkungen hydriatischer Prozeduren auf den Stoffwechsel hängen eng zusammen mit der oben besprochenen chemischen Wärmeregulation, mit der der Körper seine Eigentemperatur gegenüber thermischen Eingriffen verteidigt. Wir haben gesehen, daß bei Kälteprozeduren, wenn die physikalische Wärmeregulation nicht mehr zur Erhaltung der Eigenwärme ausreicht, durch Erhöhung der Verbrennungsvorgänge in den Muskeln der Ausgleich erfolgt. Diese Erhöhung der Oxydationen betrifft zunächst nur die N-freien Substanzen; sie ist zum größten Teile bedingt durch willkürliche und unwillkürliche Muskelbewegungen, die bei der betreffenden Kälteprozedur vor sich gehen. Demgemäß ist der oxydationsbefördernde Einfluß von bewegten kalten Bädern erheblich größer als der von Prozeduren, bei denen der mechanische Reiz und die Eigenbewegungen des Patienten gering sind. (Intensive Kälteprozeduren, in denen die chemische Wärmeregulation durch einen Schüttelfrost erfolgt, kommen therapeutisch nicht in Frage.)

Eine Vermehrung der Zersetzung stickstoffhaltiger Substanzen, also ein erhöhter Eiweißzerfall, tritt nur nach sehr intensiven und länger dauernden Kälteprozeduren ein, wie sie ebenfalls zu therapeutischen Zwecken kaum in Betracht kommen. Dagegen hat Strasser[1]) gefunden, daß unter dem Einflusse der üblichen kalten hydriatischen Prozeduren (Halbbäder) die Ausnutzung N-haltiger Substanzen eine bessere ist, und daß ihr Abbau bis zu ihrem natürlichen Endprodukte, dem Harnstoff, ein ausgiebigerer wird. Ferner fand Jakob[2]),

---

[1]) Verhalten des Stoffwechsels bei hydriatischer Therapie. Wiener Klinik 1895.
[2]) Zeitschr. f. phys. u. diät. Therap., Bd. XI.

daß durch kalte Bäder die Ausscheidung der endogenen Harnsäure
verringert, nach Schwitzprozeduren dagegen erhöht wird.

Es sind allerdings die Strasserschen Untersuchungen nicht ohne
Widerspruch geblieben; auf jeden Fall muß aber daran festgehalten
werden, daß die kühlen und kalten Wasseranwendungen auf die
Ernährungs- und Stoffwechselvorgänge anregend und auf
ihren normalen Ablauf begünstigend einwirken. Diese Wirkung ist
neben der direkten Beförderung des respiratorischen Stoffwechsels durch
Kältemaßnahmen nicht zu übersehen.

Wärmeprozeduren bleiben, solange sie die Temperatur des
Körpers nicht erhöhen, ohne Einfluß auf die Oxydationsvorgänge, resp.
sie können bei längerer Dauer und bei Vermeidung einer Wärmestauung die Oxydationen sogar herabsetzen, da der Körper dabei
weniger Arbeit zur Erhaltung seiner Eigenwärme zu leisten braucht.
Kommt es dagegen infolge behinderter Wärmeabgabe zur Wärmestauung und zur Erhöhung der Körpertemperatur, so werden die
Oxydationsvorgänge in erheblichem Maße erhöht; auch hier werden
wieder zunächst und vor allem die stickstofffreien Substanzen betroffen. Intensivere und, was von Wichtigkeit ist, öfters wiederholte wärmestauende Prozeduren vermehren aber auch den Eiweißzerfall und somit die N-Ausscheidung.

Aus dem Gesagten geht hervor, daß die wärmestauenden heißen
Wasserbäder, Moorbäder, Dampfbäder in viel erheblicherem
Maße den Stoffwechsel beinflussen als die zunächst nur Wärme zufüh-
renden Heißluft- und elektrischen Lichtbäder. Ferner kommt aber in
Betracht, daß auch der Hautreiz die Stoffwechselwirkung warmer
Bäder erhöht, wie das H. Winternitz[1]) für die Senfbäder und Sand-
bäder nachgewiesen hat; auch die Solbäder wirken, vor allem bei
öfterer Wiederholung, mehr auf den Stoffwechsel ein als gewöhnliche
Wasserbäder von entsprechender Temperatur, doch sind die Unterschiede hier nicht so erheblich als bei den Senfbädern.

d) Einfluß auf die Blutzusammensetzung.

Nach allgemeinen Kälteapplikationen nimmt die Zahl
der roten und weißen Blutkörperchen, der Hämoglobingehalt
und das spezifische Gewicht des Kapillarblutes zu; ebenso wird
die Viskosität des Blutes dadurch erhöht. Diese rasch eintretende
Wirkung kann naturgemäß nicht auf einer Neubildung von Blut-
elementen beruhen, sondern sie ist einerseits dadurch verursacht, daß
mehr rote und weiße Blutkörperchen, die in den Gefäßen des Körperinneren stagnierten, durch die allgemeine Anregung der Zirkulation
in die Peripherie gebracht werden, andrerseits wird durch die unter
Kältereiz erfolgende Kontraktion und Dilatation der Haut-
kapillaren der Flüssigkeitsaustausch zwischen Kapillarblut und

---

[1]) Deutsch. Arch. f. klin. Med., Bd. 72, H. 3—4.

der Gewebsflüssigkeit beeinflußt und dadurch auch die Blutzusammensetzung selbst (im Sinne einer Eindickung des Blutes). Schließlich darf für die Vermehrung der Leukocyten wohl sicher auch der direkte leukotaktische Reiz der Kälte mit als Ursache angenommen werden (Kälteleukocytose).

Nach allgemeinen Wärmeprozeduren findet ebenfalls eine Vermehrung der Leukocyten im Kapillarblute statt. Über das Verhalten von Hämoglobingehalt, Zahl der roten Blutkörperchen und spezifischem Gewicht des Blutes im Beginne einer Wärmeprozedur, solange dieselbe nicht zum Schweißausbruche führt, gehen die Angaben auseinander. Jedenfalls erfolgt eine Zunahme aller dieser Werte, sowie eine allgemeine Diaphorese stattgefunden hat, offenbar infolge der Eindickung des Blutes. Eine Ausnahme von dieser Regel machen nur die heißen Wasserbäder; bei ihnen erfolgt keine Zunahme der Blutelemente, sondern eher eine Abnahme. Es würde zu weit führen, auf die Hypothesen einzugehen, die an dieses abweichende Verhalten der heißen Wasserbäder angeknüpft worden sind; es sei jedoch bemerkt, daß auch die Blutviskosität nach heißen Wasserbädern abnimmt, während sie nach den stark diaphoretisch wirkenden elektrischen Lichtbädern eine Zunahme zeigt (Determann[1]), und daß W. Schultz und G. Wagner gefunden haben, daß das heiße Vollbad einen erheblichen Zustrom von Lymphe aus den Geweben in das Blut bedingt.[2])

Lokale Kälte- wie lokale Wärmeprozeduren bewirken am Locus applicationis vor allem eine mäßige Vermehrung der Leukocyten, die anderen Blutelemente werden dadurch weniger und nicht konstant alteriert, am ehesten kann man hier nach lokaler Kälte, und zwar in Form der erregenden Umschläge, eine Zunahme konstatieren. An vom Orte der lokalen thermischen Einwirkung entfernten Körperstellen findet sich öfters eine Abnahme der Leukocyten im Kapillarblute, doch ist dieser Befund nicht konstant.

Zusammenfassend kann man aus den mitgeteilten Tatsachen schließen, daß hydrotherapeutische Prozeduren, und zwar sowohl kalte wie warme, vorübergehende Veränderungen im Flüssigkeitsaustausch zwischen Blut und Gewebsflüssigkeit (Flüssigkeitsaufnahme des Blutes nach Wärme, Abgabe nach Kälte), ferner, durch Beschleunigung des Blutumlaufes, eine Anregung der blutbildenden Organe und vor allem eine Leukocytose herbeiführen, und zwar tritt die letztere nach kalten Applikationen in höherem Maße ein als nach warmen.

Es liegt nun die Annahme nahe, daß mit Vermehrung der Leukocytose auch die natürliche Abwehrkraft des Blutes gegen bakterielle Schädigungen durch hydrotherapeutische Prozeduren erhöht wird. Was allgemeine thermische Anwendungen betrifft, so ist es bisher nicht

---

[1]) Zeitschr. f. klin. Med., Bd. 59, H. 2—4.
[2]) Folia serologica, Bd. III, 1909

gelungen, danach bei Menschen erhebliche Änderungen des Gehalts des Blutes an Alexinen, Bakteriolysinen oder Hämolysinen nachzuweisen. Nur Lüdke[1]) konnte bei einem gegen Typhus immunisierten Menschen konstatieren, daß nach heißen Bädern die Agglutinine im Blute vermehrt werden. Dagegen scheint nach neueren Untersuchungen an vorher immunisierten Tieren, wenn dieselben künstlich erwärmt werden, tatsächlich die Wärme die Bildung der spezifischen Antikörper zu begünstigen, und auch kurz dauernde Abkühlung kann diese Wirkung haben (Fukahara[2]). Sonstige Versuche an künstlich abgekühlten Tieren, wobei die Abkühlung gewöhnlich eine sehr intensive war, erlauben jedoch für die Wirkung kalter, von Reaktion begleiteter Prozeduren beim Menschen keine Schlüsse, denn im Tierversuche gehen gewöhnlich solche intensiven Abkühlungen mit einer allgemeinen Schädigung der Körperfunktionen, also auch der natürlichen Abwehrmaßregeln des Organismus, einher.

Für lokale thermische Maßnahmen konnte dagegen besonders Jean Schäffer in seinen mehrfach erwähnten schönen Versuchen nachweisen, daß sie lokale bakterielle Entzündungsprozesse aufzuhalten resp. zu verhindern vermögen[3]); am deutlichsten trat die antibakterielle Wirkung heißer Umschläge dabei zutage. Auch die lokale Heißluftbehandlung wirkte ähnlich, in geringerem Grade übten kalte, trocken bedeckte Umschläge einen antibakteriellen Einfluß aus (am wenigsten die Prießnitzschen, nicht impermeabel bedeckten Umschläge), während durch intensive Kälteanwendung (Eisblase) die bakterielle Infektion nur vorübergehend für die Dauer der Kälteeinwirkung gehemmt wurde. Die Leukocytose spielt bei diesen Vorgängen offenbar eine geringere Rolle als die seröse Durchtränkung der Gewebe mit bakterizid wirkender lymphatischer Flüssigkeit.

e) Einfluß auf die Sekretionen.

Von allen Drüsen des menschlichen Körpers werden die Schweißdrüsen durch hydrotherapeutische Prozeduren am meisten in Mitleidenschaft gezogen. Der Schweißverlust nach einem energischen Schwitzbade kann 1—2 l und darüber betragen, und es leuchtet ein, welche mächtige Anregung die Zirkulation nicht nur in der Haut, sondern auch im gesamten Körper dadurch erfährt. Da das Blut, beim Gesunden wenigstens, mit großer Hartnäckigkeit seine ursprüngliche Konzentration behauptet, so ist seine Eindickung durch Schweißverlust immer nur eine vorübergehende, der ursprüngliche Flüssigkeitsgehalt stellt sich rasch wieder her, und so resultiert aus einer diaphoretischen Prozedur auch eine vermehrte Strömung in den Lymphbahnen, die für die Resorption pathologischer Exsudate und Transsudate von großer Bedeutung ist. Infolge der erwähnten Ausgleichsvorgänge wird auch die molekulare Konzentration des Blutes durch Schwitzprozeduren beim Gesunden gar nicht oder nur unbedeutend geändert. Anders ist es bei der Urämie; hier kann die pathologisch erhöhte molekulare

---

[1]) Deutsch. Arch. f. klin. Med., Bd. 95.
[2]) Arch. f. Hygiene, Bd. 65.
[3]) Einfluß unserer therapeutischen Maßnahmen auf die Entzündung. Stuttgart, F. Enke 1907.

Konzentration des Blutes durch Diaphorese deutlich herabgesetzt werden. Ebenso findet sich in solchen Fällen der gewöhnlich nur sehr geringe Stickstoffgehalt des Schweißes bedeutend erhöht.

Auch für die Ausscheidung sonstiger pathologischer Produkte oder körperfremder Substanzen (Quecksilber, Blei usw.) spielt die Schweißsekretion eine wichtige Rolle; wir werden bei Besprechung der Intoxikationen noch darauf zurückzukommen haben. Daß auch Bakterien durch den Schweiß ausgeschieden werden können, scheint zum mindesten wahrscheinlich. Für die ganze Frage der Entfernung pathologischer Produkte durch den Schweiß ist ferner von Wichtigkeit, daß ihre Ausscheidung durch gleichzeitige Flüssigkeitszufuhr gefördert wird, wie das auch experimentell nachgewiesen werden konnte (Georgopulos[1]).

Die Urinsekretion wird sowohl durch kalte wie durch warme hydrotherapeutische Prozeduren beeinflußt. Vorweg sei bemerkt, daß die Urinentleerung, wie ja allgemein bekannt, durch kalte Bäder und Duschen ebenso wie durch warme Bäder gefördert wird. Es beruht das offenbar darauf, daß der thermische Reiz die Erregbarkeit der Zentren für die Blasenentleerung und der zu ihnen führenden sensiblen Bahnen erhöht; bei den warmen Bädern spielt ferner, wenn sie z. B. bei Dysurie oder spastischer Anurie die Urinentleerung erleichtern, auch der krampflähmende Effekt der Wärme eine wichtige Rolle.

Von dieser Wirkung ist zu unterscheiden die Beeinflussung der eigentlichen Diurese, d. h. der Urinabsonderung. Dieselbe wird durch kalte hydrotherapeutische Prozeduren, überhaupt durch alle blutdrucksteigernden Mittel, vorübergehend erhöht; eine Vermehrung der 24stündigen Urinmenge erfolgt aber bei gesunden Zirkulationsorganen durch diese vasomotorische Wirkung nicht, wohl aber bei Patienten, die an Zirkulationsstörungen leiden; hier ist eben die Erhöhung der Diurese das Zeichen der Verbesserung des Blutumlaufs durch die angewandte hydriatische Prozedur.

Hitzeprozeduren erniedrigen, sofern sie zur Schweißsekretion führen, bekanntlich im Maße des ausgeschiedenen Schweißes die Urinmenge; ist die Schweißsekretion bei der betreffenden Prozedur jedoch unbedeutend oder fehlt sie ganz, so kann auch der Wärmereiz zu einer vorübergehenden Erhöhung der Diurese führen. Es verhalten sich nämlich nach den Untersuchungen Strassers, der sich viel mit diesen Fragen beschäftigt hat, die Nieren thermischen Reizen gegenüber ähnlich wie die Haut, d. h. es tritt sowohl nach Wärmeprozeduren als auch sekundär (konsensuell mit der Reaktion) nach Kälteprozeduren eine Dilatation der Nierengefäße ein, die eine Zeitlang anhält und so die wichtigste Funktion der Niere, die Urinsekretion, begünstigt (nur bei sehr langdauerndem Kältereiz bleiben die Nierengefäße ebenso wie die Hautgefäße, kontrahiert).

---

[1]) Deutsche med. Wochenschr. 1908, Nr. 9.

Während nun die Erhöhung der Diurese durch Wärmeprozeduren, die in der gewöhnlichen Form appliziert werden, eine nur vorübergehende ist, ebenso wie die nach den Kälteapplikationen eintretende, ist bei Anwendung prolongierter lauwarmer Vollbäder von 34—35° Temperatur und 1—2 stündiger Dauer auch eine Vermehrung der Tagesmenge des Urins zu konstatieren (Strasser und Blumenkranz[1]). Es ist von großem theoretischen wie praktischen Interesse, daß diese lauwarmen Bäder, die auch bezüglich der vasomotorischen Wirkung früher vielfach für „indifferent" gehalten wurden, bei langdauernder Einwirkung eine solche Wirkung auf die Nieren ausüben. Neben der Steigerung der Diurese konnten Strasser und Blumenkranz auch eine Erhöhung der Kochsalz- und Stickstoffausscheidung, wenigstens bei Nierenkranken, nach solchen prolongierten indifferenten Vollbädern beobachten.

Wir werden bei Besprechung der Nierenkrankheiten noch auf diesen Punkt zurückzukommen haben. Was im übrigen die Beinflussung der Zusammensetzung des Urins durch hydrotherapeutische Maßnahmen betrifft, so haben wir darüber bei Bepsrechung der Stoffwechselwirkungen das Wichtigste gesagt; über die Wirkung hydriatischer Prozeduren auf Alkaleszenz und Toxizität des Urins liegen zu widersprechende und zu wenig einheitliche Untersuchungen vor, als daß hier darauf näher eingegangen werden könnte. Die nach exzessiven Kälteeinwirkungen auftretende und auch experimentell zu erzeugende Albuminurie und Hämoglobinurie kommt für in der Praxis gebräuchliche Kälteprozeduren nicht in Betracht, sofern es sich um nierengesunde Individuen handelt. Bei der Indikationsstellung hydriatischer Maßnahmen für Nierenkranke muß jedoch auch an diesen Punkt gedacht werden; doch scheint es, daß bei der Kältealbuminurie hauptsächlich eine vorübergehende Störung der Nierenfunktion und viel weniger eine wirkliche Schädigung des Parenchyms der Niere erfolgt (Faber[2]).

Was den Einfluß hydrotherapeutischer Maßnahmen auf die Sekretion der Verdauungssäfte betrifft, so wissen wir darüber bisher wenig Positives. Nur bezüglich der Gallenabsonderung scheint eine Vermehrung durch innerlichen Gebrauch von Wasser, namentlich von heißem Wasser, sowie durch heiße Bäder und lokale heiße Duschen festzustehen. Dagegen haben die neueren Untersucher, die den Einfluß äußerlich applizierter allgemeiner und lokaler hydrotherapeutischer Maßnahmen auf die Menge und Zusammensetzung des Magensaftes prüften, wesentliche Änderungen dabei nicht gefunden. Ich selbst habe an Hunden, die nach der Pawlowschen Methode operiert waren, Versuche über den Einfluß äußerlich applizierter lokaler Kälte und Wärme auf die Sekretion des vom „kleinen Magen" ge-

---

[1] Blätter f. klin. Hydrotherapie 1906, Nr. 3 u. 1907, Nr. 5; Strasser, Physikal. Therapie der Krankheiten der Niere und Harnwege. Stuttgart, F. Enke 1908.

[2] Monatsschr. f. d. phys.-diät. Heilmethoden, I. Jahrg., H. 12.

wonnenen Saftes gemacht; wenn auch die Versuche aus äußeren Gründen nicht zum Abschlusse kamen, so scheinen doch die vorhandenen
Beobachtungen dafür zu sprechen, daß ein erheblicher derartiger
Einfluß auf Quantität und Qualität des Magensaftes nicht vorhanden
ist. Im übrigen muß man sich aber davor hüten, aus dem negativen
Ausfalle von Versuchen, die doch immer nur eine einmalige Anwendung und meist gesunde Versuchsindividuen betrafen, ohne weiteres
auch für fortgesetzte kurgemäße hydrotherapeutische Applikationen
am Kranken dieselben Schlüsse zu ziehen.

f) Einfluß auf das Nervensystem.

Die meisten der vorher besprochenen Einwirkungen hydriatischer
Maßnahmen, speziell die Beeinflussung sekretorischer und vasomotorischer Vorgänge — mit Ausnahme der direkten lokalen
Gefäßwirkung — kommen auf dem Wege der Nervenbahnen zustande. Wir können uns also bei diesem Kapitel kurz fassen und auf
die Beeinflussung von Erregbarkeit und Leitungsvermögen
der peripheren Nerven durch hydrotherapeutische Prozeduren beschränken.

Die Sensibilität der Hautnerven wird durch einen kurzen Kältereiz erhöht, ebenso durch einen kurzen Wärmereiz; das bezieht
sich sowohl auf die Wahrnehmung taktiler Reize wie der Schmerz-
empfindung. Lang dauernde Kältereize dagegen setzen die
Sensibilität der Nerven herab; praktisch wird in der Chirurgie durch
Anwendung der Kälteanästhesie von dieser Eigenschaft der Kälte ja
ein ausgiebiger Gebrauch gemacht. Aber auch jede länger dauernde
Wärmeeinwirkung vermindert die Erregbarkeit der sensiblen
Nerven und wirkt schmerzstillend; hier spielt vermutlich die Hyperämiewirkung eine Rolle, die durch die stärkere seröse Durchtränkung
der Gewebe die Schmerzempfindlichkeit der peripheren Nervenendi-
gungen herabsetzt. Nach der Goldscheiderschen Theorie kommt
außerdem der schmerzstillende Effekt der Wärme dadurch zustande,
daß die Erregung besonderer Wärmenerven auf die Reizung von
Schmerznerven hemmend wirkt. Hinzuzufügen ist noch, daß ähnlich
wie primär applizierte Wärme auch die reaktive Erwärmung nach
einem kalten Umschlage beruhigend und schmerzstillend wirkt.

Daß die Funktion der peripheren Nerven überhaupt durch
kurze Kälteapplikationen gekräftigt wird, konnte Sternberg auch
daran nachweisen, daß nach kalten Duschen vorher erloschene Patellarreflexe manchmal wieder auszulösen sind, und daß dadurch jedenfalls die Erregbarkeit der Reflexbahnen erhöht wird.

In ähnlichem Sinne wie die lokale Sensibilität der Nerven werden
auch die Allgemeingefühle durch hydrotherapeutische Maßnahmen
beeinflußt. Es ist bekannt, daß die Kälteanwendung bei benom-
menem Sensorium, Ohnmachtsanfällen u. dgl. in eminenter Weise erregend wirken; und daß auch beim normalen Individuum nach kalten

hydrotherapeutischen Prozeduren das Gefühl der Erfrischung, Kräftigung und Anregung besteht. Umgekehrt wirken warme Applikationen auf die Allgemeingefühle beruhigend, namentlich wenn sie von längerer Dauer sind, und darauf beruht ja z. B. die therapeutische Anwendung lauwarmer Vollbäder oder von reaktiver Erwärmung begleiteter Einpackungen bei Erregungszuständen und Schlaflosigkeit. Als Nachwirkung allgemeiner warmer und heißer Applikationen macht sich im allgemeinen das Gefühl der Ermüdung geltend, jedoch kann bei neurasthenischen Individuen manchmal zugleich damit (nach intensiven Wärmeeinwirkungen) eine Steigerung der allgemeinen Erregbarkeit verbunden sein.

g) Wirkung auf die Muskulatur.

Wir haben bereits früher gesehen, daß die Zirkulation und die Verbrennungsvorgänge in den Muskeln durch hydrotherapeutische Eingriffe in erheblichem Maße beeinflußt werden. Was nun die Wirkung hydriatischer Prozeduren auf die Muskelkraft und die Leistungsfähigkeit der quergestreiften Muskeln betrifft, so erhöhen kurze Kälteprozeduren in mäßigem Grade die Leistungsfähigkeit der Muskeln, vor allem beseitigen sie auch vorher vorhandene Ermüdung (durch Anregung der Zirkulation und dadurch bewirkte beschleunigte Fortschaffung der Ermüdungsstoffe). Energischer ist diese Einwirkung, wenn die Kälteprozedur mit mechanischem Reiz verbunden ist (Duschen, Abreibungen).

Kurze Hitzeanwendungen, vor allen Dingen kurze heiße Bäder, wirken in ausgesprochenem Maße kräftigend und ermüdungsbeseitigend auf die quergestreifte Muskulatur, auch wenn sie nicht mit mechanischem Reiz verbunden sind. Diese Tatsache, auf der der alte japanische Brauch beruht, kurze heiße Bäder als Kräftigungsmittel zu benutzen, konnte von Uhlich auch experimentell mittelst des Mossoschen Ergographen demonstriert werden.[1])

Bäder von indifferenter Temperatur haben auf die Muskelkraft keinen Einfluß, Duschen von indifferenter Temperatur erhöhen sie nur wenig. Länger dauernde warme Bäder (38—39°) setzen die Muskelkraft herab; wichtig ist jedoch, daß eine darauffolgende kalte Dusche diese schwächende Wirkung wieder aufhebt und sogar überkompensieren kann; darauf beruht auch die bekannte Tatsache, daß das Ermüdungsgefühl nach längeren Wärmeanwendungen durch eine nachfolgende Kälteprozedur wieder beseitigt wird. Schließlich sei noch bemerkt, daß auch sehr kalte Bäder ohne mechanischen Reiz schwächend auf die quergestreifte Muskulatur wirken können, insbesondere bei schwächlichen und anämischen Individuen.

Was den Einfluß hydrotherapeutischer Anwendungen auf die glatte Muskulatur betrifft, so kommt hier neben der Gefäßmus-

---

[1]) Zeitschr. f. exper. Path. u. Therap. 1906, H. 3.

kulatur, deren Verhalten ja bereits besprochen ist, vor allem die Muskulatur des Magendarmtraktus in Frage. Es wird durch kurze Kälteapplikation (auch wenn dieselbe die Bauchhaut trifft) die Peristaltik des Darms erhöht, während länger dauernde Wärmeeinwirkungen die Darmmuskulatur zur Erschlaffung bringen, krampflösend wirken und die Peristaltik hemmen resp. beruhigen. Auch länger dauernde Kälte kann diesen Effekt hervorbringen, während umgekehrt kurze Hitzeapplikationen ähnlich wie die kurzen Kälteeinwirkungen peristaltikbefördernd wirken.

h) Wirkung auf die Respiration.

Wir haben uns bei Betrachtung dieser Wirkung nur mit dem Einflusse auf Atmungstiefe und -frequenz zu beschäftigen, die Veränderungen des respiratorischen Stoffwechsels sind ja bereits in einem früheren Kapitel erwähnt. Es wird die Respiration auf reflektorischem Wege durch hydriatische Maßnahmen in folgender Weise beeinflußt: nach einem kurzen plötzlichen Kältereiz erfolgt eine tiefe Inspiration, in deren Höhe zunächst ein Stillstand der Atmung eintritt (sogenannte „Dyspnoe des Kälteschrecks"), worauf dann eine lange Exspiration folgt. Bei weiterer Kälteeinwirkung werden die Atemzüge tiefer und manchmal, nicht immer, auch frequenter.

Die geschilderte Vertiefung der Atmung ist besonders stark, wenn der Kältereiz die Nackengegend trifft; ob diese Erscheinung mit einer direkten Beeinflussung des Atmungszentrums in der Medulla oblongata zusammenhängt, mag dahingestellt bleiben, jedenfalls ist die eigentümliche Reaktion der Nackengegend auf Kältereize von großer praktischer Bedeutung, und es werden überall da, wo man rasch eine Verbesserung der Atmung erzielen will (z. B. bei der Pneumoniebehandlung) die kalten Übergießungen hauptsächlich auf die Nackengegend appliziert.

Auch der plötzliche intensive Wärmereiz ruft zunächst, in ähnlicher Weise wie die Kälte, eine vertiefte Inspiration hervor. Länger dauernde Wärmeprozeduren erhöhen zwar auch die Respirationsfrequenz (da hier der respiratorische Gaswechsel und die Herzarbeit erhöht sind), jedoch wird die Atmung dabei oberflächlicher.

Allgemein beruhigende Prozeduren (wie feuchte Einpackungen, prolongierte indifferente Vollbäder) können auch auf die Frequenz der Atmung einen verlangsamenden Einfluß ausüben.

2. Technik der Hydrotherapie.

Bevor wir auf die Einzelheiten der verschiedenen hydrotherapeutischen Prozeduren eingehen, sei noch einmal auf das im vorigen Kapitel über Reaktion, Wiedererwärmung und Schutz vor Kongestionen Gesagte verwiesen. Da, wie wir dort sahen, die Reaktion dadurch begünstigt wird, daß die betreffende Kälteprozedur einen vorher erwärmten Körper trifft, so wird man bei anämischen oder an Kälteapplikationen noch nicht gewöhnten Individuen, wo eine normale prompte Reaktion nicht zu erwarten ist oder wo man einen stärkeren Wärmeverlust vermeiden will, der Kälteanwendung eine künstliche Anwärmung vorausschicken. Am einfachsten geschieht das in der häuslichen Behandlung dadurch, daß man morgens aus der Bettwärme heraus die Behandlung vornimmt; sonst läßt sich überall auch durch eine trockene Einpackung von etwa ½ Stunde Dauer die Vorwärmung erreichen. In Anstalten kann man durch ein elektrisches Licht- oder Heißluftkastenbad von 2—5 Minuten Dauer noch rascher und bequemer den Patienten auf die kalte Prozedur präparieren. In allen Fällen aber, auch wo eine derartige künstliche Vorwärmung nicht notwendig ist, ist darauf zu achten, daß die Behandlung in einem genügend warmen Raume (nicht unter 20° C) vor sich geht.

Auch für die reaktive Wiedererwärmung nach der Prozedur ist die richtige Temperierung des Baderaums von Wichtigkeit; weiterhin unterstützt man die reaktive Wiedererwärmung einmal durch kräftiges Frottieren beim Abtrocknen, dann dadurch, daß man den Patienten je nach der Lage des Falles entweder Körperbewegungen nach der Behandlung machen läßt (Freiübungen, kleine Spaziergänge in beschleunigtem Tempo) oder aber ihn gut zugedeckt ruhen läßt, bis ein behagliches allgemeines Wärmegefühl wiedergekehrt ist. Bei kalter Außentemperatur sind solche Maßnahmen natürlich besonders zu beachten.

Großer Wert ist auf diesen Schutz vor Erkältung auch nach Wärmeprozeduren zu legen; es verlieren nämlich die nach einer längeren Wärmeanwendung erschlafften und dilatierten Hautgefäße leicht die Fähigkeit, auf zufällige Kältereize mit prompter Kontraktion zu reagieren, wie das zum Schutze des Körpers gegen Erkältung notwendig ist. Nimmt man dagegen nach der Wärmeprozedur eine kurze Kälteapplikation vor, so wird der normale Tonus der Hautgefäße wieder hergestellt, und die Einwirkungen der Außentemperatur bleiben ohne schädliche Folgen. Es empfiehlt sich daher, nach jeder Wärmeapplikation, mag sie nun eine allgemeine oder nur eine lokale sein, eine Abkühlung folgen zu lassen. Dieselbe geschieht am einfachsten durch eine kalte Abwaschung oder Abgießung, sonst in einem Halbbade (32—26°), einem allmählich abgekühlten Vollbade, oder durch Duschen (wechselwarme oder kalte). Das allmählich abgekühlte Vollbad, beginnend mit einer indifferenten Temperatur (34°), zum Schlusse auf 30—26° abgekühlt, ist in den Fällen zu empfehlen, wo sehr schonend vorgegangen werden soll, also bei starker nervöser Erregbarkeit oder bei großer Empfindlichkeit gegen Kälteeinwirkungen, z. B. bei rheumatischen Leiden, Ischias u. dgl.; über seine Dauer läßt sich nichts Bestimmtes sagen, im allgemeinen dürften 5—10 Minuten genügen, das Hauptkriterium für die hinreichende

Wirkung des abkühlenden Bades ist das Sistieren der Schweißsekretion. Die anderen abkühlenden Prozeduren, die Duschen und Abreibungen oder Abwaschungen werden nur kurz, aber in niedrigerer Temperatur gegeben, da ja die Gefäßwirkung danach um so prompter eintritt. Etwas länger (5—10 Minuten) können die mit mechanischem Reiz verbundenen Halbbäder oder die Bassinbäder ausgedehnt werden, welch letztere sich gleichfalls für Abkühlungszwecke sehr gut eignen.

Ganz ohne Ausnahme ist die Regel, eine abkühlende Prozedur auf jede Wärmeanwendung folgen zu lassen, allerdings nicht. Es gibt Fälle, in denen man den Kranken nach dem warmen Wasser- oder sonstigen Bade noch nachschwitzen lassen will (wir werden darauf bei der speziellen Indikationsstellung noch zurückkommen), dabei unterbleibt dann natürlich die Abkühlung, resp. man begnügt sich mit kurzem Abspülen des Schweißes im lauwarmen Vollbade. Dann gibt es auch weiter Krankheitszustände, in denen jede Abkühlung wegen einer Idiosynkrasie gegen Kälte gemieden werden muß, z. B. bei manchen Fällen von Asthma bronchiale oder Bronchialkatarrh; hier läßt man ebenfalls der Wärmeprozedur (gewöhnlich handelt es sich um ein Lichtbad) nur ein indifferentes Vollbad zum Abspülen des Schweißes folgen. Schließlich sei noch erwähnt, daß die ganz kurzen heißen Wasserbäder, wie sie neuerdings auch bei uns als Kräftigungsmittel empfohlen worden sind, und deren physiologische Wirkung der einer kurzen Kälteprozedur sehr ähnlich ist, naturgemäß ebenfalls ohne nachfolgende Kälteapplikation gegeben werden. Das sind aber alles Ausnahmen, für die meisten lokalen und allgemeinen Wärmeprozeduren ist an obiger Regel festzuhalten.

Eine weitere allgemeingültige Regel für die hydrotherapeutische Behandlung ist die, daß sowohl bei Kälte- wie bei Wärmeprozeduren zur Verhütung von Kongestionen und unangenehmer Sensationen (Kopfschmerz, Schwindel, Ohnmachtsanfällen) für Kopfkühlung zu sorgen ist. Man nimmt zu diesem Zwecke vor Beginn der Applikation zunächst eine kalte Waschung des Gesichtes unter besonderer Berücksichtigung der Schläfen vor, und legt dann entweder eine kalte Kompresse oder eine in kaltes Wasser getauchte Leinenkappe auf den Kopf des Patienten; bei weiblichen Patienten, wo die Durchnässung des Haares gern vermieden wird, empfiehlt es sich, ein nasses Handtuch turbanartig um den Kopf zu legen, während eine Badekappe aus impermeablen Stoff das Haar selbst bedeckt. Im Verlaufe der länger dauernden Wärmeprozeduren (Schwitzbäder) muß der kühlende Kopfumschlag natürlich öfter erneuert werden, sofern nicht besondere Vorrichtungen zur permanenten Kühlung (Kopfkühlschläuche) vorhanden sind.

Vor Kälteprozeduren empfiehlt es sich, namentlich bei intensiveren Eingriffen, außer einer Waschung des Kopfes auch eine solche des Halses, der Achselhöhlen und der Brust zur Verhütung von Wallungen und zur Milderung des Kälteschrecks vorzunehmen.

a) Abreibungen und Abwaschungen.

Die Teilabreibung resp. Teilwaschung. Diese einfache und überall ausführbare Prozedur spielt in der Hydrotherapie eine große Rolle. Sie beeinflußt in energischer und doch schonender Weise die

Zirkulation durch Tonisierung und Erweiterung der Hautgefäße, wirkt in milder Weise anregend auf eine Reihe von wichtigen
Funktionen des Körpers (Respiration, Herzaktion, Nervensystem), und
ist auch deshalb von besonderer Bedeutung, weil sie, da die Manipulationen sukzessive an den einzelnen Körperteilen vorgenommen werden
und der Kranke dabei das Bett nicht zu verlassen braucht, auch an
Schwerkranken, speziell auch bei vorhandener Herzschwäche, unbedenklich angewandt werden kann. Die Teilabreibung ist als mildester
hydrotherapeutischer Eingriff zugleich ein gutes Mittel, um
den Patienten an eine hydriatische Kur zu gewöhnen resp. ihn auf
spätere stärkere Kälteapplikationen vorzubereiten; ferner gibt

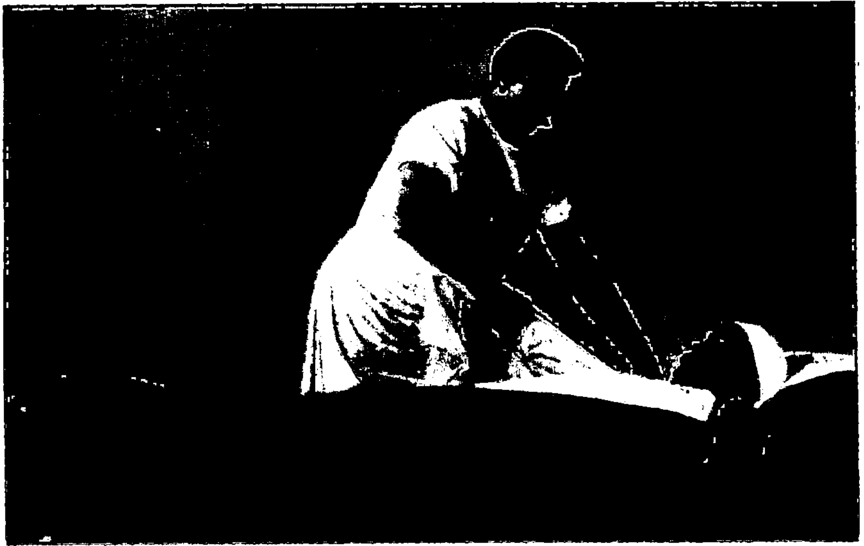

Fig. 1. Teilabreibung (Arm).

diese Prozedur einen guten und unschädlichen Prüfstein für die
Reaktionsfähigkeit der Haut des Patienten ab.

Die Prozedur wird entweder im Bette aus der Bettwärme heraus
oder nach etwa ¼ bis ½ stündiger Anwärmung in einer trockenen
Einpackung (leinenes Laken mit einer Wolldecke bedeckt) vorgenommen. Im ersteren Falle hüllt man den Kranken vor Beginn der
Teilabreibung noch besonders in ein leinenes Laken; liegt er vorher
in einer Trockenpackung, so muß dieselbe vor Beginn der Abreibung
etwas gelockert werden. Zwei Eimer mit brunnenkaltem Wasser
werden neben das Lager bereitgestellt, in jedem Eimer befindet sich
ein Handtuch, während ein drittes Handtuch, am besten ein Frottiertuch, zum Trockenreiben bereit gehalten wird. Nun wird erst der eine
Arm des Patienten entblößt, mit dem rasch aus dem einen Eimer ent-

nommenen und flüchtig ausgerungenen Handtuch umhüllt, und während
eine Hilfsperson das Tuch am oberen und untern Ende festhält, wird
in langen Strichen mit beiden Händen auf dem Tuche der Arm kräftig gerieben (ähnlich wie auf Fig. 1 dargestellt), bis sich das Tuch
überall warm anfühlt. Sodann wird das Tuch in den Eimer zurück-
geworfen, der durch die Reaktion gut gerötete Arm rasch mit
dem trockenen Handtuche abgerieben und wieder unter die Decken
zurückgebracht. In derselben Weise wird dann der andere Arm behandelt, wozu man sich des aus dem zweiten Eimer entnommenen
Tuches bedient (damit das erste, durch den Gebrauch erwärmte sich
inzwischen wieder abkühlen kann), dann sukzessive der Rücken (am

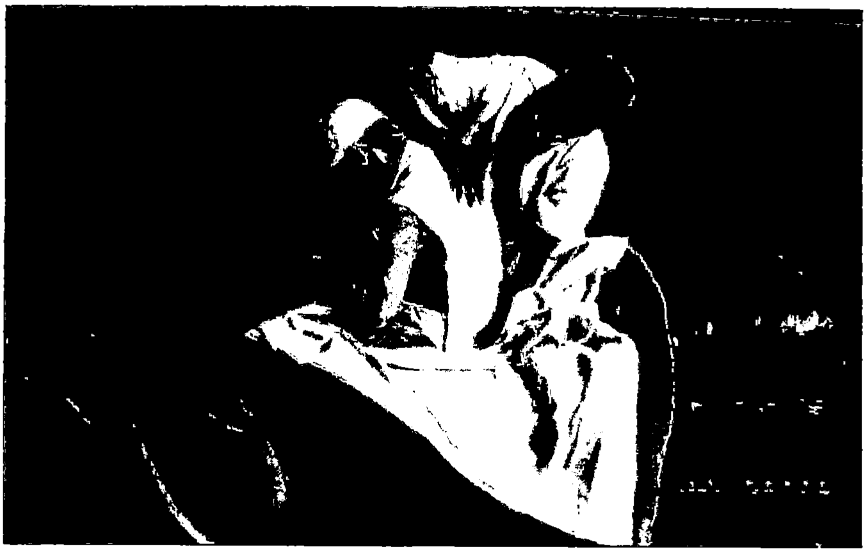

Fig. 2. Teilabreibung (Rücken).

sitzenden Patienten), Brust und Leib (hierbei werden die Reibungen
besser in transversaler Richtung gemacht), und schließlich jedes der
beiden Beine. Nach der Prozedur bleibt der Patient dann noch gut
zugedeckt eine Zeitlang liegen. Die ganze Prozedur muß sehr rasch
vor sich gehen.

Hat man keine zweite Hilfsperson zur Hand, so geschieht
das Fixieren des nassen Tuches in der Weise, daß bei Behandlung des
Armes der Patient das untere Ende des Tuches, bei Behandlung des
Beines das obere Ende mit der gleichseitigen Hand festhält, während
der Ausführende mit seiner linken Hand das andere Ende (also an der
Schulter resp. dem Fuße) hält und nur die rechte Hand zum Reiben
benutzt (Fig. 1). Beim Abreiben von Brust und Rücken hält der Patient
mit seinen beiden Händen das Tuch oben an der Schulter fest (Fig. 2).

Bei sehr empfindlichen Patienten, bei anämischen, schlecht reagierenden sowie besonders bei arteriosklerotischen Individuen kann man nach Winternitz' Empfehlung die Teilabreibung zur Beförderung der Reaktion durch Kontrastwirkung in der Weise vornehmen, daß jeweils der kalten Abreibung eine solche mit etwa 40° heißem Wasser vorausgeht (sogenannte schottische Teilabreibung). Jedoch dürfte diese Komplikation des Verfahrens, wofern sonst für gute Vorwärmung gesorgt wird, nur in Ausnahmefällen notwendig sein.

Noch milder als die Teilabreibung wirkt die Teilwaschung, die mit einem nassen Tuche oder triefenden Schwamm in derselben

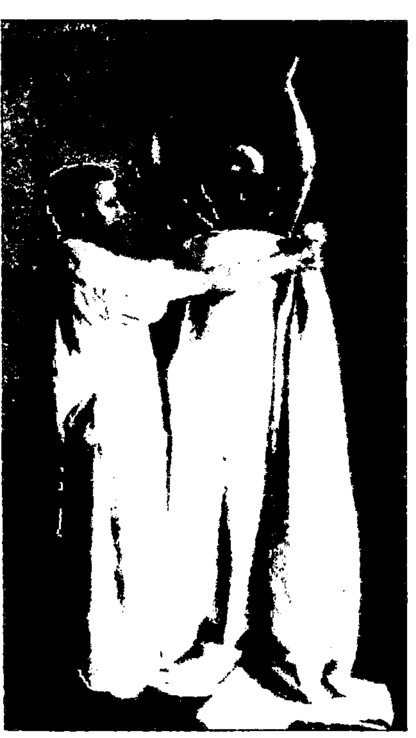

Fig. 3. Umlegen des Lakens zur
Ganzabreibung (1. Phase).

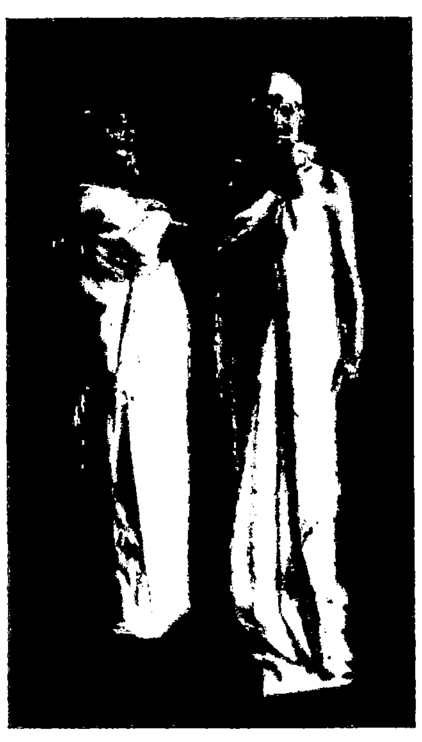

Fig. 4. Umlegen des Lakens zur
Ganzabreibung (2. Phase).

äußeren Anordnung wie die Teilabreibung vorgenommen wird; auch hierbei wird jeder Körperteil nur ganz kurz (wenige Sekunden lang) bis zum Eintreten der reaktiven Hautrötung abgewaschen und sodann trocken gerieben.

Die einfachste hydrotherapeutische Prozedur, die der Patient auch ohne jede Hilfe ausführen kann, ist die Ganzwaschung, bei der entweder der ganze Körper entblößt und mit einem Schwamm oder nassen Tuche kurz kalt abgewaschen wird, oder es wird erst der Oberkörper vorgenommen und sofort abgetrocknet und umhüllt

(Überziehen des Hemdes), bevor der Unterkörper abgewaschen wird. Die Ganzwaschung wird ebenfalls am besten morgens aus der Bettwärme heraus appliziert. Auch hier ist entweder durch nachfolgendes rasches Ankleiden oder durch Ausruhen bei gut bedecktem Körper für reaktive Wiedererwärmung zu sorgen.

Die **Ganzabreibung** ist eine in der häuslichen Praxis sehr beliebte und unschwer ausführbare Prozedur, die aber vermöge des dabei auf den ganzen Körper ausgeübten energischen thermischen und mechanischen Reizes eine viel eingreifendere Maßregel als die Teilabreibung und die Ganzwaschung darstellt. Demgemäß sind ihre Indikationen vorsichtiger zu wählen; speziell ist bei starker nervöser Erregbarkeit dieGanzabreibung gar nicht oder erst nach Gewöhnung an mildere Kälteprozeduren anwendbar.

Technik: Ein Laken, das lang genug ist, um vom Halse bis zu den Füßen des Patienten zu reichen (150—170 cm) und dessen Breite 2—3 m betragen muß, da es zweimal um den Patienten geschlungen wird, wird in kaltes Wasser getaucht (man nimmt dasselbe bei empfindlichen Patienten zu Anfang etwa 20⁰, sonst brunnenkalt), gut ausgerungen, bis es nicht mehr tropft und dann an der längeren Breitseite gerafft. Mit dem so gehaltenen Tuche stellt sich der Wärter vor den Patienten, der entblößt vor ihm steht und zunächst beide Arme hochhebt; rasch legt nun der Wärter das mit der linken Hand gehaltene freie Ende des Lakens in die rechte Achselhöhle des Patienten, führt dann das geraffte Laken, es am

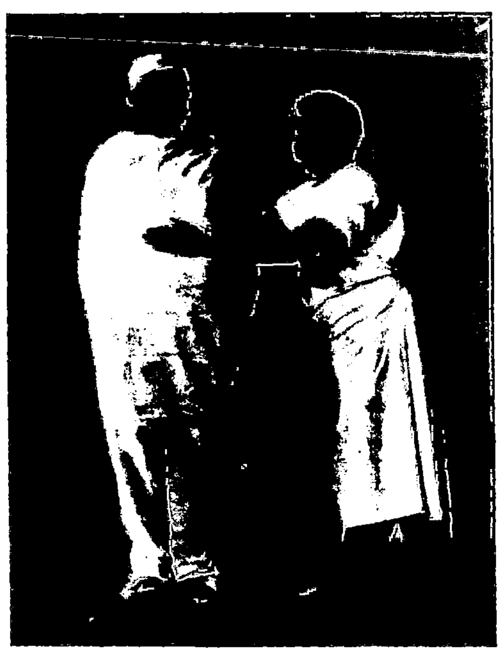

Fig. 5. Ganzabreibung.

oberen Ende ausbreitend vorne über die Brust nach der linken Achselhöhle (Fig. 3); darauf klappt Patient seine Arme herunter und legt sie an den Körper an, so das Tuch festhaltend; unterdessen führt der Wärter das Tuch über den Rücken hinüber zur rechten Schulter herauf, dann diese und den rechten Arm bedeckend wiederum vorne, aber diesmal weiter oben am Halse, über die Brust und den anliegenden linken Arm zum Rücken zurück (Fig. 4). Hier wird nun das obere Ende durch Hereinstecken in die vorige Tour am Halse befestigt, und nun wird (falls dies nicht schon inzwischen geschehen ist) rasch durch Nachziehen der unteren Teile des Lakens dafür gesorgt, daß dasselbe überall möglichst glatt am Körper anliegt; speziell läßt man den Kranken des Laken zwischen die Beine klemmen, um auf diese Weise größere Lufträume zwischen dem Körper und dem Tuche zu vermeiden.

Nachdem so das Laken umgelegt und befestigt worden ist (das Ganze muß sehr schnell geschehen und darf nicht mehr wie 10—15

Sekunden dauern), stellt man sich auf die eine Seite des Patienten und reibt mit kräftigen langen Strichen auf dem Tuche von oben nach unten, wobei eine Hand der Vorderseite, die andere Hand der Rückseite anliegt (Fig. 5); es ist darauf zu achten, daß alle eingehüllten Teile (speziell sind auch die Arme nicht zu vergessen) gleichmäßig von den Reibungen betroffen werden. Das Reiben dauert so lange bis sich alle Teile des Tuches warm anfühlen und der Patient, der zunächst beim Umlegen des Lakens ein Frostgefühl hatte, eine angenehme Wärme auf der Haut verspürt, was bei einigermaßen gut reagierenden Individuen nach höchstens einer Minute der Fall ist. Einige Klatschungen mit der flachen Hand auf Brust und Rücken beschließen die Prozedur. Es wird darauf das Laken rasch abgenommen, der Patient in ein Frottiertuch gehüllt und kräftig trocken gerieben, worauf er sich entweder rasch ankleidet und durch Körperbewegung den Eintritt der Reaktion unterstützt, oder noch im Bette oder auf der Chaiselongue ¼—½ Stunde lang gut zugedeckt ausruht.

Man kann die thermische Reizwirkung der Ganzabreibung bei resistenten Individuen noch dadurch erhöhen, daß man nach Warm-

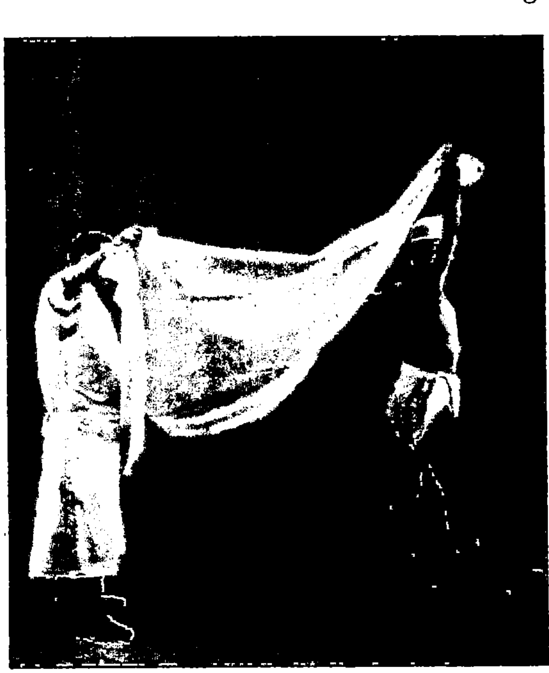

Fig. 6. Lakenluftbad.

reiben des nassen Lakens aus einer Gießkanne oder einem Eimer den eingehüllten Patienten noch einmal mit kaltem Wasser übergießt und nun nochmals rasch warm reibt; eventuell läßt sich diese, das Lakenbad genannte Prozedur noch öfters wiederholen. Ihre Wirkung ist vor allem eine energisch wärmeentziehende.

Zu ähnlichen Zwecken, doch im allgemeinen seltener, wird im Anschlusse an die Ganzabreibung das sogenannte Lakenluftbad angewandt: nachdem die Abreibung vollzogen, wird das feuchte Laken abgenommen, dem Patienten, der nicht abgetrocknet wird, ein trockenes Laken von hinten her gereicht, dessen eines Ende er mit beiden Händen über den Schultern festhält; das andere Ende des ausgebreiteten Lakens faßt der hinter dem Patienten stehende Wärter mit beiden Händen (Fig. 6). Wenn nun Wärter und Patient die Arme gleichzeitig heben und senken, so verursacht das segeltuchförmig ausgebreitete Laken einen Windzug, der die nackte feuchte Haut des Patienten trifft, der dadurch quasi ein potenziertes Luftbad erhält; gewöhnlich läßt man den Patienten sich während dieses Fächelns im Laufschritt im Baderaum bewegen. Das Fächeln wird so lange fortgesetzt, bis der Patient trocken ist. In der Praxis hat sich diese etwas sonderbare Prozedur bisher nur wenig Eingang verschafft.

Zu beachten ist noch, daß bei der Ganzabreibung die Füße des Patienten nicht kalt werden; gewöhnlich läßt man den Kranken bei der Abreibung auf einen Lattenrost, einen Badeteppich oder in einen leeren Zuber treten; anämische Leute, die leicht kalte Füße bekommen, stellt man bei der Abreibung am besten in einen mit 38—40⁰ warmem Wasser gefüllten Zuber.

Während der thermische Reiz bei der Ganzabreibung durch die Temperatur des Wassers bestimmt wird, läßt sich der mechanische Reiz außer durch Intensität des Reibens und Klatschens auch dadurch variieren, daß man Laken aus gröberem oder feinerem Stoff wählt.

b) Packungen und Umschläge.

1. Einpackungen.

Die feuchte Ganzeinpackung, bei der der ganze Körper in ein nasses, von einer Wolldecke bedecktes Laken gehüllt wird, dient hauptsächlich dreierlei Zwecken: der Wärmeentziehung, der Beruhigung des Nervensystems und der Diaphorese. Es hängt im wesentlichen von der Dauer der Einpackung ab, welche der drei Wirkungen erzielt werden soll; am häufigsten dient die reguläre Ganzeinpackung der Beruhigung, während bei Einpackungen zur Wärmeentziehung deren Technik gewöhnlich etwas vereinfacht wird; die Diaphorese läßt sich, wofern sie überhaupt durch Packungen erzeugt werden soll, meist schneller und bequemer durch die später noch zu erwähnende Trockenpackung erzielen.

Technik der Ganzpackung: Auf einem von beiden Seiten zugänglichen Bette oder einer Chaiselongue wird eine 2—2½ m breite, zirka 2 m lange Wolldecke derart ausgebreitet, daß die Enden nach beiden Seiten und am Fußende herabhängen, und zwar das eine seitliche Ende weiter als das andere. Darüber wird ein annähernd ebenso großes, in brunnenkaltes, seltener in stubenwarmes Wasser getauchtes und gut ausgerungenes leinenes Laken in derselben Weise ausgebreitet; nunmehr legt sich der entkleidete Patient auf das Laken derart, daß dessen oberer Rand ihm bis zum Nacken reicht. Zunächst werden die Arme in die Höhe gehoben, während der Wärter vorne über die Brust den kürzeren, ihm zugewandten seitlichen Teil des Lakens führt (Fig. 7) und durch Unterstecken unter den Rücken auf der entgegengesetzten Seite befestigt. Nachdem nun der entsprechende untere Teil des Lakens um die Beine gehüllt und zwischen dieselben gesteckt worden ist, so-daß sich das Laken überall der Haut anschmiegt, klappt der Patient seine Arme herunter — ähnlich wie das bei der Ganzabreibung beschrieben ist — und der Wärter führt jetzt über den dem Rumpfe anliegenden Armen den etwas längeren Teil des Lakens über den Oberkörper, so daß dessen oberer Rand am Halse abschneidet, und befestigt das Laken durch Unterstecken auf der ihm zugewandten Seite des Kranken; das untere Stück des Lakens wird in der schon geschilderten Weise um die Beine geschlungen. Schließlich werden die eingehüllten Beine erhoben und das über sie herausragende untere Ende des Lakens unter sie gelegt (Fig. 8), damit ist die Umlegung des feuchten Lakens beendet. Nunmehr wird die wollene Decke in der Weise darübergelegt, daß das dem Wärter zugewandte Stück zunächst um den Patienten geschlungen wird, wobei durch Bildung einzelner schräg gestellten Falten dafür gesorgt wird, daß der Abschluß am Halse oben ein

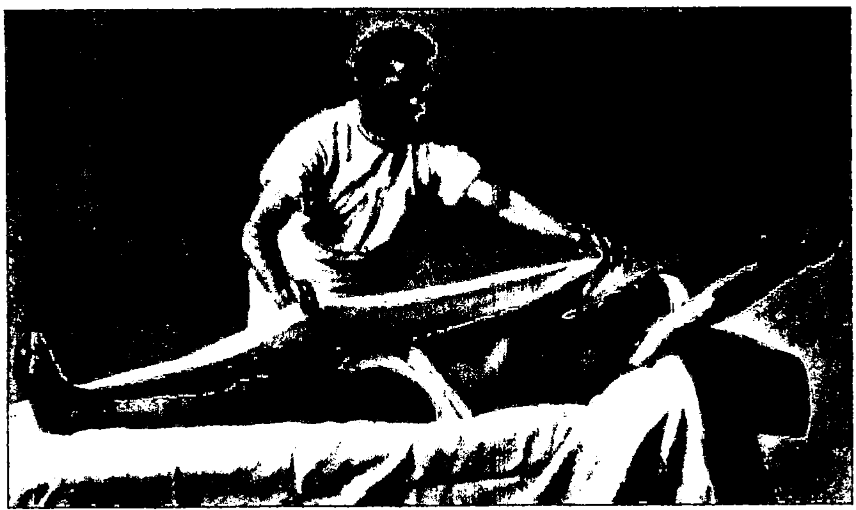

Fig. 7. Ganzeinpackung (1. Phase).

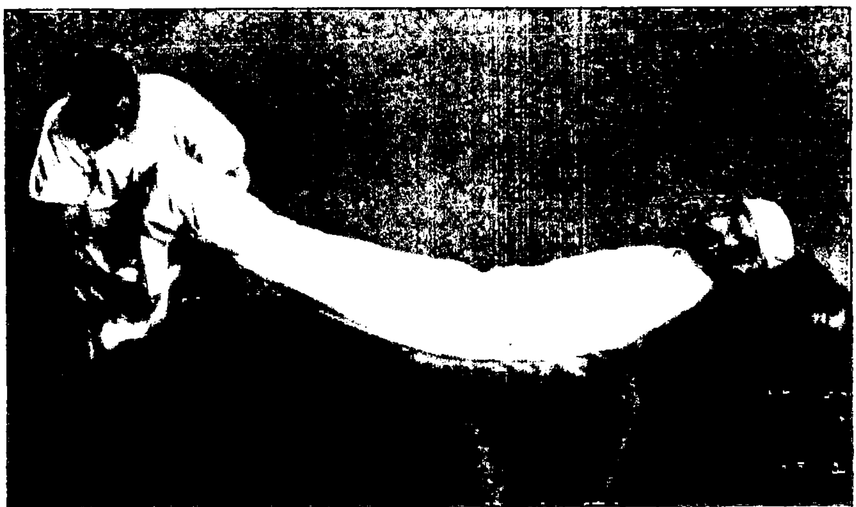

Fig. 8. Ganzeinpackung (2. Phase).

guter ist (Fig. 9), worauf der untere Teil nachgezogen und um die Beine gehüllt wird. Das andere Stück wird dann von der entgegengesetzten Seite her in derselben Weise herumgelegt; nachdem noch die nach unten überragenden Teile der Woll-decke, ebenso wie es bei dem nassen Laken der Fall war, unter die Füße geklappt worden sind, ist die Packung beendet. Es erübrigt nur noch, durch Unterstecken eines Handtuches zwischen Kinn und oberem Rand der Packung die Haut des Halses vor der Reizung durch die Wolldecke zu schützen (Fig. 10).

Das Wichtigste bei der Anlegung der Einpackung ist die Sorge dafür, daß das feuchte Laken überall dem Körper glatt anliegt

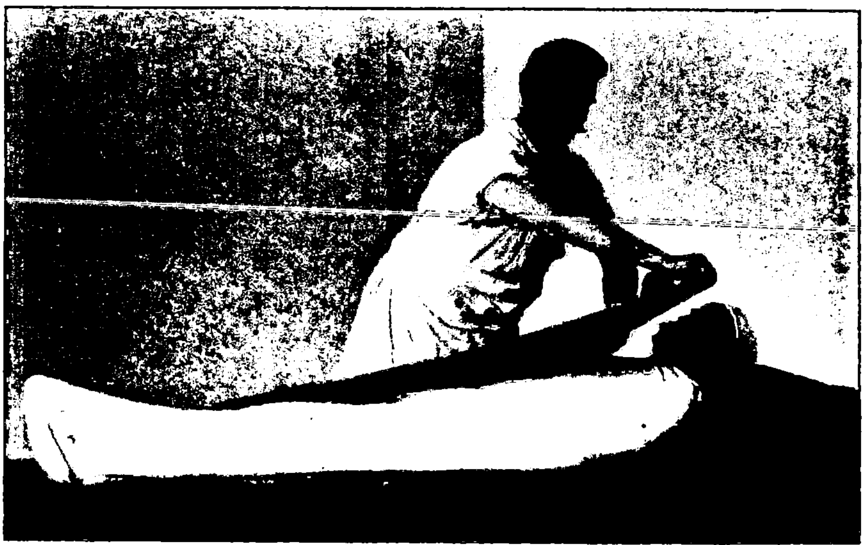

Fig. 9. Ganzeinpackung (3. Phase).

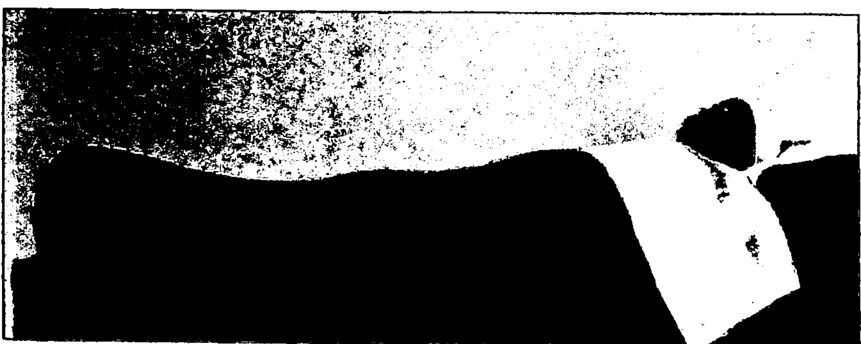

Fig. 10. Ganzeinpackung (vollendet).

und daß sich keine größeren Lufträume zwischen der Haut und dem feuchten Laken bilden. Denn sonst tritt an der betreffenden Stelle eine mangelhafte reaktive Erwärmung ein, und es kommt leicht zu einem Frösteln und allgemeinem Unbehagen, statt daß sich, wie es bei korrekter Ausführung der Packung und einigermaßen guter Hautreaktion die Regel ist, nach dem ersten Kälteschauer allmählich ein behagliches allgemeines Wärmegefühl einstellt.

Die Wirkung der Einpackung ist kurz folgende: Nach anfänglicher Gefäßkontraktion tritt eine allgemeine reaktive Erweiterung der Hautgefäße ein; dieselbe wird durch die Bedeckung mit der schlecht wärmeleitenden Wolldecke gefördert. Die warme Bedeckung verhindert auch, daß aus der Wärmebindung, die bei der allmählich eintretenden Verdunstung und Trocknung des Umschlags benötigt wird, eine Abkühlung resultiert, immer vorausgesetzt, daß ein gewisses Maß der Reaktionsfähigkeit der Haut vorhanden ist, und daß das feuchte Laken überall dem Körper gut anliegt. Diese gleichmäßige allgemeine Erwärmung der Hautoberfläche ist auch der Grund für die beruhigende Wirkung der Packung auf das gesamte Nervensystem.

Bei langer Dauer der Packung kommt es infolge der behinderten Wärmeabgabe zur Wärmestauung und dann zum Schweißausbruch, um so schneller, je besser die Hautreaktion des Eingepackten ist; in der Regel tritt dieser Effekt nach frühestens einer Stunde ein, durch Zufuhr heißer Getränke und durch Einfügung von Wärmflaschen in die Packung (man nimmt am besten dazu die sogenannten Weißbier-Kruken mit Patentverschluß) läßt sich der Eintritt der Diaphorese unterstützen.

Das Einlegen von 1 oder 2 Wärmflaschen am Fußende der Packung ist übrigens auch bei den lediglich zur Beruhigung dienenden Einpackungen dann empfehlenswert, wenn es sich um Individuen handelt, die leicht über kalte Füße klagen. Ein anderes Mittel gegen diesen oft lästigen Übelstand sind wechselwarme Fußbäder von 3—5 Minuten Dauer, die unmittelbar vor dem Beginn der Einpackung gegeben werden.

Die Dauer der Einpackung richtet sich nach dem damit verbundenen Zweck; soll sie wärmeentziehend wirken (antifebril), so muß sie nach 20—30 Minuten erneuert werden, die beruhigende Packung (die häufigste Anwendungsform) dauert in der Regel ¾ bis 1 Stunde, die diaphoretische bis 2 Stunden und darüber. Nach Beendigung der beruhigenden Packung erfolgt entweder eine kühle Abwaschung oder sonstige Kälteprozedur (Halbbad, Dusche), um die erschlafften Hautgefäße wieder zur Kontraktion zu bringen, oder es wird der Körper zu demselben Zwecke trocken frottiert.

Eine vielfach gebräuchliche Modifikation der feuchten Ganzeinpackung ist die sogenannte Dreiviertelpackung, d. h. eine Packung, bei der die Arme freigelassen werden, und die nach oben hin in der Höhe der Achselhöhle abschließt. Sie empfiehlt sich besonders bei manchen nervös erregbaren und ängstlichen Individuen, die, wenn sie mit dem ganzen Körper einschließlich der Arme eingepackt sind, leicht ein Gefühl der Beängstigung und der Beklemmung empfinden; dadurch, daß man die ersten Male oder auch dauernd eine Dreiviertelpackung anwendet, umgeht man diesen Übelstand. Auch bei Kombination mit Herzkühlschläuchen oder heißen Magenschläuchen ist der einfacheren Technik halber die Dreiviertelpackung der Ganzpackung oft vorzuziehen. Schließlich wird man öfters in der häuslichen Praxis mangels genügend großer Laken und Decken zur Dreiviertelpackung seine Zuflucht nehmen müssen; sie steht an beruhigender Wirkung der Ganzpackung kaum nach. Natürlich ist dafür zu sorgen, daß der Patient bei der Dreiviertelpackung an den frei bleibenden oberen Thoraxpartien und an den Armen nicht friert. Das geschieht entweder durch einfaches lockeres Bedecken dieser Teile mit einer Bettdecke, einem Schawl, Bademantel oder dgl., oder aber man kombiniert nach Buxbaums Vorschlag die in diesem Falle nur bis zur Mamillarhöhe heraufreichende Dreiviertelpackung mit einer Kreuzbinde, die die oberen Thoraxpartien einschließlich der Schultern einhüllt, so daß nur noch die Arme selbst frei bleiben.

Daß man die diaphoretische feuchte Einpackung zweckmäßigerweise durch eine **trockene Packung** ersetzt, ist schon vorher erwähnt worden. Die trockene Einpackung wird in derselben Weise wie die feuchte, nur eben mit einem trockenen Leinenlaken vorgenommen. Man erreicht in ihr eine Diaphorese am schnellsten, wenn man ein heißes Vollbad von 38—40° vorausgehen läßt; auch die Zufuhr heißer Getränke, Einfügung von Wärmflaschen usw. sind bei der diaphoretischen Trockenpackung nicht zu vernachlässigen. Außerdem ist aber die trockene Einpackung, namentlich in der häuslichen Praxis, das bequemste Mittel, um den Körper für eine nachfolgende Kälteprozedur vorzuwärmen; ihre Dauer beträgt in diesem Falle etwa ½ Stunde.

2. Umschläge und Kühlapparate.

Bei den feuchten Umschlägen müssen wir prinzipiell zwei Arten unterscheiden:

1. Umschläge, die mit in kaltes Wasser getauchten Leintüchern[1]) hergestellt und mit einem impermeabeln Stoff oder mit einem schlechten Wärmeleiter (Flanell, Wolle u. dgl.) bedeckt werden, so daß an der Applikationsstelle nach der ersten Kältewirkung eine gleichmäßige reaktive Erwärmung erfolgt. Es werden diese Umschläge, wenn sie nicht mit einem impermeabeln Stoff bedeckt sind, speziell als erregende oder Prießnitzsche Umschläge bezeichnet.

2. Umschläge, die während der ganzen Dauer ihrer Anwendung auf ihrer ursprünglichen Temperatur gehalten werden, sei dieselbe nun kalt oder warm; es geschieht die Konstanterhaltung der Temperatur entweder durch häufiges Erneuern der Kompresse (Leintuch) oder, bei kalten Umschlägen, durch aufgelegte Kühlapparate, in denen kaltes Wasser zirkuliert, durch eine Eisblase, Berieseln mit kaltem Wasser usw., bei warmen Umschlägen durch Auflegen von Apparaten mit zirkulierendem heißem Wasser, durch Verwendung von Umschlagsmaterial, das die Wärme lange hält, resp. selbst solche erzeugt (Brei, Hafergrütze, heißer Sand, Thermophore).

---

[1]) Auch Rohseide läßt sich gut zu Umschlägen verwenden.

Durch sorgfältiges Bedecken mit einem schlechten Wärmeleiter kann übrigens auch ein einfacher heißer Wasserumschlag längere Zeit hindurch heiß gehalten werden.

ad 1. Was die erst genannte Art von Umschlägen betrifft, also die kalten Umschläge, die infolge der Bedeckung mit entsprechendem trockenen Material zur reaktiven Erwärmung führen, so ist zunächst die Frage zu besprechen: Sollen diese Umschläge mit impermeabeln Stoffen bedeckt werden oder nur mit Wolle resp. Flanell? Der Unterschied ist der, daß unter einem Umschlage, der nicht impermeabel bedeckt ist, also speziell dem „erregenden" oder Prießnitzschen Umschlage, allmählich, gleichzeitig mit den Vorgängen der reaktiven Erwärmung, eine langsame Verdunstung eintritt, wie wir sie schon bei den Packungen kennen gelernt haben. Infolgedessen trocknet mit der Zeit eine solche Kompresse, in der Regel innerhalb von 2—3 Stunden, je nach der Reaktionsfähigkeit der Haut. Dabei werden zwar infolge der Wärmebindung, die zur Verdunstung und Trocknung des Umschlags notwendig ist, zunächst größere Ansprüche an die Tätigkeit der Haut gestellt; später jedoch, im Maße als der Umschlag trocknet, ist zu dessen Erwärmung und Warmhaltung weniger Wärmeproduktion von seiten der Haut nötig, als es bei den impermeabel bedeckten Umschlägen der Fall ist, wo die Kompresse lange Zeit hindurch feucht bleibt. Es kann hier infolge dieses Feuchtbleibens der Kompresse, wenn einmal das Stadium der ersten lebhaften Gefäßreaktion vorüber ist, eine für den Patienten unangenehme Abkühlung zustande kommen, wobei der Patient fröstelt und sich unbehaglich fühlt. Ferner findet unter den impermeabel bedeckten Kompressen eine Quellung der Haut statt, die bei häufiger Wiederholung der Umschläge zu Mazerationen, unangenehmen Ausschlägen und sonstigen Hautschädigungen führen kann.

Andrerseits ist zu berücksichtigen, daß nach Untersuchungen, die Schäffer sowie Plate[1]) in letzter Zeit angestellt haben, die Tiefenwirkung der impermeabel bedeckten Umschläge, sowohl was den entzündungswidrigen Effekt als auch was die Resorptionsbeförderung betrifft, eine viel größere ist, als bei den erregenden oder Prießnitzschen Umschlägen. Danach wird man bei lokalisierten akut entzündlichen und infektiösen Prozessen, vorzugsweise also bei chirurgischen Erkrankungen, den impermeabel bedeckten Umschlägen den Vorzug geben. Will man dagegen vor allem eine ausgiebige Hautreaktion, eine Ableitung auf die Haut erzielen, will man ferner von der beruhigenden, schmerzstillenden Wirkung der reaktiven Erwärmung Gebrauch machen, so sind die erregenden, nicht impermeabel bedeckten Umschläge vorzuziehen; ebenso überhaupt bei allen größeren Umschlägen (Leibumschlägen, Brustumschlägen), die sich bei impermeabler Bedeckung besonders leicht abkühlen. Man muß, wenn auch bisher ein experimenteller Beweis dafür fehlt, aus vielfacher

---

[1]) Zeitschr. f. phys. u. diät. Therap., Bd. XII, H. 9.

praktischer Erfahrung annehmen, daß auch den einfachen erregenden Brust- oder Leibumschlägen eine Tiefenwirkung keineswegs abgeht; sie tritt beispielsweise bei den Leibumschlägen durch Beruhigung der Peristaltik, bei den Brustumschlägen durch Linderung pleuritischer Schmerzen und des Hustenreizes in eklatanter Weise in Erscheinung. Wir können also, um zu resumieren, zu rein hydrotherapeutischen Zwecken, wenn es auf eine indirekte Wirkung des thermischen Reizes ankommt, im allgemeinen auf die Bedeckung der Umschläge mit impermeabelen Stoffen verzichten.

Bei der Anlegung der erregenden Umschläge sind nun einige allgemeingültige Regeln zu beachten. Erstens einmal ist stets für gute Bedeckung der Kompressen zu sorgen, in der Weise, daß das Flanelltuch, das sich am besten zum Bedecken eignet, überall mit seinen Rändern die feuchte Kompresse überragt; auch ist darauf zu achten, daß die Bedeckung nirgends größere Falten bildet. Natürlich darf niemals die Kompresse das Flanell durchnässen, eventuell muß man dasselbe in mehreren Schichten auflegen. Weiter ist es wichtig, für gute Reaktion unter dem erregenden Umschlage Sorge zu tragen. Das geschieht einmal durch Verwendung kalter Temperaturen, zum Umschlage (je intensiver der Kältereiz, um so prompter die Reaktion). Es empfiehlt sich deshalb auch, die Kompresse nur soweit auszuringen, daß sie nicht mehr tropft, allzu gründliches Ausringen kann die Kompresse zu sehr erwärmen; nur bei sehr empfindlichen Individuen kann man im Anfange stubenwarmes Wasser zur Herstellung der Kompressen verwenden. Weiter kann für gute Reaktion dadurch noch Sorge getragen werden, daß bei schlecht reagierenden Individuen vor Anlegung der Kompresse der betreffende Körperteil mit kaltem Wasser, Salzwasser oder Spiritus kurz abgerieben wird; namentlich bei den Brustumschlägen der Tuberkulösen (Kreuzbinden) sind solche vorangehende Spiritus- oder Salzwasserabreibungen sehr gebräuchlich. Auch wenn nach Abnehmen des Umschlags die Haut noch nicht recht warm und die Reaktion mangelhaft ist, empfiehlt es sich, durch trockene oder feuchte kräftige Frottierung den unter dem Umschlage erschlafften Hautgefäßen ihren Tonus wieder zu geben.

Was die Dauer der Umschläge betrifft, so richtet sich dieselbe nach der speziellen Indikation sowie nach der Reaktionsfähigkeit des Patienten. Im allgemeinen erneuert man einen erregenden Umschlag, sobald er trocken ist, also nach 2—3 Stunden, doch kann man einen gut bedeckten Prießnitzschen Umschlag bei einigermaßen guter Reaktion auch unbedenklich nachtsüber liegen lassen.

Die Erneuerung kalter resp. warmer Kompressen der zweiten Kategorie erfolgt, sowie die kalte Kompresse warm geworden ist, bzw. die heiße sich abgekühlt hat.

a) Stammumschläge oder Rumpfumschläge. Dieselben reichen von der Achselhöhle bis zur Symphyse und umfassen den ganzen Rumpf (Fig. 11). Sie sind ein sehr einfach ausführbares, wenn auch unvollständiges Ersatzmittel für Einpackungen. Wenn sie als beruhigende Packung dienen sollen, so beträgt ihre Dauer wie die der Packungen etwa 1 Stunde, häufiger (ca. halbstündlich) gewechselt müssen sie werden bei Verwendung zur Fieberbehandlung, wofür sie sich der leichten Technik wegen sehr gut eignen. Bei sehr schwer Kranken, die man während des Wechselns der Stammpackung nicht aufsetzen darf, kann man statt des Stammumschlages die sogenannten Stammaufschläge verwenden, d. h. man legt das feuchte Tuch

nur auf die vorderen und seitlichen Partien des Rumpfes und bedeckt
es dann trocken mit einem Flanelltuch, das vorher unter den Patienten
heruntergeschoben ist und bei dem Wechseln des Umschlages nur zurück-
geklappt werden braucht.

b) Der Leibumschlag wird wie der Stammumschlag angelegt,
er reicht nach oben hin nur etwa bis an den Schwertfortsatz des Brust-

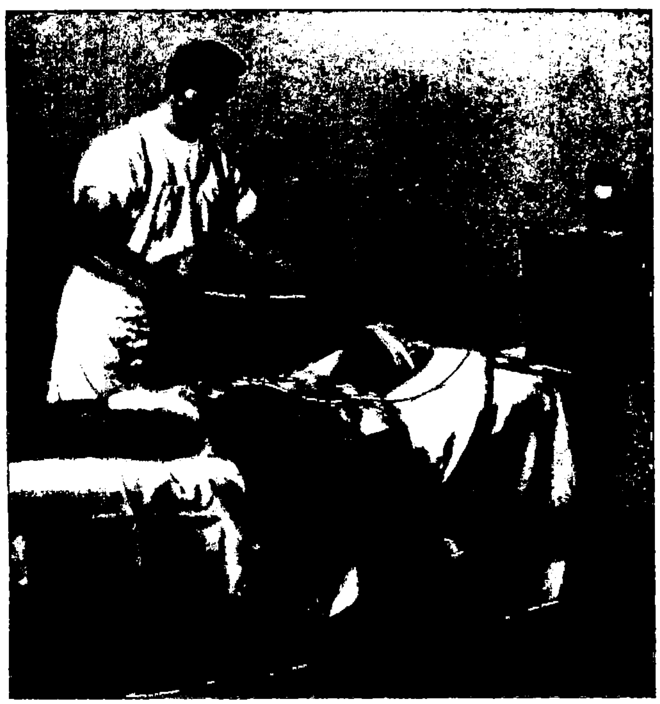

Fig. 11. Stammumschlag (mit Magenschlauch).

beins, auf seine vielseitigen Indikationen werden wir noch später zu
sprechen kommen.

c) Der Brustumschlag umfaßt den Thorax und ist ein beliebtes
Mittel bei den verschiedensten Affektionen der Brusthöhle. Während
man bei den akuten Erkrankungen (Pneumonie, Pleuritis, Bronchitis)
den Brustumschlag in der Regel so anlegt, daß man ihn einfach von der
Achselhöhle bis an den unteren Rippenrand reichen läßt, ist es bei
chronischeren Erkrankungen, wie bei der chronischen Bronchitis,
bei Asthma oder Lungentuberkulose, zweckmäßiger, auch die obersten
Thoraxpartien (Lungenspitzen) in den Umschlag hineinzubeziehen.
Das geschieht durch die sogenannte Kreuzbinde. Die Kreuzbinde
wird in der Weise angelegt, daß ein 2½—3 m langes Leinentuch (ev. zu

improvisieren durch zwei an der Schmalseite zusammengenähte Handtücher), das 25—30 cm breit ist, nach Eintauchen in kaltes resp. stubenwarmes Wasser ausgerungen, wie eine Binde aufgerollt und dann folgendermaßen um den Thorax geführt wird: Von der rechten Achselhöhle beginnend vorn über die Brust zur linken Schulter, von da über den Rücken zur rechten Achselhöhle zurück, dann über die Brust zur linken Achselhöhle (Fig. 12), hinten herum zur rechten Schulter und wieder herunter zur Brust bis an die linke Seite herüber (Fig. 13). Das Ganze wird mit einer etwas breiteren Flanellbinde, die ebensolang ist als die befeuchtete Binde, bedeckt (zur Not auch mit entsprechend gelegten Wollschawls). Die Befestigung geschieht durch Bänder oder Sicherheitsnadeln.

Als Ersatz für die Kreuzbinde können außer den schon erwähnten aneinandergenähten Handtüchern auch die in manchen Geschäften fertig vorrätigen sogenannten schottischen Wickel dienen, d. h. Brustumschläge, an denen den Schultern entsprechend tornisterriemenförmig breite Ansätze für die Lungenspitzen befestigt sind. Winternitz hat außerdem für Patienten, die sich ohne Hilfsperson die Kreuzbinde anlegen müssen, ein Tuch angegeben, das aus einem

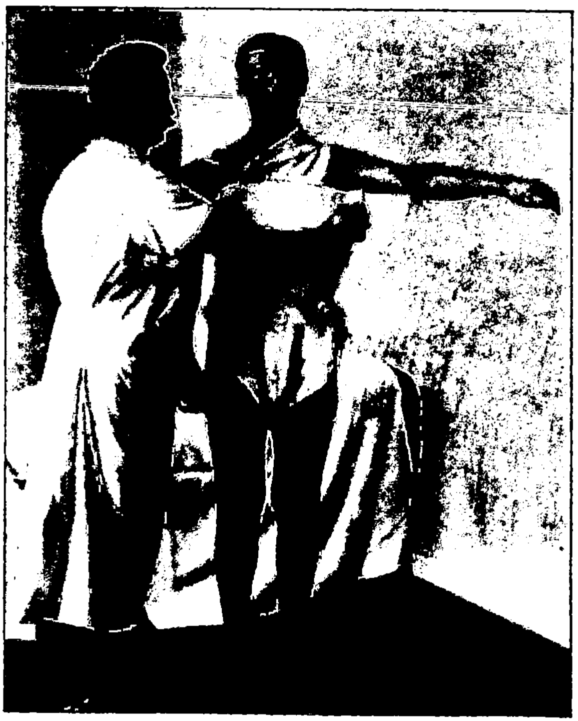

Fig. 12. Kreuzbinde (1. Phase).

dreieckigen Mittelstück besteht mit zwei nach beiden Seiten schmaler zulaufenden 1 ½ m langen Enden. Das Tuch wird mit der Spitze des Mittelstückes nach unten auf den Rücken gelegt, und die beiden Enden werden über die Schultern und dann kreuzweise vorn über die Brust geführt.

d) Die übrigen Umschläge passen sich in ihrer Form dem Körperteil an, für den sie bestimmt sind. Die bekannten Prießnitzschen Halsumschläge werden kravattenförmig um den Hals gelegt, wobei, wenn sie zur Anginabehandlung bestimmt sind, darauf zu achten ist, daß sie hoch genug sitzen, um auch die Tonsillengegend zu umfassen.

Die Kopfumschläge werden meist nicht als erregende Umschläge, sondern durch Wechseln oder mittels des Kühlschlauchs als kühl gehaltene Kompressen verwendet (s. Fig. 14).

Weiter wären dann noch zur Behandlung der Anal- und Genitalgegend die sogenannten T-Binden zu erwähnen, bei denen senkrecht
zu einem mehr oder minder breiten Leibumschlag ein entsprechendes
schmales Stück angenäht ist, das zwischen den Beinen hindurchgeführt
wird (Hämorrhoidal-Umschläge).

Häufig gebraucht sind ferner die Wadenumschläge oder Wadenwickel, die die Unterschenkel umfassen
und als Ableitungs- und mildes Schlafmittel sehr beliebt sind. Sie lassen
sich in der Praxis zur Not dadurch
improvisieren, daß man ein Handtuch
an einem Ende mit Wasser anfeuchtet,
dieses um die Wade legt und darüber
den trockenen Teil wickelt.

ad 2. Kompressen und Kühlapparate. Was nun die Umschläge
betrifft, die konstant auf derselben
Temperatur gehalten werden, so
sind die **kalten,** oft erneuerten Kompressen trotz der Bevorzugung, die
nach der Bierschen Lehre von der
Heilwirkung der Hyperämie heutzutage
den heißen Applikationen zukommt, in
der Praxis immer noch ein beliebtes
Mittel. Es kommt den kalten Umschlägen eine zirkulationshemmende, schmerzstillende und die
Exsudation beschränkende Wirkung zu, deshalb sind ihr Hauptindikationsgebiet akute entzündliche
Erkrankungen, bei denen die Schwellung, das Hitzegefühl und der
Schmerz bekämpft werden sollen.
Zu demselben Zweck sind sie bei
frischen Kontusionen und son

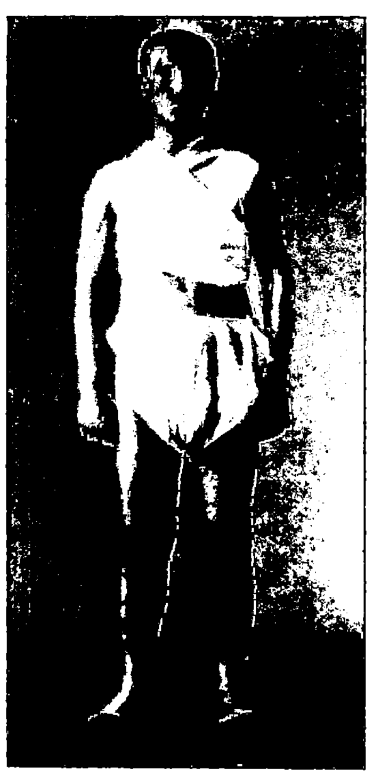

Fig. 13. Kreuzbinde (2. Phase).

stigen frischen Verletzungen beliebt, dann spielen sie auch,
wie wir im physiologischen Teil schon gesehen haben, bei Applikationen auf die Herzgegend als Beruhigungsmittel für die
Herzaktion eine hervorragende Rolle. Die kalten Kompressen
werden entweder durch häufiges Erneuern kalt erhalten oder durch
Kühlapparate. Sie sind im allgemeinen der Eisblase vorzuziehen,
weil die Eisblase bei längerem Liegen durch Schmelzen des Eises
ihre ursprüngliche Temperatur verliert und dann mehr als erregender
Umschlag, denn als kalte Kompresse wirken kann. Wird die Eisblase
angewandt, so ist darauf zu achten, daß sie nie direkt der bloßen Haut

aufliegt; es muß entweder eine feuchte Kompresse zwischengeschaltet werden oder aber die Eisblase in ein Tuch eingehüllt sein, weil sonst Nekrosen der Haut entstehen können.

Eine besondere und recht zweckmäßige Form der kalt erhaltenen Kompressen bilden die von Winternitz angegebenen sogenannten Longettenverbände, die sich namentlich für Gelenke eignen: es werden eine Reihe von mit kaltem Wasser getränkten und nicht ausgerungenen Leinwandstreifen dachziegelförmig über das erkrankte Gelenk gelegt und nun häufig durch einen triefenden Schwamm oder ein Trieftuch immer wieder mit möglichst kaltem Wasser angefeuchtet. (Zwischendurch kann der Verband locker mit einem Flanelltuch bedeckt werden.) Nach Fürstenbergs Empfehlung läßt sich statt dessen die permanente Anfeuchtung auch dadurch bewerkstelligen, daß aus einem in der Höhe angebrachten Eimer durch einen Schlauch, der mit einem Quetschhahn oder einer Klemmschraube versehen ist, das eiskalte Wasser auf den Verband langsam träufelt. Durch ein unter das Gelenk geschobenes Gummituch wird die Unterlage vor dem Durchnässen geschützt. (Die Longettenverbände werden gewöhnlich bei bettlägerigen Kranken verwandt.)

Die Kühlapparate bestehen in der Regel aus Kühlschläuchen, die der betreffenden Applikationsstelle angepaßt sind und in denen möglichst kaltes, ev. durch Eis gekühltes Wasser zirkuliert. Die Speisung eines Kühlschlauches geschieht aus der Wasserleitung oder, da ein solcher passender Anschluß meistens nicht vorhanden ist, aus einem höher stehenden Wassergefäß (Eimer), in das das eine mit einem Bleistück beschwerte Ende des Kühlschlauches taucht, während das Abflußrohr in einen am Boden stehenden Eimer mündet (s. Fig. 14 u. 11). Am Abflußende des Kühlschlauches ist in der Regel ein kleiner Hahn oder eine verstellbare Klemme angebracht, wodurch es ermöglicht ist, den Abfluß zu regulieren. Meist genügt ein Eimer von gewöhnlicher Größe zur Speisung eines Kühlschlauches während ca. ½ Stunde. Bei Erneuerung des Zuflußwassers (die Applikationsdauer des Kühlschlauchs beträgt gewöhnlich ¾—1 Stunde) darf Wasser, das schon einmal zirkuliert hat und dadurch wärmer geworden ist, nur nach Abkühlung durch

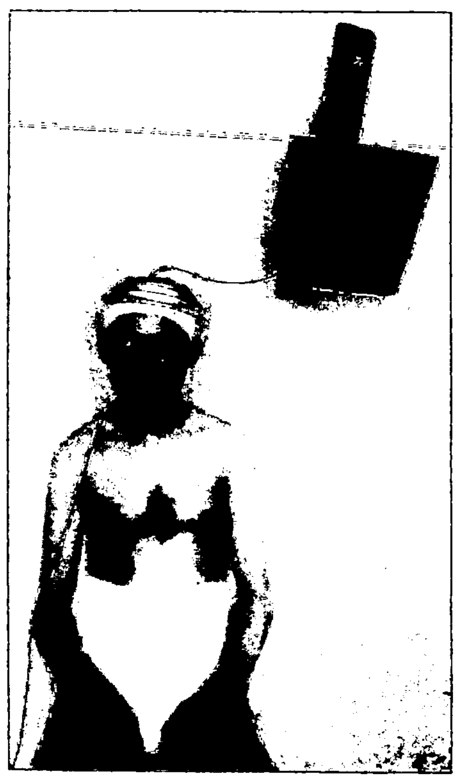

Fig. 14. Kopfkühlschlauch.

Eisstückchen wieder benutzt werden. Die Kühlschläuche selbst bestehen entweder aus Aluminium (Gärtnersche Schläuche) oder es sind Bleiröhren (Leiter) oder in passender Form zusammengenähte Kautschuk- oder Duritröhren. Der Körperform leicht anpassbar sind die von Davidsohn empfohlenen Gummischlauchkissen, auf Gummistoff oder Flanell aufgenähte Gummi- oder Duritschläuche. Auch für den ganzen Körper hat Davidsohn eine entsprechend konstruierte Schlauchmatratze angegeben.

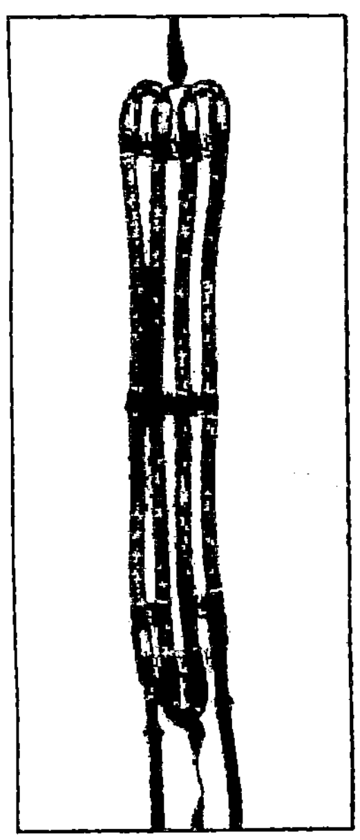

Fig. 15a. Rückenkühlschlauch.

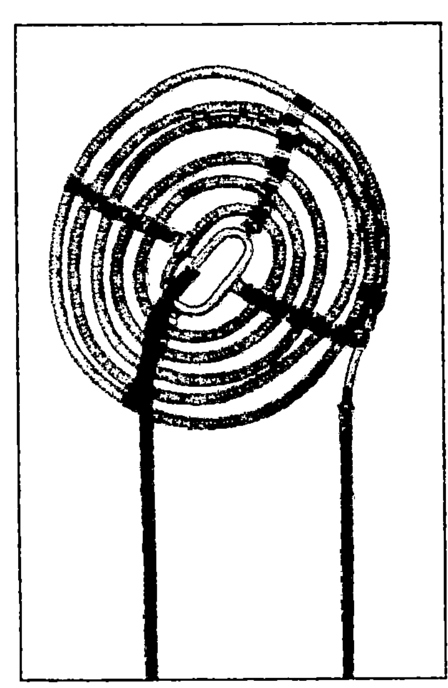

Fig. 15b. Herzkühlschlauch.

Die gebräuchlichsten Formen der Kühlschläuche sind:

1. Der Kopf-Kühlschlauch (Fig. 14), der zur Kühlerhaltung von Kopfkompressen entweder für sich allein oder, zur Vermeidung von Kongestionen, bei den verschiedensten sonstigen heißen oder kalten hydrotherapeutischen Prozeduren sehr häufig gebraucht wird.

2. Der Nacken- und Rücken-Kühlschlauch (Fig. 15a), der ca. 40—50 cm lang und 5—7 cm breit ist und gewöhnlich in Verbindung mit einer Packung benutzt wird. Er wird in der Nackengegend und längs der oberen Brustwirbel angelegt.

3. Der Herz-Kühlschlauch (Fig. 15b), der auf die Herzgegend aufgelegt wird. Dasselbe Modell dient gewöhnlich auch als Magenschlauch, nur daß der Magenschlauch (Fig. 11) vorwiegend zum Durchfließen von heißem Wasser verwandt wird. Statt des Herz-Kühlschlauches

läßt sich zweckmäßig auch eine Herzflasche (Fig. 16) verwenden,
die aus Metallblech hergestellt und mit Zu- und Abflußöffnungen
versehen ist. Von unsicherer Wirkung ist dagegen die gewöhnliche, nur
mit einer Öffnung zum Füllen versehene Herzflasche, wie sie die Patienten im Umhergehen manchmal benutzen; da das kalte Wasser darin
nicht erneuert wird, so erwärmt die Flasche sich bald durch die Körper-
wärme und verliert dadurch ihre Wirkung.

Zu beachten ist, daß auch die Kühlschläuche niemals auf
die bloße Haut aufgelegt werden dürfen, sondern immer auf ein
feuchte Kompresse. Werden sie mit Packungen kombiniert,
so muß zwischen dem Kühlschlauche und der Haut eine Lage des

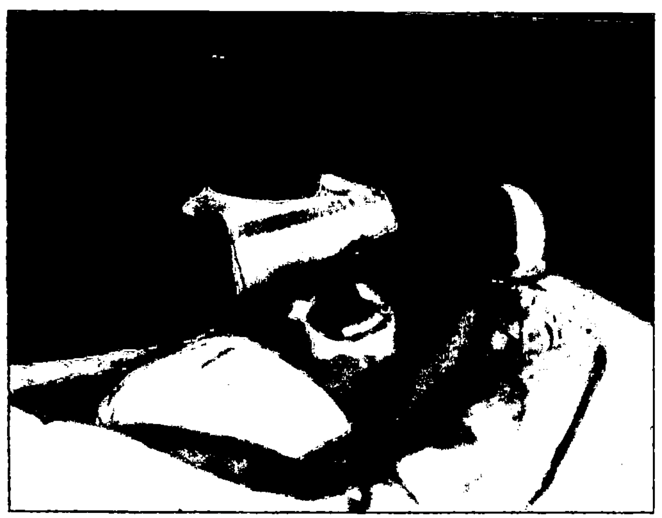

Fig. 16. Herzflasche.

feuchten Tuches liegen. Natürlich ist bei Kombination des Kühlschlauches mit einer Packung dafür zu sorgen, daß durch die Tücher
der Packung die Zu- und Abflußröhren nicht komprimiert werden,
man führt dieselben gewöhnlich (bei Herz-, Magen-, Rücken-Kühl-
schläuchen) von oben her in die Packung hinein (Fig. 11).

Zur Kühlung der Körperhöhlen dienen folgende Apparate:

4. Als Kühlsonde für die Urethra das Winternitzsche Psychrophor, ein Metallkatheter mit Zu- und Abflußöffnung (à double
courant) und ohne Fenster (Fig. 17 rechts). Das Instrument wird gewöhnlich nur bis zum Blasenhals eingeführt. Seine Applikationsdauer ist eine kürzere als die der Kühlschläuche (10—20 Minuten),
auch vermeide man, im Anfange der Behandlung zu kaltes Wasser zu
nehmen (nicht unter 10—12⁰).

5. Die Atzbergersche Mastdarm-Kühlsonde, bestehend aus

einem etwa 7 cm langen, hohlen Metallzapfen (à double courant), der
in das Rectum eingeführt wird, und in dem Wasser von gewünschter
Temperatur zirkuliert (Fig. 17 links). Die Mastdarmsonde wird sowohl
für kalte als auch, noch häufiger, für heiße Temperaturen benutzt.
Bei Verwendung heißen Wassers betrage die Temperatur im Zufluß-
gefäß 45—48°. Statt der einfachen Kühlsonde hat Winternitz auch
noch eine Mastdarmblase angegeben; der Apparat besteht aus einem
hohlen doppelläufigen Metallzapfen mit Zu- und Abfluß, der mit zahlreichen Öffnungen versehen ist und über den eine dünne Gummiblase
kondomförmig gezogen ist, die wasserdicht an seiner Basis befestigt ist.
Durch das zufließende Wasser wird nun die Gummiblase ausgedehnt
und übt durch den Druck des Wassers eine gleichmäßige gelinde
Massage auf die Wände des Mastdarmes und
die benachbarten Teile des kleinen Beckens aus.
Durch Kompression eines Ballons, der in den
Zuflußschlauch des Apparates eingeschaltet ist,
kann diese Massagewirkung . noch verstärkt
werden.

Außer kalten Kompressen und Kühlschläuchen
und der einfachen Eisblase dienen noch zur intensiven lokalen Kühlung:

1. Statt des Eisbeutels die Eiskataplasmen.
Sie werden hergestellt, indem in einem Flanelltuche
kleine Eisstückchen zwischen zwei Lagen von Lein-
mehl eingeschlagen werden. Die Eiskataplasmen oder
Eiskissen schmiegen sich besser als die Beutel an und
eignen sich, da die Eisstückchen wegen des zwischen-
liegenden Leinmehls nicht drücken, speziell zur Kühlung des Hinterhauptes.

2. Zur Kühlung der Wirbelsäule dient der
bekannte Chapman-Eisbeutel, der ca. ½ m lang
und 15 cm breit ist, doch wird er sich in den meisten
Fällen durch den erwähnten Nacken-Kühlschlauch ersetzen lassen.

3. Außerdem hat man neuerdings auch die Kohlensäure zu Zwecken der lokalen Kühlung empfohlen.

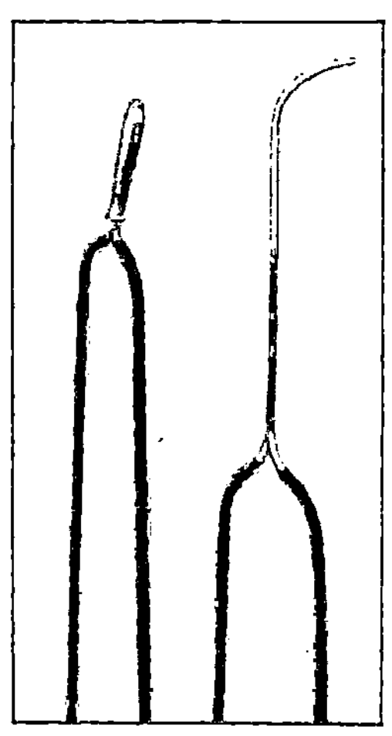

Fig. 17. Mastdarmsonde
und Psychrophor.

Kohlensäure-Gasduschen, hergestellt durch Aus-
strömenlassen von Kohlensäure aus der bekannten Stahlflasche, an deren Verschluß ein beweglicher Schlauch angebracht ist, hat Lazarus speziell zur Kühlung
der Herzgegend sowie als Schmerzlinderungsmittel bei Neuralgie empfohlen. Vor
kurzem sind ferner zur Herzkühlung Kohlensäure-Kompressen, sogenannte
C.O.R.-Kompressen, eingeführt worden. Es sind dies flache Säckchen von reichlich Handtellergröße, die mit einem Salzgemisch, das bei Anfeuchtung CO_2 entwickelt, gefüllt sind. Vor der Applikation werden die Säckchen für 1—2 Minuten
in kaltes Wasser getaucht und dann auf die Herzgegend gelegt; durch Entwicklung von CO_2 an ihrer Innenseite kühlen sie die Hautpartien, auf der sie liegen,
intensiv ab, und die Kühlung hält etwa eine Viertelstunde lang an und kann durch
nochmaliges Eintauchen der Kompresse verstärkt werden. Doch können solche
Kompressen nur bei einer Behandlung benutzt werden.

Sonstige Methoden zur lokalen Kühlung, wie der Äthylchlorid-
spray, der zur Bekämpfung hartnäckiger Neuralgien, insbesondere
der Trigeminus-Neuralgie, verwandt wird, ferner die weniger intensiv
wirkenden Zerstäubungen von Alkohol gehören streng ge-

nommen nicht mehr in das Gebiet der Hydrotherapie und seien hier nur anhangsweise erwähnt.

Heiße Umschläge und Kompressen.

Die heißen Umschläge müssen, um auf derselben Temperatur erhalten zu werden, entweder durch zirkulierendes Wasser erwärmt werden, oder sie müssen, ebenso wie die kalten, öfter erneuert werden; doch ist die Erneuerung der heißen Umschläge, falls sie gut bedeckt, nicht so häufig notwendig, als die der kalten. Die Bedeckung geschieht am besten auch hier wieder durch Wolle oder Flanell. Zur Erneuerung der heißen Kompressen empfiehlt sich, um stets in der Nähe des Bettes des Patienten heißes Wasser zu haben, die Verwendung der sogenannten Kataplasmenwärmer. Dieselben sind natürlich auch für Erwärmung resp. Erneuerung von Brei-, Leinsamen- und ähnlichen Umschlägen verwendbar, auf die wir beim Kapitel Thermotherapie noch zu sprechen kommen werden. Will man die mazerierende Wirkung einer heißen Kompresse auf die Haut oder, speziell bei nicht bettlägerigen Kranken, die Durchnässung der Kleidung vermeiden, so empfiehlt es sich nach Winternitz' Vorschlag, die Kompresse nicht direkt auf die Haut aufzulegen, sondern sie in ein Flanelltuch einzuschlagen; die Kompresse wird dabei alle 10—15 Minuten erneuert. Man nennt diese Applikationsform Dampfkompressen, dieselben spielen in der häuslichen Praxis eine große Rolle.

Es wurde schon gesagt, daß die heißen Umschläge durch gute Bedeckung sich längere Zeit heiß erhalten können, doch dürfte die gleichmäßige Wirkung eines gewöhnlichen heißen Umschlages in der Regel eine Stunde nicht übersteigen. Darüber hinaus wirkt er dann entweder ähnlich wie ein erregender Umschlag, oder es kann bei mangelhafter Bedeckung und unzweckmäßigem Verhalten des Patienten zu unangenehmen Abkühlungen kommen.

Will man die Hitzewirkung einer bedeckten heißen Kompresse für längere Zeit, 3—4 Stunden etwa, annähernd gleichmäßig erhalten, so empfiehlt sich, besonders für Gelenkumschläge, der von Diehl angegebene heiße Watteverband. Derselbe wird in der Weise angelegt, daß in möglichst heißes Wasser getauchte entfettete Watte (ihre Temperatur soll für die Haut eben noch erträglich sein) rings um das erkrankte Gelenk gelegt, sofort mit einem impermeabeln Stoff, am besten Guttaperchapapier, bedeckt wird, worüber dann eine Flanellbinde in mehreren Lagen geführt wird. Es muß dabei darauf gesehen werden, daß ein möglichst dichter Abschluß des Umschlages nach außen hin erzielt wird; zur Schonung der Haut empfiehlt es sich, das Guttaperchapapier am Rande mit Vaseline einzufetten. Der Verband bleibt 3—4 Stunden lang liegen und wird dann erneuert, man kann ihn auch nachtsüber liegen lassen. Bei fortgesetztem Gebrauch der Diehlschen Verbände ist es rätlich, jeden Tag mehrere Stunden mit den Umschlägen zu pausieren, um eine Hautschädigung zu vermeiden. Außerdem ist darauf zu sehen, daß die Watte immer vor neuem Gebrauch zwecks Sterilisierung ausgekocht wird.

Die Heißerhaltung der warmen Umschläge durch zirkulierendes Wasser geschieht durch die schon früher erwähnten Kühlapparate, nur daß eben heißes statt kalten Wassers darin zirkuliert; die Temperatur des zufließenden Wassers betrage in der Regel 42—45°, bei rektaler Anwendung bis 48°. Von den beschriebenen Zirkulationsapparaten kommt vor allem für heißes Wasser der Magenschlauch in Betracht, der in Verbindung mit einem erregenden Leibumschlag ein sehr beliebtes hydrotherapeutisches Mittel bildet, das sogenannte Winternitz-sche Magenmittel (Fig. 11). Daß die Mastdarmsonde für zirkulierendes heißes Wasser oft benutzt wird, wurde bereits erwähnt. Einen besonderen Apparat, um zirkulierendes heißes Wasser stets auf gleicher Temperatur zu erhalten und nach Durchfließen von Schläuchen oder Sonden wieder zu benutzen, hat Ullmann angegeben; der sehr sinnreich konstruierte Apparat heißt Hydrothermoregulator. Seiner allgemeineren Einführung steht leider noch der ziemlich hohe Preis entgegen.

Über sonstige lokale Wärmeapplikationen s. unter „Thermotherapie".

Was die Wirkung der heißen Umschläge betrifft, so ist sie in mancher Beziehung derjenigen der kalt angelegten, impermeabel bedeckten ähnlich, nur ist sie in bezug auf die Hyperämisierung der tieferen Schichten, die Resorptionsbeförderung, die entzündungswidrige und antibakterielle Wirkung eine viel intensivere. Das haben insbesondere die schon öfter erwähnten Untersuchungen Schäffers gezeigt. Auch die schmerzstillende Wirkung heißer Umschläge ist, wenn wir von ganz akuten frischen Prozessen, insbesondere von akuten Verletzungen, absehen, in der Regel derjenigen der erregenden Umschläge überlegen. So ist das Indikationsgebiet der heißen Umschläge ein ungemein großes; sie werden, je mehr die Biersche Lehre von der Heilwirkung der aktiven Hyperämie Eingang findet, in steigendem Maße auch bei akuten infektiösen Prozessen und nicht nur, wie früher, bei chronischen Erkrankungen angewandt. Es sei nur daran erinnert, daß die heißen Umschläge und Kataplasmen wie die lokalen heißen Bäder bei Furunkulose und anderen infektiösen Erkrankungen der Haut und des Zellgewebes, bei gonorrhoischen Erkrankungen der Gelenke und bei sonstigen eitrigen Prozessen der verschiedensten Form das wirksamste unblutige Mittel bilden. Hinzugefügt sei ferner, daß die feuchte Wärme, wie sie bei den heißen Umschlägen zur Wirkung kommt, doch wohl ein noch intensiveres hyperämisierendes Mittel ist, als die in der Praxis ja nur durch besondere Apparate (lokale Heißluftbäder, Lichtkästen, Thermophore usw.) zu beschaffende trockene Hitze, und daß somit die heißen Umschläge und Kataplasmen keineswegs nur einen Notbehelf für jene komplizierteren Anwendungen bilden.

Wie die Schäfferschen Untersuchungen gezeigt haben, üben übermäßig heiße Umschläge (über 42° C) wenig oder gar keine infiltrationshemmende Wirkung mehr aus; die schmerzstillende Wirkung nimmt jedoch mit dem Temperaturgrad, soweit er überhaupt für die Haut erträglich ist, zu.

c) Bäder.

1. Vollbäder.

Man nennt **Vollbäder** oder **Hochbäder** solche Bäder, bei denen der Patient bis zum Halse in das Wasser eintaucht. Sie werden in **Bassins** oder in **Badewannen** appliziert, namentlich für Vollbäder von **kalter** Temperatur empfiehlt sich, wenn möglich, die Anwendung von Bassins. **Kalte Vollbäder, die gewöhnlich nur in ganz kurzer Dauer** genommen werden (wenige Sekunden bis mehrere Minuten lang bei einer Temperatur von etwa 10—15⁰) werden auch **Tauchbäder** genannt. Das Tauchbad, das sich natürlich auch in einer Wanne geben läßt, ist ein sehr intensiver und alle Körperfunktionen in starkem Maße alterierender Eingriff. Es eignet sich vor allem für die Behandlung von Stoffwechselkrankheiten, namentlich Fettsucht, aber auch sonst bei kräftigen Individuen als Anregungsmittel oder auch als Abschluß einer Hitzeapplikation. Wird das Tauchbad in einem Bassin gegeben, so empfiehlt es sich, darin **Schwimmbewegungen** machen zu lassen, wodurch die Reaktion begünstigt wird; auch im kalten Tauchbade in der **Wanne** soll der Patient sich soviel wie möglich bewegen.

Man hat neuerdings zum Zwecke kalter, bewegter Wannenbäder besondere Apparate konstruiert, so z. B. die **Motorwanne** „Undosa" (System Höglauer in München), bei der ein durch elektrischen Antrieb bewegtes ruderförmiges Pendel das Wasser der Wanne in kräftige Wellenbewegungen versetzt. Derselbe Erfinder hat ferner eine **Strombadewanne** angegeben, in der ein Schaufelrad das Wasser in ständiger fließender Bewegung hält; allerdings werden die Strombäder gewöhnlich in etwas höherer **Temperatur**, etwa 20—30⁰ verabreicht. Ähnlich wie das erwähnte Wellenbad wirkt auch die bekannte **Wellenbadschaukel.** Recht brauchbar zur Verabfolgung bewegter Bäder ist auch die „Rudrawanne" (Firma Sanitas, Berlin); dieselbe enthält eine bewegliche Ruderbank mit Handgriffen und ermöglicht eine ausgiebige aktive Bewegung des Badenden.

Die **lauwarmen Vollbäder,** von einer Temperatur von 33—36⁰, dienen nicht nur zu Reinigungszwecken, sondern spielen auch in der Therapie eine große Rolle: so als Beruhigungsmittel, als Schlafmittel, zur Behandlung von Nierenkrankheiten, Hautkrankheiten usw. Eine große Bedeutung kommt den lauwarmen Vollbädern auch in der Behandlung von **Lähmungen** und **Spasmen** der verschiedensten Ursachen zu. Die Bäder werden hierbei als sogenannte **kinetotherapeutische** Bäder gegeben, d. h. man benutzt den Auftrieb des Wassers und die entspannende Wirkung der lauwarmen Temperatur, um aktive und passive **Bewegungsübungen** der gelähmten Extremitäten im **Bade** vorzunehmen, was sich hier viel leichter ausführen läßt als außerhalb des Bades. Es empfiehlt sich, wenn möglich, für kinetotherapeutische Bäder etwas **größere** Wannen als die gewöhnlich gebräuchlichen zu benutzen, ferner an der Wanne passende **Handhaben** für den Kranken anzubringen, an denen er sich während der Beinübungen festhalten kann.

Vorzüglich eignen sich übrigens auch **Bassinbäder** von lauwarmer Temperatur für Gehübungen bei spastischen Gehstörungen, wofern es sich um leichte

Fälle handelt, bei denen noch etwas Gehfähigkeit vorhanden ist. Natürlich ist hierbei besondere Aufsicht nötig, um etwaige Unglücksfälle zu verhüten.

Bewegungsbäder von höherer Temperatur, 37—39°, werden nach Briegers Empfehlung für die Behandlung der Ischias verwandt. Es sind dazu besondere Wannen nötig, die etwa 70 cm hoch, 1,00—1,10 m breit und 1.90 m lang sind. In der Mitte der Wanne ist eine Querstange zum Festhalten des Patienten angebracht oder die Wanne ist an den Seiten mit passenden Handhaben, die an Stricken befestigt sind, versehen. Der Patient macht im Bade ausgiebige Streckbewegungen des erkrankten Beines, ebensolche Bewegungen, die die Dehnung des Nerven zum Zweck haben, werden auch passiv ausgeführt. Ferner macht der Patient, indem er sich auf die Arme aufstützt und nur mit den Fußspitzen die Beine aufstellt, mit nach abwärts gerichteter Vorderseite ausgiebige Streck- und Beugebewegungen des Rumpfes im Bade.

Als besondere Form der indiffernten Vollbäder sind noch die sogenannten Dauerbäder zu nennen, in denen der Patient viele Stunden, mehrere Tage und selbst Wochen zubringt. Bei diesen Bädern muß natürlich für Regulierung der Temperatur durch Zufluß warmen Wassers gesorgt werden, wofür besondere Vorrichtungen notwendig sind. Außerdem darf im Dauerbade der Patient nicht auf dem Boden der Wanne liegen, sondern auf einem in das Wasser gesenkten aufgespannten Tuche, resp. auf Schweben von passender Konstruktion; der Kopf ruht dabei auf einem Gummikranz oder einem Gummiluftkissen. Die Dauerbäder, die natürlich nur in Krankenhäusern anwendbar sind, haben sich in der Behandlung von schweren Rückenmarkskrankheiten mit Dekubitus, von gewissen Hautkrankheiten, von ausgedehnten Verbrennungen usw., eine große Beliebtheit erworben. Neuerdings sind sie auch gegen schweren Gelenkrheumatismus empfohlen worden (Lenhartz).

Heiße Vollbäder, in der Temperatur von 38—42°, werden gewöhnlich in einer Dauer von 10—20 Minuten gegeben. Für gute Kopfkühlung ist dabei besonders zu sorgen. Unter ihren Indikationen sind rheumatische Erkrankungen der verschiedensten Art sowie manche Infektionskrankheiten (Zerebrospinalmeningitis, katarrhalische Pneumonie, namentlich bei Kindern) zu nennen. Ferner bilden heiße Vollbäder von 15—20 Minuten Dauer mit nachfolgender Trockenpackung ein sehr wirksames Transpirationsmittel (z. B. bei Nephritis und Urämie). Auch als Kräftigungs- und Anregungsmittel werden heiße Vollbäder neuerdings nach japanischem Muster. empfohlen, ihre Dauer ist dann aber eine kürzere, ev. werden sie nur als Tauchbäder von wenigen Sekunden Dauer angewandt.

2. Halbbäder.

Man versteht unter einem Halbbade eine Reihe von Manipulationen, Übergießungen und Reibungen, die an dem Patienten ausgeführt werden, während er in einer nur zur Hälfte mit kühlem Wasser gefüllten Wanne sitzt; das Halbbad verbindet so den thermischen Reiz mit dem mechanischen Reiz, und beide Einwirkungen lassen sich in beliebiger Weise abstufen, so daß man die Prozedur sowohl bei sehr widerstandsfähigen, wie bei schwerkranken und dekre-

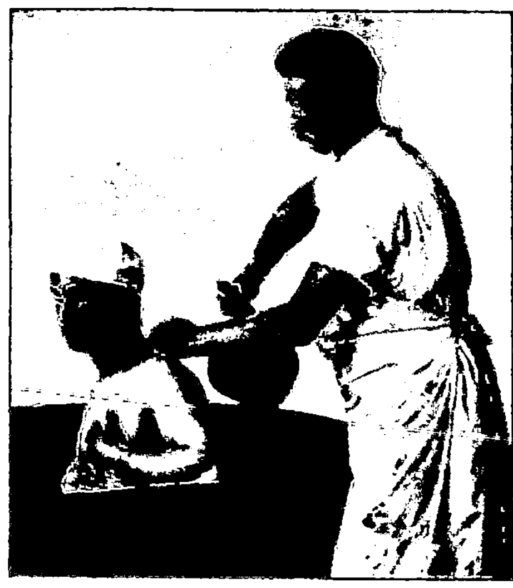

Fig. 18. Halbbad (Rückenübergießung).

piden Personen anwenden kann, und die Indikationen des Halbbades sind demgemäß sehr ausgedehnt. Erwähnt sei aber, daß die Technik eine genaue sein muß, und es ist bedauerlich, daß einem beträchtlichen Teile unseres Krankenwärterpersonals die Technik eines Halbbades noch fremd ist. Hier muß der Arzt oft selbst zuerst einmal die richtige Anwendung zeigen.

Technik: Das Halbbad wird am besten in einer Holzwanne appliziert (weil durch die mannigfachen Manipulationen die Wände einer Fayence- oder Metallwanne leicht beschädigt werden

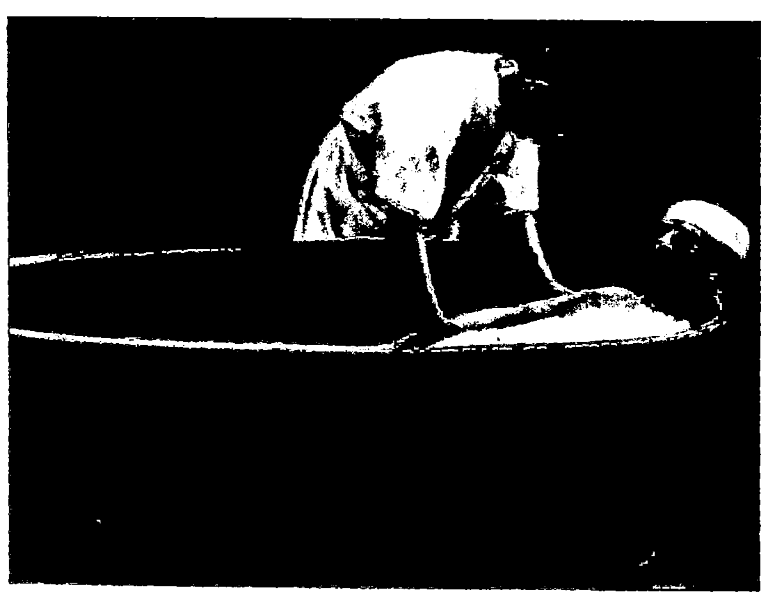

Fig. 19. Halbbad (Reiben des Arms).

können). Die Wanne soll ca. 1,50 m lang und 80—90 cm breit sein, am besten nach unten zu sich verschmälernd (Fig. 19). Der Zulauf des Wassers soll am Fußende der Wanne geschehen, und zwar vom

Boden her, was sich ev. durch Anschließen eines bis zum Boden reichenden Schlauches an die Wasserleitung leicht bewerkstelligen läßt. Die Höhe der Wanne kann eine etwas geringere sein als die sonst übliche, weil die Wanne nur teilweise mit Wasser gefüllt wird.

Das Wasser wird nun soweit eingelassen, daß es eine Handspanne hoch (20—25 cm) in der Wanne steht. Die Anfangstemperatur beträgt zwischen 34 und 26°. Der Patient setzt sich nach vorheriger Kopfkühlung in das Bad und wird sofort mittels eines kleinen Holzschöpfers (man kann zur Not auch einen kleinen Metalleimer nehmen, ähnlich wie ihn die Kinder zum Spielen haben) vom Rücken her übergossen, während er sich selber die Brust mit beiden Händen kräftig reibt (Fig. 18). Darauf werden, nachdem der Patient sich möglichst flach in die Wanne gelegt hat, sukzessive die Arme und Beine in langen Strichen im Wasser frottiert (Fig. 19). Nunmehr läßt man vom Fußende der Wanne her kaltes Wasser zufließen, bis die gewünschte Endtemperatur des Bades, die gewöhnlich um 4° unter der Anfangstemperatur liegt, erreicht ist. Währenddessen wird der wieder höher gesetzte Patient bei gespreizten Beinen von vorne her mittels des Schöpfers übergossen (Fig. 20); die linke Hand des Wärters schützt dabei das Gesicht vor dem Bespritztwerden, zwischendurch mißt sie mit dem Thermometer die Temperatur des abkühlenden Wassers.

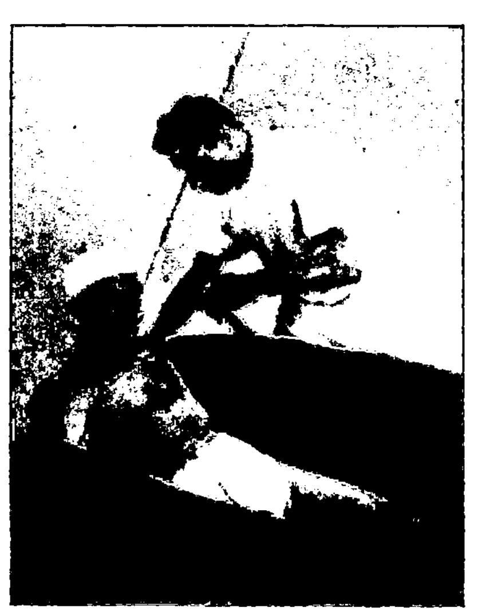

Fig. 20. Halbbad
(Übergießung von vorne).

Ist die gewünschte Endtemperatur erreicht, so wird der Zulauf des kalten Wassers abgestellt, und es werden dann noch mit beiden Händen kräftige Reibungen an Brust und Rücken des Patienten im Wasser ausgeführt. Damit schließt die Prozedur, die im ganzen 3—5 Minuten, selten länger, dauern soll.

Wie erwähnt, können die Temperaturen des Halbbades beliebig variiert werden; speziell in der Fieberbehandlung wendet man manchmal noch niedrigere Temperaturen als die angeführten an; auch für sonstige Fälle werden von vielen Hydrotherapeuten niedrige Anfangstemperaturen bevorzugt. Es muß hier eben individualisiert werden, absolute allgemeine Temperaturvorschriften lassen sich für Halbbäder nicht aufstellen; für die Mehrzahl der Fälle braucht man aber die Anfangstemperatur nicht niedriger als 28° zu wählen.

Unter den mannigfachen Kombinationen, die mit einem Halbbade verbunden werden können, seien hier nur die sogenannten Bauchgüsse genannt: Nach Beendigung des Halbbades wird soviel Wasser abgelassen, bis der Bauch des Patienten nicht mehr davon bedeckt ist, und nunmehr aus einem 5—10 l haltenden Gefäße aus größerer Höhe der Leib mit Wasser von anfangs 20⁰ Temperatur, später auch mit brunnenkaltem Wasser, ein oder mehrere Male übergossen (Fig. 21). Die Prozedur, die einen kräftigen thermischen und mechanischen Reiz auf das Abdomen ausübt, wird namentlich bei Obstipation, ferner auch bei Magenatonie empfohlen, doch sei man bei empfindlichen Patienten wegen der damit verbundenen Chokwirkung vorsichtig.

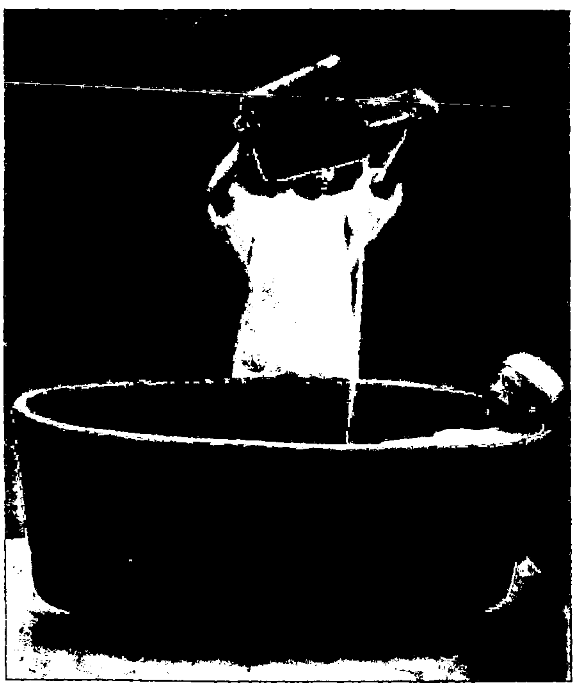

Fig. 21. Bauchguß im Halbbade.

Den Halbbädern von milder Temperatur und den Kohlensäurebädern in der Wirkung ähnlich sind die von Lahmann empfohlenen Bürstenbäder; es wird dabei der Patient, der in einer mit Wasser von indifferenter Temperatur gefüllten Wanne liegt, am ganzen Körper sukzessive mit einer nicht zu rauhen Bürste abgebürstet. Die Prozedur übt einen intensiven Hautreiz aus und ruft eine energische Erweiterung der Hautgefäße hervor, deshalb hat man sie gerade auch mit den Kohlensäurebädern verglichen. Das Bürstenbad ist wegen der indifferenten Temperatur zu den schonenden und auch für wenig widerstandsfähige Patienten geeigneten Maßnahmen zu rechnen.

3. Sitzbäder.

Die Sitzbäder werden in kalter Temperatur (25—15⁰) oder in lauwarmer, indifferenter Temperatur oder schließlich als heiße Sitzbäder verabfolgt. Bei den kalten Sitzbädern unterscheidet man solche von kurzer Dauer, etwa 3—5 Minuten, die auf die Peristaltik des Darmes anregend wirken sollen, und die länger dauernden kalten Sitzbäder von 10—20 Minuten Dauer, die von Winternitz vor allen Dingen als Mittel gegen Diarrhöe, auch gegen Dysenterie und Cholera, empfohlen worden sind. Winternitz nimmt an, daß diese länger dauernden kalten Sitzbäder die Abdominalorgane anämisieren und bei Darmerkrankungen vor allem durch Beschränkung der Transsudation in den Darm heilsam wirken; hingegen haben, wie im physiologischen Teil schon erwähnt, die neueren Untersuchungen von Otfried Müller, denen sich auch Bruns[1]) angeschlossen hat, ergeben, daß kalte Sitzbäder, ebenso wie sonstige kalte Prozeduren, die Blutfüllung in den großen Gefäßen des Abdomens erhöhen und nicht erniedrigen. Die Streitfrage ist bis jetzt noch nicht entschieden; die praktische Erfahrung spricht jedenfalls nicht gegen Anämisierung des Abdominalinhaltes durch längerdauernde kalte Sitzbäder.

Die kurzen kalten Sitzbäder, die auch als Ableitungsmittel vom Kopf gegeben werden, rufen eine Vermehrung der Blutfüllung im Leibe hervor. Mag dies nun, wie Winternitz behauptet, durch sekundäre reaktive Erweiterung der großen Abdominalgefäße zustande kommen oder, nach Bruns und Otfried Müller, durch deren primäre kompensatorische Erweiterung bei Verengung der Hautgefäße, jedenfalls üben diese Bäder auf die gesamte Blutverteilung im Körper einen mächtigen Einfluß aus. Die kurzen kalten Sitzbäder werden gewöhnlich mit einer etwas höheren Temperatur, 30—25⁰, begonnen und während ihrer 3—5 Minuten langen Dauer durch Zufließenlassen von kaltem Wasser um 5—10⁰ abgekühlt. Ist die Möglichkeit eines Abflusses aus der Sitzwanne vorhanden, so kann man die Bäder auch zweckmäßigerweise als fließende Sitzbäder geben.

Die lauwarmen Sitzbäder, in einer Temperatur von 34—36⁰ appliziert, dienen als Beruhigungsmittel für die Darm- und Blasenmuskulatur, ferner sind sie aber auch, wenn sie in längerer Dauer, etwa eine halbe Stunde lang, gegeben werden, als Schlafmittel zum Ersatz der indifferenten Vollbäder verwendbar. Weiterhin spielen sie in der Gynäkologie eine große Rolle, wo sie namentlich zur Beförderung der Resorption von Beckenexsudaten, zur Linderung entzündlicher Reizungen der Adnexe usw. beliebt sind. Man wendet hierbei gewöhnlich etwas höhere Temperaturen an, um 36⁰, oft wird Sole oder Badesalz zugesetzt. Heiße Sitzbäder (37—40⁰ und darüber, 10—20 Minuten Dauer), dienen zur Bekämpfung von Spasmen der Darm-

---

[1]) Zeitschr. f. klin. Med., Bd. 64, H. 3—4.

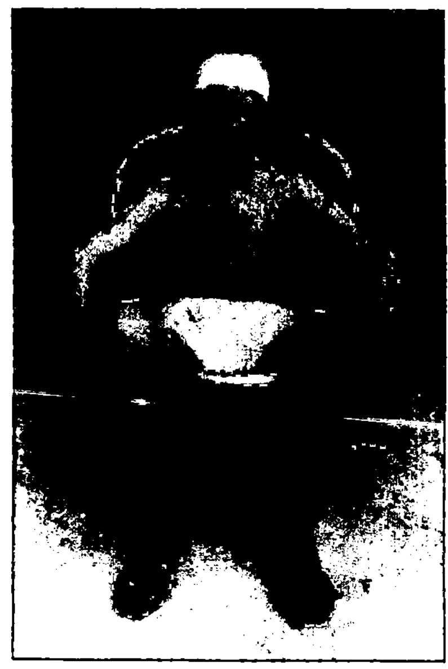

Fig. 22. Sitzbad.

muskulatur, auch werden sie gegen Diarrhöe, gegen Amenorrhöe, gastrischen Krisen u. dgl. empfohlen. Sie sollen nach Bruns' Angaben anämisierend auf die Abdominalorgane wirken; sicher ist jedenfalls ihre schmerzstillende und krampflösende Wirkung.

Man gibt die Sitzbäder in den bekannten Sitzbadewannen, bei denen für gute Stütze der Arme zu sorgen ist (Fig. 22). Das Wasser soll dem Patienten bis zur Nabelhöhe reichen; der Oberkörper muß gut bedeckt sein (Einschlagen in ein Wolltuch), ebenso empfiehlt es sich, die Unterschenkel bekleidet zu lassen, da der Patient sonst leicht friert. Auf Kopfkühlung ist bei dieser Prozedur, die eine mächtige Einwirkung auf die Blutverteilung im Körper ausübt, besonders Wert zu legen. Im kalten Sitzbade soll der Patient während der ganzen Dauer mit beiden Händen den Leib reiben, um dadurch die Reaktion zu befördern.

4. Fußbäder.

Die Fußbäder, die sowohl zur Beförderung der lokalen Zirkulation in den Füßen (z. B. bei habituellen kalten Füßen) als zur reflektorischen Beeinflussung der Zirkulation an entfernten Körperstellen, speziell am Kopfe, gegeben werden (ableitende Wirkung), werden entweder in heißer (40—42°) oder in kalter Temperatur appliziert (20—10°), selten in lauwarmer. Man benutzt für sie besondere Fußwannen, wo solche nicht vorhanden sind, auch Eimer oder größere Waschbecken, in die der Patient, der auf einem Stuhle sitzt, die bis zum Knie entblößten Beine hereinstellt. Es ist darauf zu achten, daß bei den kalten Fußbädern, deren Dauer für gewöhnlich 3—5 Minuten beträgt, für gleichzeitigen mechanischen Reiz durch Aneinanderreiben der Füße im Bade gesorgt wird. Eine beliebte und sehr empfehlenswerte Prozedur sind die wechselwarmen Fußbäder, für die zwei Gefäße notwendig sind, ein mit heißem und ein mit kaltem Wasser gefülltes; es werden die Füße zunächst 1—2 Minuten in das heiße Wasser, dann ganz kurze Zeit, etwa 20—30 Sekunden, in kaltes Wasser gesteckt, und dieser Wechsel wird etwa 5—10 Minuten lang wiederholt; den Schluß macht, wie bei allen wechselwarmen Prozeduren, das kalte Bad.

Bei den fließenden Fußbädern erfolgt ein permanenter Zu- und Abfluß des über die Füße strömenden Wassers; dadurch wird gleichzeitig ein energischer mechanischer Reiz ausgeübt und so die Reaktion begünstigt. Fließende Fußbäder werden gewöhnlich in kalter Temperatur verabfolgt; falls die Zuflußvorrichtung mit Mischventil versehen ist, lassen sich auch wechsel-warme fließende Fußbäder herstellen, bei denen die Reihenfolge von warm und kalt in derselben Weise wie bei den sonstigen wechselwarmen Fußbädern gehandhabt wird. In den Fußwannen, die für fließende Fußbäder dienen, erfolgt der Zufluß des Wassers entweder durch eine breite Öffnung oder aus einem rings um den oberen Rand der Wanne laufenden, mit zahlreichen kleinen Löchern versehenen Rohre, aus dem dann die Füße wie von einer Dusche übergossen werden (Fig. 23).

Eine weitere Modifikation des fließenden Fußbades, in dem ebenfalls ein energischer mechanischer Reiz zu dem thermischen hinzukommt, ist das sogenannte Tretbad: In einer etwa 2 m langen und ½ m breiten Vertiefung des Fußbodens, die bis zur Knöchelhöhe mit kaltem Wasser gefüllt ist, geht der Patient 5—10 Minuten lang mit bloßen Füßen hin und her; natürlich lassen sich auch diese Tretbäder mit fließendem Wasser anwenden. Sie ähneln in der ableitenden

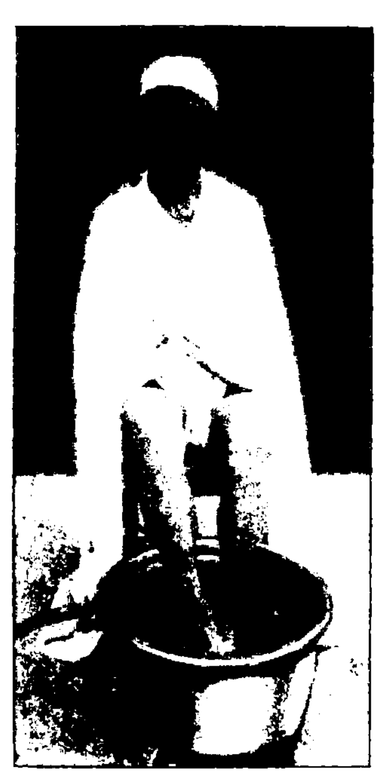

Fig. 23. Fußbad.

und die Zirkulation in den Füßen begünstigenden Wirkung dem vom Pfarrer Kneipp empfohlenen Barfußlaufen auf feuchten Wiesen. In der Häuslichkeit des Kranken kann man die Prozedur einigermaßen dadurch ersetzen, daß man den Patienten auf einem nassen, auf dem Boden ausgebreiteten Handtuche barfuß auf und ab gehen läßt. Es ist dies, abends vor dem Zubettgehen ausgeführt, in leichten Fällen von Schlaflosigkeit ein ganz empfehlenswertes Schlafmittel.

5. Handbäder.

Die Handbäder werden am besten in Gefäßen gegeben, die tief genug sind, um zugleich auch das Eintauchen des Unterarms zu erlauben. Sie werden gewöhnlich als heiße Handbäder gegeben, zu Zwecken der Ableitung und Anregung bei Asthma bronchiale oder kardiale, seltener als wechselwarme Handbäder, ähnlich wie die wechselwarmen Fußbäder. Für Behandlung des Unterarms und Ellen-

bogengelenks sind besondere Armbadewannen konstruiert worden
(Fig. 24), in die der Arm bis zur Mitte des Oberarmes eintaucht.

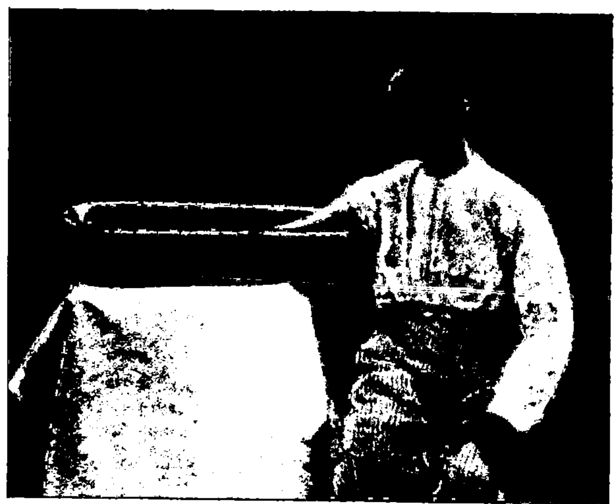

Fig. 24. Armbad.

Neuerdings sind auch kohlensaure Handbäder (und Fußbäder) zur Anregung der lokalen Zirkulation in den Extremitäten empfohlen worden (Pototzky);
es wird dabei durch Zusatz der bekannten Ingredienzien zum Badewasser die
Kohlensäure entwickelt.

6. Sonstige lokale Bäder.

Das Hinterhauptsbad, in einer besonders dafür konstruierten
Wanne appliziert, in die der Hinterkopf und die Nackengegend eintauchen, wird in der Praxis selten benutzt und meistens durch Nacken-
Kühlschläuche oder Eiskissen ersetzt. Auch für Augenbäder existieren
besondere flache Schalen mit passendem Ausschnitt in diese werden
die Augen mehrere Minuten lang eingetaucht.

d) Duschen und Güsse.

1. Duschen.

Die Duschen sind hydrotherapeutische Applikationen, bei denen
das Wasser in bewegter Form und unter mehr oder minder starkem
Druck zur Wirkung kommt. Sie stellen somit eine gute Kombination
von mechanischem und thermischem Reiz dar, und da außerdem sowohl der Druck wie die Temperatur der Duschen beliebig modifiziert werden können, so ist ihre Anwendungsmöglichkeit eine sehr
große. Immerhin ist festzuhalten, daß fast allen Duschenformen eine
gewisse erregende Wirkung zukommt, namentlich die allgemeinen

Regen- oder Fächerduschen wirken, sofern sie unter nicht zu schwachem Druck gegeben werden, infolge des mechanischen Reizes fast durchweg blutdruckerhöhend; deshalb sind sie z. B. bei Neigung zu Hämoptoe, bei Arteriosklerose stärkeren Grades, bei Herzfehlern kontraindiziert.

Die Regulierung der Temperatur der Duschen geschieht durch Mischhähne oder Mischbatterien. Diese Vorrichtungen sollen erlauben, nicht nur eine bestimmte Temperatur der Dusche einzustellen, sondern auch einen raschen Wechsel der Temperatur in einer Grenze von 10—45° zu ermöglichen. Es existiert eine ganze Reihe von Mischapparaten, die diesem Zwecke dienen sollen, doch ist die Zahl der wirklich exakt arbeitenden eine geringe. Vor allen Dingen kommen infolge von Druckschwankungen in der Wasserleitung leicht Temperaturänderungen vor, die eine einmalige Einstellung der Dusche auf eine bestimmte Temperatur unmöglich machen. Am besten scheinen sich noch die Systeme zu bewähren, bei denen sowohl für das kalte Wasser wie für das heiße Wasser je ein Mischgefäß mit entsprechenden Zuläufen vorhanden ist. In beiden Mischgefäßen wird erst einmal durch Regulierung der Zuflüsse eine bestimmte Temperatur eingestellt und von da aus dann das Wasser in die gemeinsame Mündung geleitet. Natürlich müssen sowohl Mischgefäße wie das Mündungsstück mit Thermometern versehen sein. Hat man keine exakt und schnell arbeitende Mischvorrichtung zur Verfügung, so empfiehlt es sich für wechselwarme Duschen, insbesondere für wechselwarme Strahlduschen, zwei getrennte Schläuche zu benutzen, den einen für heißes, den anderen für kaltes Wasser. Die Regulierung des Druckes geschieht am besten unabhängig von der Temperaturregulierung durch einen besonderen Hebel, der eine Drosselung des Strahles bewirkt.

Um den für die Warmwasserduschen nötigen Druck zu erreichen, ist, falls in der Warmwasserleitung ein solcher Druck nicht existiert, die Anbringung eines besonderen Warmwasserkessels (Boiler) im Hause notwendig. Der für Duschen benötigte Druck schwankt zwischen 1 und 4 Atmosphären. Im allgemeinen wird man aber mit 3 Atmosphären als oberste Grenze auskommen können.

Man unterscheidet feststehende (stabile) und bewegliche (labile) Duschen. Unter den feststehenden sind die gebräuchlichsten die Regenduschen, bei denen das Wasser aus einem 2—3 m über dem Kopf des Patienten angebrachten Brausenansatz (Fig. 27 im Hintergrund), der mit zahlreichen Löchern versehen ist, sich nach unten ergießt. Vielen Individuen ist es unangenehm, wenn der Kopf mit vom Wasser betroffen wird, dem läßt sich abhelfen, wenn man die Brausenköpfe etwas abgeschrägt anbringt, so daß der Patient dann unter die Dusche treten kann, ohne daß der Kopf mit betroffen wird. Die Dauer der Regendusche schwankt zwischen wenigen Sekunden und höchstens 3—5 Minuten. In dieser längeren Dauer werden die Regenduschen gewöhnlich als wechselwarme

Regenduschen gegeben; auch bei den wechselwarmen Regenduschen bilden, wie bei allen wechselwarmen Prozeduren, kalte Duschen stets den Abschluß.

Unter den sonstigen stabilen Duschen sind die Kapellenduschen zu erwähnen, bei denen der Patient in einer Art von Käfig stehend von allen Seiten von Wasser übergossen wird. Eine größere therapeutische Bedeutung kommt der aufsteigenden Sitzdusche (Fig. 25) zu. Aufsteigende Sitzduschen sind auch neuerdings in Sitzbadewannen angebracht, die dann meist auch mit Gürtelduschen versehen sind, d. h. es läuft rings um den oberen Rand der Sitzwanne ein mit zahlreichen kleinen Öffnungen versehenes Rohr, aus dem sich Wasser von allen Seiten auf den Unterkörper des Patienten ergießt. Solche Sitzwannen sind außerdem noch meist mit Vaginalduschen, sowie mit Rückenduschen versehen, von denen jedoch nur selten Gebrauch gemacht wird.

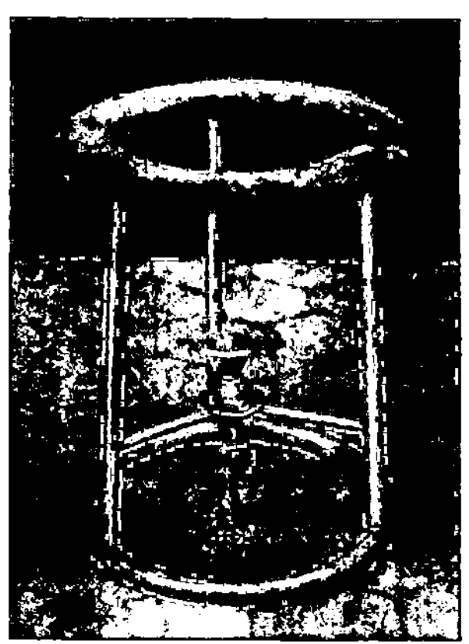

Fig. 25. Sitzdusche.

Die beweglichen (labilen) Duschen werden meistens in Form der Strahl- und der Fächerduschen verwandt. Bei der Strahldusche strömt das Wasser aus einem zirka 8—10 mm weiten Mundstück eines beweglichen Schlauches heraus, der sich beliebig auf die verschiedenen Körperpartien dirigieren läßt (Fig. 26 u. 27). Es wird durch den Druck des Strahles ein erheblicher mechanischer Reiz auf die getroffene Körperpartie ausgeübt, die darauf bald mit lebhafter Hautrötung reagiert. Will man die mechanische Wirkung verringern und zugleich größere Körperpartien oder den ganzen Körper mit einer beweglichen Dusche treffen, so verwandelt man durch Vorhalten des Fingers vor die Schlauchöffnung die Strahldusche in eine Fächerdusche. Das Vorhalten des Fingers ist wegen der leichteren Modifikation der Ausdehnung des Wasserfächers zweckmäßiger als die Anbringung eines Gartenspritzen-Mundstückes, mit dem sich natürlich auch Fächerduschen herstellen lassen.

Die wechselwarmen Strahlduschen werden speziell als schottische Duschen bezeichnet; sie werden meist unter größerem Druck, 2—3 Atmosphären, gegeben und bilden ein mächtiges thermisches und mechanisches Reizmittel. Man wechselt, wie bei sonstigen wechselwarmen Prozeduren, zwischen heiß (40—42° ca. 2 Minuten) und kalt (10—15°, $^{1}/_{2}$ Minute) mehrmals ab; die ganze Prozedur dauert 2—5 Minuten, selten länger. Bei der wechselwarmen Fächerdusche ist das Vorgehen ein ähnliches, nur kann der angewandte Druck geringer sein.

Der Vollständigkeit halber sei hier noch die Douche filiforme erwähnt, eine fadenförmige Dusche, bei der sich unter sehr starkem Druck ein feiner Strahl kalten Wassers auf den Patienten ergießt und einen sehr intensiven lokalen Reiz setzt. Die wenig angenehme Prozedur, die in Frankreich eine Zeitlang viel in Gebrauch war, wird bei uns kaum mehr angewandt.

Zu den beweglichen Duschen ist auch die Dampfdusche zu rechnen, die in der Hydrotherapie eine große Rolle spielt: Aus einem beweglichen Schlauche oder einem daran angebrachten Metallrohre[1]) strömt heißer Wasserdampf unter 1 bis $1^1/_2$ Atmosphären Druck hervor (s. Fig. 26 hinten). Der zu behandelnde Körperteil wird so nahe vor die Mündung der Dampfdusche gebracht, als die Temperatur eben

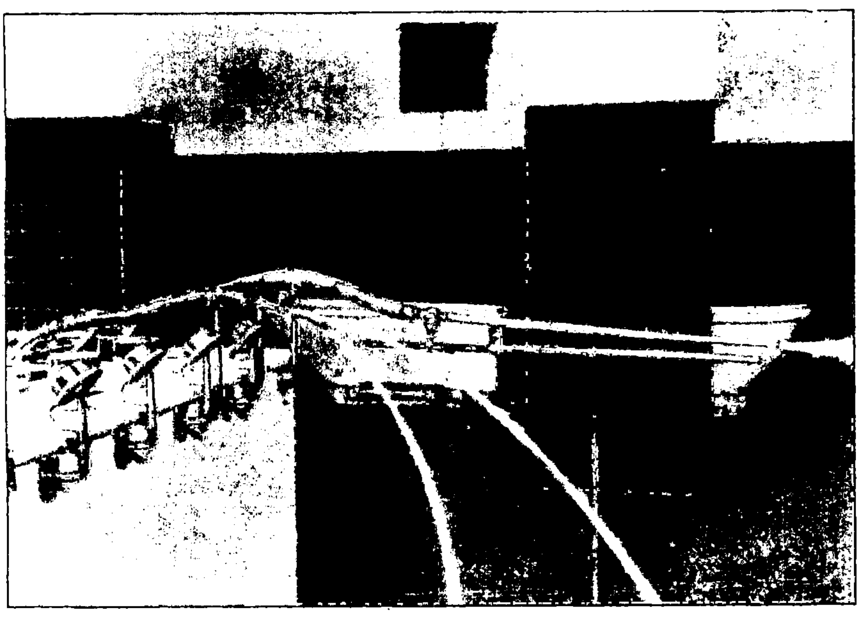

Fig. 26. Strahlenduschen (vorne) und Dampfdusche (hinten) mit Bambusstab zum Dirigieren und Vorrichtung a zum Ablauf des Kondenswassers.

noch für die Haut erträglich ist. (Die Temperatur des Dampfes, unmittelbar über der Haut gemessen, beträgt dabei 45—48°.) Es ist darauf zu achten, daß aus dem Rohre kein Kondenswasser mit dem Dampfe herausspritzt, denn solche heiße Wassertropfen rufen Hautverbrennungen hervor; deshalb ist es dringend empfehlenswert, an dem Rohre eine Vorrichtung anzubringen, in die das Kondenswasser tropfen kann (a auf Fig. 26), das man dann durch einen kleinen Hahn von Zeit zu Zeit abläßt. Außerdem kann man das Herausspritzen des Kondenswassers auch dadurch vermeiden, daß man vor Einstellung

---

[1]) Dasselbe wird mittels eines parallel dazu befestigten Bambusstabes dirigiert.

der Dampfdusche auf den gewünschten Stärkegrad und bevor der Patient vor die Dusche tritt, zunächst einmal den Dampf unter maximaler Öffnung des Hahnes kräftig ausströmen läßt, wodurch das Kondenswasser, das sich inzwischen angesammelt hat, mit herausgerissen wird.[1]

Die Dampfdusche, die in einer Dauer von 10—20 Minuten in der Regel angewandt wird, ist ein kräftig hyperämisierendes und auch in die tieferen Schichten wirkendes Mittel; namentlich die auflockernde und erweichende Wirkung auf Narbengewebe ist ihr neben der Schmerzstillung und Resorptionsbeförderung eigentümlich. Ihr Indikationsgebiet ist, wie wir sehen werden, ein sehr großes. Ein besonderer Vorteil der Dampfdusche ist der, daß während ihrer Applikation aktive und passive Bewegungen, sowie auch Massage ausgeübt werden können („Dusche-Massage"), was namentlich bei neuralgischen sowie bei Gelenk- und Muskelerkrankungen von großer Wichtigkeit ist. Die Dampfdusche kann auch statt der heißen Strahldusche abwechselnd mit einer kalten Strahldusche zur Verabfolgung der schottischen Dusche dienen.

Will man die Dampfdusche im Gesicht anwenden, so ist die gewöhnliche Form nicht benutzbar, es kommen dann zweierlei Applikationsarten in Betracht:

1. Für zirkumskripte Stellen, speziell für das Kiefergelenk, verwendet man den aus einem Inhalationsapparate entströmenden feinen Dampfstrahl, nachdem von dem Apparat das Mundstück entfernt worden ist. Am besten eignen sich dafür wegen der feinen Öffnung, aus der der Dampf strömt, die Inhalationsapparate nach dem Reitzschen System, die aus der zentralen Dampfleitung gespeist werden; doch lassen sich auch alle anderen Systeme verwenden, die mit Wasserdampf arbeiten, speziell die in der Häuslichkeit gebrauchten gewöhnlichen Inhalierapparate.

2. Für das ganze Gesicht wird der Dampf als sogenanntes Gesichts-Dampfbad, speziell gegen Akne, mit gutem Erfolg angewandt. Saalfeld hat zu diesem Zwecke einen besonderen Apparat konstruiert, bei dem aus einem kleinen Kessel der Dampf in einen maskenförmigen Ausschnitt strömt, der in seiner Form den Grenzen des Gesichts entspricht. Man kann aber auch die gewöhnlichen Inhalationsapparate durch Anbringen eines passenden Trichters, der vor das Gesicht gehalten wird, für Gesichts-Dampfbäder verwenden.

Zweckmäßig ist es, die Strahlduschen, Dampfduschen, sowie die Regulierungsvorrichtungen für die Regenduschen gemeinsam an einem sogenannten Winternitzschen Duschenkatheder anzubringen (Fig. 27). Die Duschenkatheder sind namentlich für Anstalten sehr empfehlenswert; sie sind außer mit den Duschenschläuchen mit den Mischbatterien, Griffen für die Mischhähne, Hähnen oder Hebeln für die Regulierung des Druckes, ferner mit Thermometern und Manometern versehen. Als Thermometer werden für die Duschenkatheder statt der einfachen Quecksilberthermometer auch Zeigerthermometer, die den Temperaturänderungen rascher folgen, benutzt. Doch

---

[1] Ist keine Zentral-Dampfleitung mit dem nötigen Druck vorhanden, so können Dampfduschen zur Not auch durch Ableitung des Dampfes aus einem mit Spiritus oder Gas geheizten kleinen Wasserkessel hergestellt werden; derartige Apparate sind von den Firmen Moosdorf und Hochhäusler sowie Sanitas (Berlin) konstruiert worden.

kontrolliere man bei allen diesen Manipulationen die Temperatur außerdem stets mit dem Finger, denn die Änderungen der Temperatur

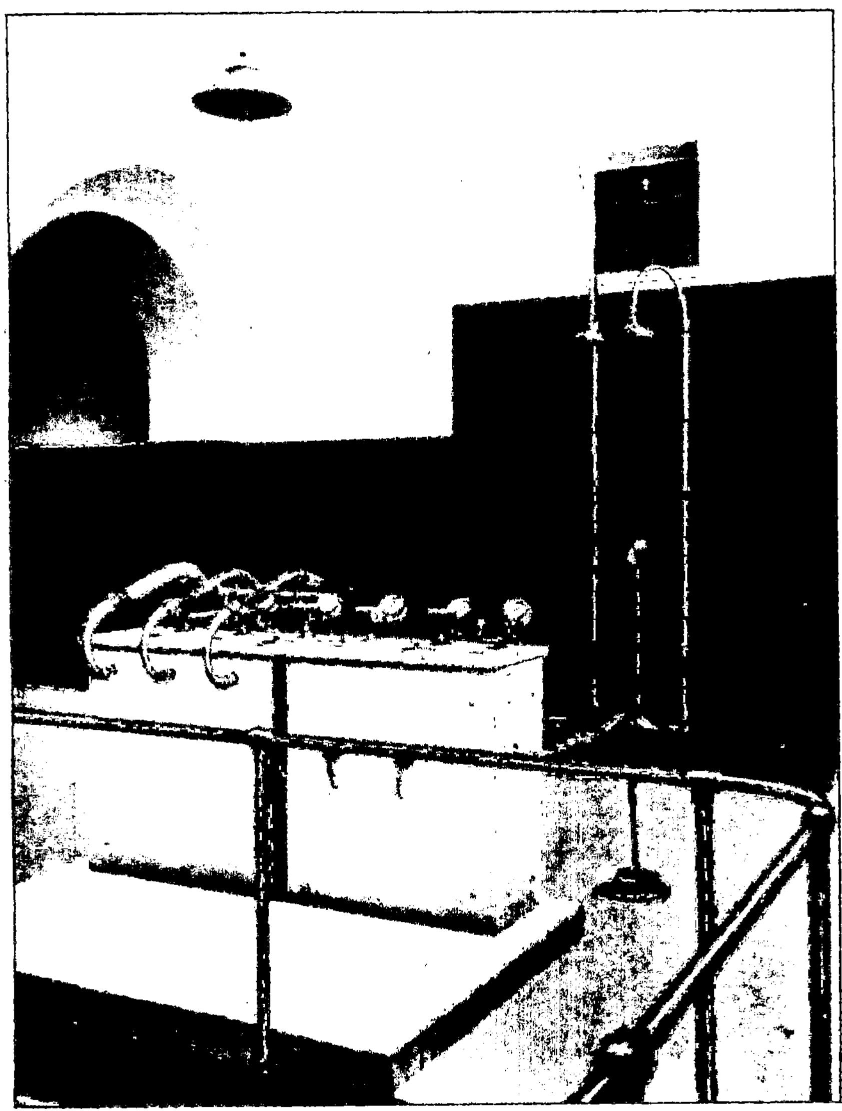

Fig. 27. Duschenkatheder (Virchowkrankenhaus).

erfolgen in der Regel rascher, als ein noch so prompt funktionierendes
Thermometer anzuzeigen vermag. Man kann an den Duschenkatheder

auch noch Zulauf und Regulierung für fließende Fuß- und fließende Sitzbäder anschließen.

Im Anschluß an die eigentlichen Duschen sei hier noch einer Prozedur gedacht, bei der auch aus einem Schlauche fließendes Wasser zur Anwendung kommt, das aber nur unter geringem Druck steht. Es ist dies die sogenannte Duschenmassage, die zuerst in Frankreich, namentlich in Aix-les-Bains ausgeübt wurde, nachher auch bei uns Eingang gefunden hat. Es wird dabei heißes Wasser von 38 bis selbst 50⁰ aus einer breiten Schlauchöffnung ohne erheblichen Druck auf den zu behandelnden Körperteil geleitet, und zugleich wird mit der anderen Hand, oder, wenn ein Hilfsperson den Schlauch hält, mit beiden Händen eine Massage ausgeübt. Die Prozedur, die bei den verschiedensten rheumatischen, neuralgischen und gichtischen Affektionen angewandt wird, ist neuerdings auch zur Behandlung von Beschäftigungs-Neurosen (Schreibkrampf, Musikerkrampf usw.) empfohlen worden (Strasser).[1])

2. Güsse.

Die Güsse werden im Gegensatz zu den Duschen mit ganz geringem Druck appliziert. Es kommt bei ihnen lediglich der thermische Reiz in Betracht, resp., da sie nur in kalter Temperatur angewandt werden, der Kältereiz. Es dürfen aus diesem Grunde die Güsse, um eine gute Reaktion zu erzielen, nur von kurzer Dauer sein, da die reaktionsbefördernde mechanische Wirkung hier fast völlig wegfällt. Die Dauer der Güsse schwankt im allgemeinen zwischen ½ und 2 Minuten, die Temperatur des Wassers ist brunnenkalt. Die Güsse werden entweder aus einem an die Wasserleitung angeschlossenen Schlauche mit breiter Öffnung, aus dem man das kalte Wasser unter ganz geringem Druck strömen läßt, gegeben, oder, wenn keine Wasserleitung vorhanden ist, aus einer Gießkanne, bei der das Ansatzstück entfernt worden ist. Die Mündung des Schlauches resp. der Kanne wird dabei nahe an den zu behandelnden Körperteil gebracht (Fig. 28). Es ist bei den Güssen darauf zu achten, daß das Wasser gleichmäßig über den Körper rinnt und gleichsam einen Spiegel darauf bildet; die Reaktion tritt unter der kalten Temperatur des Gusses fast momentan ein. Auf das Abtrocknen nach dem Gusse zu verzichten, wie es der Pfarrer Kneipp, der Erfinder dieser Prozeduren, empfohlen hat, ist nicht ratsam, vielmehr befördert rasches Abtrocknen verbunden mit nachfolgender Körperbewegung entschieden die Reaktion und damit die Wirkung des Gusses, nach welchem der Patient ein behagliches Wärmegefühl empfinden soll. Kneipp hat eine große Anzahl von verschiedenen Güssen empfohlen, hier seien nur einige der in der Praxis gebräuchlichsten genannt:

---

[1]) In Aachen, wo die Duschenmassage in ausgedehntem Maße verwandt wird, wird der heiße Duschestrahl unter ziemlich starkem Drucke appliziert; der Patient befindet sich dabei 1—1½ m vor der Mündung des Schlauches.

1. Der Kniegruß (Fig. 28) wird bei bis zur Mitte des Oberschenkels entblößten Beinen appliziert; der Patient steht dabei auf einem Lattenrost oder in einer Fußwanne. Man beginnt die Übergießung von hinten her in der äußeren Knöchelgegend, steigt mit dem Schlauchende resp. der Gießkannenmündung bis zur Kniekehle herauf, macht dort eine Schleife und geht an der inneren hinteren Seite des Unterschenkels wieder herunter. Nach eventueller Wiederholung dieses Vorgehens geht man dann auf die Vorderseite des

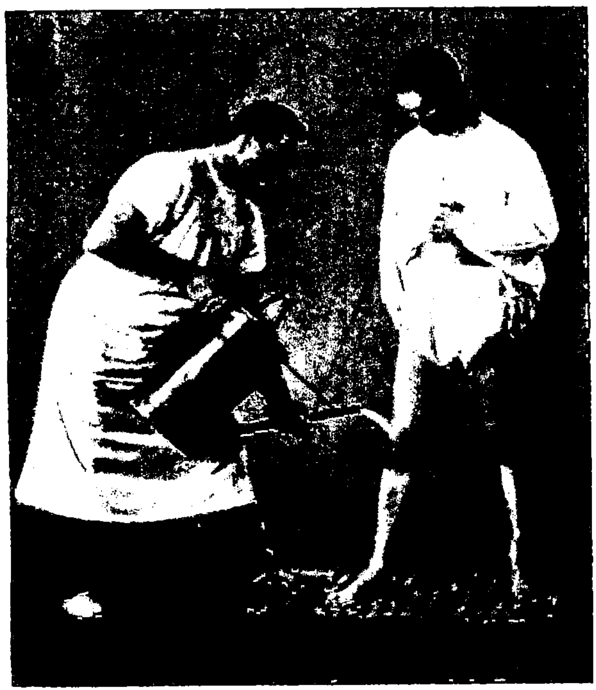

Fig. 28. Kniegruß.

Beines über, beginnt dort ebenfalls an dem äußeren Knöchel und verfährt ebenso wie an der Rückseite. Die Dauer des Kniegusses darf für ein Bein höchstens 1 Minute beanspruchen.

2. Der Schenkelguß wird in ähnlicher Weise gegeben, nur daß man bis zur Mitte des Oberschenkels dabei aufsteigt.

3. Der Rückenguß dient vor allen Dingen dazu, die Atmung zu beeinflussen und zu vertiefen. Der Patient steht dabei mit vornüber gebeugtem Oberkörper über einer Sitzwanne, auf deren Seitenwände er seine Arme aufstützt. Man tritt von hinten her an den Kranken heran, begießt zunächst, von unten aufsteigend, den linken Arm, dann

den rechten Arm und schließlich die obere Rückenpartie, wobei man durch die vorgehaltene linke Hand den Hinterkopf schützt; es entsteht hierbei ein gleichmäßiger Wasserspiegel auf dem ganzen Rücken.

Ein zweckmäßiges, auch bei bettlägerigen Kranken anwendbares Mittel zur Vertiefung der Atmung sowie zur reflektorischen Beeinflussung (Anämisierung) der geschwollenen Nasenschleimhaut im Asthma-Anfalle ist der Nackenguß; man benutzt dabei am besten einen Irrigator oder sonst ein kleineres Gefäß, aus dem man vom Hinterhaupt her die Nackengegend übergießt, und läßt das Wasser in ein am Rücken angedrücktes Eiterbecken abfließen. Die Dauer dieser Prozedur beträgt etwa 2 Minuten.

Noch andere Güsse, die Kneipp angegeben hat, lassen sich bequemer durch lokale oder allgemeine Duschen, resp. kalte Waschungen ersetzen.

3. Besondere Formen der Wärmeanwendungen durch nicht-hydrotherapeutische Maßnahmen (Thermotherapie).

Wir haben bereits in der physiologischen Einleitung die Wirkungen der Wärmeprozeduren auf die verschiedenen Körperfunktionen erwähnt. Hier sei noch einmal kurz rekapituliert, daß der Körper den Wärmeeinwirkungen gegenüber seine Eigentemperatur vermittels der physikalischen Regulation verteidigt, d. h. durch gesteigerte Wärmeabgabe. Dieselbe geschieht einmal durch Erweiterung der Hautgefäße und schnellere Durchblutung derselben, wodurch eine Abkühlung des nach dem Körperinneren zurückströmenden Blutes erfolgt, dann durch den Schweißausbruch und die Schweißverdunstung. Es wird sowohl bei der Schweißsekretion Wärme verbraucht, als auch namentlich durch die Verdunstung des Schweißes Wärme gebunden.

Es liegt nun auf der Hand, daß diese Regulierung nur so lange vollkommen von statten gehen kann, als das umgebende Medium die Wärmeabgabe und die Schweißverdunstung erlaubt; am besten ist dies in trockener Luft möglich. Werden jedoch durch Feuchtigkeit des umgebenden Mediums oder durch dessen schlechtes Wärmeleitungsvermögen (Sand, Schlamm usw.) die erwähnten Regulierungsvorrichtungen behindert, so kommt es zur Wärmestauung, d. h. zur Erhöhung der Eigentemperatur des Körpers; damit geht parallel eine Erhöhung der Oxydations- und Zersetzungsvorgänge. Ferner wird durch die Wärmestauung die Herzarbeit, die schon durch die gewöhnliche Wärmezufuhr erhöht wird, in noch bedeutenderem Maße gesteigert, und dasselbe gilt für die Respiration. Die wärmestauenden Prozeduren sind somit als die eingreifenderen Wärmeapplikationen anzusehen. Es tritt jedoch auch bei den allgemeinen Licht- oder Heißluftbädern, wo also die physikalische Regulation zunächst unbehindert vor sich gehen kann, bei intensiverer und länger dauernder Wärmezufuhr, und besonders dann, wenn die umgebende Luft durch die Schweißverdunstung feucht geworden ist, gewöhnlich eine geringe Wärmestauung ein.

All diese Reaktionsvorgänge des Körpers nach Wärmezufuhr und Stauung bedingen nun zugleich auch die Heilwirkung der Wärmeprozeduren; sowohl die Schweißerzeugung als auch die allgemeine Hyperämisierung der Gewebe und, wenn es zur Wärmestauung kommt, die Erhöhung der Zersetzungsvorgänge tragen zu dieser therapeutischen Wirkung mit bei. Wir haben schon früher gesehen, daß die Schweißsekretion einerseits die Ausscheidung krankhafter Produkte begünstigt, andererseits indirekt die Zirkulationsvorgänge sowohl in den Gefäßen wie auch besonders in den Lymphbahnen beschleunigt und günstig beeinflußt. Eng damit verbunden ist die Hyperämiewirkung überhaupt, die man nach Bier mit den Worten gefäßerweiternd, bakterientötend, auflösend, resorptionsbefördernd und schmerzstillend charakterisieren kann; auch die Ernährung der Gewebe wird durch die Hyperämiewirkung begünstigt. Daß speziell die auflösende Wirkung auf krankhafte Produkte bei gleichzeitiger Wärmestauung eine größere sein muß als bei nur wärmezuführenden Maßnahmen, geht aus dem vorher Gesagten hervor.

Bei der Wahl der Wärmeprozedur muß das Entscheidende sein, welche der genannten Wirkungen vorzugsweise beabsichtigt wird. Wir werden bei Besprechung der einzelnen Wärmeprozeduren noch auf ihre charakteristische Wirkungsweise zurückzukommen haben; hier seien nur noch einige allgemeingültige praktische Hinweise gegeben. Vor allen Dingen, daß bei Wärmeanwendungen, die den ganzen Körper treffen, stets auf sorgfältige Kopfkühlung besonders zu achten ist, daß bei nicht ganz intaktem Herzen, sofern man überhaupt hier von allgemeinen Wärmeanwendungen Gebrauch machen will, nach Möglichkeit eine gleichzeitige Herzkühlung erfolgen muß, und daß in der Regel nach Beendigung der Prozedur eine Abkühlung in der früher näher beschriebenen Weise stattzufinden hat.

Die Frage, ob bei Individuen mit Erkrankungen des Herzens oder der Gefäße allgemeine Wärmeapplikationen erlaubt sind, läßt sich generell nicht beantworten. Im allgemeinen sind in solchen Fällen wegen ihrer geringeren Herzwirkung die wenig wärmestauenden Licht- und Heißluftbäder zu bevorzugen. Es kommt aber praktisch noch ein zweites wichtiges Moment in Betracht, das ist die Lagerung des Kranken während der Wärmeprozedur, und so kommt es, daß manche Patienten ein stark wärmestauendes heißes Wasserbad oder Sandbad, in dem sie bequem liegen, besser zu ertragen vermögen, als ein Licht- oder Heißluft-Kastenbad, in dem sie in mehr oder minder gezwungener Haltung längere Zeit sitzen müssen. Ferner läßt sich die so wichtige Herzkühlung am liegenden Patienten

(z. B. im Sand- oder Bettlichtbade) viel eher applizieren, als in den gewöhnlichen Schwitzkästen. Bei Beobachtung dieser Kautelen können bei Kranken, deren Herzleiden gut kompensiert ist, bzw. bei denen die Arteriosklerose noch nicht zu weit vorgeschritten ist, allgemeine Wärmeanwendungen, falls sie sonst indiziert sind, versuchsweise angewandt werden; genaue Dosierung, Kontrolle des Pulses usw. ist natürlich erforderlich. Bestehen aber Kompensationsstörungen, so sehe man von allgemeinen diaphoretischen Maßnahmen ganz ab.

Die lokalen Wärmeprozeduren haben auf die allgemeinen Körperfunktionen (Herzaktion, Atmung, Stoffwechsel, Körpertemperatur) nur einen sehr geringen Einfluß, wofern sie nur kleinere Körperabschnitte treffen, z. B. ein Gelenk oder den Unterarm, resp. den Unterschenkel. Je größer der Körperabschnitt ist, der einer Wärmeprozedur ausgesetzt wird (beispielsweise der ganze Unterkörper), um so mehr kommt dieselbe in ihrer Wirkung den allgemeinen Wärmeprozeduren gleich. Es werden also begrenzte lokale Wärmeapplikationen durch allgemeine Erkrankungen meist nicht kontraindiziert. Man kann aber andrerseits dadurch, daß man z. B. während eines lokalen Heißluftbades einer Extremität den ganzen Körper einpackt bzw. warm umhüllt, am Ende dieses Bades einen allgemeinen Schweißausbruch bewirken, ohne daß dadurch die Herzaktion wesentlich alteriert würde. Diese schonende Art, eine allgemeine Diaphorese durch lokale Erhitzung zu erzeugen, hat speziell die Schweningersche Schule empfohlen; dabei werden als Lokalprozeduren lokale heiße Wasserbäder benutzt.

Will man hingegen die Nebenwirkung lokaler Wärmeprozeduren auf den Gesamtkörper vermeiden, so ist es zweckmäßig, besonders bei Behandlung größerer Körperabschnitte, durch Kopfkühlung, Applikation der Prozedur in einem gut gelüfteten Raum und bei nur leichter Bedeckung der nicht behandelten Teile (Ablegen der Oberkleider!) dieser Allgemeinwirkung vorzubeugen.

Erwähnt sei noch, daß auch nach einer lokalen Wärmeprozedur stets eine Abkühlung durch kaltes Abwaschen u. dgl. zu erfolgen hat.

a) Die Trockenpackung.

Diese schon früher näher beschriebene Prozedur ist zu den rein wärmestauenden zu rechnen, denn sie wirkt ausschließlich durch Verhinderung der Wärmeabgabe. Daß man ihre Wirkung durch ein vorausgehendes heißes Bad erheblich unterstützen kann, ist ebenfalls schon gesagt worden. Auch das heiße Wasserbad von 38—42° ist ja eine eminent wärmestauende Prozedur; es spielt in der Therapie wegen seiner energischen Wirkungen auf Zirkulation, Stoffwechsel und Zersetzungen, und ebenso in jener Kombination mit der Trockenpackung als diaphoretisches Mittel eine wichtige Rolle.

b) Das Dampfbad und das russisch-römische Bad.

Das allgemeine Dampfbad ist, da hier wegen der Feuchtigkeit der den Körper umgebenden Luft die abkühlende Wirkung der Schweißverdunstung nur in geringem Maße vor sich gehen kann, zu den wärmestauenden Prozeduren zu rechnen. Es stellt an die Herzarbeit, den Stoffwechsel, die Atmung usw. verhältnismäßig große Anforderungen und wird aus diesem Grunde heutzutage als diaphoretisches Mittel viel weniger benutzt als die Heißluft- und Lichtbäder. Doch muß man sich immer vor Augen halten, daß das Dampfbad in Fällen, wo neben der Diaphorese speziell der Stoffwechsel angeregt werden soll, auch die wirksamere Prozedur darstellt, daher ist es auch jetzt noch durch die anderen allgemeinen Wärmeanwendungen keineswegs ganz überflüssig gemacht worden. Nur sind seine Indikationen enger zu ziehen, vor allem sollte die Prozedur nur bei absolut intaktem Herz-Gefäßsystem Anwendung finden.

Das Dampfbad wird gewöhnlich und am zweckmäßigsten in Form eines Dampfkastenbades gegeben. Der Dampfkasten ist etwa 1,2 bis 1,5 m hoch, ca. 1 m breit und tief, vorn abgeschrägt und mit Klapptüren versehen; an der oberen Seite ist die Öffnung zum Durchstecken des Kopfes ausgespart (Fig. 29). Der Kasten ist entweder aus Holz mit Zinkblechwänden im Innern hergestellt oder aus Kacheln oder auch aus Marmor gemauert; im Innern befindet sich ein verstellbarer Holzsitz mit ebensolcher Fußbank. Zweckmäßig ist es, wie bei allen Schwitzkästen, am Dampfkasten eine Glocke anzubringen, die der Patient von innen her mittels eines im Bereiche der Hand befindlichen Glockenzuges jederzeit ertönen lassen kann. Der Dampf wird entweder von außen her aus der Dampfleitung in den Kasten hineingeleitet und strömt unter dem Sitze aus, oder er wird im Kasten selbst entwickelt aus einem gleichfalls unter dem Sitze befindlichen Wassergefäß, das durch eine Heizschlange erhitzt wird; doch ist diese letztere Art der Dampfentwickelung schwerer regulierbar. Nicht empfehlenswert ist die Methode, in Dampfkästen dadurch den Dampf zu entwickeln, daß auf metallene Heizröhren, die an beiden Seiten des Kastens verlaufen, von oben her aus einem kleinen Zulaufe Wasser tropft, das beim Auftreffen auf die Metallschlangen verdunstet resp. verdampft. Es wird nämlich der auf diese Weise erzeugte Dampf leicht überhitzt und die Prozedur für den Kranken in kurzer Zeit unerträglich.

Die Temperatur innerhalb des Dampfkastens soll 40—50° betragen, die Dauer der Prozedur 15—20 Minuten. Wie bei allen Wärmeanwendungen muß der Patient durch allmähliches Ansteigen von Temperatur und Dauer erst an die Prozedur gewöhnt werden. Auf gute Kopfkühlung ist beim Dampfkastenbade besonders zu achten.

Für die häusliche Praxis hat Winternitz einen Ersatz des Dampfkastenbades in dem Dampfwannenbade angegeben. Dasselbe wird dadurch hergestellt, daß auf den Boden einer gewöhnlichen Holzwanne ein Holzrost resp. ein mit Gurten überspannter Holzrahmen mit Rückenlehne gelegt wird, auf den der Patient sich setzt; die Wanne wird dann oben mit einem Wolltuche bedeckt, so daß nur der Kopf hinaussieht, und nun wird soviel heißes Wasser in die Wanne geleitet, daß das Wasser nicht ganz bis zum Roste reicht. Der durch das heiße Wasser entwickelte Dampf umgibt den Körper des Patienten ähnlich wie in einem Dampfbade. Ein anderer Ersatz für das Dampfkastenbad ist der sogenannte Dampf-Schwitzmantel (Moosdorf und Hochhäusler): Der Patient sitzt auf

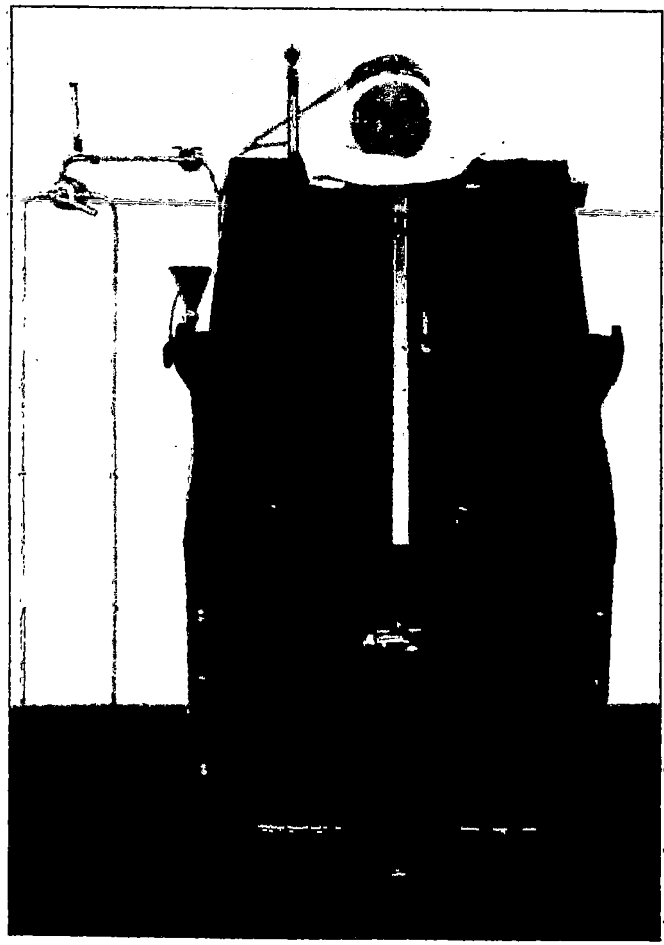

Fig. 29. Heißluft- und Dampfkastenbad.

einem Stuhle, der in einer niedrigen runden Zinkblechwanne steht, und wird unter Ausschluß des Kopfes von einer Hülle aus Gummistoff oder Wachsleinwand mantelförmig umgeben. Unten in der Wanne befindet sich eine Öffnung, in die der heiße Dampf aus einem daneben stehenden Spiritus-Dampfentwickler einströmt (Fig. 30).

Die lokalen Dampfbäder sind heutzutage durch die einfacher herzustellenden und energischer wirkenden lokalen Heißluftbäder

fast vollkommen verdrängt worden, nur zur Behandlung von Hautkrankheiten werden sie noch benutzt, vor allem das schon bei Erwähnung der Dampfdusche beschriebene Gesichtsdampfbad.

Die genannten Dampfbäder werden alle unter Ausschluß des
Kopfes gegeben. Im russischen Dampfbade dagegen wird der
ganze Körper einschließlich des Kopfes behandelt. Es wird dasselbe
gewöhnlich in Verbindung mit ebensolchen Warm- und Heißluftbädern
appliziert, und diese Kombination wird, wie bekannt, russisch-
römisches oder auch römisch - irisches Bad genannt. Das russisch-
römische Bad besteht in der Regel aus drei Räumen, einem Warmluftraum von 40—50⁰ Temperatur, einem Heißluftraum von
60—70⁰ und einem Dampfraum, in dem die Temperatur 45—50⁰

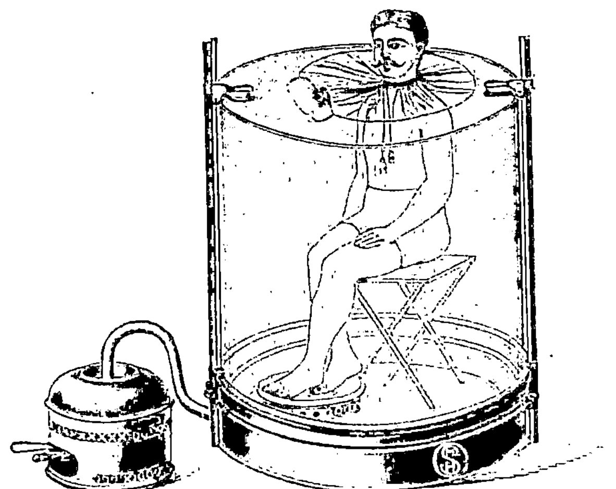

Fig. 30. Dampf-Schwitzmantel (Moosdorf u. Hochhäusler).

beträgt. Der Patient geht gewöhnlich zunächst in den Warmluftraum, dann in den Heißluftraum, zum Schlusse in den Dampfraum,
worauf dann eine energische Abkühlung, am besten in einem kalten
Bassin, erfolgt. Im Warmluftraume bleibt man durchschnittlich
½ bis 1 Stunde, im Heißluftraume ¼ bis ½ Stunde, im Dampfraume 10—20 Minuten. Die Heizung der Räume des russisch-römischen Bades erfolgt durch Zuführung heißer Luft nach verschiedenen
Methoden. (Bekanntlich waren dieselben schon bei den alten Römern
sehr kunstvoll ausgebildet.) Im Dampfraume wird der Dampf entweder durch Wasser, das über heiße Steine fließt, erzeugt, oder er
strömt von außen her aus der Dampfleitung herein.

Das russisch-römische Bad ist eine recht angreifende Prozedur,
vor allen Dingen, weil der Patient gezwungen ist, die warme und heiße
Luft einzuatmen, was ja bei den sonstigen allgemeinen Wärmeanwendungen sorgfältig vermieden wird, und weil der Kopf nicht hinreichend

vor Kongestionen geschützt werden kann. Es wird daher hier das Allgemeinbefinden viel mehr alteriert, als bei den sonstigen allgemeinen Wärmeapplikationen, und es ist die Anwendung der russisch-römischen Bäder bei Kranken nur mit großer Vorsicht erlaubt. Andrerseits ergibt gerade die Eigenart dieser Bäder eine besondere Indikation; sie sind bei akuten Katarrhen der oberen Luftwege ein sonst nicht vollwertig ersetzbares Heilmittel. Ferner ist speziell der Warmluftraum des russisch-römischen Bades, wenn man seine Temperatur auf 40 bis 45° reguliert, zur Behandlung von Nierenkrankheiten sowie auch von Diabetes in manchen Fällen geeignet. Man läßt hier den entkleideten Patienten sich 1 bis 2 Stunden lang aufhalten; die Trockenheit der Luft erlaubt eine ausgiebige Schweißverdunstung, die Hauttätigkeit wird mächtig angeregt und die Herztätigkeit bei obiger Temperatur nur wenig alteriert. Eine nachfolgende Abkühlung braucht, da aller Schweiß in der Regel verdunstet, nur in milder Form (lauwarmes Vollbad) in solchen Fällen zu erfolgen.

Bei der Anwendung der russisch-römischen Bäder ist besondere Aufsicht nötig; vor allen Dingen müssen auch hier die Patienten die Möglichkeit haben, sich durch Glockenzeichen jederzeit bemerkbar zu machen. Außerdem sollte in jedem Raume eine Wasserleitung vorhanden sein, damit der Patient seine Kopfkompresse immer aufs neue kühlen kann. Zur bequemen Lagerung seien die Räume außer mit Sitzen auch mit hölzernen Ruhebetten versehen.

c) Heißluftbäder.

1. Allgemeine Heißluftbäder.

Dieselben werden (abgesehen vom russisch-römischen Bade) in einem Kasten gegeben, der ebenso wie der Dampfkasten konstruiert ist (Fig. 29). Die Erwärmung der Innenluft geschieht durch Heizschlangen oder auch auf elektrischem Wege (elektrische Heizkörper nach Lindemannschem System). Die Temperatur der Innenluft schwankt zwischen 60 und 80°; die Dauer der allgemeinen Heißluftbäder beträgt 10—25 Minuten.

Häufiger als die Heißluft-Kastenbäder, die jetzt mehr und mehr durch die Lichtbäder verdrängt sind, werden in der Praxis die Bett-Heißluftbäder angewandt. In ihrer ursprünglichen Form wurden sie derart appliziert, daß vermittelst eines Blechschornsteins (Quinckescher Schornstein) die durch eine Gas- oder Spiritusflamme erhitzte Luft direkt unter die über eine Reifenbahre gelegte Bettdecke geleitet wurde. Zweckmäßiger und feuersicherer ist der von Hilzinger-Reiner in Stuttgart konstruierte Apparat; hier strömt die heiße Luft aus dem Schornstein zunächst in einen doppelwandigen, am Fußende des Bettes befindlichen Holzkasten und von dort erst durch verschiedene Öffnungen unter eine ausziehbare Reifenbahre, die je nach Bedarf über den ganzen Körper bis zum Halse oder nur über dessen untere

Hälfte gestülpt werden kann (Fig. 31). Über die Reifenbahre wird dann die Bettdecke gelegt. Die Dauer eines Bett-Heißluftbades kann eine längere sein als die des Heißluft-Kastenbades ($\frac{1}{2}$—$\frac{3}{4}$ Stunden), da der Patient dabei bequem gelagert ist, ev. dabei auch eine Herzkühlung erfolgen kann.

Die allgemeinen Heißluftbäder sind, da sie eine ausgiebige Schweißverdunstung erlauben, weniger anstrengend und angreifend, als die Dampfbäder; nur muß dabei für gute Ventilation Sorge getragen werden, damit die durch die Schweißverdunstung feucht gewordene Luft sich immer wieder erneuern kann. Es genügen zu diesem Zweck bei den Heißluftkästen einige am Boden und an der Decke angebrachte kleine Öffnungen. Bei den Bett - Heißluftbädern ist schon durch die

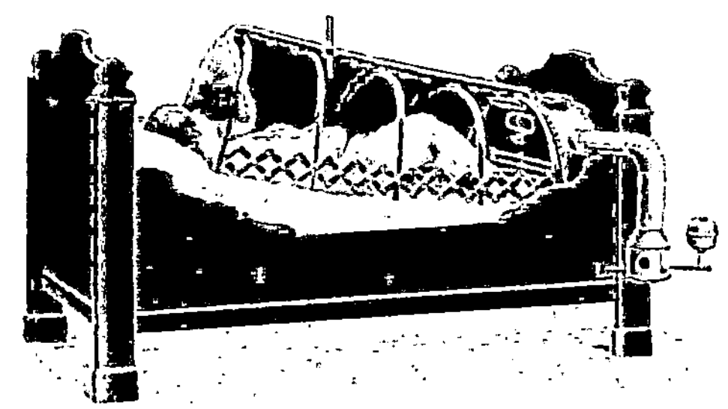

Fig. 31. Bett-Heißluftapparat nach Hilzinger-Reiner.

Zuführung der heißen Luft von außen her genügend Sorge für Zirkulation der Luft getragen.

Die Heißluftbäder sind vor allen Dingen zu diaphoretischen Zwecken sehr gut brauchbar. Von den elektrischen Lichtbädern unterscheiden sie sich dadurch, daß sie an das Herz größere Ansprüche stellen, da der Schweißausbruch im Heißluftbade erst bei höherer Temperatur als im elektrischen Lichtbade erfolgt. Dafür ist aber wohl die resorbierende Wirkung im Heißluftbade eine größere.

2. Lokale Heißluftbehandlung.

Die lokale Heißluftbehandlung spielt in der Therapie eine viel bedeutendere Rolle als die allgemeine; sie ist besonders durch die Forschungen und Arbeiten Biers in die Praxis eingeführt worden. Bier hat nachgewiesen, daß die lokale Heißluftbehandlung das stärkste Mittel zur Herbeiführung einer aktiven Hyperämie ist, das wir zur Verfügung haben, und gerade an der Hand der lokalen Heißluftbehandlung sind die Wirkungen der aktiven Hyperämie von Bier und seinen Schülern genauer studiert worden. Es hat sich vor allem ergeben, daß die Hyperämie sich bei der Heißluftbehandlung auch in die tieferen Schichten erstreckt, daß also nicht, wie man früher annahm, eine Ableitung nach der Hautoberfläche das Wesentliche bei dieser Methode ist. Im übrigen kommen bei der lokalen Heißluftbehandlung alle Heilfaktoren der Hyperämie zum Ausdruck. Doch sei erwähnt, daß nach Schäffers Untersuchungen die antibakterielle Wirkung hier nicht so intensiv ist, wie bei den heißen Umschlägen; auch die resorbierende Wirkung auf feste Exsudate scheint bei den feuchten lokalen Hitzeapplikationen eine etwas größere zu sein. Dafür ist die resorbierende Wirkung der Heißluftbehandlung auf flüssige Ergüsse eine sehr intensive.

Es wird bei der lokalen Heißluftbehandlung das zu behandelnde Glied in einem geschlossenen Kasten einer Temperatur von 80—120⁰ ausgesetzt, und diese Temperatur wird auch dank der ausgiebigen Schweißverdunstung, die in den Heißluftkästen ermöglicht ist, von der Haut gut vertragen. Doch sind in dieser Beziehung lokale Unterschiede vorhanden; speziell sind manche Körperteile, am meisten die Zehen und die Gegend des Schienenbeins, besonders empfindlich gegen die hohen Temperaturen, und es empfiehlt sich, wenigstens in den ersten Sitzungen, diese Teile mit einem leichten Stück Gaze zu überdecken. Sonst darf aber das zu behandelnde Glied nicht bedeckt werden, damit die Schweißverdunstung unbehindert vor sich gehen kann. Aus demselben Grunde muß in den Heißluftkästen, gleichviel welchen Systems, für Erneuerung der feucht gewordenen Innenluft gesorgt sein (Öffnungen an Boden und Decke). Bezüglich der Temperaturmessung ist zu bemerken, daß das gewöhnlich an der Decke des Apparates angebrachte Thermometer, da die Wärme nach oben steigt, eine höhere Temperatur anzeigt, als sie weiter unten, also auch in der Gegend, wo das zu behandelnde Glied liegt, in Wirklichkeit herrscht. Der Unterschied beträgt etwa 15—20⁰. Die Hautoberfläche selbst nimmt natürlich an der Erwärmung nur wenig teil, sie erwärmt sich nur um wenige Grade.

Bemerkenswert ist, daß, wie Rautenberg gefunden hat[1]), die Schweißsekretion im lokalen Heißluftbade nicht parallel mit der Erwärmung zunimmt, sondern daß sie bei 50—60⁰ Lufttemperatur ihr Optimum erreicht. Dagegen geht die Hyperämie mit dem Temperaturgrade parallel, doch ist offenbar auch hier eine übermäßige Erhitzung, über 120⁰ etwa, überflüssig. Die Dauer eines lokalen Heißluftbades beträgt in der Regel ½—1 Stunde. Das Allgemeinbefinden wird dadurch wenig beeinflußt, nur kann am Ende der Prozedur eine leichte Beschleunigung des Pulses auftreten, und es kann zu einem leichten allgemeinen Schweißausbruch kommen. Von besonderen Vorsichtsmaßregeln bei der Heißluftbehandlung ist vor allem der Schutz der Haut gegen die Verbrenung zu erwähnen, wobei zu bedenken ist, daß die Hyperämie an sich die Haut etwas unempfindlich macht, und es zuweilen zu Verbrennungen ersten Grades kommen kann, ohne daß der Patient davon etwas merkt. Doch wird man bei zweckmäßig konstruierten Kästen durch Überwachung und Regulierung der Temperatur (Öffnung des Kastens oder Verminderung resp. Beendigung der Erwärmung, sowie der Patient über brennendes Gefühl klagt!) und durch Schutz der vorher genannten Körperteile im allgemeinen eine Hautverbrennung mit Sicherheit vermeiden können. Besondere Vorsicht ist natürlich bei Störung der Sensibilität

---

¹) Zeitschr. f. phys. u. diät. Therap., Bd. VIII.

der Haut notwendig. Vor kurzem hat Stern[1]) eine Reihe von Fällen mitgeteilt, in denen bei Kranken, die an Neuritis, Tabes oder Syringomyelie verbunden mit Sensibilitätsstörungen litten, schwere Brandschädigungen durch die lokale Heißluftbehandlung verursacht wurden.

Die lokale Heißluftbehandlung geschieht, wie erwähnt, in der Regel in Kästen, in die die betreffende Extremität gesteckt wird; die Öffnungen werden durch passende Stoffmanschetten abgedichtet, die Erhitzung erfolgt durch Zuführung heißer Luft mittels eines Schornsteins, unter dem eine regulierbare Spiritusflamme oder eine Gasflamme brennt, und der in den Kasten hineinmündet. Vor der Mündung des Schornsteins muß im Innern des Kastens ein Brettchen oder eine sonstige Vorrichtung angebracht sein, die verhindert, daß das behandelte Glied direkt von dem heißen Luftstrom getroffen wird (Fig. 32). Eine andere Art der Erwärmung von Heißluftkästen ist die elektrische, sie erfolgt durch elektrische Heizkörper (Widerstandsdrähte), die am Boden des Kastens angebracht sind.

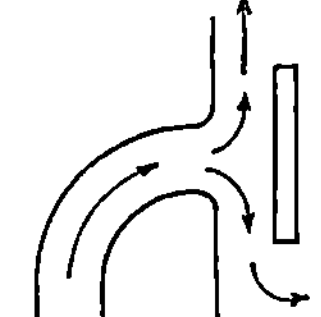

Fig. 32. Zuführung der heißen Luft aus dem Schornstein in den Kasten.

Die bekanntesten Heißluftkästen sind die von Bier. Sie sind aus mit Wasserglas imprägniertem Holz gebaut, das mit Packleinwand überzogen ist; innen sind passende Vorrichtungen für Lagerung der Extremitäten angebracht. Für die verschiedenen Körperteile dienen entsprechende Formen: der Kasten für Knie- und Ellenbogengelenk hat zwei mit Filz ausgekleidete Öffnungen zum Durchstecken der Extremität, der für das Fuß- und Handgelenk benutzbare nur eine, für das Schultergelenk sowie für die Hüftgelenke sind besondere Kästen konstruiert. Der für die beiden Hüftgelenke bestimmte Kasten, der am liegenden Patienten angewandt wird und den Körper von der Mitte des Leibes bis zur Mitte der Oberschenkel bedeckt, läßt sich auch zur lokalen Heißluftbehandlung des Unterleibes verwenden. Neuerdings hat ferner Klapp, ein Schüler Biers, einen Apparat zur Heißluftbehandlung des Rückens angegeben, der speziell bei Skoliosen angewandt wird. Derselbe besteht aus einem aufrechtstehenden Kasten, der an seiner Vorderseite mit einem Ausschnitte versehen ist, an den der Rücken angelegt wird; die Abdichtung erfolgt durch Auskleidung der Öffnungen mit filzartigem Tuch. Auch für mehrere Personen gleichzeitig verwendbare derartige Rückenapparate sind von Klapp angegeben worden.

Unter den sonstigen Systemen zur lokalen Heißluftbehandlung seien noch die Krauseschen Kästen genannt; sie bestehen aus einem Drahtgestell, das mit Stoff überzogen und innen mit Asbestpappe ausgekleidet ist. Sie sind leichter und eleganter im Aussehen als die Bier-

---

[1]) Med. Klin. 1909, Nr. 36.

schen Apparate, aber auch weniger haltbar. Viel gebraucht, in Österreich besonders, sind ferner die Reitlerschen Apparate, die den Krauseschen äußerlich ähnlich sehen; sie sind im Innern noch mit geglühtem Chlorkalzium zur Absorption der Luftfeuchtigkeit versehen. Auch der schon vorher erwähnte Hilzinger-Reinersche Apparat läßt sich zur lokalen Heißluftbehandlung verwenden, indem über den zu behandelnden Körperteil eine muffartige Umhüllung gestülpt wird, die dann in Verbindung mit dem Heizkasten gebracht wird. Recht brauchbar ist auch ein von Frau Kiefer-Kornfeld in Berlin vertriebener amerikanischer Apparat, der mit Hilfe verschieden geformter Manschetten als Universalapparat für alle Gelenke zu verwenden ist. Durch indirekte Zuführung der heißen Luft ist, wie bei dem Hilzinger-Reinerschen Apparat, jede Verbrennungsgefahr vermieden.

Der Tallermannsche Apparat, der zu den ältesten Heißluftapparaten gehört, unterscheidet sich von den sonstigen Heißluftkästen prinzipiell dadurch, daß die erhitzte Luft nicht von außen hereingeführt wird, sondern die Innenluft direkt durch Gasflammen, die unter dem Apparate brennen, erwärmt wird.

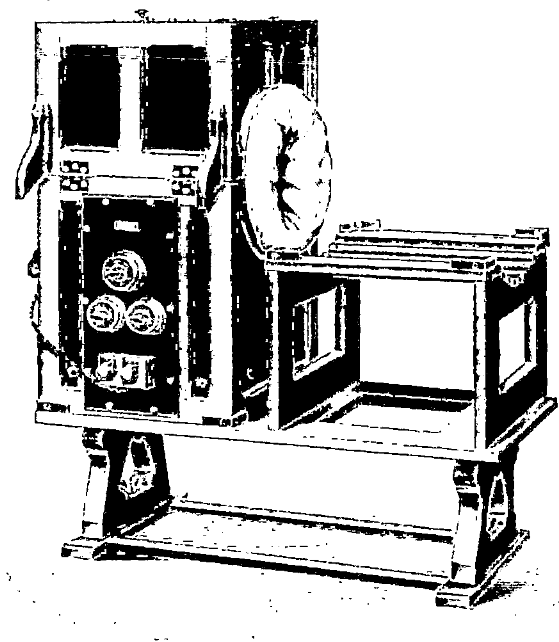

Fig. 33. Lindemannscher Elektrotherm
(Reiniger, Gebbert u. Schall).

Der Apparat ist jedoch bei uns, auch seines hohen Preises wegen, jetzt nur wenig im Gebrauch.

Die bei den bisher genannten Apparaten durch Gas- oder Spiritusflammen erfolgende Erwärmung hat neben der Feuersgefahr auch den Nachteil, daß durch die Verbrennungsgase die Luft im Behandlungsraume erheblich verschlechtert wird. Diese Nachteile sind vermieden bei den elektrisch geheizten Apparaten, unter denen der bekannteste der Lindemannsche „Elektrotherm" ist (Fig. 33). Der Heizkörper, der auf dem Boden des Kastens angebracht ist, besteht hier aus dünnen Widerstandsdrähten, die sich beim Durchtritt des Stromes erhitzen; von außen her läßt sich durch verschiedene Schaltungen die Temperatur regulieren. Der Apparat, der an jede elektrische Leitung vermittelst Steckkontakts angeschlossen werden kann, ist an allen Gelenken der Extremitäten, mit Ausnahme des Hüftgelenks, verwendbar. Für das Schultergelenk ist neuerdings ein besonderer Ansatz konstruiert worden; für das Hüftgelenk existiert ein eigener Elektrotherm-Apparat, ein Kasten, in dem am sitzenden Patienten beide Hüftgelenke einschließlich des Unterleibes eingeschlossen sind (Fig. 34). Dieser Apparat läßt sich auch zur Heißluftbehandlung gynäkologischer Leiden verwenden.

Manche Elektrotherm-Apparate sind im Innern noch mit ein oder zwei Glühlampen versehen, doch ist diese Kombination überflüssig, denn oft empfindet der Patient die strahlende Wärme schon bei verhältnismäßig niedriger

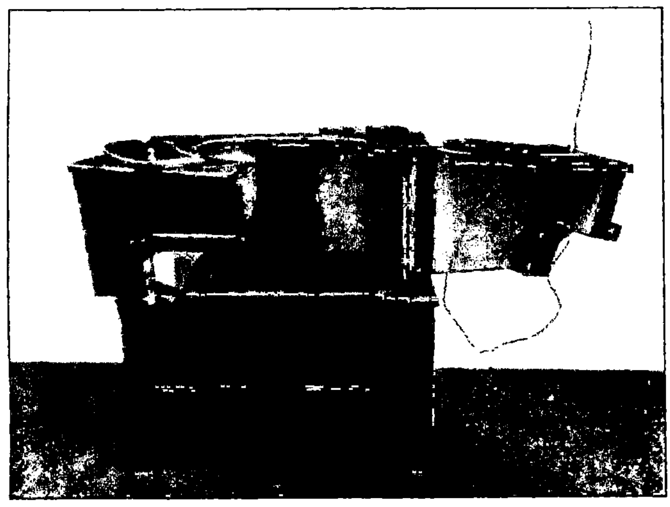

Fig. 34. Elektrotherm für Hüfte und Becken
(Reiniger, Gebbert u. Schall).

Temperatur als unangenehmes Brennen, während gegenüber der geleiteten heißen Luft die Empfindlichkeit der Haut viel weniger groß ist. Wir werden auf diese Unterschiede noch bei den Lichtbädern zu sprechen kommen.

Von sonstigen durch Elektrizität geheizten Apparaten seien noch die Lambergerschen erwähnt, sowie die Tyrnauerschen; die letzteren stellen in bezug auf Eleganz und Zweckmäßigkeit der Ausführung wohl das vollkommenste System dar. Ihr Preis ist allerdings auch ein dementsprechender.

3. Heißluftduschen.

Durch die Heißluftduschen wird heiße strömende Luft auf eine zirkumskripte Körperstelle geleitet. Es lassen sich dabei recht hohe Temperaturen verwenden; an der Ausströmungsstelle des Heißluftstromes kann dessen Temperatur 150—200° betragen, da wo derselbe die Haut trifft, beträgt seine Temperatur 80—120°. Die Dosierung geschieht durch Nähern oder Entfernen der Duschemündung von der behandelten Stelle je nach der individuellen Verträglichkeit; jedenfalls muß aber die Erwärmung so stark sein, daß eine sichtbare lebhafte Hyperämie an der behandelten Hautpartie entsteht. Die Dauer einer Heißluftduschenanwendung beträgt 10—30 Minuten. Die Heißluftdusche hat vor den Heißluftkästen den Vorteil, daß sie sich bei lokalisierten Erkrankungen auf den erkrankten Herd (und dessen nächste Umgebung) beschränken läßt; dann ist sie auch am Kopfe anwendbar, und ein weiterer Vorteil ist auch, daß sie sich mit gleichzeitiger Massage in der Art der Duschenmassage kombinieren läßt. Dafür ist die Wirkung der Heißluftdusche keine so tiefgehende, wie die des lokalen Heißluftbades. Es kommt also die Heißluftdusche vorzugsweise in Anwendung bei Erkrankungen der Haut (Akne, schlecht heilende Ulzerationen usw.), bei nicht zu tief liegenden

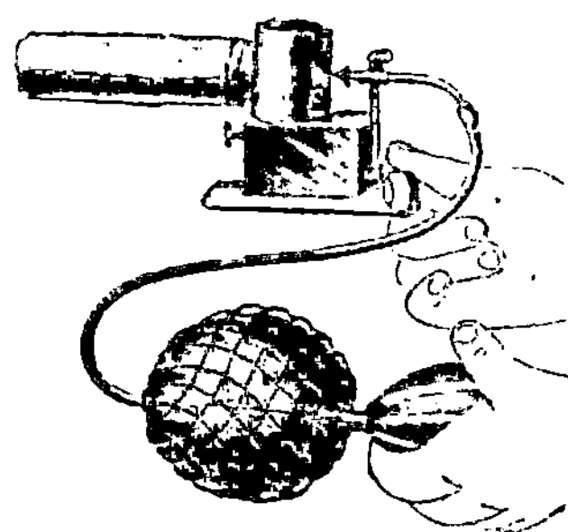

Fig. 35. Heißluftdusche nach Vorstädter.

neuralgischen Erkrankungen (Trigeminus - Neuralgie, Interkostal - Neuralgie), aber auch bei tiefer liegenden Prozessen, wie Muskel-Rheumatismus, Sehnenscheidenerkrankung usw., wenn eine scharfe Lokalisation der Erhitzung besonders erwünscht ist.

Die Heißluftdusche läßt sich nach Biers Angabe in primitiver Weise dadurch herstellen, daß man einen Schornstein, wie er zur Erhitzung lokaler Heißluftbäder benutzt wird, vorne mit einem Ansatzstücke aus Holz versieht, aus dem dann die durch die Spiritus- oder Gasflamme erhitzte Luft auf den zu behandelnden Körperteil geleitet wird. Die Distanz von der Mündung bis zur Behandlungsstelle beträgt hier wie bei allen Heißluftduschen zwischen 10 und 30 cm. Mit einem stärkeren Luftstrom arbeitet ein von Herz angegebener Apparat: Es wird an eine gewöhnliche Kohlensäurebombe ein Heizschlange angeschlossen, in der die entströmende Kohlensäure durch einen Gasbrenner erhitzt wird; durch einen Schlauch wird dann das erhitzte Kohlensäuregas auf die gewünschte Stelle geleitet. Recht praktisch im häuslichen Gebrauche ist auch der Vorstädtersche Kalorisator (Medizinisches Warenhaus, Berlin), bestehend aus einer Spirituslampe mit Gebläse, das mit der Hand betrieben wird und die durch die Flamme erhitzte Luft in ein verstellbares und drehbares Ansatzrohr strömen läßt (Fig. 35).

Am bequemsten in der Handhabung sind die elektrischen Heißluftduschen, deren Prinzip darin besteht, daß ein durch Elektrizität betriebener kleiner Motor einen Luftstrom erzeugt, der über einen elektrischen Heizkörper geleitet wird und dann durch ein passendes Ansatzrohr dem Apparate entströmt. Der älteste derartige Apparat ist die von Freysche Heißluftdusche, ein sehr kompendiöses und teueres Instrument, das allerdings auch erlaubt, zwischen dem heißen Luftstrom einen kalten Luftstrom einzuschalten, so daß die Heißluftdusche quasi auch als schottische Dusche gegeben werden kann. Weniger kostspielig und handlicher ist die vom Ingenieur Hahn erfundene und von der Firma Mehn in Braunschweig vertriebene Heißluftdusche. Dieses System ist nun neuerdings von der Firma Sanitas, Berlin, vereinfacht worden und wird unter dem Namen „Foen"-Dusche zu einem verhältnismäßig billigen Preise in den Handel gebracht. Die „Foen"-Dusche (Fig. 36) läßt sich an die elektrische Straßenleitung durch Steckkontakt anschließen; durch eine separate Schaltung wird zunächst der Motor, dann der Heizkörper in Betrieb gesetzt, so daß eine sofortige Abstellung des Warmluftstromes, sowie auch ein Wechsel zwischen

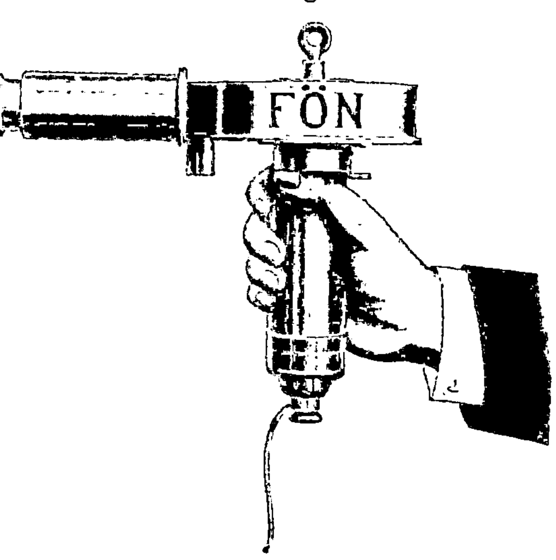

Fig. 36. Heißluftdusche „Fön" (Sanitas).

Heiß- und Kaltluftstrom ermöglicht ist. Der Apparat ist so leicht, daß er beim Gebrauche in einer Hand gehalten werden kann, doch existieren auch besondere Aufhängevorrichtungen dafür.

Die zu Zwecken der Kauterisation und Blutstillung verwendeten Heißluftduschen, die mit mehreren 100° hohen Temperaturen arbeiten, gehören nicht mehr in das Gebiet der physikalischen Therapie im engeren Sinne, und es kann daher hier nicht näher darauf eingegangen werden.

d) Lichtbäder.

1. Elektrische Glühlichtbäder und lokale Glühlichtanwendungen.

Die elektrischen Glühlichtbäder werden in einem ca. 1,50 m hohen und 1 qm Grundfläche messenden achteckigen Holzkasten oder weiß gestrichenen Metallkasten gegeben, dessen Innenseiten mit reihenweise angeordneten elektrischen Glühlampen von 16 Kerzen Stärke versehen sind; gewöhnlich beträgt die Zahl der Lampen 48. Der Patient sitzt in dem Lichtkasten ähnlich wie im Dampfkasten auf einem verstellbaren Sitz (Fig. 37), der Kopf wird durch die obere Öffnung gesteckt; es ist dabei zu achten, daß die Abdichtung am Halse, besonders

nach vorne hin, möglichst sorgfältig geschieht, damit die aufsteigende
heiße Luft das Gesicht des Kranken nicht belästigt. An der oberen
Öffnung ist gewöhnlich auch das Thermometer angebracht, das möglichst tief in den Kasten eintauchen soll. Eine durch eine besondere
Glühlampe erwärmte Fußbank sollte stets im Lichtkasten vorhanden
sein, da sonst die Patienten leicht über kalte Füße klagen. Zweckmäßig ist es, am Kasten eine kleine Klappe anzubringen, durch die
der Patient die Hand zwecks Pulszählung stecken kann (Fig. 38).

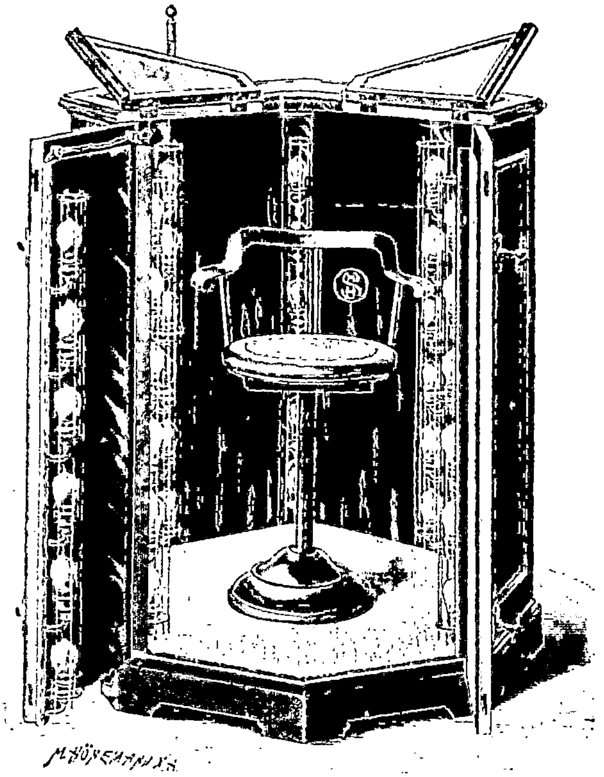

Fig 37. Elektrisches Glühlichtbad (Moosdorf u. Hochhäusler).

Ferner empfiehlt es sich auch, den Verschluß der vorderen Tür so zu
gestalten, daß sie auch von innen vom Patienten selbst zu öffnen ist.
Daß die Innenwände des Glühlichtkastens mit Spiegelglas aus-
geschlagen sind, wie das früher geschah, ist bei Verwendung der gewöhnlichen Glühlampen nicht notwendig; es genügt hier ein weißer
Anstrich der Innenfläche zur Reflexion. (Bei der Verwendung des noch
zu besprechenden Wulffschen Systems sind die Lampen selbst mit
den notwendigen Reflektoren versehen). Werden die Lichtkästen
gleichzeitig für Bogenlicht benutzt, so befindet sich an vier Ecken

des Apparates in einem kleinen Ausbau je eine Bogenlampe von 8 bis 12 Ampère Stromstärke (Fig. 38 links); meist sind die Bogenlampen nach der Innenseite zu mit einer blauen Glasscheibe versehen. Die Schaltung und Regulierung der Lampen der Lichtbäder geschieht an einem am Kasten selbst oder daneben befindlichen Schaltbrette; gewöhnlich ist für je 6 Glühlampen eine besondere Schaltung vor-

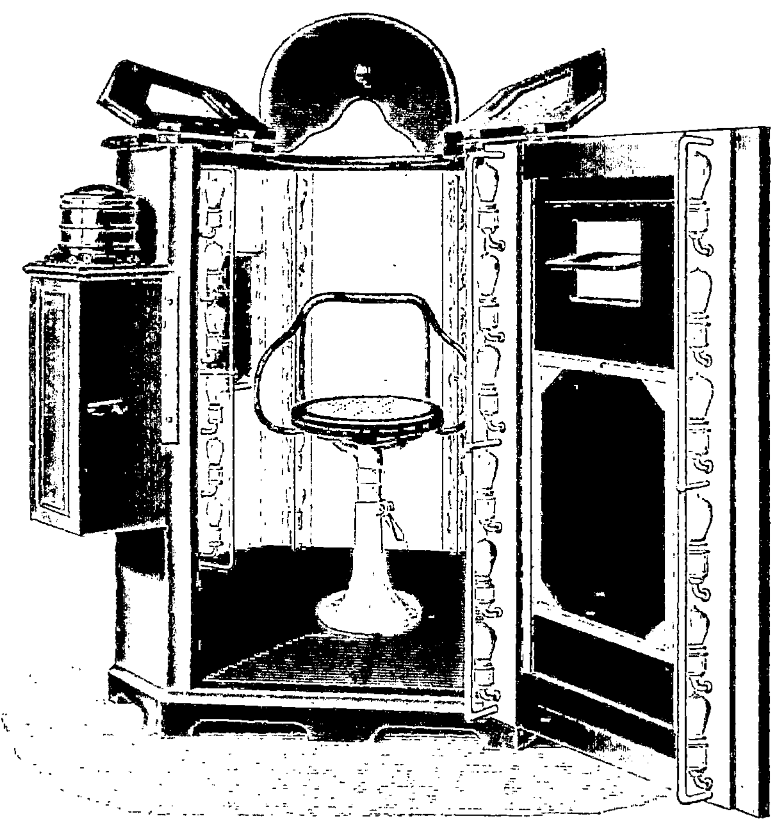

Fig. 38. Elektrisches Lichtbad für Glüh- und Bogenlicht (Sanitas).

handen. Zweckmäßig ist es auch, wenn die Stärke der Schaltung noch durch einen Rheostaten reguliert werden kann.

Die Wirkung der elektrischen Glühlichtbäder läßt sich als Wirkung der strahlenden Wärme im wesentlichen charakterisieren. Da das Licht der Glühlampen sehr arm an ultravioletten und überhaupt an kurzwelligen Strahlen ist, so spielen die chemisch wirksamen Strahlen dabei so gut wie gar keine Rolle. Wohl aber hat die strahlende Wärme ihre Besonderheiten, die es bedingen, daß die Glühlichtbäder unter den Wärmeprozeduren eine eigene Stellung einnehmen. Praktisch ist dieselbe vor allem dadurch charakterisiert, daß im Glühlicht-bade der Schweißausbruch bei niedrigerer Temperatur und in kürzerer Zeit erfolgt als in dem Heißluft-Kastenbade, das ihm unter den Wärmeprozeduren noch am nächsten in der Wir-kung steht. Die Differenz beträgt bezüglich der Temperatur etwa 10°, auch mehr; der Schweißausbruch erfolgt etwa in der halben Zeit als im Heißluftbade. Absolute Zahlen lassen sich natürlich nicht geben, da in Bezug auf die Leichtigkeit des Schwitzens ja die indi-viduellen Verschiedenheiten sehr groß sind; im Durchschnitt erfolgt der Schweißausbruch im Glühlichtbade bei 38—40° und nach 5—6 Minuten.

Die eben gemachten Temperaturangaben bedürfen aber in-sofern einer Korrektur, als sie sich auf Messungen beziehen, die im Lichtbade mit einem gewöhnlichen Thermometer gemacht werden. Solche Messungen ergeben aber ungenaue Werte, denn sie geben nur die Lufttemperatur im Kasten an, nicht aber die strahlende Wärme, die durch das Quecksilbergefäß eines gewöhnlichen Thermo-meters zum großen Teil reflektiert wird. Um die strahlende Wärme zu messen, ist es notwendig, ein berußtes Thermometer zu benutzen, der Ruß absorbiert die Wärmestrahlen, und es ergibt sich dann, daß im Glühlichtbade ein solches Strahlungsthermometer erheblich höhere Temperaturen anzeigt, als das gewöhnliche Thermometer. Die Differenz beträgt bei den hier in Betracht kommenden Temperatur-graden ca. 8—10°, d. h. also etwa gerade soviel, als die vorher angegebene Differenz zwischen dem Minimum für die Schweißerzeugung im Heiß-luft-Kastenbade und im Lichtbade. Praktisch sind aber doch diese Unterschiede von großer Bedeutung. Die Alteration der Herzaktion, der Körpertemperatur und des Stoffwechsels richtet sich nämlich im wesentlichen nach der Lufttemperatur, viel weniger nach der Strah-lungstemperatur[1]; mit anderen Worten also, es werden, um denselben Effekt, den Schweißausbruch, zu erreichen, im Lichtbade an das Herz viel geringere Ansprüche gestellt, als im Heißluft-Kasten-bade. Das läßt sich auch daran konstatieren, daß die Pulsfrequenz in einem bis zur reichlichen Transpiration fortgesetzten Glühlichtbade eine wesentlich geringere Beschleunigung erfährt, als im entsprechenden Heißluft-Kastenbade. Das Lichtbad ist also für das Herz und für das Allgemeinbefinden die schonendere Prozedur. Damit soll aber nicht gesagt werden, daß es einen für die Zirkulationsorgane ganz indiffe-renten Eingriff darstellt; denn wenn auch in geringerem Maße, so wird doch die Herzaktion auch im Glühlichtbade alteriert, der Blutdruck zu-nächst gesteigert, später, nach starkem Schweißausbruch, erniedrigt, und auch die Körpertemperatur erfährt im Lichtbade von 15 Minuten eine Erhöhung um ca. 1°; kurzum, die allgemeine Wirkung der sonstigen Wärmeprozeduren auf den Organismus fehlt hier keineswegs völlig, nur ist sie eben eine geringere.

---

[1] Nach Rubners Untersuchungen wird der Stoffwechsel durch die strahlende Sonnenwärme nur halb so viel erhöht als durch entsprechende Lufttemperatur.

Eine zweite Eigenart der strahlenden Wärme ist die, daß sie in tiefere Gewebsschichten einzudringen vermag. Es ist ja bekannt, daß sich die Tiefenwirkung der Lichtstrahlen umgekehrt verhält wie ihre chemische Intensität, daß also die roten und gelben Strahlen viel tiefer eindringen, als die nur wenige Millimeter tief wirkenden violetten und ultravioletten Strahlen des Spektrums. So konnte Frankenhäuser, dem wir überhaupt wichtige Untersuchungen über die Wirkung der Lichtwärmestrahlen verdanken, nachweisen, daß in der Urethra nach äußerlicher Bestrahlung des Penis mit einer Glühlampe die Temperatur um 5° erhöht werden kann.[1]) Möglich ist, daß auf dieser Tiefenwirkung auch die frühzeitige Anregung der Schweißdrüsen zur Sekretion im Lichtbade beruht. Auch der heilsame Einfluß der Glühlichtbäder auf manche Hautkrankheiten, wie z. B. die Furunkulose, wird sich vielleicht gerade durch die stark hyperämisierende Wirkung der Bestrahlung auf die tieferen Hautschichten erklären lassen.

Die praktische Anwendung der Glühlichtbäder gestaltet sich ähnlich wie bei den sonstigen allgemeinen Kastenbädern. Die verwandte Kastentemperatur beträgt hier für gewöhnlich im Maximum 50—55° (mit einem gewöhnlichen Thermometer gemessen); man richtet sich mit der Regulierung der Temperatur in erster Linie nach dem Grade der Transpiration sowie nach dem subjektiven Befinden des Patienten. Die Dauer der Glühlichtbäder, wenn sie zu diaphoretischen Zwecken gegeben werden, beträgt 15—20, nur selten 25 Minuten. Man kann die Dauer wesentlich abkürzen und den Ausbruch des Schweißes beschleunigen, wenn man das Bad einige Minuten, bevor der Patient sich hineinsetzt, durch Einschalten der Lampen anwärmt. Für Kopfkühlung und nachfolgende Abkühlung gelten die für die sonstigen allgemeinen Wärmeprozeduren gültigen Regeln.

Neuerdings hat man die Glühlichtbäder noch dadurch modifiziert, daß man statt der gewöhnlichen Glühlampen besondere langgestreckte, aus einem ausgezogenen Glühfaden bestehende, ca. 25 cm lange Lampen benutzt, hinter denen sich je ein Parabolspiegel-Reflektor befindet (Fig. 39). Der Reflektor ist von außen her beweglich und so konstruiert, daß der größte Teil des von der Lampe erzeugten Lichts auf den Körper geworfen wird. Im ganzen befinden sich in derartigen Lichtbädern 17 solcher Lampen. Es werden diese Lichtbäder Wulffsche Lichtbäder (Reiniger, Gebbert und Schall) oder Polysolbäder (Sanitas) genannt. (Der Unterschied zwischen beiden Systemen ist unerheblich.) Diese Lampen besitzen nun im Gegensatze zu den gewöhnlichen Glühlampen nur eine sehr geringe Wärmeentwicklung; es wird aber trotzdem, infolge der äußerst günstigen Ausnützung der Strahlen, ein Schweißausbruch schon bei sehr niedriger Temperatur, 30—35°, in einem solchen Lichtbade erzielt. Die Pulsbeschleunigung ist dabei eine ganz unbedeutende, auch die Erhöhung der Körpertemperatur (Wärmestauung) ist viel geringer, als im gewöhnlichen Glühlichtbade. Das Wulffsche Bad ist also eine sehr schonende und das Allgemeinbefinden so gut wie gar nicht alterierende Prozedur; nur ist zu bedenken, daß der Schweißausbruch zwar bei viel niedrigerer Temperatur, aber auch sehr viel später erfolgt als im gewöhnlichen Glühlichtbade; es dauert meist 25—30 Minuten, bis eine deutliche Diaphorese zustande kommt. Der Patient muß also dazu viel länger im Kasten sitzen, und das lange Stillsitzen bedeutet doch gerade für die schonungsbedürftigen

---

[1]) Zeitschr. f. phys. u. diät. Therap., Bd. VII.

Patienten, für die speziell das neue System bestimmt ist, eine nicht unerhebliche
und lästige Anstrengung. Wir halten es für das Beste, um diesen Nachteil zu
vermeiden und doch die sonstigen Vorteile des Wulffschen Systems auszunutzen,
im Lichtkasten die gewöhnlichen Glühlampen mit den Wulffschen Lampen
zu kombinieren. Auf diese Weise erreicht man einen baldigen Schweißausbruch
und kann trotzdem mit etwas niedrigeren Temperaturen auskommen als im Glühlichtbade älteren Systems.

Eine weitere, bisher noch nicht viel benutzte Modifikation des Glühlichtbades
hat Herz in dem sogenannten Zirkulations-Licht-Luftbade geschaffen. Es
wird dabei zirkulierende Luft ständig durch einen Lichtkasten hindurch-

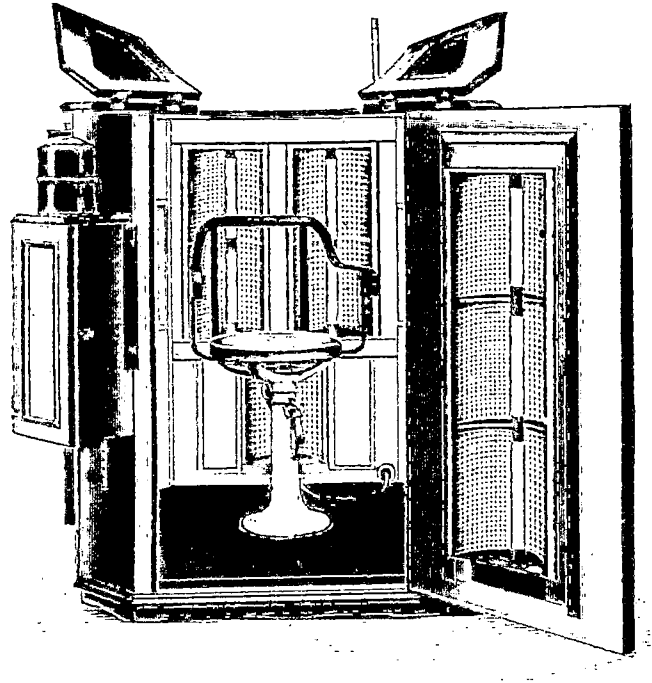

Fig. 39. Polysolbad (Sanitas).

getrieben, wodurch eine stärkere Erhitzung vermieden wird. Das Verfahren ist
besonders für Nieren- und Stoffwechselkranke zur Anregung der Hauttätigkeit
empfohlen worden.

Die Anbringung von Glühlampen von verschiedenen Farben
in einem Lichtkasten ist zwar, um die thermischen Wirkungen
modifizieren zu können, ganz angenehm (rote Lampen besitzen die
größte, blaue die geringste Heizwirkung, die weißen nehmen eine
Mittelstellung ein); in der Praxis wird man aber fast stets mit ein-
farbigen weißen Glühlampen auskommen.

Der Wert der Verwendung des Bogenlichts in Lichtkästen
ist ein beschränkter. Zwar übt das Bogenlicht neben der Wärmestrahlung auch eine erhebliche chemische Reizwirkung auf die Haut aus,

doch kommt dieselbe in den gewöhnlichen Bogenlicht-Kastenbädern nur recht unvollkommen zur Geltung. Lästig ist auch die stark heizende Wirkung, die 4 Bogenlampen in einem solchem Kasten ausüben; auch die Verschlechterung der Innenluft des Kastens durch die vom Lichtbogen erzeugten Gase macht sich oft unangenehm geltend. Daher ist die Bogenlichtbehandlung außerhalb eines Kastens, sei es in Form der lokalen oder allgemeinen Bestrahlung, bei weitem den Bogenlichtkästen vorzuziehen. Immerhin sind dieselben in der Praxis, auch ihrer suggestiven Wirkung wegen, die namentlich bei Verwendung des blauen Bogenlichts in Betracht kommt (beruhigende Wirkung), zuweilen mit Nutzen verwendbar.

Liege-Lichtbäder. Als Liege-Lichtbäder oder Rumpf-Lichtbäder bezeichnet man Vorrichtungen, die es erlauben, am im Bette liegenden Patienten Glühlichtbäder anzuwenden. Sie bestehen aus einer Art Reifenbahre, die im Innern mit einer Anzahl von Glühlampen versehen ist und über den entkleideten Patienten gestülpt wird (Fig. 40); das Ganze wird dann mit Decken bedeckt, die dem Patienten bis zum Halse reichen. Die Liege-Lichtbäder, die an jeden gewöhnlichen Steckkontakt angeschlossen werden können und namentlich in Krankenhäusern eine große Verbreitung gefunden haben, erlauben die gleichzeitige Applikation von Herzkühlung und sind deshalb sowie wegen der bequemen

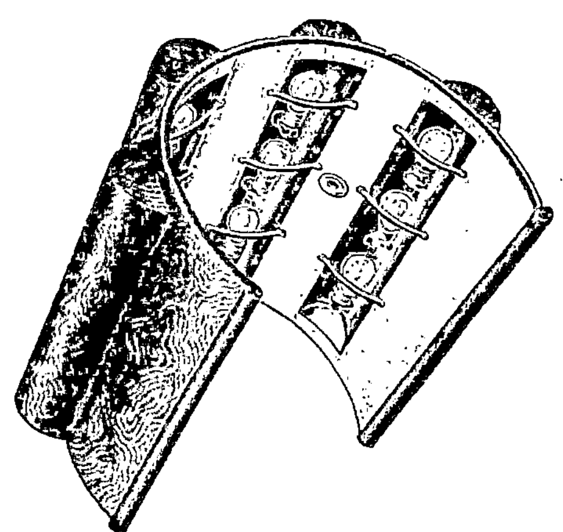

Fig. 40. Rumpf-Lichtbad (Sanitas).

Lagerung, in der sich der Kranke dabei befindet, eine verhältnismäßig wenig angreifende Prozedur. Ihre Dauer kann deshalb auch etwas länger als die der Licht-Kastenbäder ausgedehnt werden, bis zu einer halben Stunde und darüber. Ein vollständiger Ersatz für die Licht-Kastenbäder sind die Rumpflichtbäder aber deshalb nicht, weil sie nicht eine allseitige gleichmäßige Bestrahlung des Patienten erlauben; dafür ist aber ihr Indikationsgebiet ein ausgedehnteres (speziell bei Kranken mit Herzkomplikationen sind sie viel eher als die Licht-Kastenbäder verwendbar). Zu achten ist bei ihrer Anwendung, daß die Lampen nicht zu nahe an die Haut des Patienten kommen, weil sonst leicht Verbrennungen erfolgen können.

Die Bett-Lichtbäder lassen sich auch lokal für den Unterkörper und für die Unterleib verwenden, indem man die Reifenbahre speziell über diese Teile stülpt und durch Abdichtung durch Tücher nach oben hin den Oberkörper frei läßt, der aber natürlich zum Schutze gegen Erkältung noch außerdem etwas bedeckt sein muß. Eine allgemeine

Transpiration kommt in der Regel auch bei dieser Anordnung zustande.

Als lokale Lichtbäder dienen Kästen, die ähnlich wie die
lokalen Heißluftapparate in entsprechenden Formen für die verschiedenen Gelenke konstruiert und im Innern mit einer oder mehreren Glühlampen versehen sind. Die lokalen Lichtbäder sollen als Ersatz
für die lokalen Heißluftbäder dienen, doch ist dieser Ersatz kein
gleichwertiger; denn, wie früher schon einmal erwähnt, ist die Toleranz
der Haut gegenüber hohen Temperaturen der strahlenden Wärme
eine weniger große, als gegenüber der geleiteten Wärme (Heißluft),

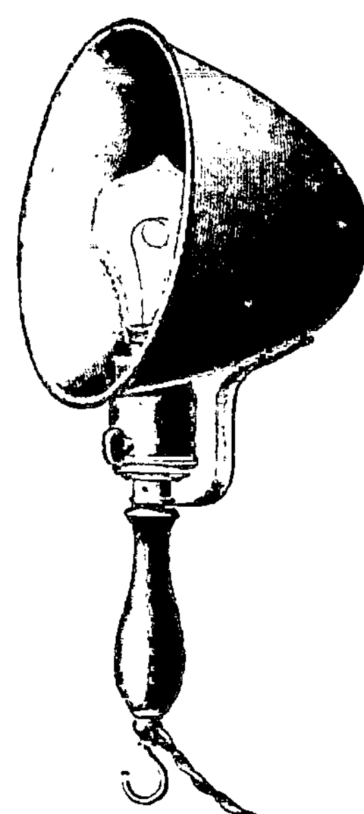

Fig. 41. Mininsche
Bestrahlungslampe.

und so kommt es, daß in diesen lokalen Lichtkästen nur Temperaturen von höchstens ca.
60—70° ertragen werden, und leichte Hautverbrennungen bei ihrer Anwendung nicht
eben selten sind. Bei leichten und mittelschweren
rheumatischen oder neuralgischen Affektionen,
wenn es mehr auf Schweißerzeugung als auf
maximale Hyperämie ankommt, erfüllen jedoch
auch die lokalen Glühlichtbäder ganz gut ihren
Zweck. Sie sind auch billiger und speziell bei
bettlägerigen Kranken leichter anwendbar als
die elektrischen Heißluftapparate. Besonders
zur Behandlung des Schultergelenkes, für das,
von dem Tyrnauerschen Apparate abgesehen, bisher wenige geeignete Modelle von Heißluftapparaten existieren, hat sich uns eine von Kroner
angegebene, durch Glühlampen erwärmte
Schulterkapsel als recht praktisch erwiesen.

Lokale Glühlichtbestrahlung. Dieselbe wird für gewöhnlich mit der sogenannten
Mininschen Lampe ausgeführt, einer 32 ker-
zigen Glühlampe, hinter der sich ein mit einem
Handgriffe versehener Parabolspiegel befindet
(Fig. 41). Die Lampe wird in einer Distanz von ca.
10 cm vor den zu bestrahlenden Körperteil gehalten; ihre Wirkung
ist in erster Linie eine Wärmewirkung, jedoch mit den Eigentümlichkeiten der strahlenden Wärme. Vor allen Dingen hat die Mininsche
Lampe den Vorteil, daß sie oft auch in Fällen anwendbar ist, wo
sonstige Wärmeprozeduren (Heißluftduschen, Dampfduschen, heiße
Kompressen usw.) wegen Überempfindlichkeit des Patienten gegen
Wärme nicht vertragen werden. Die Mininsche Lampe eignet sich
zur Behandlung von Neuralgien oberflächlich gelegener Nerven (Trigeminus - Neuralgie, Interkostal - Neuralgie), von Muskelschmerzen,
Pleuraschmerzen, von vasomotorischen Störungen, dann auch zur Behandlung von Hautkrankheiten. Das Glas der Glühbirne dieser Lampe
ist in weißer, blauer und roter Farbe gehalten; der Unterschied der
Farben hat hier die Bedeutung, daß dem weißen Lichte die reine

Wirkung der strahlenden Wärme zukommt, beim roten Glühlicht vorwiegend eine heizende, der geleiteten Wärme ähnliche Wirkung vorhanden ist, das blaue Licht soll speziell anästhesierend und analgesierend wirken. Vor allen Dingen wird aber durch die blaue Scheibe ein Teil der Wärmestrahlen absorbiert, und so eignet sich die blaue Glühlichtbestrahlung namentlich für wärmeempfindliche Patienten (Trigeminus-Neuralgie). Da das Glühlicht ja an sich fast keine chemisch wirksamen Strahlen besitzt, und diese natürlich durch die Farbe der Scheiben nicht erst geschaffen werden können, so kann auch dem blauen Glühlicht eine wesentliche aktinische Wirkung, wie man die chemische Wirksamkeit der Lichtstrahlen kurz bezeichnen kann, nicht zukommen.

Dem roten Lichte wird (namentlich ist das vom roten Bogenlichte behauptet worden) eine spezifisch anregende Wirkung auf die Regenerationsfähigkeit der Gewebe zugeschrieben.

Im übrigen beruht die spezifische Wirkung des roten Lichts speziell auf seiner Armut an chemisch wirksamen, d. h. auf die Haut einen Entzündungsreiz ausübenden Strahlen, und von dieser Überlegung ausgehend, hat Finsen zuerst die Anwendung des roten Lichts in der Behandlung der Pocken empfohlen. Finsen und zahlreiche Kliniker, die seine Angaben nachprüften, fanden, daß bei Pockenkranken, die permanent in Räumen gehalten wurden, die nur durch rote Fensterscheiben resp. durch rote Lampen erleuchtet wurden, die Eiterung der Pusteln entweder ganz ausblieb oder milder verlief als in Kontrollfällen. Demgegenüber fehlt es allerdings auch nicht an anderweitigen Mitteilungen, die jede Wirksamkeit der Rotlichtbehandlung bei Pocken bestreiten. Auch bei Vakzinationspusteln hat man das Verfahren mit Erfolg angewandt, um ihre Vereiterung zu verhindern, sie werden zu diesem Zwecke mit roter Gaze umwickelt. Das Wesentliche all dieser Methoden scheint weniger in dem roten Lichte an sich als in dem Abschlusse des stets einen gewissen Hautreiz ausübenden Tageslichts zu liegen.

2. Bogenlicht-Behandlung.

Die allgemeine Bogenlichtbehandlung durch Bogenlicht-Kastenbäder ist bereits gelegentlich der Glühlicht-Kastenbäder erwähnt und als wenig zweckmäßig bezeichnet worden. Zweckdienlicher ist es, die Kranken außerhalb eines Kastens dem Lichte einer oder mehrerer großer Kohlenbogenlampen von sehr großer Stromstärke (bis zu 150 Ampère) auszusetzen. Ein solches Verfahren ist von Hasselbach und Jacobäus zur Behandlung der Angina pectoris empfohlen worden.[1]) Es übt nämlich das an chemisch wirksamen Strahlen sehr reiche Bogenlicht eine stark reizende Wirkung auf die Haut aus: die Hautgefäße erweitern sich, die Hyperämie hält mehrere Tage nach der Bestrahlung noch an, und es tritt im Laufe der Behandlung ein Erythem auf, das ev. bei nicht vorsichtiger Dosierung zur Blasenbildung und Abschuppung, ähnlich wie es beim Sonnenerythem der Fall ist, führen kann. Die Heilwirkung des Verfahrens beruht auf

---

[1]) Berliner klin. Wochenschr. 1907, Nr. 39.

der dauernden Ableitung des Blutes auf die stark hyperämisierte Haut; die Wärmewirkung ist dabei eine verhältnismäßig geringe. Der Puls wird dadurch wenig alteriert, während der Blutdruck in pathologischen Fällen eine erhebliche Herabsetzung erfährt. Wegen der reizenden Wirkung auf die Haut dürfen die einzelnen Sitzungen, deren jede etwa 1 Stunde dauert, nur in Intervallen von mehreren Tagen wiederholt werden.

Auf ähnlichem Prinzipe beruht die Bestrahlung von liegenden Patienten mit den sogenannten Regina-Bogenlampen, die ebenfalls von großer Lichtstärke sind. Die genannten Verfahren, so zweckmäßig und wirksam sie sind, haben bisher wegen der Kostspieligkeit der dazu notwendigen Lampen und des teueren Stromverbrauchs nur eine geringe Verbreitung gefunden.

Lokale Bogenlichtbestrahlung. Die lokale Bogenlichtbestrahlung geschieht, wenn nicht eine spezifische Wirkung der chemisch aktiven violetten und ultravioletten Lichtstrahlen beabsichtigt wird, durch einen Bogenlicht-Scheinwerfer. Derselbe besteht aus einer Bogenlampe mit horizontal oder senkrecht gestellten Kohlenstiften, hinter denen sich ein vernickelter und verschiebbarer Parabolspiegel befindet (Fig. 42). Die Lampe, die vermittelst Vorschaltwiderstandes an die Straßenleitung angeschlossen wird, bedarf einer Stromstärke von ca. 15 Ampère; sie ist an der dem Patienten zugewandten Seite mit Vorrichtungen versehen, die das Einschieben einer blauen oder roten Glasscheibe erlaubt. Bei der Benutzung wird durch den Parabolspiegelreflektor das Licht der Lampe auf den zu behandelnden Körperteil konzentriert, doch vermeidet man dabei gewöhnlich, den Brennpunkt direkt einzustellen, da hier die Wärmewirkung zu stark wäre, sondern man konzentriert das Licht in einen mehr oder minder großen Kreis, je nach der Ausdehnung der zu behandelnden Stelle und der Wärmeempfindlichkeit des Kranken. Die Entfernung, in der der Patient vor der Lampe sitzt, beträgt ca. 1½—2 m. Falls das Gesicht resp. der Kopf bestrahlt wird, ist für Schutz der Augen durch eine schwarze Binde oder Brille zu sorgen. Die Dauer der Bestrahlung beträgt 20—30 Minuten.

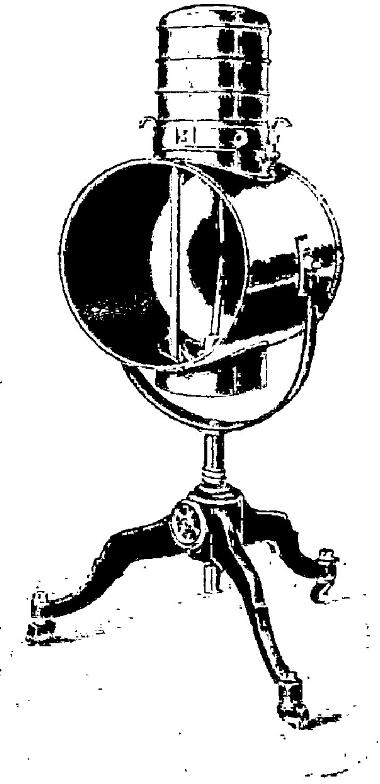

Fig. 42. Bogenlicht-Scheinwerfer (Reiniger, Gebbert u. Schall).

Die Wirkung der Bogenlichtbestrahlung setzt sich aus Wärmewirkungen und Lichtwirkungen zusammen; eine scharfe Trennung der beiden Faktoren findet hier nicht statt, im Gegensatz zu der FinsenBestrahlung, wo die Lichtwärmestrahlen durch Filtration sorgfältig ausgeschlossen werden. Wir haben also bei den gewöhnlichen Bogenlichtbestrahlungen erstens einmal die schon öfter beschriebene Wirkung der strahlenden Wärme vor uns, dann aber auch den eigentümlichen anregenden, vor allen Dingen die Gewebsregeneration anregenden Effekt der kurzwelligen chemisch aktiven Lichtstrahlen. (Die bakterientötende Wirkung des Bogenlichts kommt bei der hier beschriebenen Anwendungsform nur wenig in Betracht, dazu sind die Strahlen nicht konzentriert genug; außerdem wird namentlich durch vorgeschaltete Glasscheiben ein großer Teil der bakterizid wirkenden ultravioletten Strahlen absorbiert.)

Bei der Verwendung weißen Bogenlichts ohne vorgeschaltete Glasscheibe sind die beiden erwähnten Wirkungen kombiniert vorhanden. Schalten wir eine blaue Scheibe vor, so vermindern wir die Wärmewirkung, bei der roten Bogenlichtbestrahlung kommt neben gewissen spezifischen Eigentümlichkeiten des roten Lichts (dasselbe vermehrt nach Jezierski[1]) die Bewegungs- und Teilungsfähigkeit der Leukocyten und hat stärkere Epithelwucherungen und Hyperämie zur Folge als andere Lichtarten) die größere Tiefenwirkung der langwelligen Strahlen in Betracht, was z. B. bei Verwendung roter Bogenlichtbestrahlung zur Resorption von Exsudaten von Wichtigkeit ist.

Bestrahlungsapparate für vorwiegend ultraviolettes Licht. Diese Apparate, bei denen die Wärmewirkung gar keine oder doch nur eine unbedeutende Rolle gegenüber der Wirkung der chemisch aktiven Strahlen spielt, gehören streng genommen nicht mehr in das Gebiet der Thermotherapie und seien daher hier nur anhangsweise besprochen.

Der bekannteste und älteste derartige Apparat, ist der Finsensche, der vor allem zur Lupusbehandlung dient. Von einer großen Kohlen-Bogenlampe von 50—80 Ampère Stromstärke gehen vier teleskopartige Röhren aus; dieselben sind zur Konzentration des Lichts mit verschiedenen Quarz-Konvexelinsen versehen. (Die Verwendung von Quarz ist notwendig, weil gewöhnliches Glas ultraviolette Strahlen absorbiert); außerdem ist jede Röhre zur Kühlung des Lichts teilweise mit Wasser gefüllt, und es werden die oberen Linsen noch speziell durch zirkulierendes Wasser abgekühlt. Das auf diese Weise konzentrierte und gekühlte Licht wird aber, ehe es auf die zu behandelnde Körperstelle auftrifft, nochmals dadurch gekühlt, daß auf die betreffende Hautstelle eine Kühllinse gepreßt wird, bestehend aus zwei Glasplatten, zwischen denen beständig kaltes Leitungswasser zirkuliert. Die Ausdehnung der jedesmal zu bestrahlenden Stelle beträgt nicht mehr als etwa Zehnpfennigstück-Größe; die Dauer der Bestrahlung für jede Sitzung eine Stunde. Während der ganzen Zeit muß die Druckglaslinse fest auf die zu bestrahlende Stelle gepreßt werden; es wird dadurch auch bezweckt, das die chemischen Strahlen absorbierende Blut aus den oberen Hautschichten möglichst zu entfernen. Der Gehilfe, der während der Sitzung das Druckglas hält

---

[1] Deutsch. Arch. f. klin Med., Bd. 94, H. 1 u. 2.

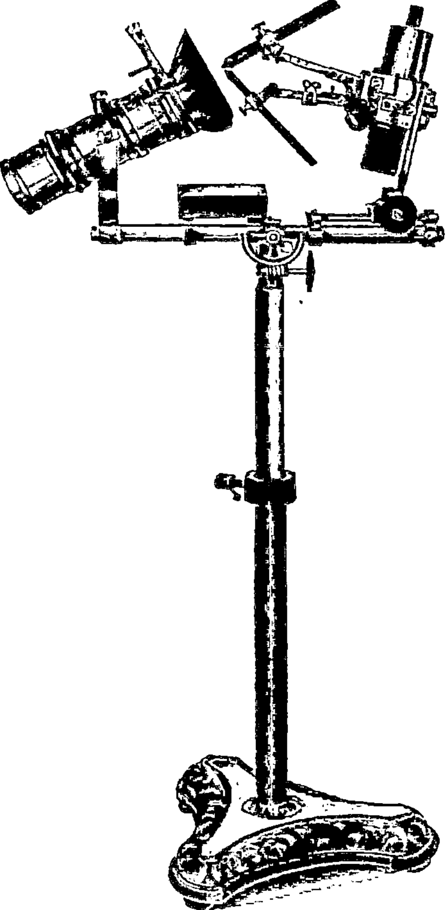

Fig. 43. Finsen-Reyn-Lampe (Sanitas).

und die Wirkung kontrolliert, muß zum Schutze vor Blendung durch den konzentrierten Lichtkreis eine schwarze Brille tragen.

Das Verfahren ist, wie aus der Beschreibung hervorgeht, recht umständlich und kostspielig. Neuerdings sind verschiedene Methoden zur Vereinfachung angegeben worden. Eine solche ist die Finsen-Reyn-Lampe, welche weniger Strom verbraucht (20 Ampère) und bei der auch der Konzentrator wesentlich einfacher konstruiert ist (Fig. 43); ferner die Bangsche Lampe, bestehend aus gekühlten Eisen-Elektroden. Nach demselben Prinzip ist auch die Dermo-Lampe (Sanitas) konstruiert. Die Eisenlichtlampen sind zwar kein gleichwertiger Ersatz für das Finsensche Modell, wofern es sich um die Behandlung des Lupus handelt, da ihre Strahlen nur die oberflächlichen Hautschichten beeinflussen, doch werden sie für die Behandlung anderer, nur die Hautoberfläche betreffenden Krankheiten z. B. der Alopecie, mit Erfolg angewandt.

Neuerdings wird ferner in der Behandlung von Hautkrankheiten das von verdampfendem Quecksilber erzeugte Licht viel verwendet, da dasselbe sehr reich an ultravioletten Strahlen ist. Die bekanntesten Modelle sind die Uviol-Lampe, ein kleiner sehr handlicher Apparat, der wenig Strom verbraucht, und die Kromayersche Quarzlampe. Die Reizwirkung, die dieses Quecksilberlicht auf die Haut ausübt, ist eine ungemein starke.

e) Sonnen- und Luftbäder.

1. Sonnenbäder.

Bei den Sonnenbädern kommt neben der intensiven strahlenden Wärme auch die chemische Wirkung des Sonnenlichts in ausgeprägtem Maße zur Geltung. Sie äußert sich darin, daß nach längerer Sonnenbestrahlung eine Pigmentierung der Haut eintritt, außerdem ein Reiz auf die Haut ausgeübt wird, der bei längerer Einwirkung zum Erythem und selbst zu stärkeren Entzündungserscheinungen mit Bläschenbildung u. dgl. führen kann. Weiterhin kommt aber auch im Sonnenbade die Wirkung der frischen Luft auf den unbekleideten Körper hinzu. Die Anregung der Schweißsekretion im Sonnenbade ist eine erhebliche, doch kann der Schweiß in der Regel, namentlich bei häufigerem Wechsel der Körperlage, gut verdunsten. Die Puls- und Atemfrequenz wird im Sonnenbade beschleunigt, jedoch nicht so erheblich, als in entsprechend intensiven Lichtbädern; auch der Blutdruck wird primär etwas erhöht. Die Körpertemperatur, im Rektum gemessen, wird im Sonnenbade nicht wesentlich beeinflußt. Nach Lenkei[1]) kann sie sogar um mehrere zehntel Grad sinken, besonders dann, wenn die Verdunstung auf der Körperoberfläche eine reichliche ist; sonst wird sie um etwa $\frac{1}{2}$—1 Zentigrad bei einem 1 bis 2 stündigen Sonnenbade erhöht. Einen energischen Einfluß übt das Sonnenbad auf den Stoffwechsel aus; der respiratorische Stoffwechsel wird dadurch wesentlich erhöht, so daß dem Sonnenbade als Entfettungsmittel eine wichtige Rolle zukommt. Die Wirkung der Sonnenbäder auf die Zersetzung stickstoffhaltiger Produkte ist dagegen noch nicht klar gestellt. Im Blute wird die Zahl der geformten Elemente, das spezifische Gewicht und der Hämoglobingehalt erhöht; ob das, wie bei sonstigen Wärmeprozeduren, nur eine Folge der Eindickung durch den Schweißverlust und der Anregung der Zirkulation ist, oder ob eine spezifische Einwirkung des Sonnenlichts auf die blutbildenden Organe dabei im Spiele ist, läßt sich noch nicht mit Sicherheit entscheiden; das letztere ist aber jedenfalls nicht auszuschließen, in Anbetracht der anregenden Wirkung des Sonnenlichts auf alle organische Tätigkeit überhaupt. Auf das Nervensystem üben die Sonnenbäder eine erregende Wirkung aus.

Somit ist das Sonnenbad keineswegs eine indifferente Prozedur, und so heilsam bei richtiger Anwendung und Dosierung sein Einfluß sein kann, so kann seine mißbräuchliche Anwendung doch zu schweren Störungen führen. Vor kurzem hat Grawitz[2]) über Fälle von schweren nervösen Erregungszuständen sowie von ernstlichen Störungen der Herztätigkeit berichtet, die er bei vorher gesunden Personen, die viele Stunden lang täglich Sonnenbäder in öffentlichen Badeanstalten genommen hatten, hat auftreten sehen.

Technik der Sonnenbäder. Die Sonnenbäder sollten stets im Freien gegeben werden, im abgeschlossenen Teile eines Luftbadeparkes oder auf einem flachen Dache, einer breiten offenen Veranda oder dergleichen. Hauptsache ist, daß das Sonnenlicht genügend Zutritt hat, und daß die Stelle vor Wind und vor unberufenen Zuschauern geschützt ist.[3])

Der Patient, der bis auf eine Badehose unbekleidet ist, soll in der Regel im Sonnenbade liegen, entweder auf eine Matratze oder einem Ruhebett mit er-

---

[1]) Zeitschr. f. phys. u. diät. Therap., Bd. XI. (Vgl. auch Arbeiten desselben Autors in Bd. XII u. XIII dieser Zeitschrift.)

[2]) Deutsche med. Wochenschr. 1909, Nr. 33.

[3]) Verdeckte Glasveranden, wie sie in einigen Krankenhäusern zu Sonnenbädern benutzt werden, sind nicht sehr zweckmäßig, da das Glas viel von den chemisch wirksamen Strahlen absorbiert, außerdem unter dem sonnenbeschienenen Glasdach sich sehr bald eine verhältnismäßig hohe Temperatur entwickelt, wogegen auch die Wasserberieselung der Glasdächer nicht viel hilft.

höhtem Kopfteil. Wichtig ist der Schutz des Kopfes gegen die Sonnenstrahlen, er geschieht entweder durch große Strohhüte, die mit leichtem weißen Stoff gefüttert sind, oder besser noch durch die Anbringung eines leichten Holzgestelles am Kopfende, über das ein weißes Laken gehängt wird, das den Kopf und event. auch andere Körperteile noch mit beschatten kann. Außerdem ist durch öfter gewechselte Kompressen oder Kühlschläuche für Kopfkühlung zu sorgen, event. auch für Herzkühlung. Während des Sonnenbades soll der Patient öfter seine Lage ändern, um das Sonnenlicht überall gleichmäßig einwirken zu lassen und eine allseitige Schweißverdunstung zu ermöglichen. Es wird auf diese Weise auch in der Regel eine Erythembildung vermieden.

Die Dauer eines Sonnenbades beträgt ½—1½ Stunden, bei erregbaren Neurasthenikern beginne man im Anfang sogar nur mit 15—20 Minuten, im Durchschnitt genügt wohl 1 Stunde Dauer. Nach dem Sonnenbad erfolgt zweckmäßigerweise eine allgemeine Abkühlung durch eine Abgießung, Regendusche oder ein kühles Bad. Will man bei kräftigen Individuen die stoffwechselerhöhende Wirkung noch steigern, so kann man auf das Sonnenbad ohne vorherige Abkühlung noch eine trockene Einpackung folgen lassen, ev. bei gleichzeitiger weiterer Sonnenbestrahlung, doch ist das natürlich eine sehr angreifende Prozedur.

Lokale Sonnenlichtbestrahlung. Bei der lokalen Sonnenlichtbestrahlung, wo nur einzelne Körperteile dem Lichte ausgesetzt werden und wo daher eine allgemeine Wirkung in der Regel fehlt, läßt sich die Dauer der Sitzung länger ausdehnen, als bei den allgemeinen Sonnenbädern; sie kann mehrere Stunden täglich betragen. Das Verfahren ist namentlich von im Hochgebirge praktizierenden Ärzten empfohlen worden (Bernhard in Samaden, Rollier in Leysin), wo bei niedriger Lufttemperatur und sehr trockener Luft die Strahlungsintensität der Sonne eine sehr große ist. Bei atonischen Hautgeschwüren, schlecht heilenden Wunden, tuberkulösen Fisteln, Skrofuloderma, Gelenk- und Drüsentuberkulose, tuberkulöser Peritonitis, dann auch zur Beförderung der Resorption bei hartnäckigen pleuritischen Exsudaten haben die genannten und andere Autoren gute Erfolge durch die lokale Sonnenlichtbestrahlung erzielt. Besondere Vorrichtungen, wie sie zur Bestrahlungstherapie des Lupus z. B. notwendig sind, sind für diese Art der Sonnenlichtanwendung nicht erforderlich; höchstens kann man nach Widmers Empfehlung durch einen Trichter das Licht auf die gewünschte Stelle konzentrieren. Es beruhen offenbar die genannten Heilwirkungen nicht nur auf den chemischen Strahlen des Sonnenlichts, sondern es hat auch die Tiefenwirkung der Lichtwärmestrahlen, vielleicht auch die Trockenheit der Luft einen Anteil daran, und somit wäre jede Filtration des Lichts durch Gläser oder Wasser unzweckmäßig.

Bemerkt sei, daß auch zur Behandlung der Kehlkopftuberkulose die Sonnenlichtbestrahlung empfohlen worden ist (Sorgo); dabei wird das Licht durch einen Toilettenspiegel, vor dem der Patient sitzt, in die Mundhöhle geworfen und von da mittelst eines Kehlkopfspiegels, den der dazu angelernte Patient sich selber hält, auf den Kehlkopf.

2. Luftbäder.

Unter Luftbädern versteht man eine Prozedur, bei der der Patient sich unbekleidet resp. nur mit einer Badehose oder, wie bei Frauen, üblich, mit einem leichten Hemd aus porösem Stoff bekleidet, mehr oder weniger lange Zeit in frischer Luft aufhält. Die Luftliegekuren, d. h. das stundenlange Liegen des zugedeckten Patienten an der Luft, sind dagegen nicht zu den Luftbädern zu rechnen. Zwischen Luft- und Sonnenbädern ist die Grenze oft schwer zu ziehen für den Fall, daß im Luftbade der Patient gleichzeitig von der Sonne bestrahlt wird. Doch werden unter Luftbädern im allgemeinen solche Bäder verstanden, bei denen die Sonnenbestrahlung entweder ganz fehlt, oder bei denen, falls gleichzeitig Sonnenschein vorhanden ist, der Patient es vermeidet, sich längere Zeit in ruhiger Haltung den Sonnenstrahlen auszusetzen.

Die physiologische Wirkung der Luftbäder hängt in erster Linie von ihrer Temperatur ab, dann auch davon, ob der Patient sich dabei im Ruhezustand befindet oder, wie meistens, gleichzeitig Bewegungen vornimmt. Auch Vorhandensein oder Fehlen des Windes bedingt Unterschiede in der Wirkung des Luftbades. Die hier am meisten interessierenden kühlen und kalten Luftbäder von einer Temperatur von ca. 6—20⁰ [1]) üben einen Einfluß aus, der in mancher Beziehung demjenigen kühler Wasserprozeduren ähnlich ist; es tritt nach primärer Gefäßverengung eine sekundäre Erweiterung der Hautgefäße ein, der Blutdruck wird erhöht, hauptsächlich durch reflektorische Anregung der Herzaktion, die letztere wird verlangsamt, ebenso wird die Atemfrequenz verlangsamt; der Stoffwechsel wird erhöht, und zwar vornehmlich wohl durch die vermehrte willkürliche und unwillkürliche Muskeltätigkeit, die im Luftbade stattfindet. Die Zahl der roten Blutkörperchen wird vermehrt, ebenso der Hämoglobingehalt, und zwar hält diese Veränderung nach Lenkei auch längere Zeit nach Beendigung der Luftbäder noch an.[2]) In geringem Maße werden auch die Leukocytenzahl und die Werte für Viskosität des Blutes im kalten Luftbade erhöht. Die Körpertemperatur (im Rektum gemessen) wird im unbewegten Luftbade primär erhöht, bei Körperbewegungen resp. Wind findet eine deutliche Wärmeabgabe statt. Die Sekretionen, speziell die Urinsekretion, werden angeregt, ebenso auch die Peristaltik. Die Ähnlichkeit der Wirkung der Luftbäder mit derjenigen der kalten Wasseranwendungen ist sonach auf den verschiedensten Gebieten vorhanden, nur tritt infolge der längeren Dauer des Luftbades und des Fehlens eines stärkeren primären Reizes hier die Veränderung der physiologischen Funktionen viel langsamer ein als im Wasserbade.

---

[1]) Lenkei unterscheidet das laue Luftbad von 20—30⁰ Temperatur, das kühle von 14—20⁰ und das kalte von 6,5—14⁰; die Wirkung ist um so energischer, je niedriger die Temperatur des Luftbades ist.

[2]) Zeitschr. f. phys. u. diät. Therap., Bd. XIII.

Das Luftbad kann also als eine sehr milde und doch unter Umständen sehr wirksame Kälteanwendung angesehen werden; doch ist, um diese Wirkungen therapeutisch zu verwerten, eine genaue Dosierung bezüglich Dauer und Temperatur notwendig, und die letztere haben wir allerdings nicht so in der Hand, wie bei den Wasseranwendungen.

Technik. Es läßt sich für Luftbäder jeder abgeschlossene, dem Wind nicht zu sehr ausgesetzte Platz verwenden. Der Badende muß Gelegenheit haben, sich sowohl in der Sonne wie im Schatten aufzuhalten, vor allen Dingen ist für Raum und Gelegenheit zu Körperbewegungen zu sorgen (Turnapparate, Freispiele usw.), denn in der Regel soll der Patient sich im Luftbade ständig bewegen. Die Dauer des Luftbades richtet sich außer nach der Temperatur der Luft nach der Reaktionsfähigkeit und Gewöhnung des Patienten, keinesfalls darf der Patient im Luftbade frieren; es ist daher erforderlich, ihn erst durch kurze, wenige Minuten dauernde Luftbäder an die Prozedur zu gewöhnen, die dann später bis auf mehrere Stunden ausgedehnt werden kann. In manchen Fällen ist es zur Gewöhnung des Patienten an das Luftbad zweckmäßig, daß man ihn zunächst im temperierten Zimmer bei geschlossenem Fenster das Luftbad nehmen läßt, später dann bei offenem Fenster, und ihn dann erst ins Freie schickt. Für die häusliche Behandlung läßt sich überhaupt' das Luftbad im Zimmer bei weit geöffnetem Fenster ganz gut improvisieren.

Das Luftbad ist vor allen Dingen ein hervorragendes hygienisches Abhärtungsmittel, namentlich wenn es in der beschriebenen Weise richtig dosiert wird. Unter den Krankheitszuständen, die sich dafür eignen, seien hier nur allgemeine Neurasthenie, namentlich nervöse Schlaflosigkeit und nervöse Kopfschmerzen, dann auch vasomotorische Neurosen, ferner Erkrankungen der Kreislauforgane (wegen der Änderung der Blutverteilung, der Steigerung der Herzkraft und Erhöhung des Blutdruckes) und Anämie und Chlorose, sowie Stoffwechsel-Krankheiten genannt.

f) Sandbäder.

Die Sandbäder sind ein sehr energisch wirkendes thermotherapeutisches Mittel. Sie bestehen darin, daß der Patient in erhitztem trockenem Sande von einer Temperatur von 42—50° entweder mit dem ganzen Körper bis zum Halse oder partiell eingegraben wird und in dieser Lage ½—1 Stunde verbleibt. Gewöhnlich werden die Sandbäder in niedrigen Holzwannen gegeben (Fig. 44 u. 45); die Wannen sind fahrbar, einmal, damit sie unter den Erwärmungsapparat geschoben werden können, aus dem der heiße Sand in sie hineinfließt, und dann auch, um, wenn angängig, nach fertiger Bereitung des Sandbades die Wanne ins Freie zu fahren, wie das z. B. im Bade Köstritz üblich ist. (Die Verabfolgung des Sandbades in frischer Luft gestaltet die Prozedur viel weniger angreifend für den Patienten.)

Man benutzt zu Sandbädern am besten Flußsand; speziell da, wo der Sand nach Benutzung sterilisiert und gewaschen werden kann, ist es notwendig, nicht schlammenden und nicht staubenden Sand zu gebrauchen (Magdeburger Elbkies). Wird der Sand nur einmal oder immer nur für denselben Kranken benutzt, so läßt sich zur Not auch Seesand verwenden, namentlich ist derselbe für lokale Sandbäder in der Häuslichkeit brauchbar.

Die Erwärmung des Sandes geschieht in Anstalten entweder in einem Kasten, durch den Dampf-Heizschlangen verlaufen und aus dem der Sand dann in die untergeschobene Wanne fällt, oder, nach einem allerdings komplizierterem System, in einem tubusartigen großen Behälter, der ebenfalls durch Dampfschlangen erwärmt wird und durch den der Sand, nachdem er durch ein Paternosterwerk in die Höhe gebracht worden ist, hindurchfließt (Fig. 45). Zu achten ist, daß bei der Einfüllung des Sandes in die Wanne aus dem Heizgefäß, falls sich der Kranke dabei schon in der Wanne befindet, der erhitzte Sand nicht direkt den Patienten trifft; der Sand muß vielmehr erst in der Wanne, event. durch Umschaufeln oder Mischen mit kühlerem Sand, auf die richtige Temperatur gebracht werden. (Anfangstemperatur für Vollbäder 40⁰, allmählich ansteigend auf 45—48⁰.)

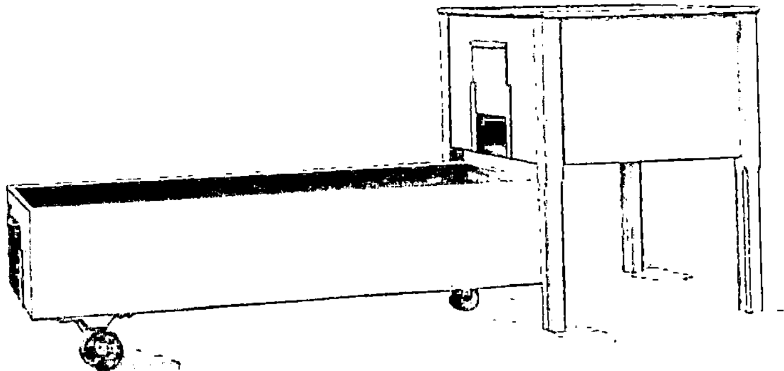

Fig. 44. Sandbad (Modell Moosdorf u. Hochhäusler).

Es wird zunächst eine Sandschicht auf den Boden der Wanne ausgebreitet, darauf legt sich der Patient und er wird dann mit dem übrigen Sande (ohne Zwischenschaltung eines Leintuches) zugedeckt. Wenn es die Indikationen erlauben, empfiehlt es sich, die Brust frei zu lassen (sie wird dann mit einem Leinentuche locker bedeckt); trotzdem tritt dabei eine allgemeine starke Transpiration ein, und selbst wenn nur der Unterkörper im Sand eingegraben ist und der Oberkörper vom Sande freibleibt, ist die Transpiration noch eine sehr starke. Gleichzeitige Herzkühlung ist bei Freilassen der Brust im Sandbade sehr bequem anwendbar.

Jn größeren Anstalten wird der Sand nach der Benutzung durch Erhitzen auf über 100⁰ sterilisiert und kann dann wieder benutzt werden, doch genügt bei längerem Gebrauche das Sterilisieren allein nicht den Ansprüchen der Reinlichkeit, da dem Sande anhaftende Fettteilchen und sonstige Verunreinigungen dadurch natürlich nicht entfernt werden. Es ist zu diesem Zwecke vielmehr notwendig, den Sand außerdem des öfteren zu waschen, und zwar geschieht dies, in dem der Sand in einem dicht abgeschlossenen Eisenkasten mehrere Stunden lang unter fließendes heißes Wasser gesetzt und hinterher auf einem Roste getrocknet wird. Es erfordert dieses Vorgehen komplizierte Anlagen, wo solche nicht vorhanden sind, ist jedenfalls der nur durch Sterilisieren gereinigte Sand des öfteren zu erneuern.

Die Dauer eines Sandbades beträgt ½—¾ Stunden; nach dem Sandbade wird der Sand und Schweiß im lauwarmen Vollbade ab-

gewaschen, in dem der Patient zu seiner Abkühlung ca. 10 Minuten
verbleibt.   Hinterher noch eine Trockenpackung zum Nachschwitzen zu geben, halten wir im allgemeinen nicht für erforderlich.
   Die Wirkung der Sandbäder ist zunächst eine stark diaphoretische; der Verlust an Schweiß, der durch den trocknen Sand auf-
gesaugt wird, ist ein sehr großer.   Neben der Wirkung der trockenen
Wärme kommt ferner auch die mechanische Wirkung des Sandes
in Betracht; der durch den Sand ausgeübte starke Hautreiz gibt

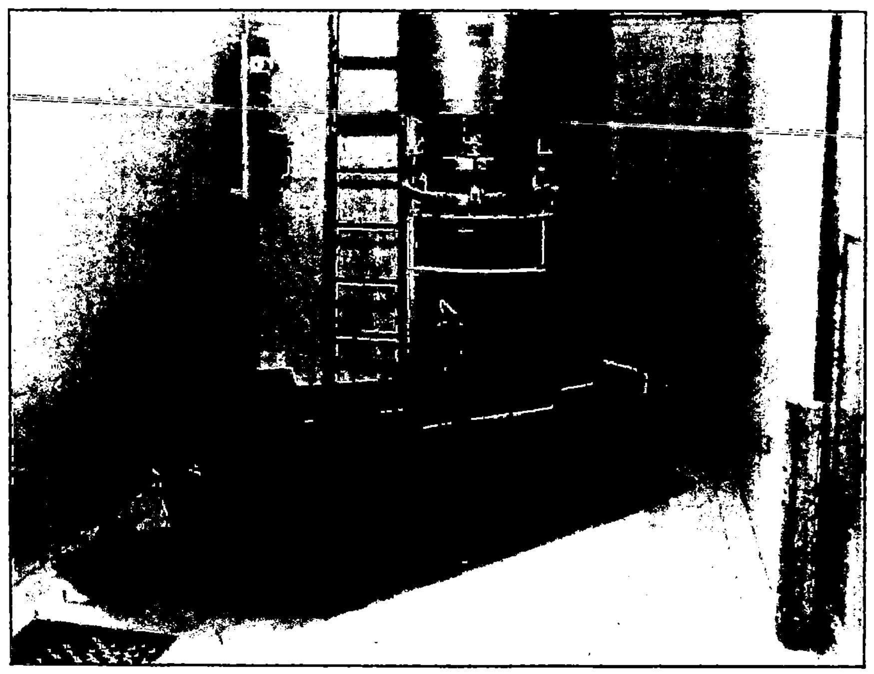

Fig. 45. Sandbadewanne mit Erwärmungsvorrichtung für den Sand
(Virchow-Krankenhaus; System Bolte u. Loppow, Hamburg).

sich unter anderem auch in einer energischen Steigerung des Stoffwechsels und Erhöhung der Innentemperatur des Körpers
kund.   Die Belastung durch den Sand ist ebenfalls für seine energische resorptionsbefördernde Wirkung von Bedeutung, und so eignen
sich die Sandbäder gerade auch für schwere Fälle von rheumatischen
und neuralgischen Erkrankungen, sowie für sonstige mit Exsudationen
einhergehende Prozesse (Adnexerkrankungen).   Da der Patient im
Sandbade bequem lagert, auch immer gute Luft dabei einatmen kann,
so ist die Prozedur trotz ihrer energischen Wirkung für viele Personen
nicht so angreifend, als die nicht so intensiv wirkenden Heißluft- oder
Dampfbäder.

Lokale Sandbäder der Füße oder Hände, die in entsprechenden Holzgefäßen oder Eimern gegeben werden, können länger als die allgemeinen, etwa 1—1½ Stunden lang, appliziert werden; man kann hier bei Gewöhnung des Patienten an den heißen Sand bis zu 55⁰ Temperatur allmählich ansteigen. Jedenfalls sei man aber bei den ersten Sandbädern (allgemeinen wie lokalen) vorsichtig mit der Temperatur, da bei manchen Individuen, speziell bei den an chronischem Rheumatismus oder an Gicht leidenden Personen, die Haut gerade gegen heißen Sand sehr empfindlich ist.

In der häuslichen Praxis lassen sich lokale heiße Sandbäder für kleinere Körperteile ganz gut auf die Weise herstellen, daß man den Sand auf einem Kuchenblech erhitzt und in entsprechende Gefäße füllt. Sehr gebräuchlich ist auch in der häuslichen Praxis die Verwendung von heißen Sandsäcken, die schmerzhaften Stellen direkt aufgelegt werden. Es ist bei der Herstellung der Sandsäcke darauf zu achten, daß die Sandschicht nicht zu dünn ist, damit die Abkühlung nicht zu schnell erfolgt.

g) Moorbäder.

Das Moor ist eine Erdschicht, in der unter Luftabschluß Pflanzen und sonstige organische Stoffe sich bei mäßiger Feuchtigkeit zersetzt haben. Infolgedessen enthält das Moor eine Reihe von organischen Substanzen wie Huminsäure, Ameisensäure, Essigsäure usw.; außerdem sind im Moor, soweit es in der Nähe von Mineralquellen gewonnen wird (die wichtigsten sind Franzensbad, Marienbad, Elster, Kudowa, Kissingen, Teplitz, Steben, Flinsberg, Pyrmont, Polzin), auch eine Reihe von Mineralstoffen enthalten, unter denen, je nach Zusammensetzung der betreffenden Quelle, Eisensalze oder Schwefelverbindungen die Hauptrolle spielen. In jenen Badeorten wird das aus der Erde gestochene Moor zunächst zerstoßen und an der Luft getrocknet, dann erst durch Vermischen mit warmem Wasser bis zu dickflüssiger bis mitteldicker Konsistenz zu Badezwecken verwendet. Ein Moorvollbad, das ca. 1½—2 Zentner Moorerde enthält, ist außerhalb eines Badeortes nur auf umständliche Weise herzustellen, während man lokale Moorpackungen und Moorumschläge, zu denen viel geringere Mengen Moor nötig sind, überall anwenden kann.

Die Wirkung des Moorbades setzt sich zusammen aus der Temperaturwirkung und der mechanischen Wirkung, die die Moormassen bei Berührung mit der Hautoberfläche auf dieselbe ausüben. Die chemische Wirkung der in der Moorerde enthaltenen Substanzen kommt wohl nur in zweiter Linie in Betracht, immerhin ist sie nicht ganz ohne Bedeutung.

Für die Temperaturwirkung ist von Wichtigkeit, daß das Moor eine viel geringere Wärmekapazität und ein geringeres Wärmeleitungsvermögen als das Wasser besitzt, der Körper daher höhere Temperaturen im Moorvollbade vertragen kann als im Wasservollbade. So werden im Moorbade z. B. Temperaturen von 42—45⁰ schon im Anfang gut vertragen, und so kommt es ferner, daß im Moorbade ·energische thermische Einwirkungen unter nur geringer Alteration der Herzaktion erreicht werden können. Speziell von Bedeutung ist die blutdruckherabsetzende Wirkung der Moorbäder (die Pulsfrequenz wird im warmen Moorbade nur in mäßigem Grade erhöht). Es können daher Moorbäder von nicht zu hoher Temperatur (38—39°) auch bei Herzstörungen sowie bei Arteriosklerose ohne Bedenken gegeben werden; bei jenem Temperaturgrad liegt erst für die Zirkulationsorgane beim Moorbade der Indifferenzpunkt.

Die mechanische Wirkung des Moorbades, hervorgerufen durch die eigentümliche Reibung zwischen Körperoberfläche und dem Moorbrei, ist vor allem, ähnlich wie es bei den Sandbädern der Fall ist, für die resorptionsbefördernde Wirkung von Bedeutung, weshalb die Moorbäder gerade in der Therapie chronischer Exsudate eine große Rolle spielen.

Für die chemische Wirkung kommt neben einem gewissen, durch die im Moore enthaltenen Säuren ausgeübten Hautreiz vor allem auch eine adstringierende Wirkung der Moorsubstanzen in Betracht.

Da die Moorvollbäder und Sitzbäder vorzugsweise nur in Badeorten gegeben werden können, und der Export des Moores in größeren Mengen mit Schwierigkeiten verbunden ist, so hat man versucht, durch Herstellung von flüssigem Moorextrakt, das in einer Menge von 1—2 Litern dem Bade zugesetzt wird, Moorbäder in der Häuslichkeit zu ersetzen. Dieser Ersatz ist aber nur ein unvollkommener, denn es fehlt dabei sowohl die eigentümliche thermische, wie die mechanische Wirkung des Moores. Immerhin ist den Moorsalzen, die in dem Moorextrakt enthalten sind, eine gewisse therapeutische Wirksamkeit nicht abzusprechen, namentlich ist eine adstringierende Wirkung unzweifelhaft vorhanden, und so werden in der Gynäkologie Moorextraktbäder vielfach verwendet, und auch bei manchen rheumatischen Krankheiten haben sich Sitz- und Vollbäder mit Moorextrakt-Zusatz als schmerzstillend entschieden nützlich erwiesen.

Das bekannteste Moorextraktpräparat ist die Franzensbader Moorlauge; auch Polziner Moorlauge hat sich uns ganz brauchbar erwiesen. Zu beachten ist, daß die Moorextraktbäder die Wäsche durch Eisenflecke verunreinigen.

h) Schlammbäder, Fango-Anwendungen.

Der Schlamm, der zu Bäderzwecken dient, wird entweder aus dem Niederschlag von Mineralquellen gewonnen oder er stammt aus Meer-, Fluß- oder Seeschlamm. Besonders der erstgenannte Schlamm ist ziemlich reich an Salzen und enthält daneben auch organische Stoffe, die aus zugrunde gegangenen Pflanzenteilen stammen. Die Wirkung der Schlammbäder beruht jedoch vor allen Dingen auf den physikalischen Eigenschaften des Schlammes, seiner geringen Wärmekapazität und seinem hohen spezifischen Gewicht, das dasjenige des Moorbades noch erheblich übertrifft. Wir haben also auch hier wieder eine Kombination von thermischer und mechanischer Wirkung vor uns.

Die Schlammvollbäder werden fast nur in Badeorten gebraucht, in denen geeigneter Schlamm aus den Quellen gewonnen werden kann. Die bekanntesten derartigen Bäder sind die von Pistyan in Ungarn, Nenndorf in der Provinz Hannover, Ischl, Aix les Bains in Frankreich, dann eine Reihe italienischer Bäder, Battaglia, Abano, Acqui, Monsummano, wo der Schlamm Fango genannt wird. Alle die genannten Orte gewinnen den Schlamm aus den Niederschlägen ihrer Thermalquellen. Der Seeschlamm findet am meisten Anwendung in den russischen Limanenbädern unweit von Odessa, dann auch in Balaton-Füred am Plattensee in Ungarn, sowie in verschiedenen schwedischen und norwegischen Orten. Neben Vollbädern werden dort überall auch lokale Schlammumschläge sowie Schlammeinreibungen benutzt, die namentlich da, wo der Schlamm reich an Spongiennadeln ist, einen lebhaften Hautreiz ausüben.

Außerhalb jener Kurorte wird der Schlamm fast ausschließlich in Form von Schlammpackungen angewandt. Am meisten dazu eignet sich der schon erwähnte italienische Fango, derselbe wird in getrocknetem Zustand viel nach außerhalb verschickt.[1]) Der Fango bildet getrocknet ein feines Pulver von gleichmäßiger Konsistenz, das neben anderen Mineralbestandteilen vor allen Dingen reich an Kieselpanzern von Diatomeen ist; außerdem enthält der Fango nicht unbeträchtliche Mengen von Radiumemanation. Mit heißem Wasser angerührt, bildet er eine breiartige Masse, die sich innig an die Haut anschmiegt, keinerlei Reizwirkung auf dieselbe ausübt und die Wärme sehr lange zu halten imstande ist.

Man benützt zum Anrühren des Fangos Wasser von ca. 80⁰ Temperatur; der Fango wird dabei in einem Eimer so lange mit Wasser gemischt, bis er sogenannte mittlere „Salbenkonsistenz" hat und wird dann umgerührt, bis er zu einer Temperatur von 40—50⁰ abgekühlt ist; dieser Brei wird dann zu Packungen resp. Umschlägen benutzt. Zu diesem Zwecke wird zunächst auf ein ausgebreitetes Gummituch eine Schicht des Fangobreis aufgetragen, darauf das zu behandelnde Glied gelegt, dann werden die oberen und seitlichen Partien des betreffenden Teils mit Fango in einer Schicht von etwa 4 cm Dicke bedeckt (Fig. 46). darüber kommt das Gummituch und dann eine Flanellbinde resp. ein größeres Flanelltuch. Auf möglichst dichten Abschluß des Verbandes ist besonders zu achten.

Der Fango hält seine Temperatur bei guter Bedeckung stundenlang; die gewöhnliche Dauer einer Fangopackung beträgt 1½ bis 2 Stunden. Werden größere Körperteile, z. B. ein ganzes Bein eingepackt, so verbindet man damit gewöhnlich eine allgemeine trockene Einpackung, in der der Patient dann meistens stark transpiriert. Nach Schluß der Fangopackung wird der Fango im lauwarmen Bade oder mit einer lauwarmen Dusche abgespült, was

---

[1]) Neuerdings wird auch deutscher Fango, der aus der Eifel stammt, versandt und in den Handel gebracht; er ist dem italienischen an Wirkung und Aussehen sehr ähnlich.

sehr leicht von statten geht. Eine Verstopfung der Wasserleitung ist bei der feinen Verteilung des Fangos hierbei nicht zu befürchten.

Die Fangopackung ist ein sehr energisch wirkendes und dabei in der Form mildes wärmestauendes Mittel, das einen sehr ausgedehnten Indikationskreis hat und wenig Gegenindikationen besitzt. Gerade in schweren Fällen, z. B. von gonorrhoischen oder rheumatischen Gelenkerkrankungen, auch schon im akuten Stadium, dürfte die lokale Fangopackung von kaum einem anderen Mittel an Wirksamkeit übertroffen werden. Bemerkt sei, daß der italienische Fango in trockener

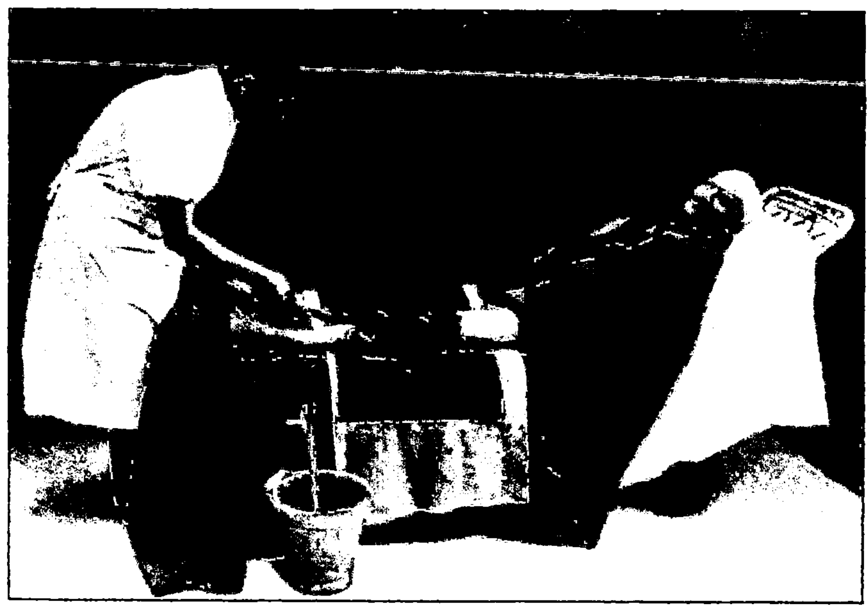

Fig. 46. Fangopackung (Knie).

Form nur an Anstalten und Krankenhäuser abgegeben wird, an Private wird er in Büchsen in dickflüssiger Form verkauft; er braucht dann zum jedesmaligen Gebrauch nur erwärmt zu werden. Eine längere Fangokur gestaltet sich aber auf diese Weise ziemlich kostspielig.

Außer Fango lassen sich natürlich auch die sonstigen Schlammarten zu Umschlägen verwenden, z. B. sind mit einem in Pommern gewonnenen „Seeschlick" erfolgreiche Versuche angestellt worden. Nur haben die anderen Schlammarten nicht den Vorteil, von so gleichmäßig-weicher Konsistenz und so leicht abspülbar und sauber in der Anwendung zu sein, als der Fango.

Die sonstigen Methoden zur Bereitung lokaler heißer Umschläge sind zum größten Teile bereits bei der Besprechung der hydrotherapeutischen Methodik erwähnt worden. Hier seien der Vollständigkeit halber nur noch die allbekannten heißen Brei- und Leinsamenumschläge genannt, deren Charakteristikum, ähnlich wie beim Fango, das innige Anschmiegen an den behandelten Körperteil und das lange Halten der Wärme ist; ferner die Thermophore, flache Gummibeutel, die mit einer Salzmischung (essigsaurem Natron) gefüllt sind, die sich beim Eintauchen des Beutels in heißes Wasser verflüssigt. Wenn das Thermophor dann aus dem Wasser entfernt und dem Körper aufgelegt wird, so beginnen die Salze wieder auszukristallisieren, und während der Zeit des Auskristallisierens gibt das Thermophor ständig Wärme ab; die Wärmeentwicklung hält so mehrere Stunden lang an. Ebenfalls zur trockenen lokalen Wärmeanwendung dienen die Lindemannschen Elektrotherm - Kompressen; dieselben bestehen aus zwei Lagen von Stoff, zwischen denen sich durch den elektrischen Strom erhitzte Drähte befinden, die ähnlich wie die Heizkörper des elektrischen Heißluftkastens konstruiert sind. Die Elektrotherm-Kompressen sind in verschiedener, der Applikationsstelle angepaßter Form hergestellt; sie lassen sich an die elektrischen Leitungen anschließen und sind, ebenso wie die Thermophore, speziell bei bettlägerigen Patienten recht brauchbar.

Zur Kombination von lokaler Wärmeapplikation mit gleichzeitiger Massage (Thermomassage) hat Goldscheider besondere Apparate angegeben, rollenförmige Metallzylinder, die das Aussehen der bekannten Elektrisierrollen haben und im Inneren mit der bei Thermophoren gebräuchlichen Salzmischung gefüllt sind.

B. Balneotherapie.

Es seien hier unter der Rubrik „Balneotherapie" Bäderanwendungen besprochen, bei denen durch Zusatz flüssiger, fester oder gasförmiger Substanzen zum Badewasser die rein thermische Wirkung des Bades eine Modifikation erfährt. Streng genommen gehören zur Balneotherapie auch die Moor- und Schlammbäder, die wir aber schon zusammen mit den sonstigen Wärmeträgern im vorigen Kapitel besprochen haben.

Im Anschlusse an die balneotherapeutischen Maßnahmen sollen auch noch die elektrischen Wasserbäder zur Besprechung kommen.

1. Kohlensäurebäder.

Kohlensäurebäder sind Wasserbäder, in denen Kohlensäuregas in Form von kleinen Bläschen enthalten ist, die sich auf dem Körper des Badenden absetzen und dadurch eine eigentümliche, noch näher zu beschreibende Wirkung auf den Organismus hervorrufen. Die Wirkung der Kohlensäurebäder lernte man zunächst an den natürlichen kohlensäurehaltigen Quellen kennen. Vor allen Dingen wurde sie an den Nauheimer kohlensauren Solbädern studiert; doch enthalten auch eine Reihe anderer bekannter natürlicher Mineralquellen reichlich CO_2 und lassen sich zu wirksamen Kohlensäurebädern verwenden. Als die wichtigsten seien außer Nauheim die Quellen von Kissingen, Franzensbad, Marienbad, Kudowa, Oeynhausen, Tarasp, Steben in Bayern, Rippoldsau im Schwarzwald genannt. Auch in vielen anderen Quellen, am meisten in den Stahlquellen, ist CO_2 in mehr oder weniger großen Mengen enthalten. Die natürlichen Kohlensäurebäder haben vor den künstlichen vor allem den Vorteil, daß ihr Gehalt an CO_2-Gas ein konstanter resp. leicht dosierbarer ist, daß die Bindung der CO_2-Bläschen an das Wasser eine sehr innige ist, und daß daher nur wenig oder gar kein CO_2-Gas während des Bades bei zweckmäßigem Verhalten des Patienten aus dem Wasser entweicht. Die sonstigen Vorzüge der natürlichen Kohlensäurebäder vor den künstlichen sind noch nicht ganz aufgeklärt, etwas trägt sicherlich ihr Gehalt an Mineralbestandteilen, vor allen Dingen an Sole (Nauheim, Oeynhausen, Kissingen), zu der Wirkung mit bei; die Rolle der Radioaktivität der Quellen aber dürfte bei dieser Kategorie von Bädern kaum von Bedeutung sein.

Bei der Bereitung von künstlichen Kohlensäurebädern kommt es vor allen Dingen darauf an, die Bindung des Gases an das Wasser möglichst innig zu gestalten und ein Entweichen desselben aus dem Wasser zu verhüten. Es gelingt dies im allgemeinen leichter bei den auf chemischem Wege hergestellten künstlichen CO_2-Bädern, als bei den Systemen, wo das Gas resp. damit künstlich imprägniertes Wasser direkt in die Wanne geleitet wird.

Die auf chemischem Wege, durch Zusammenbringen eines kohlensauren Salzes mit einer Säure im Badewasser hergestellten künstlichen CO_2-Bäder eignen sich vor allem für die häusliche Praxis. Am einfachsten ist die Methode, $\frac{1}{2}$—1 kg Soda oder Natron bicarbonicum zusammen mit Salzsäure dem Badewasser zusetzen. Auf diesem Prinzip beruhen die bekannten Quaglioschen Bäder, bei denen $\frac{1}{2}$ kg Natron-Bikarbonat auf den Boden der Wanne gestreut wird, worauf dann aus einer Flasche mittels Hebervorrichtung Salzsäure langsam in das Wasser bis zur genügenden CO_2-Entwicklung geleitet wird. Nach dem Sandowschen System, das ebenfalls sehr verbreitet ist, werden 4 Päckchen von Natron bicarbonicum à 250 g und 4 Tafeln Kalium-Bisulfat im Wasser aufgelöst; gewöhnlich werden die Päckchen resp. Tafeln vorher noch in kleinere Stücke zerteilt.

Diese Systeme, bei denen anorganische Säuren zur Entwicklung des CO_2-Gases aus den kohlensauren Salzen benutzt werden, haben den Nachteil, daß Zink- oder sonstige Metallwannen durch die Säuren angegriffen werden, wenn man sie nicht mit Linoleum- oder Holzeinlagen schützt, während Holzwannen natürlich unbedenklich dazu verwandt werden können. Der genannte Nachteil fällt weg bei Benutzung organischer Säuren zur CO_2-Entwicklung, und es haben sich solche Systeme, die allerdings etwas kostspieliger sind, in neuerer Zeit sehr eingebürgert. Unter ihnen seien genannt: die

Kohlensäurebäder von Kopp & Joseph in Berlin („Zeo"-Bäder), wobei Essigsäure, die mit Chlorkalzium beschwert ist, als Säure dient, die Lebramschen kohlensauren Formika-Bäder, durch Zusatz von Ameisensäure zu dem Badewasser, in dem vorher Natron-Bikarbonat gelöst ist, hergestellt (Norddeutsche chemische Werke), und die Zuckerschen CO_2-Bäder mit dem Kissen (Max Elb, Dresden). Hier ist das kohlensaure Salz in mehreren Kissen eingeschlossen, die an beliebiger Stelle in die Wanne niedergelegt werden können und eine stärkere Lokalisierung der CO_2-Entwicklung an bestimmten Körperstellen erlauben.

Bei all diesen Systemen der Kohlensäureentwicklung im Bade wird zunächst das kohlensaure Salz im Badewasser aufgelöst, resp. deponiert und dann die Säure zugesetzt. Sehr bald nach dem Säurezusatz besteigt der Patient das Bad, um möglichst noch von dem Hautreiz, den die bei der Entwicklung erzeugten aufsteigenden CO_2-Bläschen ausüben, zu profitieren.

Beim Zusatz von fertigem CO_2 - Gas zum Badewasser ist das einfache Hineinleiten des Gases in die Wanne nicht angängig, weil die Bläschen, selbst wenn sie aus einer am Boden liegenden Röhre, die mit kleinen Öffnungen versehen ist, aufsteigen, im Badewasser nicht gebunden bleiben, sondern schnell nach oben hin entweichen. Nur das System „Perle im Bade", bei dem statt der Röhren Bambusstäbe verwandt werden, durch deren feine Lücken die Kohlensäure ins Wasser entweicht, hat sich zur Bereitung von genügend starken Kohlensäurebädern auf diesem Wege als brauchbar erwiesen. Es wird hierbei der Apparat einfach an eine Bombe, die flüssige Kohlensäure enthält und mit Reduzierventil versehen ist, angeschlossen. Im übrigen haben sich am besten zur Bereitung künstlicher Kohlensäurebäder, namentlich in größeren Anstalten, die Systeme bewährt, bei denen die CO_2 zunächst unter Druck mit kaltem Wasser gemischt und dann das so imprägnierte kalte Wasser in die Wanne geleitet wird, worauf die vorsichtige Vermischung mit warmem Wasser erfolgt. Die Anschaffungskosten dieser Apparate sind zum Teil beträchtlich, dafür stellen sich die Herstellungskosten des einzelnen CO_2-Bades sehr niedrig, man kann sie bis auf 10 Pfennige pro Bad bei geschickter Bedienung des Apparates reduzieren.

Der bekannteste Apparat, der nach diesem Prinzipe arbeitet, ist der von Fischer & Kiefer in Karlsruhe (Fig. 47): Es wird aus einer CO_2-Bombe, die mit einem Reduzierventil versehen ist, CO_2 von unten her in einen großen Zylinder eingeleitet, unter einem Druck von 1½—2 Atmosphären. Von oben her strömt in diesen Zylinder kaltes Leitungswasser ein, das unter etwas höherem Druck stehen muß; das Wasser wird mittels feiner Brauseköpfe oder mehrerer Lagen von kleinen Marmorkugeln zerstäubt und das zerstäubte Wasser mischt sich nun mit dem von unten her aufsteigenden Kohlensäure-Gas. Das auf diese Weise innig mit CO_2 imprägnierte kalte Wasser sammelt sich in einem unter dem Zylinder befindlichen großen Reservoir, aus dem es dann mittelst Röhren in die Wanne geleitet wird. (Der Apparat kann auch außerhalb des Badezimmers aufgestellt werden.) Beim Einleiten des kohlensäurehaltigen Wassers in die Wanne ist darauf zu achten, daß das Einfließen nicht zu stür-

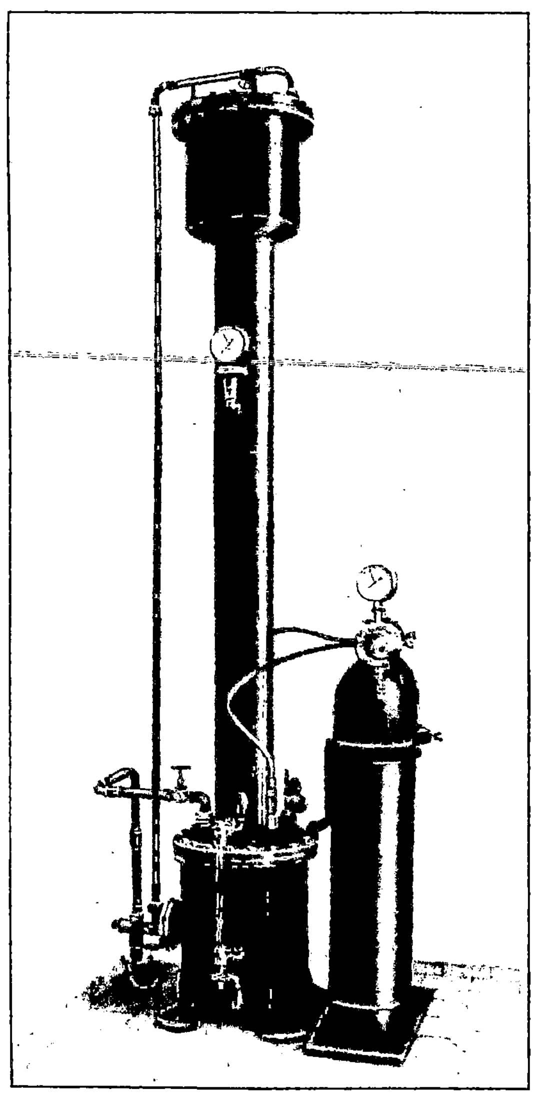

Fig. 47. Apparat zur Bereitung künstlicher Kohlensäurebäder (Fischer & Kiefer, Karlsruhe).

misch erfolgt (Vorhalten des Fingers vor die Öffnung), auch läßt man zweckmäßigerweise zunächst etwas warmes Wasser in die Wanne hinein, ehe man das kalte CO_2-Wasser zuströmen läßt. Man kann aber auf diese Weise sehr starke CO_2-Bäder erzielen. Der Patient setzt sich in die Wanne entweder unmittelbar nach Bereitung des CO_2-Bades oder schon kurz bevor das Bad fertiggestellt ist, auf diese Weise läßt sich noch besonders für guten Ansatz der Bläschen sorgen. Bei Verwendung dieses Systems ist besonders darauf zu achten, daß, sowie der Patient die Wanne bestiegen hat, mittels eines Fächers oder dergleichen die über dem Wasser öfters lagernde Schicht von CO_2-Gas entfernt wird, sonst kann man durch Einatmung derselben unangenehme Zustände (Schwindelanfälle, Kopfschmerzen) erleben.

Nach ähnlichem Prinzip wie der Fischer & Kiefersche Apparat ist der von Keller in Dresden und der von Dr. Wagner in Wien konstruiert. Auf einfachere Weise erfolgt die Mischung von CO_2 und kaltem Wasser nach dem Systeme von Michal, deshalb ist der Michalsche Apparat auch wohlfeiler wie die eben genannten, doch ist der CO_2-Gehalt der damit hergestellten Bäder nicht immer ebenso stark. Sehr gute Kohlensäurebäder liefert ein in jüngster Zeit von der Firma Moosdorf & Hochhäusler (Berlin) konstruierter kleiner und recht wohlfeiler Apparat, der ebenfalls zum Anschlusse an eine Kohlensäurebombe eingerichtet ist.

Die Temperatur, in der die CO_2-Bäder gegeben werden, beträgt 34—27°, sie ist also niedriger als die der gewöhnlichen Vollbäder, trotzdem kann der Patient auch kühle Kohlensäurebäder infolge des eigentümlichen Wärmereizes, den die Gasbläschen auf die

Haut ausüben, ohne Frösteln ertragen. Die Wirkung der CO_2-Bäder ist eine um so stärkere, je niedriger die Temperatur ist. Man beginnt daher bei empfindlichen Patienten mit dem Indifferenzpunkt nahen Temperaturen (34—33°) und erniedrigt da, wo man eine starke Gefäßwirkung erzielen will, im Laufe der Behandlung allmählich die Bädertemperatur. Tiefere Temperaturen als 27—26° anzuwenden, halten wir nur in Ausnahmefällen für notwendig. Die Dauer des Kohlensäurebades beträgt 10 bis 15 Minuten. Während des Bades hat der Patient ruhig zu liegen und alle Bewegungen zu vermeiden, um die angesetzten Kohlensäurebläschen nicht vom Körper abzustreifen und eine gleichmäßige Wirkung derselben auf die ganze Körperoberfläche zustande kommen zu lassen. Ganz zweckmäßig, aber nicht notwendig ist es, bei künstlichen CO_2-Bädern zur Verhinderung der Einatmung des Gases die Wanne bis zum Halse des Patienten mit einem Tuche zu bedecken.

Der Patient empfindet im CO_2-Bade ein lebhaftes Kribbeln an der Hautoberfläche, außerdem stellt sich bald ein angenehmes Wärmegefühl ein. (Bei nicht zu tiefer Temperatur des Bades fehlt der primäre Kälteschauer entweder vollständig, oder er ist nur von kurzer Dauer.) Die Hautgefäße erweitern sich, und es tritt eine lebhafte Hautrötung ein, die namentlich auch nach Verlassen des Bades sehr deutlich erkennbar und ganz charakteristisch für die Kohlensäurebäder ist.

Die objektive Wirkung der CO_2-Bäder ist in ungemein zahlreichen Untersuchungen studiert worden, namentlich ist die Literatur über ihre Wirkung auf die einzelnen Funktionen des Herzens und des Gefäßsystems eine sehr große. An Widersprüchen der einzelnen Beobachter fehlt es nicht; immerhin können wir nach der vorliegenden Literatur und nach eigenen Beobachtungen die Wirkung der CO_2-Bäder etwa folgendermaßen zusammenfassen: Vor allen Dingen werden die Hautgefäße erweitert, dadurch wird der Widerstand, den das Blut bei seinem Umlaufe in der Peripherie findet, verringert und die Herzarbeit erleichtert. Die Erleichterung der Herzarbeit tut sich auch darin kund, daß die Pulsamplitüde, d. h. die Differenz zwischen maximalem und minimalem Blutdruck, in den CO_2-Bädern vergrößert wird. Der systolische (maximale) Blutdruck selbst wird im Kohlensäurebade in der Regel erhöht, und zwar um so mehr, je niedriger die Wassertemperatur des Kohlensäurebades ist; doch sei ausdrücklich betont, daß auch bei indifferenter Temperatur (34°) eine mäßige Druckerhöhung und Amplitüdenvergrößerung ebenfalls meist, wenn auch nicht immer, vorhanden ist. Die Pulsfrequenz wird im CO_2-Bad deutlich verlangsamt, sowohl schon bei indifferenter Temperatur, als namentlich in kühleren CO_2-Bädern.

Es ist nun eine Streitfrage, ob die Kohlensäurebäder mehr eine Schonung oder eine Übung des Herzens und Gefäßsystemes darstellen. Den Standpunkt, daß dabei die Schonung eine wichtige Rolle spielt, vertreten vor allen Dingen Strasburger und seine Schüler, mit der

Begründung, daß zwar die Arbeit der einzelnen Herzkontraktionen im
Kohlensäurebade erhöht wird, wie sich aus der Steigerung des systo-
lischen Blutdruckes erkennen läßt, andererseits aber dadurch, daß
die Zahl der Kontraktionen geringer wird und die peripheren Widerstände abnehmen (Vergrößerung der Pulsamplitüde, selbst bei
gleichbleibendem Druck) eine Erleichterung der Herzarbeit resultiert.
Otfried Müller dagegen hält die Kohlensäurebäder vor allem für eine
herzübende Prozedur, da mit gleichzeitiger Verstärkung der Herz-.
arbeit eine Gefäßverengerung in den peripheren Gebieten einherginge;
allerdings kommen für ihn nur die kühlen, unter dem Indifferenzpunkt
gelegenen CO_2-Bäder in Betracht. Eine neuerliche Mitteilung von
Kraus[1]) spricht sich entschieden dafür aus, daß die Kohlensäurebäder,
auch die kühlen, eine herzschonende Prozedur darstellen; Kraus
fand nun allerdings bei seinen Untersuchungen mittels der Pleschschen
Methode, daß in diesen Bädern das Schlag- und Minutenvolumen des
Herzens bei gleichbleibendem mittleren Blutdruck und gleichbleibender
Pulsfrequenz verkleinert wird (im Gegensatz zu entsprechend kalten
Wasserbädern). Man darf also jedenfalls die herzschonende Wirkung
der CO_2-Bäder keineswegs unterschätzen, und am meisten herzschonend
wirken diejenigen Bäder, die in ihrer Temperatur dem Indifferenzpunkt
gleich oder nahe stehen. Je kühler die Temperatur des CO_2-Bades ist,
um so mehr macht sich gleichzeitig dann die herzübende Wirkung
geltend.

Die aufgeführten Wirkungen des CO_2-Bades auf Blutdruck und Puls
sind an Individuen mit gesundem oder mit noch leistungsfähigem
krankem Herzgefäßsystem beobachtet worden. Sie können ausbleiben
oder nur in abgeschwächtem Maße vorhanden sein, einerseits wenn das
Zirkulationssystem infolge von schwerer Erkrankung auf den
äußeren Reiz nicht mehr in genügender Weise zu reagieren imstande
ist (schwere Myokarditis, Arteriosklerose, starke Kompensationstörung),
andererseits kommen auch gerade bei stark nervösen Individuen
Ausnahmen von dem Gesagten vor. Wir werden auf diese Verhältnisse
bei Besprechung der Therapie der Herzkrankheiten noch zurückkommen
müssen, dabei namentlich auch auf die Frage der Dauerwirkung
der Kohlensäurebäder bei Erkrankungen des Zirkulationssystemes noch näher eingehen. Diese Wirkung läßt sich am besten
dahin charakterisieren, daß man sie als regulatorische auffaßt.

Man hat zu Anfang, als die Wirkung der CO_2-Bäder bekannt wurde, geglaubt,
daß dieselben auf die Herzgröße einen erheblichen und rasch erfolgenden Einfluß
ausüben, und daß speziell dilatierte Herzen schon nach einem Bade erhebliche
Verkleinerung ihrer Grenzen erfahren könnten. Durch Einführung der orthodiagraphischen Methode ist viel Wasser in den Wein solcher Enthusiasten gegossen
worden. Wir wissen jetzt, daß die Herzfigur überhaupt keine so große Variabilität
zeigt, als man früher vielfach annahm, und speziell für die Wirkung der Kohlensäurebäder ist gezeigt worden, daß dieselben nach einmaligem Gebrauch nur selten
den Herzumfang wirklich erheblich verkleinern können. Immerhin kommen
solche orthodiagraphisch nachweisbaren Verkleinerungen im Laufe einer Kur

---

[1]) Verhandl. der 31. Versammlung der balneolog. Gesellsch., Januar 1910.

vor. Sie betragen aber nach Groedels III. Beobachtungen in maximo nicht mehr wie etwa 2 cm. Derartige leichte Verkleinerungen der Herzfigur nach CO_2-Bädern wurden auch von anderen Untersuchern gefunden. (Schmincke, Arthur Selig.)

Der Solegehalt des Kohlensäurebades ist für seine Zirkulations-wirkung nicht von wesentlichem Einflusse.

Außer dem Zirkulationsapparate wird durch die CO_2-Bäder auch das Nervensystem in starkem Maße beeinflußt. Der eigentüm-liche Hautreiz, den die Kohlensäurebläschen ausüben, kann zwar bei nervös stark erregbaren Individuen eine Erhöhung der Erregung hervorrufen, in der Regel jedoch hat er zusammen mit dem lebhaften und angenehmen subjektiven Wärmegefühl eine beruhigende und schmerzstillende Wirkung zur Folge, besonders wenn die Wasser-temperatur wenig oder gar nicht unter dem Indifferenzpunkt gelegen ist. Daher ist das Indikationsgebiet solcher temperierter CO_2-Bäder bei funktionellen und vor allem bei organischen Nervenkrankheiten ein sehr großes.

Wie kommt nun die Wirkung der Kohlensäurebäder zu-stande? Man hat, was ja am nächsten lag, damit die Einwirkung verglichen, die ein CO_2-Gasbad auf den Organismus ausübt, wenn man die Versuchsperson bis zum Halse in eine CO_2-Gasatmosphäre bringt. Es ergab sich dabei auch tatsächlich eine gewisse Ähnlichkeit mit der Wirkung der CO_2-Wasserbäder, vor allen Dingen empfindet man im CO_2-Gasbad ein lebhaftes Wärmegefühl, auch Prickeln auf der Haut stellt sich ein. Dagegen werden Puls und Blutdruck nicht in dem Maße und dem Sinne verändert, wie im CO_2-Wasserbad. Der Puls wird meistens beschleunigt, der Blutdruck verhält sich verschieden und wird nicht erheblich geändert. Ferner findet eine erhebliche Re-sorption der Kohlensäure durch die Haut in den Gasbädern statt.

Wir können also die Kohlensäure als solche allein für die eigentliche Wirkung der damit imprägnierten Wasserbäder nicht verantwortlich machen. Die gangbarste Hypothese zur Erklärung jener Wirkung ist vielmehr die folgende, die zuerst von Senator und Frankenhäuser aufgestellt worden ist: Da die CO_2 eine viel kleinere Wärmekapazität und ein viel kleineres Wärmeleitungsvermögen als das Wasser besitzt, so wird eine CO_2-Atmosphäre von einer Temperatur von 31—33⁰ C, die man gewöhnlich ja für die Bäder anwendet, von der Haut schon als Wärmereiz empfunden (wir empfinden ebenfalls, wenn auch in etwas geringerem Maße, eine Lufttemperatur von dieser Höhe als warm); andrerseits wird eine Wassertemperatur von 31—33⁰ schon als kühl, jedenfalls nicht als merklich warm empfunden. Nun lagern im CO_2-Bad auf der Haut nebeneinander immer abwechselnd CO_2-Bläschen und kleine Wasserteilchen; die ersteren üben einen Wärme-reiz, die Wasserpartikelchen einen Kältereiz aus, und dadurch kommt das zustande, was Senator und Frankenhäuser als thermischen Kontrast bezeichnen. Diese thermische Kontrastwirkung ruft nun die Erweiterung der Hautgefäße und reflektorisch die Veränderungen der Herzaktion hervor. Daraus erklärt sich auch die schon früher erwähnte Tatsache, daß die Wirkung eines CO_2-Bades mit Erniedrigung der Wassertemperatur steigt. Bei diesen kühlen Bädern ist dann die Reizwirkung des kühlen Wassers ein sehr wirksamer Faktor, doch ist die Anwesenheit der CO_2 dabei keinesweges von untergeordneter Bedeutung, denn sie ruft erstens einmal das subjektive Wärmegefühl hervor, das das kühle Bad für den Patienten überhaupt erträglich macht, außerdem modifiziert sie auch die objektive Wirkung des kühlen Bades, indem sie seinen pulsverlangsamenden und blutdruckerhöhenden Effekt vergrößert. Nach Kraus wird ferner, wie schon erwähnt, das Schlagvolumen des Herzens im kühlen CO_2-Bade im Gegensatz zum kühlen Wasserbade verkleinert, also auch hier liegt eine spezifische Wirkung des Kohlensäurebades vor. Weiterhin haben wir schon früher erwähnt, daß die CO_2-Bäder noch in indifferenter Temperatur den Blutdruck erhöhen und den Puls verlangsamen können, was in den entsprechenden Wasserbädern nicht der Fall ist. Ganz zutreffend charakterisiert in der Stroth[1]) diese Erscheinung damit, daß der CO_2-Zusatz den Indifferenzpunkt der Wasserbäder heraufsetzt; denn bei höheren Temperaturen (über 35°) fehlt dann auch bei Kohlensäurebädern die charakteristische Puls- und Blutdruckwirkung.

Bemerkt sei, daß, wie H. Winternitz nachwies,[2]) im Kohlensäurebade auch etwas CO_2 durch die Haut resorbiert wird; Winternitz führt darauf die Vertiefung der Atmung und die Erhöhung der CO_2-Ausscheidung, die im Kohlensäurebad erfolgt, zurück.

Es darf nun aus dem Gesagten keineswegs gefolgert werden, daß es gleichgültig sei, ob CO_2 oder ein anderes Gas zum Badewasser zugesetzt wird, denn man hat gefunden, daß mit Sauerstoffgas oder Luft bereitete entsprechende Bäder eine andere Wirkung haben, als die CO_2-Bäder. Es fehlt in solchen Bädern das subjektive Wärmegefühl und die Hautrötung, auch Blutdruck und Puls verhalten sich etwas anders, und es fehlt die erregende Wirkung auf das Nervensystem. Offenbar beruht diese Verschiedenheit zum großen Teile darauf, daß die Wärmekapazität der CO_2 kleiner ist, als die der anderen hier in Betracht kommenden Gase.

2. Sauerstoffbäder.

Die Sauerstoffbäder werden entweder durch direktes Einleiten des Gases in das Wasser hergestellt oder durch chemische Entwicklung von O im Badewasser. Dem ersteren Zwecke dient der schon erwähnte Apparat „Perle im Bade", der statt an eine CO_2-Bombe an eine O-Bombe angeschlossen wird. Zur chemischen Entwicklung wird ein Peroxydsalz (Natrium-perborat), im Badewasser aufgelöst, aus dem dann durch Zusatz eines als Katalysator wirkenden Stoffes das O-Gas

---

[1]) Therap. Monatshefte 1909, Nr. 4.
[2]) Deutsch. Arch. f. klin. Med., Bd. 72.

·im Bade entwickelt wird. Dieses Prinzip findet Verwendung bei den Sarasonschen Ozetbädern, wobei früher Manganborat als Katalysator diente, das neuerdings durch kolloidales Mangandioxyd ersetzt worden ist. Bei den Zuckerschen Sauerstoffbädern dient ein anderes aus organischen Körpern hergestelltes Ferment zur O-Entwicklung, dessen Zusammensetzung nicht angegeben ist. Zu achten ist, daß bei der Bereitung der O-Bäder auf chemischem Wege man zweckmäßigerweise nach Zufügung der Zusätze zum Badewasser einige Minuten vergehen läßt, bis der Patient die Wanne besteigt, denn die Gasentwicklung erfolgt zu Anfang nur allmählich. Die Temperatur, in der die O-Bäder gegeben werden, beträgt 33—35°. Da der eigentümliche Wärmereiz, den die CO_2 ausübt, hier wegfällt, so ist die Verwendung kühlerer Temperaturen nicht angängig.

Der Sauerstoff setzt sich in den Bädern in Form von kleinen Bläschen, die kleiner als die CO_2-Bläschen sind, an die Haut an; er ruft ein sehr lebhaftes Gefühl des Prickelns hervor, dagegen fehlt im O-Bade, wie schon erwähnt, das bei den CO_2-Bädern eigentümliche Wärmegefühl, ebenso bleibt die dort fast regelmäßig eintretende Hautrötung hier fort. Der Puls wird etwas verlangsamt, wenn auch nicht in dem Maße, wie im CO_2-Bad; der Blutdruck bleibt entweder gleich oder er wird erniedrigt, namentlich ist dies bei pathologischen Blutdruckerhöhungen der Fall. Auf das Nervensystem übt das O-Bad eine beruhigende Wirkung aus. Es unterscheidet sich also in mancher Beziehung von dem CO_2-Bad, und seine Indikationen sind daher auch zum Teil andere; eine regulatorische Wirkung auf den Kreislauf kommt jedoch auch den Sauerstoffbädern zu, nur kommt sie auf etwas andere Weise als bei den CO_2-Bädern zustande.

[Eine thermische Kontrastwirkung ist auch beim O-Bade vorhanden, denn auch der O unterscheidet sich in seiner Wärmekapazität sehr erheblich von dem Wasser, der Unterschied ist aber nicht so groß wie zwischen der Kapazität von Wasser und Kohlensäure. Vielleicht trägt zur Verschiedenheit der Wirkung von Sauerstoff- und Kohlensäurebädern auch der Umstand mit bei, daß die Sauerstoffbläschen erheblich kleiner sind als die Kohlensäurebläschen.

Von praktischer Bedeutung ist ferner auch, daß im Sauerstoffbade die Schädlichkeit einer event. Einatmung des Gases durch den Patienten naturgemäß wegfällt.

Das O-Bad ist vor allen Dingen bei solchen Erkrankungen des Zirkulationssystemes indiziert, wo Blutdruckerhöhungen zu vermeiden sind oder bekämpft werden müssen (Arteriosklerose usw.), dann dient es als Beruhigungsmittel bei nervösen Erregungszuständen, auch zur Behandlung vasomotorischer Neurosen, klimakterischer Beschwerden u. dgl. hat es sich bewährt.[1]

---

[1] Als besondere Indikation der Sauerstoffbäder hat A. Wolff (Berliner klin. Wochenschr. 1910, Nr. 12) noch die Rekonvaleszenz nach Infektionskrankheiten aufgestellt; es werden hier leichte Herzstörungen günstig beeinflußt, und weiter wird nach akuten Exanthemen der Abschuppungsprozeß durch Sauerstoffbäder erheblich beschleunigt.

Neuerdings haben Senator und Schnütgen[1]) auch die atmosphärische Luft zur Herstellung von Gasbädern benutzt. Es wurde dazu ein Apparat der Firma Jacob & Serenyi (Berlin) verwandt, bei dem die Luft zunächst in einem Windkessel unter Druck gesetzt und dann mittelst Verteilers in die Wanne geleitet wird. Die auf diese Weise hergestellten Luft-Perl-Bäder sind, wie die genannten Autoren nachgewiesen haben, in ihrer Wirkung den O-Bädern ganz ähnlich. Ihr Betrieb ist, wenn man von den nicht unerheblichen Anschaffungskosten des Apparates absieht, naturgemäß ein sehr billiger.

3. Solbäder.

Solbäder werden entweder in Badeorten mit natürlichen Solquellen gegeben, oder auf künstliche Weise derart hergestellt, daß man 3—9 kg Kochsalz, Seesalz oder Staßfurter Salz im Wasser einer Wanne auflöst. Berechnet man den Inhalt einer Wanne auf etwa 200—300 l, so ist danach die Menge des zuzusetzenden Salzes zu bestimmen, unter Berücksichtigung, daß 1—3%ige Solbäder zu den schwächeren, 3—6%ige zu den stärkeren Solbädern zu zählen sind; Solbäder über 6% werden außerhalb der Badeorte wohl selten Anwendung finden und sind wegen ihrer stark hautreizenden Wirkung nur mit großer Vorsicht zu gebrauchen. Andrerseits vermeide man es, zu wenig Salz im Wasser aufzulösen, denn 3 kg Salz geben z. B. im Badewasser einer großen Wanne nur ein 1%iges Bad. Der Hauptbestandteil aller Solquellen ist das Kochsalz, daneben sind, wie im Staßfurter Salz, auch andere Chloride, vor allem Chlorkalium, Chlorkalzium und Chlormagnesium enthalten, einige natürliche Quellen enthalten auch geringe Mengen von Jod oder Brom.

Außer dem Salz wird auch Mutterlauge zur Bereitung von Solbädern verwandt, die aus der konzentrierten Sole von Kreuznach, Kösen und anderen Badeorten gewonnen wird. Man setzt zu einem Vollbade 2—3 l Mutterlauge, zu einem Sitzbade (Mutterlaugenbäder werden vor allen-Dingen als Sitzbäder angewandt) 1 l Mutterlauge zu; zuweilen wird außerdem noch etwas Badesalz hinzugefügt. In Badeorten wird außerdem auch die Sole, die aus den Gradierwerken gewonnen wird und die etwa 15—30% Salz enthält, zur Bereitung von Bädern benutzt. Je nach der Stärke der Sole und der Größe der Badewanne fügt man 20—30 l Sole zum Badewasser hinzu.

Die Temperatur, in der die Solbäder gegeben werden, beträgt in der Regel 33—35°. Bei rheumatischen oder neuralgischen Leiden wendet man aber auch höhere Temperaturen, bis 37 und 38°, an.

Die Wirkung der Solbäder beruht keinesfalls auf einer Resorption der im Wasser aufgelösten Salze; man kann wohl mit Sicherheit annehmen, daß eine solche Resorption durch die unverletzte Haut nicht stattfindet. Dennoch handelt es sich bei den Solbädern keineswegs nur um reine Temperaturwirkungen des Wassers, wenn die letzteren

---

1) Deutsche med. Wochenschr. 1909, Nr. 35.

naturgemäß auch von großer Bedeutung sind. Die eigentümliche Wirkung der Solbäder kommt wahrscheinlich dadurch zustande, daß nach einem Solbade und noch mehr bei einer Solbäderkur kleine Salzkristalle auf der Haut haften bleiben. Es werden dadurch die Verdunstungsverhältnisse auf der Haut geändert, die normale Wasserverdunstung wird eingeschränkt und kann sogar ganz aufgehoben werden. Die Wärmeabgabe von der Haut wird dadurch vermindert, und zugleich wird, wie man annehmen muß, eine stärkere Durchblutung der Hautgefäße herbeigeführt (Frankenhäusersche Theorie). Diese Dauerwirkung der Solbäder erklärt die Anregung des Appetits und des Stoffwechsels, die man nach einer Solbäderkur zu beobachten pflegt; nach Heubner[1]) wird bei Kindern auch die Stickstoffausscheidung durch eine solche Kur vermehrt. Der respiratorische Stoffwechsel wird dagegen, wie die meisten Autoren annehmen, durch Solbäder nicht beeinflußt. Auch auf Herztätigkeit, Atemfrequenz und Körpertemperatur übt das einzelne Solbad keinen anderen Einfluß aus, als ein entsprechendes einfaches Wasserbad, nur der Blutdruck wird in geringem Grade durch den Salzzusatz erhöht. Ferner wird nach Heller[2]) die Phagozythose durch Solbäder stark angeregt, was die begünstigende Wirkung der Solbäder auf die Wundheilung erklären würde; doch ist dabei wohl die Hauptsache die allgemein-roborierende Wirkung der Solbäder. Schließlich hat H. Winternitz gefunden, daß die früher erwähnte Resorption von Kohlensäure durch die Haut durch Solezusatz zum CO_2-Bade begünstigt wird. Zwischen den einzelnen Salzen der Sole (Chlornatrium, Chlorkalium, Chlorkalzium, Chlormagnesium) scheint bezüglich der erwähnten Wirkungen kein Unterschied zu bestehen.

Ähnlich wie die Solbäder wirken die Seebäder, die einen Salzgehalt von 1—4% aufweisen (Nordsee, Altantischer Ozean, Mittelmeer und Adriatisches Meer 3—4%, Ostsee 0,8—1,7%). Allerdings kommen hier zu der Solbäderwirkung noch die Einflüsse der starken Luftbewegung und der kühlen Wassertemperatur hinzu. Darauf mag zurückzuführen sein, daß Löwy und Franz Müller[3]) nach Seebädern eine deutliche Erhöhung des respiratorischen Stoffwechsels konstatieren konnten, die für sonstige Solbäder nicht von allen Autoren gefunden worden ist.

4. Schwefelbäder.

Schwefelbäder werden in der Weise hergestellt, daß entweder 100 g Schwefelleber im Badewasser aufgelöst oder 60—120 g Kalium sulfuratum und 15—20 g englische Schwefelsäure dem Wasser zugefügt werden. Da in diesen Bädern eine beträchtliche Schwefelwasserstoff-Entwicklung erfolgt, so ist für gute Durchlüftung des Bade-

---

[1]) Berliner klin. Wochenschr. 1905, Nr. 17.
[2]) Jahrb. über Fortschritt und Leistungen auf dem Gebiete der physikal. Medizin. Leipzig 1908.
[3]) Pflügers Arch. f. Physiologie, Bd. 103.

zimmers zu sorgen; außerdem dürfen nur Holz- oder gut emaillierte
Metallwannen zu Schwefelbädern benutzt werden, da der Schwefelwasserstoff alle Metallteile angreift und schwärzt, und es ist zu bedenken, daß auch sonstige im Baderaum befindlichen Metallgegen-
stände durch den SH_2 angegriffen werden. Diese Nachteile werden
vermieden bei einem neuerdings viel verwandten Präparat, dem
Thiopinöl (Matzka), einer Verbindung von Schwefel mit aromatischen
Stoffen (Nadelholzöl), die, zum Wasser hinzugefügt, so gut wie gar
keinen Schwefelwasserstoff entwickelt, und hauptsächlich nur nach
Fichtennadelextrakt riecht; trotzdem stehen die Thiopinolbäder in
ihrer therapeutischen Wirkung den sonstigen Schwefelbädern nicht nach.

Die therapeutische Wirkung der Schwefelbäder ist empirisch
vor allem bei rheumatischen, gichtischen und neuralgischen
Erkrankungen, nebenbei auch bei Hautkrankheiten, seit alter Zeit
erprobt. Ferner werden die Schwefelbäder, namentlich die Schwefelquellen von Aachen, bei der Syphilisbehandlung zur Unterstützung
und Ergänzung der merkuriellen Kur benutzt. Wie diese Wirkungen
der Schwefelbäder zustande kommen, ist noch nicht ganz klar, denn bei
den natürlichen Schwefelquellen und den Schwefelbädern älteren
Systemes findet wahrscheinlich keine Resorption des Schwefels
durch die Haut statt, während für die Thiopinolbäder eine solche
Resorption durch Vermehrung des Schwefelsäuregehalts im Urin
nachgewiesen zu sein scheint (Dießelhorst, Laqueur). Wahrscheinlich
spielt bei den erstgenannten Schwefelbädern auch die Einatmung
von Schwefelwasserstoff eine Rolle; ferner ist zu bedenken, daß in
den Schwefelthermen meist auch Trinkkuren mit den Badekuren
verbunden zu werden pflegen, wobei natürlich Schwefel in größerer
Menge dem Körper einverleibt wird.

Auf die gleichzeitige Quecksilberbehandlung hat die Schwefelbäderkur den Einfluß, daß sie die Wirkung des Quecksilbers
abschwächt, indem sich der Schwefel mit dem Quecksilber zu dem
unlöslichen und therapeutisch unwirksamen Quecksilbersulfid verbindet. Es ist noch eine Streitfrage, ob diese teilweise Bindung des
Quecksilbers durch den Schwefel ein Vorteil ist, nach Engel[1] besteht
der Vorteil darin, daß man durch eine gleichzeitige Schwefelquellen-
Trink- und Badekur die Wirkung des Hg regulieren und etwaige
toxische Schädigungen durch Begünstigung der Hg-Ausscheidung
vermeiden kann. Eine direkte Verstärkung der Wirkungen des
Quecksilbers findet aber nach Bruck[2] durch eine Schwefelbäderkur wohl nur insofern statt, als die Temperatur, vielleicht auch
der Salzgehalt der Thermalquellen auf die Zirkulation und damit auf
die Verteilung und Ausscheidung des Metalls im Organismus einen Einfluß haben können, und daß daneben das bei einer solchen Kur so
wichtige Allgemeinbefinden gekräftigt wird.

---

[1] Zeitschr. f. phys. u. diät. Therap., Bd. X.
[2] Zeitschr. f. exper. Path. u. Therap., Bd. VI, H. 3.

5. Aromatische Bäder.

Unter den aromatischen Bädern sind die bekanntesten und wohl auch wirksamsten die Fichtennadelbäder, die durch Zufügen von ca. 200 g käuflichem Fichtennadelextrakt oder von fertigen, in Packung befindlichen Präparaten zum Badewasser hergestellt werden. Das Wasser nimmt dabei eine dunkelbraune Farbe an, schäumt stark und entwickelt einen angenehmen, sehr erfrischenden Geruch. Die Bäder, die in einer Temperatur von 34—37⁰ genommen werden, wirken hauptsächlich auf psychischem Wege durch den anregenden und zugleich beruhigenden Einfluß, den der Geruch nach Nadelholzöl auf viele Individuen, namentlich auf Nervöse, ausübt. Doch ist meines Erachtens auch der Hautreiz bei diesen Bädern nicht ganz außer acht zu lassen und darauf beruht offenbar der günstige Einfluß des Zusatzes von Fichtennadelextrakt zu höher temperierten Bädern bei rheumatischen und neuralgischen Leiden.

Auch den Lohtanninbädern kommen ähnliche Wirkungen zu. Sie werden hergestellt durch Zufügen von 2—3 kg Gerberlohe zum Badewasser, resp. durch Auflösen von 200—300 g Tannin. In ähnlicher Weise, wenn auch schwächer und hauptsächlich durch ihren Geruch wirken die namentlich in der Laienmedizin so beliebten Kräuterbäder; sie werden hergestellt durch Abbrühen von ½—1 kg verschiedener aromatischer Kräuter (Pfefferminz, Rosmarin, Thymian, Gewürznelken usw.) mit etwa 4 l Wasser. Die Kräuter werden zu diesem Zweck in ein Säckchen getan und die Brühe dann dem Badewasser zugesetzt; statt dessen kann man auch spirituöse Extrakte der Kräuter (50—150 g) oder Spiritus aromaticus benutzen. Heublumen- und Haferstrohbäder werden auf ähnliche Weise wie die Kräuterbäder hergestellt. Neuerdings sind außerdem fertige Präparate zur Herstellung aromatischer Bäder in den Handel gebracht worden, unter denen die Silvanaextrakte die bekanntesten sind.

6. Bäder mit milderndem Zusatz und hautreizende Bäder.

Um den Hautreiz, den reines Wasser ausübt, besonders wenn es stark kalkhaltig ist, zu mildern, sowie speziell zu dermatologischen Zwecken (Ekzembehandlung), werden Kleiebäder als Vollbäder oder Lokalbäder viel verwandt. Zum Vollbade wird eine Abkochung von 1—2 kg Weizenkleie in 4—6 l Wasser dem Bade zugesetzt; für Lokalbäder, Fuß- oder Handbäder, verwendet man eine Abkochung von ½—1 kg Kleie. Außer Kleie wird auch Malz als reizmilderndes Mittel benutzt (2—3 kg Malz werden in 4—6 l Wasser gekocht, die Abkochung nach Durchseihen zugesetzt).

Als hautreizende Bäder dienen vor allem die Senfmehlbäder. Man stellt sie her durch Anrühren von 100—300 g Senfmehl mit kaltem oder lauem Wasser, bis ein dicker Brei entsteht; derselbe wird in Leinwandsäckchen gebracht, und diese Säckchen werden im Badewasser ausgedrückt. Weniger wirksam ist der Zusatz von 200 g Senfspiritus zum Bade. Die Senfmehlbäder üben einen sehr starken Hautreiz aus, der neben der Wirkung auf Herzaktion, Respiration und Nervensystem auch zur Folge hat, daß in heißen Senfmehlbädern der Stoffwechsel erheblich mehr erhöht wird als in entsprechenden Wasserbädern (H. Winternitz[1]).

7. Radiumemanationshaltige Bäder.

Die Radiumemanation entsteht bekanntlich auf die Weise, daß vom Radium, resp. von radiumhaltigen Körpern, z. B. Uranpechblende, permanent eine gasförmige Substanz ausströmt, die sich den Objekten der Umgebung mitteilt, gleichviel, ob dieselben fester, flüssiger oder gasförmiger Natur sind. Diese Objekte werden dadurch selbst radioaktiv gemacht, d. h. sie erhalten Eigenschaften, wie sie dem Radium zukommen, nur in abgeschwächtem Maße. Die dadurch entstandene Radioaktivität ist jedoch keine konstante, denn die Emanation hat die Eigenschaft, sich rasch zu verflüchtigen. So verliert z. B. radioaktives Wasser, das in einem gut verschlossenen Gefäße steht, innerhalb von etwa 4 Tagen schon die Hälfte seines Emanationsgehaltes. Durch Erwärmen, Schütteln, Durchleiten von Luft usw. wird der Emanationsverlust noch erheblich beschleunigt.

Das Vorhandensein von Emanation wird auf elektroskopischem Wege nachgewiesen. Es hat nämlich die Radiumemanation die Eigenschaft, die Luft für den elektrischen Strom leitend zu machen, und diese Eigenschaft läßt sich zum Nachweise und zur Messung der Emanation benutzen. Zu diesem Zwecke wird ein oben verschließbares Gefäß mit dem zu untersuchenden Wasser teilweise gefüllt, worauf es dann mit einem Gummistopfen geschlossen und geschüttelt wird; dadurch wird die Emanation aus dem Wasser in die darüber liegende Luftschicht getrieben. Setzt man nun nach Entfernung des Verschlusses an dessen Stelle auf das Gefäß ein Elektroskop (Fig. 48), das mittels eines Metallzapfens in den Innenraum des Gefäßes hineinragt, und wird dieses Elektroskop durch eine sogenannte Zamboni-Säule oder eine geriebene Siegellackstange geladen, so entlädt sich dasselbe bei Anwesenheit von Radiumemanation allmählich, da ja die Innenluft des Gefäßes durch die Emanation leitend gemacht worden ist. Die Entladung, erkennbar am Konvergieren der vorher divergenten Aluminiumblättchen des Elektroskops, erfolgt um so schneller, je stärker der Emanationsgehalt ist. Man kann nun die Veränderung des Standes der Blättchen innerhalb gewisser Zeitabschnitte an einer Skala ablesen und daraus in sehr exakter Weise

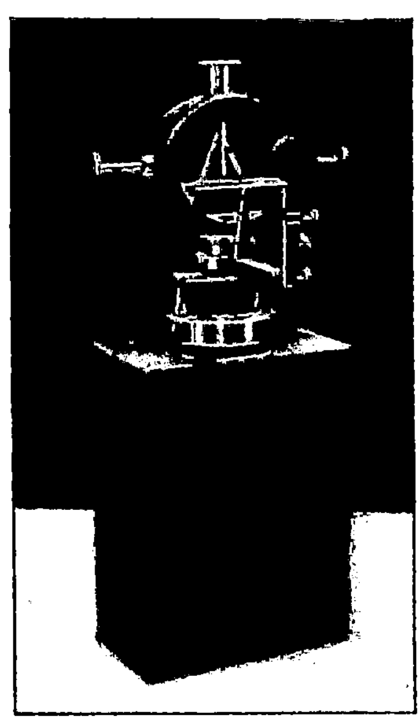

Fig. 48. Instrument zur Bestimmung des Radiumemanationsgehaltes (Fontaktoskop nach Elster u. Geitel).

---

[1] Über Senfwasser-Einwicklungen vgl. S. 135.

den Emanationsgehalt bestimmen. Derselbe wird gewöhnlich in Volteinheiten ausgedrückt. Da sich hierbei aber sehr große Zahlen ergeben, so benutzt man daneben, speziell zur Bestimmung des Emanationsgehaltes von Quellwässern, die Rechnung mit sogenannten Macheeinheiten, die durch Umrechnung gewonnen wird. Das Instrument, das zu diesen Bestimmungen dient und zuerst von Elster und Geitel angegeben worden ist, wird Fontaktoskop genannt (Fig. 48).

Man hat nun auf die beschriebene Weise in den meisten natürlichen Heilquellen Radiumemanation in mehr oder weniger großem Maße nachweisen können. Der Gedanke, daß die Heilwirkung der Quellen mit ihrem Emanationsgehalt in Verbindung stehe, wurde dadurch bestärkt, daß gerade in denjenigen Quellen der höchste Emanationsgehalt gefunden wurde, deren Bäderwirkung sich durch ihre Temperatur und chemische Zusammensetzung allein nicht hinreichend erklären ließ. So sind besonders die Quellen von Gastein und auch die sonstigen sogenannten „indifferenten Thermen", z. B. die von Wildbad, reich an Emanationsgehalt, ebenso aber z. B. die Kochsalzthermen von Baden-Baden und Wiesbaden. Natürlich wäre es übertrieben, die Heilwirkung dieser und anderer Quellen nun lediglich auf ihren Emanationsgehalt zu beziehen, insbesondere da es auch chemisch sehr differente und in ihrer Wirkungsweise längst bekannte Quellen gibt, die ebenfalls ziemlich viel Emanation enthalten (z. B. die Karlsbader und die Nauheimer Quellen). Immerhin lag der Versuch nahe, durch künstlichen Zusatz von Radiumemanation zu Bädern die Radioaktivität der natürlichen Heilquellen zu ersetzen, um so mehr, als die Grubenwässer von Joachimsthal in Böhmen, wo das radioaktive Uranpecherz gewonnen wird, seit langem in der dortigen Gegend als heilkräftig für gewisse Leiden galten.

Es sind nun eine Reihe von Methoden angegeben worden, um auch auf künstliche Weise radioaktive Bäder (und auch radioaktive Trinkwässer) herzustellen. Es geschieht dies einmal dadurch, daß Tabletten, die geringe Mengen von radioaktiver Substanz enthalten, im Badewasser aufgelöst werden (Reitzsche Emanosal-Tabletten und die Keilsche Radium-Badepräparate). Doch haben diese Präparate den Nachteil, daß ihr Emanationsgehalt kein konstanter ist, und daß sie sich nach längerem Liegen auch erheblich abschwächen. Am meisten eingeführt hat sich in der Praxis zur Herstellung radioaktiver Bäder und Getränke der Radiogen-Apparat der Charlottenburger Radiogen-Gesellschaft. In diesem Apparate wird destilliertes Wasser durch Berührung mit einem radiumhaltigen Präparate aktiviert, und von dem radioaktiven Wasser wird dann eine bestimmte Portion von konstantem Emanationsgehalt aus dem Apparate entnommen und für Bäder oder Trinkkuren verwandt. Es läßt sich durch die Radiogenapparate die Radiumemanation in exakter Weise dosieren; die Dosis beträgt für ein Vollbad 50—100 000 Volteinheiten, doch kann man unbeschadet im Laufe der Kur auch noch größere Mengen anwenden. Für Trinkkuren beginnt man mit 5000 Einheiten und steigt bis zu 20—30 000, auch hier sind aber größere Dosen ohne Schaden schon vertragen worden. Das aus dem Apparat entnommene Radiogenwasser muß jedesmal alsbald nach der Entnahme verbraucht werden, weil es sonst an Emanationsgehalt einbüßt. Bei Versand nach außerhalb muß die Dosis entsprechend dem zu erwartenden Emanationsverlust erhöht werden.

Neuerdings sind auch aus dem Kreuznacher Quellsediment, das stark radioaktiv ist, radioaktive Präparate hergestellt worden, und unter dem Namen Radiol-Präparate in den Handel gekommen. Mit Hilfe desselben Produktes ist ein von Neumann konstruierter sogenannter Aktivator hergestellt, der ähnlich wie die Radiogen-Apparate bestimmt dosiertes Emanationswasser liefert.

Die Herstellung eines emanationshaltigen Bades geschieht nun in der Weise, daß die entsprechende Portion Radiogenwasser (gewöhnlich sind es 50—100 ccm) einem Vollbade von 34—36⁰ Temperatur zugesetzt wird, wobei darauf zu achten ist, daß nicht durch Spritzen und Schütteln des Wassers Emanation verloren geht. Die Dauer der emanationshaltigen Bades beträgt etwa ½ Stunde; man gibt gewöhnlich zunächst täglich ein Bad, pausiert dann nach 4—5 Bädern 1—2 Tage lang, besonders beim Eintritt einer stärkeren Reaktion (s. u.), und läßt fernerhin etwa 4 Bäder wöchentlich nehmen. Die ganze Kur erstreckt sich auf ca. 20—30 Bäder.

Bei gesunden Personen, die radiumemanationshaltige Bäder nehmen, pflegen sich danach keinerlei subjektiv wahrnehmbare Erscheinungen einzustellen. Anders bei Patienten, die an Rheumatismus, Gicht oder neuralgischen Erkrankungen leiden. Hier tritt in manchen, aber nicht in allen Fällen, nach den ersten Bädern eine deutliche Exacerbation der Krankheitserscheinungen ein, speziell eine Vermehrung der lokalen Schmerzen. Nach weiteren Bädern verliert sich diese „Reaktion", und es kann dann Besserung und selbst Heilung des Leidens eintreten. Die Ähnlichkeit dieser Reaktionserscheinungen mit den in manchen Badeorten, speziell in den Thermalbädern beobachteten, liegt auf der Hand, und es kann keinem Zweifel unterliegen, daß dieselben mindestens zum Teil auf dem Emanationsgehalt der Bäder beruhen; denn wir und andere haben derartige Reaktionen auch bei solchen Patienten nach radioaktiven Bädern auftreten sehen, die vorher eine Reihe von gewöhnlichen, nicht emanationshaltigen lauwarmen Vollbädern erhalten und dabei keinerlei Erscheinungen verspürt hatten. Es sind aber, wie gesagt, diese Reaktionserscheinungen inkonstant, sie hängen auch von der Natur und dem Stadium des Leidens ab; andererseits kann auch die Radiumemanation ohne merkliche Reaktion Besserung herbeiführen.

Überhaupt ist die therapeutische Wirkungsweise der Radiumemanation noch nicht genügend aufgeklärt, speziell die der emanationshaltigen Bäder ist noch sehr unsicher. Durch die Haut scheint keine Emanation resorbiert zu werden, sondern die Aufnahme findet hauptsächlich durch die Atmung statt. Ebenso erfolgt die Ausscheidung der Emanation zum großen Teil durch die Atmung, sowohl nach radioaktiven Bädern, wie nach Trinken von Radiogenwasser. Im Urin hat man merkwürdigerweise gar keine oder doch nur sehr geringe Mengen von Emanation nach Bädern und auch nach Trinkkuren oder Inhalationen gefunden, dagegen scheint nach den Untersuchungen von Kohlrausch und Nagelschmidt[1]) durch die Fäzes Emanation ausgeschieden zu werden. Die ganze Frage bedarf aber noch sehr der Klärung; sicher ist nur, daß die Emanation schnell wieder den Körper verläßt, soweit sie nicht im Körper Umwandlungen erleidet, worüber noch nichts Näheres bekannt ist. Auch ist es möglich, daß die von der Emanation ausgehenden Strahlen direkt eine Wirkung entfalten; die empirisch gefundene Tatsache, daß Bäder mit emanationshaltigem Wasser, trotzdem ja durch die Haut nichts resorbiert wird, in manchen Fällen doch wirksamer sind, als die Einverleibung von radioaktivem Wasser per os, scheint für diese Vermutung zu sprechen.

In jüngster Zeit bricht sich die Anschauung mehr und mehr Bahn, daß die zuverlässigste Art der Einverleibung der Radiumemanation doch die Inhalation ist; es sind zu diesem Zwecke besondere Apparate konstruiert worden, so von Sommer und Kohlrausch ein Radiogen-Inhalator, in dem die Einatmung von trockener Emanation erfolgt, und dann ganz neuerdings sogenannte Emanatorien, die es erlauben, in einem gut abgeschlossenen kleinen Raume die Luft sehr stark mit Radiumemanation zu imprägnieren. In einem derartigen Raume halten sich die Patienten mehrere Stunden täglich auf; das Blut nimmt dabei einen starken Emanationsgehalt an.

Über objektive physiologische Wirkungen der Radiumemanation liegen nun doch schon eine Reihe wichtiger Mitteilungen vor. So fand Silbergleit[2]), daß der respiratorische Stoffwechsel durch eine Radiogen-Trinkkur erhöht wird, und dasselbe konnte Kikoyi auf der Hisschen Klinik zu Berlin bei Patienten, die eine Inhalationskur im Emanatorium durchmachten, feststellen.[3]) Nach Wilke[4]) wird ferner durch eine Radiogentrinkkur, weniger durch eine Radiogenbadekur, die Harnsäureausscheidung im Urin erheblich vermehrt; Gudzent[5]) fand, daß die Umwandlung von löslichem harnsaurem Salz in unlösliches, die nach seiner Theorie im Blute ständig vor sich geht, durch Radiogenwasser verzögert wird, und derselbe Autor konnte zusammen mit Loewenthal auch eine Erhöhung der Harnsäure- und Purinbasenausscheidung nach Inhalation von Emanation konstatieren.[6]) Es verdienen jedenfalls diese Versuche, wenn sie auch nicht in allen Fällen positiv ausfielen, in Anbetracht mancher günstiger Erfolge der Radiumemanationsbehandlung gerade bei der Gicht besondere Beachtung. Schon früher haben Bergell und

---

[1]) Zeitschr. f. phys. u. diät. Therap., Bd. XII.
[2]) Berliner klin. Wochenschr. 1909, Nr. 26.
[3]) 31. Versammlung der Balneolog. Gesellschaft in Berlin. Bericht in der Berliner klin. Wochenschr. 1910, Nr. 9.
[4]) Zeitschr. f. phys. u. diät. Therap., Bd. XIII.
[5]) Deutsche med. Wochenschr. 1909, Nr. 26.
[6]) Vgl. sub 3, ferner Berliner klin. Wochenschr. 1910, Nr. 7.

Bickel[1]) gefunden, daß der Zusatz von Radiumemanation zum Wiesbadener Kochbrunnen dessen Einwirkung auf die Magensaftsekretion zu modifizieren vermag (es wird .der eiweißverdauungshemmende Einfluß des Kochbrunnenwassers durch die Emanation teilweise paralysiert). Die bakterizide Kraft der Radiumemanation ist ebenfalls schon seit längerer Zeit bekannt, kommt aber wohl für· die Praxis wenig in Betracht. Schließlich sei erwähnt, daß durch Radiumemanation auch die Autolyse beschleunigt werden kann (Edelstein und Löwenthal[2]); ebenso kann die Wirkung des diastatischen Ferments dadurch beschleunigt werden (Löwenthal und Wohlgemuth[3]). Eine deletäre Wirkung auf das Gewebe, wie sie dem Radium selbst eigen ist, übt jedoch die Radiumemanation, soviel wir bis jetzt wissen, nicht aus. Daraus erklärt sich die Unschädlichkeit von großen Dosen von Emanation, andrerseits aber auch die Unwirksamkeit der emanationshaltigen Präparate bei karzinomatösen Erkrankungen. Alle Versuche in dieser Hinsicht sind bisher negativ ausgefallen.

Erwähnt sei noch, daß Kohlrausch und C. Mayer[4]) Versuche darüber angestellt haben, auf kataphoretischem Wege die Emanation dem Körper einzuverleiben, und zwar wandten sie dazu Vollbäder mit radioaktivem Wiesbadener Kochbrunnenwasser an, durch welche mittels besonderer Vorrichtungen galvanische Ströme von großer Stärke (5—6000 M.A.) geleitet wurden. Die Autoren fanden nach solchen Bädern im Urin kleine Mengen Emanation, während nach den gleichen Bädern, die ohne elektrischen Strom appliziert worden waren, der Urin emanationsfrei gefunden wurde. Ich habe in Untersuchungen, die ich zusammen mit Herrn Rütz über Anwendung der Radium-Kataphorese in der angegebenen Form angestellt habe, die Urinbefunde von Kohlrausch und Mayer bisher nicht bestätigen können, wohl aber die günstige klinische Erfahrung, die diese Autoren bei schweren rheumatischen und gichtischen Affektionen mit der Radiumkataphorese erzielt haben. Inwieweit diese Erfolge auf der bloßen Wirkung der starken galvanischen Ströme beruhen, möchte ich allerdings dahingestellt lassen.

Schließlich hat Schnée jr.[5]) auch das Vierzellenbad zur kataphoretischen Einverleibung der Radiumemanation verwandt und damit günstige Erfolge erzielt; auch Schnée konnte im Urin geringe Mengen Emanation nach diesen Bädern nachweisen. Im ganzen bedürfen diese letztgenannten Anwendungsarten noch der weiteren Nachprüfung.[6])

8. Hydro-elektrische Bäder.

a) Elektrische Vollbäder.

In den elektrischen Vollbädern wird der elektrische Strom durch das Wasser der Badewanne geleitet und so auf den Körper des Badenden ·übertragen. (Die Bäder dürfen nur in Holz- oder Fayencewannen

---

[1]) Kongr. f. inn. Med. 1906.
[2]) Biochemische Zeitschr. 1908, Bd. 14, p. 484.
[3]) Biochemische Zeitschr. 1909, Bd. 21, p. 476.
[4]) Berliner klin. Wochenschr. 1909, Nr. 4.
[5]) Zeitschr. f. phys. u. diät. Therap., Bd. XIII.
[6]) Zur Orientierung über die näheren physikalischen Grundlagen der Emanationsbehandlung sei auf Sommers „Emanation u. Emanationstherapie", München, Verlag d. Ärztlichen Rundschau, 1908 verwiesen.

gegeben werden, Metallwannen sind dazu nicht verwendbar, auch wenn sie gut emailliert sind; ferner ist wegen der Möglichkeit eines etwa bestehenden Erdschlusses darauf zu achten, daß der Badende nicht mit Metallteilen der Wasserleitung in Berührung kommt, solange der Strom eingeschaltet ist.) In die Badewanne werden zwei oder mehrere große Plattenelektroden (Fig. 49) gesenkt, die mit einem Wandtableau in Verbindung stehen, das an die Zentralleitung oder eine sonstige Stromquelle angeschlossen und mit den nötigen Vorrichtungen zur Zuführung, Regulierung und Messung des Stromes versehen ist. Für galvanische und faradische Bäder benutzt man gewöhnlich zwei Elektroden, von denen die eine sich am Kopfende, die andere am Fußende der Wanne befindet. Galvanische Bäder wurden außerdem früher vielfach als monopolare Bäder gegeben, d. h. es waren bei diesen Bädern die Elektroden in der Wanne nur an einen Pol angeschlossen, während als zweiter Pol eine quer über die Wanne gelegte Metallstange diente,

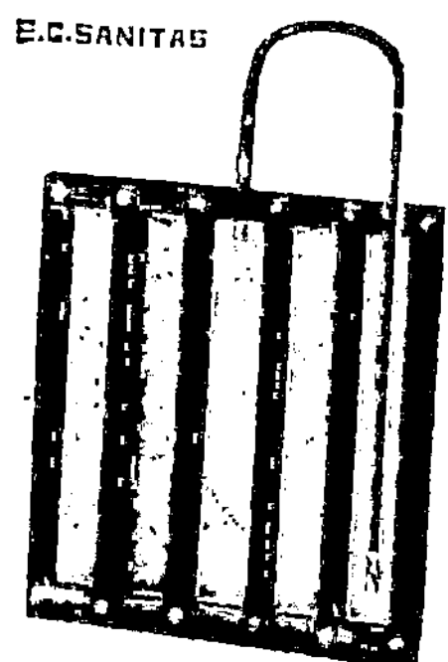

Fig. 49. Elektrode für hydro-elektrische Bäder.

die der Patient beim Bade mit den Händen berührte (vgl. Fig. 50).

Da bei hydro-elektrischen Bädern viel Strom für den Patienten dadurch verloren geht, daß die Elektrizität durch das besser als der

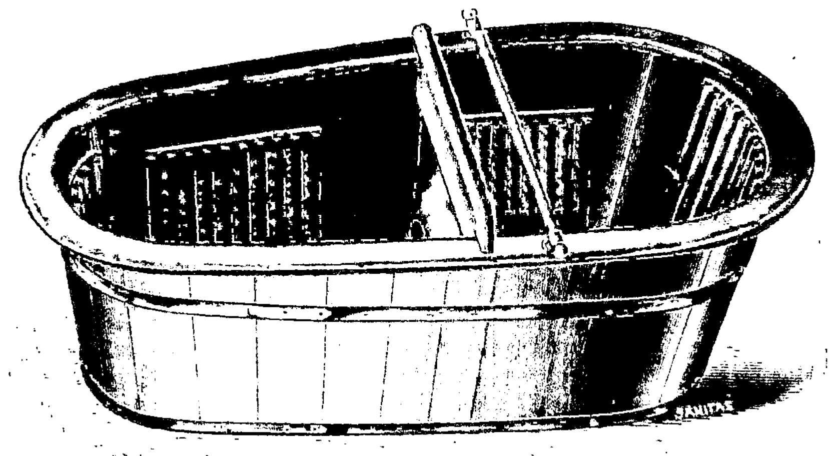

Fig. 50. Wanne für hydro-elektrische Bäder mit eingebauten Elektroden, Diaphragma und Querstange für monopolare Bäder (Sanitas).

Körper leitende Wasser fließt, so empfiehlt es sich, speziell bei galvanischen Bädern, ein Gummidiaphragma zu verwenden, das in die Mitte der Wanne eingesenkt wird (Fig. 50) und mit einer Öffnung versehen ist, die der Rumpf des Patienten ausfüllt. Durch diese Vorrichtung, die das Bad quasi in zwei Teile teilt, wird der Strom gezwungen, seinen Weg, wenigstens zum allergrößten Teile, durch den Körper des Badenden zu nehmen. Der Zusatz von Salz zum Badewasser ist überflüssig; es wird dadurch zwar das Wasser besser leitend gemacht, aber zum Nachteile für den Badenden, durch dessen Körper dann noch weniger Strom als sonst fließt.

Es lassen sich in den hydro-elektrischen Bädern viel größere Stromstärken applizieren, als es sonst in der Elektrotherapie möglich ist, weil eben die Übertragung des Stroms auf den Körper auf der ganzen Körperoberfläche erfolgt. Zwar sind ja immer die Verluste durch Fließen des Stromes durch das Wasser neben dem Körper hin in Betracht zu ziehen; immerhin kann man aber auch bei Verwendung des Diaphragmas den galvanischen Strom in einer Stärke von 50—100 M.A. und darüber im Bade ohne Schaden verwenden. Natürlich gelten auch hier die in der Elektrotherapie allgemein gültigen Regeln von langsamem Ein- und Ausschleichen und allmählicher Erhöhung der Dosis.

Neuerdings wird zu hydro-elektrischen Bädern statt des faradischen Stromes vielfach der Wechselstrom angewandt, und zwar in Form des dreiphasigen

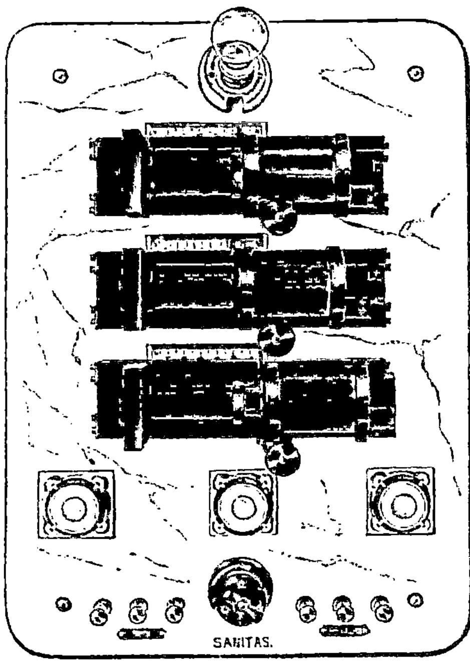

Fig. 51. Schaltbrett zur Regulierung des dreiphasigen Wechselstroms.

Wechselstromes. Der dreiphasige Wechselstrom wird entweder dadurch erzeugt, daß an die Gleichstrom-Zentralleitung ein Motortransformer angeschlossen wird, von dem mittels Schleifringen in drei Phasen der Strom entnommen wird, oder es kann, falls die Zentrale schon Wechselstrom liefert, dieser Strom direkt nach Vorschaltung von Widerständen, die seine Intensität abschwächen, benutzt werden. In beiden Fällen ist aber die Entnahme eine induktive, d. h. der Strom wird zunächst in eine Primärspirale geleitet und erst von einer darüber verschiebbaren Sekundärspule ins Bad eingeleitet. Die Regulierung des Stromes erfolgt durch Verschiebung der Sekundärspulen (Fig. 51), wobei auf möglichst gleichzeitige und gleichmäßige Verschiebung der drei Rollen zu achten ist. Entsprechend den drei Phasen des Stromes werden beim Wechselstrombade auch drei Elektroden benutzt.

Während nun beim faradischen Strome die ihn zusammensetzenden Stromstöße von ungleicher Stärke sind, da der Öffnungsstrom viel stärker ist als der Schließungsstrom, fehlen diese Unregelmäßigkeiten bei dem Wechselstrom. Hier erfolgt das Anschwellen und Abschwellen des Stromes gleichmäßig, und trotz der auch hier wechselnden Stromrichtung bleibt die Intensität immer eine gleiche. Graphisch dargestellt, bildet der Verlauf einer Phase des Wechselstromes wie er zu hydro-elektrischen Bädern verwandt wird, eine Sinuskurve (Fig. 52a), weshalb man auch von einem sinusoidalen Wechselstrom spricht; setzt sich der Strom aus drei Phasen zusammen, so schneiden sich die Sinuskurven in der in Fig. 52b dargestellten Weise. Es hat nun der Wechselstrom vor dem faradischen den Vorteil, daß dank der erwähnten Gleichmäßigkeit hier viel größere Stromstärken angewandt und vertragen werden können, und daß die unangenehmen Empfindungen dabei viel geringer sind, als beim fara-

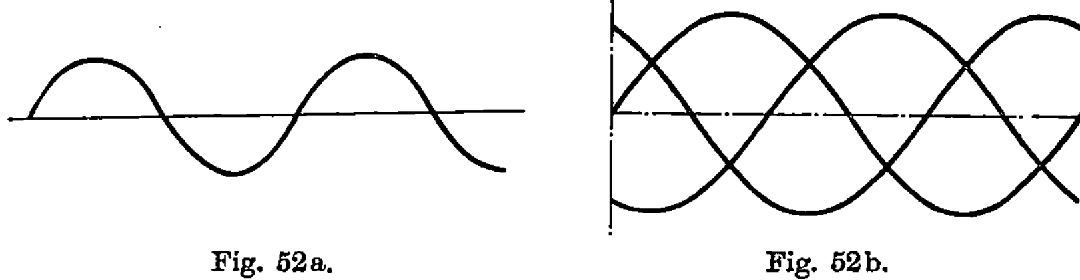

Fig. 52a. Fig. 52b.

dischen Strom; auch wird der Tetanus der Muskulatur durch Wechselstrom viel später erzeugt, als bei der Faradisation.

Die Wirkung der Wechselstrombäder beruht vor allem auf dem Hautreiz, den sie ausüben. Am meisten interessiert die daraus resultierende Beeinflussung des Zirkulationssystems, denn die Wechselstrombäder werden in der Praxis vorzugsweise bei Erkrankungen der Zirkulationsorgane angewandt. Der Blutdruck wird im Wechselstrombade erhöht, auch die Pulsamplitüde wird etwas vergrößert, der Puls wird manchmal, aber nicht immer verlangsamt; jedenfalls ist die Wirkung der Wechselstrombäder auf die Pulsfrequenz eine geringere als die der kohlensauren Bäder. Eine Erweiterung der Hautgefäße, wie sie im Kohlensäurebade stattfindet, tritt im Wechselstrombade nicht ein. In den Muskeln, namentlich denen des Oberschenkels und des Rückens, treten im Wechselstrombade bei Anwendung hinreichend starker Ströme leichte Kontraktionen auf, doch scheinen dieselben nach neueren Untersuchungen Geißlers für die Wirkung des Wechselstrombades auf das Zirkulationssystem nicht von so wesentlicher Bedeutung zu sein, wie man früher annahm. Was das Herz selbst betrifft, so hatten Smith und Hornung, die die Wechselstrombäder in die Therapie einführten, behauptet, daß unter deren Einfluß die Herzgröße, namentlich bei dilatiertem Herzen, sofort erheblich abnimmt. Diese Behauptung ist durch orthodiagraphische Untersuchungen als unrichtig erwiesen worden. Immerhin kann, ähnlich wie das bei den Kohlensäurebädern der Fall ist, unter einer Kur mit Wechselstrombädern eine Herzdilatation zurückgehen. Ebenso können Pulsarythmien zuweilen durch eine Kur mit Wechselstrombädern beseitigt werden. Auf die näheren Indikationen der Wechselstrombäder werden wir bei Besprechung der Erkrankungen der Zirkulationsorgane noch zurückkommen.

Die Wirkungen der galvanischen und faradischen Vollbäder entsprechen im allgemeinen denjenigen einer allgemeinen Galvanisation resp. Faradisation. Blutdruckerhöhungen finden auch hier statt, aber namentlich bei der Galvanisation weniger regelmäßig und in geringerem Maße als bei der Anwendung alternierender Ströme. Ferner erfolgt im hydro-elektrischen Bade nach Untersuchungen von Geißler eine Abnahme des Volumens in den peripheren Gefäßgebieten, und zwar sowohl nach galvanischen, wie auch nach faradischen und Wechselströmen.[1]) Ob hydro-elektrische Bäder auf den Stoffwechsel eine erhebliche Wirkung ausüben, ist noch zweifelhaft, doch kann man öfters, namentlich nach Wechselstrombädern, beobachten, daß neben Besserung des Allgemeinbefindens und des Schlafes auch der Appetit sich hebt.

Man verwendet für die hydro-elektrischen Bäder Wasser von indifferenter Temperatur. Die Dauer der Bäder beträgt zu Anfang 5—7 Minuten, bei den späteren Bädern 10 bis höchstens 15 Minuten. Das über Einschleichen und allmähliche Steigern der Stromstärke bei faradischen und galvanischen Bädern Gesagte gilt auch für die Wechselstrombäder. Es empfiehlt sich, das erste Wechselstrombad nur so stark zu geben, daß der Patient eben den Strom deutlich spürt, bei späteren Bädern wird dann allmählich die Stromstärke gesteigert, doch darf es keinesfalls zum Muskeltetanus kommen. Die Stromstärke der Wechselstrombäder, die man bei manchen Apparaten mittels eines Gleichstrom-Galvanometers messen kann, beträgt etwa 30—40 M.A.

b) Vierzellenbäder.

Das elektrische Vierzellenbad besteht aus vier kleinen Wannen aus Porzellan oder Glas, die um einen in der Höhe verstellbaren und außerdem drehbaren Stuhl derart angebracht sind, daß der auf dem Stuhle sitzende Patient seine Arme und Beine bequem in die entsprechende Wanne hineintauchen kann (Fig. 53). Seitlich tauchen in jede Wanne zwei Kohlenelektroden ein, die durch Leitungsschnüre mit einem Schalttableau in Verbindung stehen; dasselbe ist ebenso wie das für elektrische Vollbäder verwandte konstruiert, resp. das letztere kann gleichzeitig auch für Vierzellenbäder dienen. Die beiden Elektroden einer Wanne sind immer mit demselben Pol verbunden,

---

[1]) Münchener med. Wochenschr. 1908, Nr. 2.

es dient also jede mit Wasser gefüllte Wanne als je eine Elektrode. Das Tableau ist für Lieferung von galvanischem, faradischem und (einphasigem) Wechselstrom eingerichtet und mit einer besonderen Schaltvorrichtung versehen (Stöpsel oder Kontakthebel), die es erlaubt, jede Wanne als positiven oder negativen Pol einzuschalten. Taucht nun der Patient seine entblößten Unterschenkel und Unterarme in die Wannen hinein, die mit lauwarmem Wasser gefüllt sind, und wird

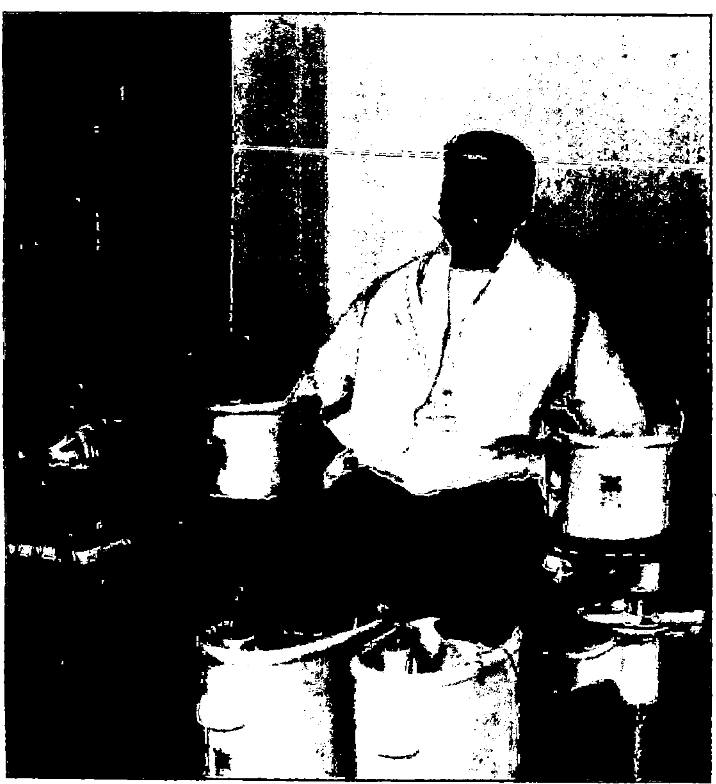

Fig. 53. Vierzellenbad.

der Strom eingeschaltet, so wird der Körper in verschiedenen Richtungen, die sich durch die Schaltung beliebig ändern lassen, vom Strome durchflossen.

Das elektrische Vierzellenbad bildet also ebenfalls eine Methode zur allgemeinen Elektrisation. Es hat vor dem elektrischen Vollbade den Vorteil, daß der Strom hier nicht, wie im Vollbade, auch neben dem Körper vorbeigehen kann, sondern, wenn der Stromkreis durch Eintauchen der Extremitäten geschlossen wird, immer den Körper wirklich durchfließen muß. Außerdem kommt der praktische Vorteil

8*

in Betracht, daß der Patient sich zum Vierzellenbade nicht völlig auszukleiden braucht; die ganze Prozedur ist auch viel weniger angreifend als das elektrische Vollbad. Als Nachteil gegenüber dem Vollbade ist anzuführen, daß im Vierzellenbade vorzugsweise nur die peripheren Körperteile unter der direkten Polwirkung stehen, und daß das Verfahren daher da, wo man z. B. auf den Rumpf oder die Oberschenkel einwirken will, erfahrungsgemäß den elektrischen Vollbädern an Wirksamkeit nachsteht. Vor der gewöhnlichen allgemeinen Elektrisation hat das Vierzellenbad den Vorteil, daß man größere Stromstärken anwenden kann, als mittels gewöhnlicher Elektroden. Gerade die gleichmäßige Umspülung der eingetauchten Extremität gestattet die schmerzlose Applikation verhältnismäßig starker Ströme (Gleichstrom bis zu 50 M.A.).

Deshalb sind auch sonstige Apparate, die neuerdings als Ersatz für das etwas kostspielige Vierzellenbad empfohlen worden sind, z. B. der Winternitzsche Elektrodentisch (ein Tisch mit vier großen Elektrodenplatten für Unterarme und Füße) doch dem Vierzellenbade nicht ganz gleichwertig, denn es fehlt hier eben die Umspülung der Extremität und die daraus resultierende größere Angriffsfläche des Stromeintritts. Dagegen lassen sich natürlich durch passende Holzgefäße oder gut emaillierte Eimer von entsprechendem Rauminhalt die immerhin recht teuren Glas- und Porzellanwannen ersetzen. Man kann auf diese Weise mit Hülfe des neuerdings in der Praxis sehr verbreiteten fahrbaren Anschluß-apparats (Multostat oder Pantostat), der in der Regel mit Schaltvorrichtungen für Vierzellenbäder versehen ist, ein Vierzellenbad improvisieren, wobei dann statt der Kohlenelektroden einfache Metallelektroden, die in das betreffende Gefäß tauchen, verwandt werden können.

Als Indikationen des Vierzellenbades sind vor allem neurasthenische Erkrankungen anzuführen, namentlich solche, die mit Parästhesien in den Unterarmen oder Beinen einhergehen. Auch bei der Hysterie haben sich die Vierzellenbäder, vor allem die galvanischen, gut bewährt. Ferner eignen sich auch sonstige mit Parästhesien in Händen oder Füßen einhergehende funktionelle oder organische Nervenerkrankungen für das Vierzellenbad, besonders gilt dies für den Schreib-krampf und andere Beschäftigungsneurosen. Auch Neuralgien (Ischias) können zuweilen durch das Vierzellenbad gebessert werden. Bei Lähmungen der Extremitäten, sowohl zentralen wie peripheren, kann man gleichfalls das Vierzellenbad zur Unterstützung der sonstigen Therapie anwenden, doch muß ausdrücklich betont werden, daß namentlich bei isolierten Lähmungen einzelner Nerven (Peroneus, Ulnaris usw.), die übliche lokale elektrische Behandlung der gelähmten Nerven und Muskeln durch das Vierzellenbad nicht überflüssig gemacht wird. Bei Erkrankungen des Herzens und des Gefäßsystems, bei denen Behandlung mit Wechselstrom-bädern indiziert ist, sind Vierzellenbäder den Vollbädern dann vorzuziehen, wenn man sich vor einer stärkeren Blutdruckerhöhung scheut, denn der Blutdruck wird im Vierzellenbade viel weniger alteriert als im elektrischen Vollbade. Dafür ist die Wirkung auf das Gefäßsystem im Vierzellenbade allerdings überhaupt eine schwächere; sie fehlt aber keineswegs vollständig. So konnte

Veiel[1]) durch Untersuchungen mittels des Flammentachogramms zeigen, daß durch Wechselstrom-Vierzellenbäder das Schlagvolumen des Herzens in den meisten Fällen vergrößert wird.

Schließlich wird das Vierzellenbad auch zu Zwecken der Kataphorese empfohlen, da damit auf eine sehr bequeme Weise Arzneimittel auf elektrischem Wege eingeführt werden können. Nach den neueren Untersuchungen von Frankenhäuser und Leduc scheint jedoch dafür die Verwendung von feuchten Elektroden zweckmäßiger und ökonomischer zu sein, denn man braucht im Vierzellenbade unnötig große Mengen der Lösung des Medikaments. Der vorher erwähnte Winternitzsche Elektrodentisch hat sich dagegen gerade für die Kataphorese, oder, wie man richtiger sagen muß, für die Jontophorese, gut bewährt.

Es sind dem Vierzellenbade außerdem eine Reihe von zum Teil mystischen Wirkungen zugeschrieben worden; z. B. sollen die inneren Organe (Herz, Leber usw.) durch bestimmte Schaltungen des Stromes isoliert getroffen werden können, es soll die Blutzirkulation, wenn das betreffende Gefäß in der Richtung des galvanischen Stromes getroffen wird, beschleunigt, im umgekehrten Falle verlangsamt werden. Alle diese Behauptungen sind noch gänzlich unbewiesen, bis dahin muß man sich vor einer kritiklosen Überschätzung der Bedeutung des Vierzellenbades hüten.

C. Massage und Mechano-Therapie.

Zwar überschreitet die Besprechung der Technik der Massage und der mediko-mechanischen Behandlung den Rahmen dieses Buches, und es muß in dieser Beziehung auf die vorhandenen Leitfäden und Lehrbücher verwiesen werden (Bum, Hoffa, Zabludowski). Immerhin ist es zum Verständnis der später folgenden speziellen Indikationsstellung bei den einzelnen Krankheiten notwendig, hier wenigstens ganz kurz die Wirkungsweise jener wichtigen Methoden zu streifen.

Durch die **Massage** werden eine Reihe von physiologischen Funktionen des Körpers beeinflußt. Es wird zunächst die Ernährung der Haut selbst begünstigt, der Blutzufluß zu ihrem Gewebe wird erhöht und dadurch die Hauttätigkeit angeregt. Auf diesen Wirkungen beruht auch der Effekt der kosmetischen Massage. Wichtiger ist die Wirkung der Massage auf die Blut- und Lymphzirkulation. Namentlich die Streichungen erleichtern, wenn sie zweckmäßig ausgeführt werden, in erheblichem Maße den Rückfluß des venösen Blutes und des Lymphstromes, wie durch zahlreiche Experimente erwiesen worden ist. Da nun die sozusagen ausgestrichenen Venen und Lymphgefäße nicht leer bleiben und sich nur von der Peripherie her wieder füllen können, so erhellt aus dieser Wirkung auch die Begünstigung der Resorptionsvorgänge in den peripherwärts gelegenen Teilen. Tatsächlich wird die Resorption seröser Ergüsse durch die Massage erheblich befördert, namentlich ist dies für Gelenk-

---

[1]) Münchener med. Wochenschr. 1909, Nr. 42.

exsudate bekannt, aber z. B. auch auf die Resorption peritonealer Ergüsse kann die Massage auf indirektem Wege einen Einfluß gewinnen. Weiterhin wird auch durch die energische Hyperämisierung der Gewebe, wie sie durch die kräftigen Streichungen, Reibungen und Klopfungen hervorgerufen wird, die resorbierende Gewebstätigkeit erhöht, und dadurch erklärt sich die Wirkung der Massage auch auf feste Exsudate, die dagegen meist nicht, wie von mancher Seite früher angenommen wurde, direkt durch Massage zerdrückt werden können. Das letztere ist nur bei sehr mangelhaft ernährten und wenig konsistenten Exsudaten unter Umständen möglich. (Auch daß z. B. das Fettgewebe der Bauchdecke sich durch Massage direkt entfernen d. h. zerdrücken ließe, ist nach Untersuchungen von Rosenthal[1]) unrichtig.) Dagegen spielt natürlich die Massage für die Fortschaffung von Resorptionsprodukten und sonstigen Zerfallstoffen eine wichtige Rolle, und auch auf den Schwund des Fettgewebes kann sie dadurch Einfluß gewinnen, daß sie den Stoffwechsel erhöht. Eine Reihe von Autoren haben nämlich nach Massage insbesondere die Erhöhung der Stickstoffausscheidungen nachweisen können.

Von besonderer Wichtigkeit ist ferner der Einfluß der Massage auf die Muskulatur. Unter den verschiedenen Handgriffen sind hierbei namentlich die Knetung (Pétrissage) und die Klopfung von Wirksamkeit. Es wird dadurch einmal infolge des vermehrten Blutzuflusses die Ernährung des Muskels begünstigt, und darauf beruht die große Rolle, die bekanntlich die Massage in der Beseitigung resp. Verhütung von Atrophien spielt. Weiterhin wird der Abfluß der Ermüdungsprodukte, die sich nach Muskelarbeit im Muskel ansammeln (Milchsäure, Kohlensäure usw.), durch die Massage gefördert, infolgedessen wird die Erholungszeit des ermüdeten Muskels durch Massage erheblich abgekürzt, wie gleichfalls experimentell bewiesen worden ist. Auch die nach Ermüdung gesunkene elektrische Erregbarkeit eines Muskels wird, wie Rosenthal nachgewiesen hat, durch Massage rascher wieder erhöht, als durch bloßes Ausruhen. In der Praxis, namentlich bei Sportsleuten, ist die Unterstützung der Wirkung der Erholungszeit durch Massage seit langem gebräuchlich. Schließlich kann der Muskel durch die bei der Massage vorgenommenen Klopfungen und Erschütterungen direkt zu Kontraktionen angeregt werden. Das gilt sowohl für die Skelettmuskeln, wie auch für die glatten Muskeln, insbesondere die Darmmuskulatur (Bauchmassage).

Was die Wirkung der Massage auf das Nervensystem betrifft, so ist es bekannt, daß die milden Streichungen eine allgemeine Beruhigung zur Folge haben. Es ruft diese Beruhigung durch leichte Streichungen auch eine Entspannung der Muskulatur hervor, worauf die Bedeutung dieses Handgriffs bei der sogenannten Einleitungs-

---

[1]) Die Massage und ihre wissenschaftliche Begründung. Berlin 1910. Verlag von A. Hirschwald.

massage beruht. Die stärkeren mechanischen Reize, die bei der Massage ausgeübt werden, namentlich die Klopfungen und Erschütterungen, setzen die Erregbarkeit des Nervensystems herab. Sie wirken speziell schmerzstillend, und von dieser Wirkung macht man in der physikalischen Therapie einen sehr häufigen Gebrauch, namentlich seit der allgemeineren Einführung der Vibrationsmassage, die die Erschütterungen und Klopfungen in sehr regelmäßiger und genau dosierbarer Weise auszuführen erlaubt. Auch auf das Zentralnervensystem selbst üben diese peripheren mechanischen Reize eine beruhigende Wirkung aus, und diese Wirkung macht sich speziell bei spastischen Erkrankungen in sehr wohltätiger Weise geltend. Die Wirkung der Massage auf die Hautsensibilität entspricht im allgemeinen derjenigen auf das übrige Nervensystem. Speziell wird der Raumsinn herabgesetzt, offenbar weil die Haut nach der starken Erregung durch die Massage für so feine Reize, wie sie zur Messung des Raumsinns notwendig sind, nicht mehr hinreichend empfindlich ist (Rosenthal).

Die Wärmeabgabe durch die Haut wird durch die Massage erhöht, jedenfalls infolge der stärkeren Durchblutung der Hautgefäße. Wir haben auch schon bei Besprechung der Wirkung der hydrotherapeutischen Prozeduren erwähnt, daß der mechanische Hautreiz, speziell das Frottieren, den Wärmeverlust begünstigt.

Von großem Interesse ist weiter die Wirkung der Massage auf das Zirkulationssystem. Der Blutdruck wird, wie durch die meisten Hautreize, so auch durch die Massagemanipulationen meistens erhöht; das Maß der Blutdruckerhöhung hängt von der Intensität und Art der betreffenden Manipulation ab. Nur die Erschütterungen (Vibrationen) sollen, wie manche Autoren angeben, den Blutdruck herabsetzen können. Es trifft dies auch für die Vibration der Extremitäten, speziell der Beine, in manchen Fällen zu, während die Erschütterungen des Rückens nach meiner Erfahrung meist eine leichte Blutdruckerhöhung hervorrufen. Die Frage, ob durch die Bauchmassage der Blutdruck erhöht oder erniedrigt wird, wird sehr verschieden beantwortet. Es kommt dabei ebenfalls auf die Art der angewandten Handgriffe an, jedenfalls tritt nach einer Leibmassage, bei der die blutdruckerhöhenden Klopfungen vermieden werden, in der Regel eine Senkung des Blutdrucks ein.

Die Pulsfrequenz wird durch die Vibrationen verlangsamt, am sichersten, wenn die Vibration die Herzgegend oder die Gegend zwischen den Schulterblättern trifft. Auch sonstige Massagemanipulationen können eine Pulsverlangsamung hervorrufen, wenn auch nicht so regelmäßig, wie die Erschütterungen. Interessant ist, daß Selig[1]) in seinen orthodiagraphischen Versuchen gefunden hat, daß bei pathologischer Herzerweiterung durch Vibrationsmassage die Herzfigur deutlich verkleinert werden kann, während sie bei normalem Herzen unbeeinflußt blieb. Mehr in die Augen springend als alle diese

---

1) 28. Versammlung der balneologischen Gesellschaft. (Deutsche med. Wochenschr. 1907, S. 576.)

objektiven Veränderungen ist der günstige Einfluß, den die Massage, und speziell wieder die Erschütterungen und Klopfungen resp. die Vibrationsmassage auf das subjektive Befinden der Herzkranken ausübt. Sowohl bei nervösen wie auch bei organischen Herzleiden läßt sich dadurch eine Besserung des Allgemeinbefindens und des Schlafes, sowie die Linderung mannigfacher sonstiger subjektiver Beschwerden (namentlich der tachykardischen) erzielen.

Die Leukocytenzahl des Blutes wird durch die Massage nicht unerheblich erhöht, auch die Werte der sonstigen Blutbestandteile können durch die Massage erhöht werden. Ferner ist beachtenswert, daß die Diurese durch die Massage gesteigert wird. Wahrscheinlich beruht diese Wirkung darauf, daß zur Ausscheidung der durch die Massage in die Zirkulation gebrachten Zerfalls- und Ermüdungsprodukte größere Urinmengen benötigt werden. (Nach Rosenthals Hypothese ist vor allem die vermehrte Harnstoffausscheidung die Ursache dafür.) Auch andere Drüsensekretionen, speziell die Gallensekretion, werden durch Massage erhöht.

Die Gesamtwirkung der Massage hat Bum treffend mit den Worten „Resorption, Muskel- und Nervenreiz“ charakterisiert, danach sind auch die Indikationen der Massage zu stellen, auf die wir im speziellen Teile oft zurückkommen werden. Kontraindiziert ist die Massage bei allen eitrigen Erkrankungen, bei frischen infektiösen Prozessen, namentlich wenn eine Verschleppung der Infektionskeime in die Blutbahn zu fürchten ist, bei frischen entzündlichen Prozessen überhaupt, solange der mechanische Reiz eine Verschlimmerung auslösen kann, bei Venenentzündungen und Thrombosen, solange der Thrombus noch nicht vollständig organisiert ist, bei bösartigen Tumoren, bei zystischen Tumoren, namentlich solchen im Abdomen, bei Hämophilie und bei Aneurysmen. Besondere Vorsicht ist ferner am Platze bei älteren Leuten mit sklerotischen Gefäßen, weiter sind bei schwer Herzkranken die den Blutdruck stark alterierenden Handgriffe zu vermeiden. Alles in allem sind aber die Kontraindikationen der Massage nicht sehr ausgedehnt, immer vorausgesetzt, daß dieselbe von sachkundiger und erfahrener Seite ausgeübt wird.

Gymnastik. In enger Beziehung zur Massage steht die Gymnastik. Es gibt wenig Fälle, bei denen die Massage nicht durch eine angeschlossene gymnastische Übung zu ergänzen wäre, mag dieselbe auch nur in leichten passiven oder aktiven Bewegungen bestehen.

Wir unterscheiden in der Gymnastik vor allem aktive und passive Bewegungen. Die aktiven Bewegungen zerfallen in einfache, sogenannte unbelastete Bewegungen und in belastete oder Widerstandsbewegungen. Bei den letzteren hat der Muskel bei seiner Kontraktion noch einen besonderen Widerstand zu überwinden; derselbe wird entweder manuell von einer zweiten Person (dem „Gymnasten“) ausgeübt, oder es wird, wie es bei der maschinellen Gymnastik der Fall ist, durch Hebung eines Gewichtes oder Überwindung einer Reibung, Dehnung eines elastischen Bandes, die Bewegung erschwert. (Am exaktesten wird der Widerstand immer durch Heben eines Gewichtes dosiert.)

Bei der manuellen Gymnastik kann die Widerstandsbewegung auch darin bestehen, daß der Patient durch Kontraktion eines Muskels der Bewegung einer zweiten Person (Gymnast) Widerstand leistet, z. B. der Gymnast versucht den gebeugten Unterarm des Patienten zu strecken, während dieser durch Kontraktion seines Bizeps das zu verhindern sucht. Diese letzteren Bewegungen werden in der schwedischen Gymnastik zum Unterschied von den einfachen Widerstandsbewegungen passiv-duplizierte Bewegungen genannt.

Bei den rein passiven Übungen wird die betreffende Bewegung ohne jede Mitarbeit des Patienten entweder manuell von einer zweiten Person oder durch maschinelle Kraft ausgeführt.

In der Mitte zwischen aktiven und passiven Bewegungen stehen die sogenannten aktiv-passiven Bewegungen, von Herz auch Förderungsbewegungen genannt. Bei diesen bedarf es zwar zunächst eines aktiven Impulses, die weitere Fortsetzung der Bewegung wird aber passiv ausgeführt, und zwar geschieht diese „Förderung" entweder durch Schwingungen eines Pendels oder durch die Drehung eines in seiner Peripherie belasteten Schwungrades. Die bekannteste Förderungsbewegung ist das Gehen, wobei jeweils das vorgesetzte „Schwungbein" als Pendel dient. Eine andere Pendelbewegung läßt sich in einfacher Weise, z. B. dadurch improvisieren, daß auf einen Tisch der Arm derartig gelegt wird, daß das Handgelenk die Tischkante überragt; nimmt man nun einen Stock, an einem Ende angefaßt, in die Hand und macht damit leichte Beuge- und Streckbewegungen, so werden durch die Schwerkraft des hin und her pendelnden Stockes ausgiebige Exkursionen des Handgelenkes erzielt. Ähnliche einfache Vorrichtungen sind von Herz u. a. für Pendelbewegungen im Fußgelenke angegeben worden. In vollkommenerer Weise werden in der maschinellen Gymnastik durch Pendel-Apparate und durch Apparate mit Schwungrädern (z. B. das Tretrad) diese Förderungsbewegungen ausgeführt; auch das bekannte Zimmerfahrrad ist zu den Förderungsapparaten zu zählen. Herz nennt die mit dem Fahrrade ausgeführte Bewegung eine belastete Förderungsbewegung, weil dabei ja gewöhnlich ein gewisser Widerstand zu überwinden ist. Auch das Bergsteigen zählt Herz im Gegensatze zum Gehen zu den belasteten Förderungsbewegungen.

Eine eigentümliche Bewegungsart ist die ebenfalls von Herz angegebene Selbsthemmungsbewegung. Es wird dabei eine Muskelkontraktion ohne einen Widerstand resp. bei sehr kleinem Widerstand und bei gespannter Aufmerksamkeit in viel langsamerem Tempo als normaler Weise vollzogen, z. B. wird der Unterarm gegen den Oberarm ganz langsam und gleichmäßig gebeugt. Diese Selbsthemmungsbewegungen sind wegen der damit verbundenen Innervationsanstrengung für den Patienten sehr ermüdend. Sie haben einen besonderen Einfluß auf die Herzaktion; es wird nämlich dadurch die Herzaktion bei gesundem oder organisch erkranktem suffizientem Herzen in der Regel verlangsamt, während bei nervösen Herzerkrankungen eine Beschleunigung des Pulses danach eintritt.

Es kommt überhaupt bei allen Übungen für die Beurteilung der Ermüdung neben der naturgemäß sehr wichtigen objektiven mecha-

nischen Arbeitsleistung auch der Grad der dazu erforderlichen Innervationsanstrengung in Betracht. Je mehr eine Übung automatisch geschieht, je weniger Aufmerksamkeit der Patient darauf zu verwenden braucht, um so weniger ermüdet sie. Diese Verminderung der
Ermüdung durch Innervationsanstrengung läßt sich einmal natürlich
durch Übung, d. h. durch oftmalige Wiederholung, erreichen; dann
aber auch durch den Gebrauch von Apparaten zur maschinellen
Gymnastik, die schon durch ihre Konstruktion die richtige Ausführung
der betreffenden Bewegungen leiten. Weiter geht daraus hervor, daß
z. B. die kompensatorischen Koordinationsübungen bei Ataxie,
bei denen eine besondere Konzentration der Aufmerksamkeit notwendig ist, auch besonders ermüdend sein müssen.

Bei allen heilgymnastischen Übungen, mögen sie nun mit oder
ohne Apparate ausgeführt werden, ist spezieller Wert auf die Atmung
zu legen, es muß dabei tief und regelmäßig geatmet werden. Im allgemeinen soll bei Widerstandsbewegungen immer die Inspiration gleichzeitig mit der Überwindung des Widerstandes (Hebung
eines Gewichtes oder dgl.) erfolgen; dann muß sich die Atmung natürlich auch der Art der betreffenden Bewegung anpassen, z. B. bei Abduktion der Arme vom Rumpf muß. inspiriert, bei Zusammenführen
derselben exspiriert werden.

Neben der schwedischen Gymnastik, die zuerst von Ling eingeführt
wurde, und der weniger komplizierten deutschen Freigymnastik
hat in den letzten Jahrzehnten mehr und mehr die maschinelle
Heilgymnastik Verbreitung gefunden. Sie bietet vor allem den Vorzug,
daß die Dosierung der Widerstände, der Exkursionen der Gliedmaßen usw. eine exaktere sein kann, daß dabei die körperlich und
geistig sehr ermüdende Tätigkeit einer zweiten Person, des Gymnasten,
fortfällt, und daß die Übungen gleichmäßiger und mit geringerer Innervationsanstrengung ausgeführt werden können, als es bei manueller
Gymnastik möglich wäre. Apparate zur maschinellen Gymnastik
sind zuerst von Zander in Stockholm angegeben worden. Neben diesem
jetzt auch noch am meisten verbreiteten Zanderschen System ist das
von Herz in Wien angegebene das bekannteste; doch existieren auch
noch eine Reihe von anderen Systemen, z. B. das Krukenbergsche,
das vom Medizinischen Warenhaus in Berlin konstruierte u. a. m.
Im wesentlichen sind alle diese Systeme nach den oben ausgeführten
Prinzipien konstuiert.

a) Zandersche Apparate. Bei den Zander-Widerstandsapparaten wird der Widerstand durch ein Laufgewicht bewirkt,
das an einem Hebel befestigt ist. Durch Erheben des Hebels leistet
die betreffende Muskelgruppe eine aktive Arbeit, beim Senken des
Hebels wird durch die Schwerkraft des Gewichts die umgekehrte Bewegung passiv ausgeführt, so daß also jeder Widerstandsapparat
zugleich zu passiven Bewegungen der Antagonisten benutzt werdez
kann. Neuerdings werden neben den Original-Zander-Apparaten gann
ähnliche sogenannte deutsche Zander-Apparate konstruiert, bei denen

durch einfache Umschaltung der Ausgangsstellung des Hebels die betreffende Widerstandsbewegung in eine passive umgewandelt werden kann, während dann die Antagonisten die aktive Bewegung ausführen; z. B. der Apparat für Bewegung des Knies (Fig. 54) kann sowohl für Kniebeugen mit Widerstand, wie für Kniestrecken mit Widerstand benutzt werden. Auch die Original-Zander-Apparate werden jetzt mehr und mehr derart konstruiert, daß an demselben Apparate sowohl die Beuger wie die Strecker durch Widerstandsbewegung geübt werden können.

Da zur Erhebung eines belasteten Hebels in dem Moment die größte Kraft erforderlich ist, wo der Hebel sich in horizontaler Stellung befindet, während

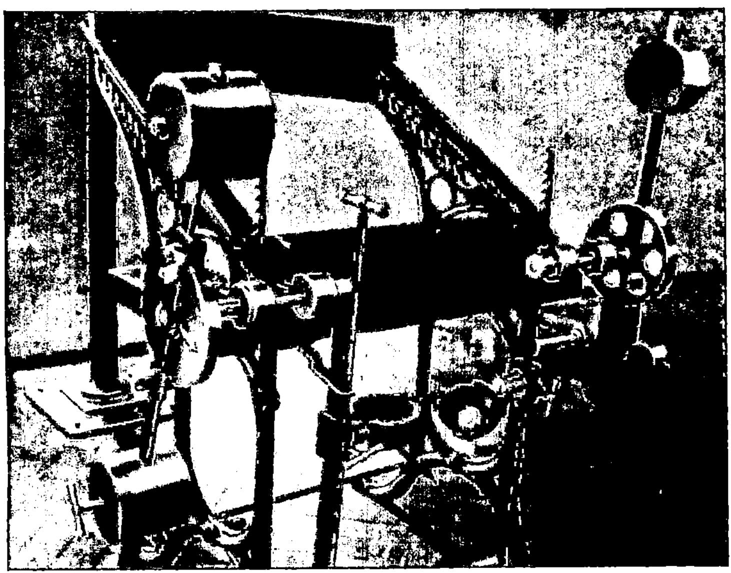

Fig. 54. Deutscher Zanderapparat B 9—10 für Kniebeuge- und Streckbewegungen (Rossel, Schwarz & Co., Wiesbaden).

darüber hinaus wieder geringere Kraftanwendung nötig ist, so ist bei allen Zander-Widerstandsapparaten Vorsorge dafür getroffen, daß die horizontale Stellung des Hebels der Phase der größten Muskelanstrengung entspricht. Bei dem einfachen Beugen des Unterarms gegen den Oberarm entspricht die stärkste Kraftanwendung der rechtwinkligen Stellung des Ellenbogengelenks, und dementsprechend befindet sich der Hebel bei dem für diese Bewegung dienenden Apparate in der Ruhelage (sogenannte „Ausgangsstellung") in genau vertikaler Stellung. Bei anderen Bewegungen, z. B. der Abduktion der Arme vom Rumpf, ist aber eine bestimmte schrägwinklige Ausgangsstellung des Hebels erforderlich, damit dessen horizontale Stellung dann auch genau dem Stadium der größten Kraftanstrengung entspricht.

Durch Umstellung der Ausgangsstellung des Hebels lassen sich einzelne Widerstandsapparate zugleich als Pendelapparate verwerten. Die Exkursion des Hebels ist dann dabei nach jeder Richtung die gleiche. Außerdem dienen für die aktiv-passiven Bewegungen beim Zander-System verschiedene Apparate mit Schwungrad (Rotation im Schultergelenk, Handgelenk, Fußgelenk, Beugungen und Streckungen im Fußgelenk, Tretrad).

Die dritte Gruppe der Zander-Apprate bilden die passiven Apparate, die, durch einen elektrischen Motor betrieben, die betreffende Bewegung nur passiv ausführen. Zu den passiven Zander-Apparaten werden auch die Erschütterungs- und Klopfungsapparate gerechnet, deren Wirkung im allgemeinen derjenigen der Vibrationsmassage entspricht. Auch der Reit- und die Rumpf-Balancierapparate werden durch elektrischen Antrieb in Tätigkeit gesetzt; bei ihrer Benutzung sind aber auch aktive Bewegungen der Rumpfmuskeln zur Erhaltung des Gleichgewichts notwendig.

b) Herzsche Apparate. Auf Grund einer Reihe von physiologischen Überlegungen hat Herz in Wien mediko-mechanische Apparate konstruiert, die den natürlichen Verhältnissen besser entsprechen sollen, als die Zanderschen. Herz berechnete die Veränderungen der Muskelkraft bei jeder Gelenkbewegung und stellte danach ein Gelenkmuskel-Diagramm für jede Muskelgruppe auf, das er dann zur Konstruktion seiner Widerstandsapparate verwertete. (Das Charakteristische an den Herzschen Widerstandsapparaten ist eine Exzenterscheibe, die nach dem betreffenden Gelenkmuskel-Diagramm gearbeitet ist und zwischen Hebel und Fixationsvorrichtung für die Extremität eingeschaltet ist.) Im übrigen erfolgt die Dosierung des Widerstandes bei den Herzschen Apparaten wie bei den Zander-Apparaten durch ein auf einem Hebel verschiebbares Laufgewicht. Die passiven Herzschen Apparate sind im Prinzip von den entsprechenden Zanderschen wenig verschieden. Bei den Pendelapparaten ist statt des einfachen Pendels eine sich nach dem Prinzipe der Unruhe in der Uhr bewegende Schwungmasse verwendet. Eine Besonderheit des Herzschen Systems bilden ferner die Apparate für Selbsthemmungsbewegungen. Im praktischen Gebrauch ist im übrigen ein wesentlicher Unterschied zwischen den Zanderschen und Herzschen Apparaten wohl kaum vorhanden; beide Systeme haben sich gut bewährt, beide haben den Vorzug, daß sich die betreffenden Bewegungen exakt dosieren lassen.

Man läßt die heilgymnastischen Übungen gewöhnlich nach einem Rezept vornehmen, auf dem außer dem Apparate (die Apparate sind durch Buchstaben und Zahlen bezeichnet) auch die Größe des Widerstandes, eventuell die Größe der Exkursion angegeben ist, und es wird im Laufe der Kur diese Verordnung entsprechend modifiziert. Die Übungen sind auf dem Rezepte in Gruppen von je drei Apparaten eingeteilt, nach jeder Gruppe soll der Patient einige Minuten ausruhen. Den Schluß einer Übungsreihe bilden gewöhnlich Erschütterungen, Klopfungen oder sonstige passive Apparate, im ganzen umfaßt ein Übungsrezept etwa 12 Apparate, doch sind hier natürlich individuelle Unterschiede zu machen.

Die Wirkung der Gymnastik ist zunächst eine lokale. Es werden an dem bewegten Gelenke die Bänder gedehnt, die Gelenkflächen gegeneinander abgeschliffen, die Muskeln, die das Gelenk bewegen, werden gekräftigt, durch passive Übungen werden kontrakturierte Muskeln entspannt, die lokalen Zirkulationsverhältnisse werden gebessert, selbst auf die Ernährung des Gelenkknorpels hat die Gymnastik nachgewiesenermaßen einen günstigen Einfluß.

Von großer Bedeutung ist die Wirkung der Gymnastik auf die allgemeine Zirkulation. Durch die Druck- und Saugwirkung, die die Bewegungen ausüben, wird namentlich der venöse Rückfluß des Blutes erheblich gefördert; da zugleich der Zustrom des arteriellen Blutes zu dem arbeitenden Gliede ein verstärkter ist, so resultiert daraus ein Erhöhung der Blutströmungsgeschwindigkeit in der Peripherie. Besonders die Rotationsbewegungen der Extremitäten sind in dieser Hinsicht von großer Bedeutung. Die vertiefte Atmung trägt ebenfalls zur Erleichterung des Blutumlaufes bei, indem sie den Rückfluß des Blutes nach dem Thorax begünstigt.

Durch alle diese mechanischen Wirkungen wird der Widerstand, den die Blutmenge in der Peripherie findet, herabgesetzt, und insofern wird die Herzarbeit dadurch erleichtert. Andrerseits werden namentlich durch die Widerstandsbewegungen an das Herz, das die arbeitenden Muskeln mit erheblich mehr Blut, als normalerweise, versorgen muß, gesteigerte Ansprüche gestellt. Das tut sich dadurch kund, daß nach Widerstandsbewegungen und ferner auch nach Selbsthemmungsbewegungen der Blutdruck regelmäßig zunächst erhöht wird; später kann allerdings nach Aufhören der Arbeit wieder ein Absinken des Druckes stattfinden. Die primäre Blutdruckerhöhung nach gymnastischen Übungen ist als Zeichen für die funktionelle Leistungsfähigkeit des Herzens betrachtet worden, und in der Tat läßt das Ausbleiben der Blutdruckerhöhung resp. ein primäres Absinken des Blutdruckes nach Arbeit darauf schließen, daß das Herz größeren Anforderungen nicht mehr gewachsen ist. Eine gewisse Vorsicht ist aber bei Verwertung dieser Symptome am Platze; vor allen Dingen ist es auch bei suffizientem Herzen möglich, daß eine Erhöhung ausbleibt, falls die geleistete Arbeit nur unerheblich ist. Direktes Absinken des Blutdruckes nach Arbeit ist aber unter allen Umständen ein Zeichen von funktioneller Überanstrengung des Herzens.

Die passiven Bewegungen und die Förderungsbewegungen haben einen weniger gesetzmäßigen Einfluß auf den Blutdruck. Im allgemeinen läßt sich sagen, daß sie auf den Druck regulierend wirken, namentlich in pathologischen Fällen.

Die Pulsfrequenz wird durch aktive Übungen, namentlich durch Widerstandsübungen, bekanntlich erhöht, und zwar erfolgt das Ansteigen der Frequenz bei suffizientem Herzen allmählich im Maße des Anwachsens der Leistungen. Übermäßig rasche Steigerung der Pulsfrequenz nach Arbeit läßt auf organisch oder nervös bedingte Störung der Herztätigkeit schließen.

Es ist das Verdienst von Hasebroek, darauf aufmerksam gemacht zu haben, daß isolierte gymnastische Übungen, speziell leichte Widerstands- und sowie

Pendelbewegungen, den Blutumlauf beschleunigen und dadurch die Herzarbeit erleichtern können, ohne direkt die Herzaktion zu beeinflussen. Gerade für diese wichtige Wirkung auf das periphere Gefäßsystem eignen sich die mediko-mechanischen Übungen, weil hier die Innervationsanstrengung so gut wie vollkommen wegfällt, durch die ja bekanntlich Herzaktion und Blutdruck alteriert werden; durch öftere Wiederholung der leichteren mediko-mechanischen Bewegungen wird eine Übung erzielt, welche diese Bewegungen bis zu einem gewissen Grade „vom Herzen unabhängig" macht. Es wird also durch die Kreislaufwirkungen der isolierten mediko-mechanischen Bewegungen eine Herzschonung erzielt, während stärkere Widerstandsbewegungen und namentlich solche, bei denen ein großer Teil der Körpermuskulatur gleichzeitig in Aktion tritt, naturgemäß eine Herzübung darstellen.

Auf den Stoffwechsel üben die heilgymnastischen Bewegungen einen erheblichen Einfluß aus. Es ist ja bekannt, daß ein großer Teil der Verbrennungsvorgänge im Muskel stattfindet, und erhöhte Muskeltätigkeit muß daher die Verbrennungen in entsprechendem Grade steigern. Die Erhöhung der Oxydationsvorgänge betrifft sowohl Kohlehydrate und Fette, wie auch die Eiweißstoffe. Während der Übungen selbst überwiegen die Oxydationen der N-freien Substanzen, während in den Intervallen hauptsächlich der Bedarf des Körpers an Eiweiß vermehrt ist.

Es ist klar, daß infolge dieser mächtigen Stoffwechselwirkung auch der Appetit durch heilgymnastische Übungen erhöht werden muß. Ferner wird die Verdauungstätigkeit dadurch gefördert; sowohl die Resorptionstätigkeit des Magendarmkanals wird erhöht, als auch die Darmperistaltik; die Kräftigung der Bauchmuskulatur durch die Übungen trägt ebenfalls zu dieser Wirkung mit bei.

Die Heilgymnastik übt nun nicht nur die Muskulatur für bestimmte Bewegungen ein, sondern auch das Nervensystem wird dadurch geübt. Durch oftmalige Wiederholung und exakte Ausführung einer Bewegung werden die innervierenden Zentren für diese Bewegung gebahnt, namentlich gilt dies für die ohne maschinelle Hilfe ausgeführte Freigymnastik. Wenn nun durch irgendwelche Erkrankungen des Zentralnervensystems ein Teil der Nervenbahnen ihre Funktionen eingebüßt haben, so können die restierenden Bahnen resp. die vikariierend dafür eintretenden Nerven durch heilgymnastische Übungen in der Weise an die neuen Funktionen gewöhnt werden, daß man die betreffende Bewegung zunächst passiv ausführt, dann als Förderungsbewegung gibt, bei der nur geringe Innervationsanstrengung notwendig ist, und allmählich erst zur aktiven Übung übergeht. In manchen Fällen ist es auch zweckmäßig, die Innervationsübungen durch gleichzeitige elektrische Reizung der betreffenden Muskelgruppe resp. der sie versorgenden Nerven zu unterstützen; ein anderes wirksames Unterstützungsmittel sind die kinetotherapeutischen Bäder.

Anhang.

Prinzip der kompensatorischen und koordinatorischen Übungstherapie.

Bei den heilgymnastischen Übungen bezwecken wir entweder lokal-mechanisch zu wirken (ein Gelenk zu mobilisieren, Muskelgruppen zu kräftigen u. dgl.), oder aber die allgemeine Zirkulation, die Respiration, den Stoffwechsel, die Ernährung auf indirektem Wege zu beeinflussen. Die Übungen der Innervation kommen dabei nur in beschränktem Maße in der am Schlusse des vorigen Kapitels beschriebenen Weise zur Geltung; im übrigen wollen ja gerade die heilgymnastischen Bewegungen die Innervationsanstrengung auf ein möglichst geringes Maß beschränken. Mit jener bahnenden Wirkung der gewöhnlichen Heilgymnastik kann man nun zwar bei einfachen Unterbrechungen der motorischen Leitungsbahn oft auskommen, liegen dagegen Störungen der Koordination vor oder handelt es sich um Bewegungsstörungen isolierter Muskelgruppen, die die Funktion einer Extremität hindern (Lähmungen, Athetose, Krampfzustände, Spasmen usw.), so sind meist noch besondere Übungen indiziert, die teils kompensatorische, teils koordinatorische Zwecke zu erfüllen haben.

Die Übungen der kompensatorischen und koordinatorischen Übungstherapie sind ausschließlich aktive. Sie unterscheiden sich von den heilgymnastischen Übungen auch dadurch, daß sie gewöhnlich das Zusammenwirken einer Reihe von Muskelgruppen beanspruchen und die Ausführung einer bestimmten koordinierten Bewegung, wie sie im täglichen Leben vorkommt (gehen, steigen, schreiben, greifen usw.), zum Ziele haben, während bei der Heilgymnastik die Bewegungen in der Regel einfacherer Natur (Beugungen, Streckungen, Drehungen usw.) sind.

Bei der Festsetzung dieser Übungen ist in erster Linie die Analyse der krankhaften Bewegungsstörung erforderlich. Ist Ataxie deren Ursache, so ist die Bewegungsstörung nicht durch Erkrankung der motorischen Bahnen bedingt, sondern sie ist hervorgerufen durch teilweisen Verlust des Lagegefühls, der Gelenksensibilität und auch der Hautsensibilität. Wir können die ataktische Störung einmal dadurch bekämpfen, daß wir die noch nicht erkrankten sensiblen Fasern durch Übungen in ihrer Funktion stärken („bahnen“), so daß sie das Zentralorgan wieder besser von den Vorgängen in der Peripherie, der Stellung einer Extremität, dem Kontraktionszustande eines Muskels usw. unterrichten; vor allen Dingen aber dadurch, daß wir die durch Erkrankung des sensiblen peripheren Neurons gestörte Kontrolle der Bewegungen durch Einübung anderer Sinne, namentlich des Gesichtssinns und des Gleichgewichtssinns, zu ersetzen suchen (kompensatorische Übungstherapie). Auf die Art und Weise, in der bei den einzelnen Störungen die kompensatorische Übungstherapie auszuüben ist, kann hier nicht näher eingegangen werden; einige praktisch wichtige Gesichtspunkte werden bei Besprechung der Therapie der Tabes noch erwähnt werden. Das Prinzip ist dabei immer, daß wir den Patienten lehren, seine Bewegungen zu beherrschen, sie ständig mit den ihm noch zur Verfügung stehenden Sinnen zu kontrollieren, und daß wir den Kranken dann durch oftmalige Wiederholung der Übungen dahin bringen, auch ohne angestrengte Aufmerksamkeit die betreffenden koordinierten Bewegungen auszuführen. In treffender Weise haben die Franzosen diesen Teil der Übungstherapie als rééducation des mouvements bezeichnet.

Bei Lähmungen und Bewegungsstörungen infolge von Erkrankung der motorischen Bahnen selbst ist ebenfalls eine genaue Analyse der Ursache der Störungen erforderlich. Am einfachsten liegen die Verhältnisse bei Querschnittslähmungen oder isolierten Nervenlähmungen, wo bahnende Übungstherapie in der schon vorher beschriebenen Weise indiziert ist. Handelt es sich aber z. B. um hemiplegische Störungen, so liegen die Verhältnisse komplizierter; in der Regel sind hier die Muskelgruppen ungleich betroffen, und es ist ja bekannt, daß namentlich an den oberen Extremitäten nach Hemiplegie die Flexoren weniger gelähmt sind als die Extensoren, woraus dann die Beugekontraktur entsteht. Ferner ist bei hemiplegischer Affektion des Beines das eigentümliche Nachschleifen und Auswärtsrotieren des Beines durch stärkere Lähmung der Adduktoren des Oberschenkels bedingt. Wir müssen also hier die vorwiegend betroffenen Muskelgruppen speziell üben, und sie außer durch passive und aktive Gymnastik und durch Massage auch durch solche Koordinationsübungen kräftigen, bei denen sie besonders in Funktion treten.

Schließlich gehören hierher auch die sogenannten hemmenden Übungen. Bei funktionellen Erkrankungen, bei denen die Muskeltätigkeit pathologisch gesteigert ist (Chorea, Athetose, Paralysis agitans u. dgl.), läßt sich diese Störung oft durch systematische koordinierte Übungen der übermäßig tätigen Muskeln bekämpfen, und man kann zugleich dadurch (z. B. auch bei Beschäftigungsneurosen) eine gewisse Beruhigung des erregten Nervensystems erzielen. Die hemmende Übungstherapie findet übrigens auch bei der Ataxiebehandlung Anwendung, denn auch bei der Beherrschung und Vermeidung übermäßiger Exkursionen der Extremitäten erfolgt hier eine Übung der Hemmungsnerven.

Zweiter Teil.

Hydrotherapeutische Behandlung der einzelnen Krankheiten.

———

I. Behandlung der fieberhaften Infektionskrankheiten.

In der Therapie der fieberhaften Erkrankungen nimmt die Hydrotherapie unbestritten einen sehr wichtigen Platz ein. Wir haben bereits früher erwähnt, daß dem Organismus des Fiebernden durch hydrotherapeutische Maßnahmen viel leichter Wärme entzogen werden kann, als es bei normaler Körpertemperatur der Fall ist, und so läßt sich tatsächlich die Temperatur des Fieberkranken durch ein kühles Vollbad um ein oder selbst mehrere Grade erniedrigen, namentlich wenn das Bad mit mechanischem Reiz (Frottierungen und Übergießungen) verbunden wird. Nach einigen Stunden steigt allerdings die Temperatur wieder an, weshalb, wie wir noch sehen werden, eine Wiederholung der Bäder in gewissen Abständen geboten ist.

Es fehlt nun allerdings nicht an Stimmen, die die Temperatursteigerung als heilsame Reaktion des Organismus gegen die Infektion betrachten und daher eine künstliche Herabsetzung der fieberhaften Reaktion für überflüssig halten. Aber ganz abgesehen davon, daß eine stark erhöhte Körpertemperatur schon durch die Konsumption, die sie mit sich bringt, dem Kranken verhängnisvoll werden kann, so beruht die günstige Wirkung der Hydrotherapie in der Fieberbehandlung keineswegs nur in der Temperaturherabsetzung allein. Vielmehr werden dadurch auch die Zirkulationsstörungen, die ja bei schwerer Infektion die größte Gefahr bilden, in hervorragender Weise beeinflußt. Durch die Einwirkung des kalten Wassers wird nicht nur die Herztätigkeit gekräftigt, die Herzaktion verlangsamt und der Blutdruck erhöht, sondern es wird vor allem dadurch die Zirkulation in den peripheren Gefäßen wesentlich verändert. Romberg und Paeßler haben nachgewiesen, daß bei fieberhafter Infektion die Vasomotorenlähmung eine große Gefahr bildet, die der durch die Herzstörung selbst bedingten sicher gleich zu setzen ist. Das beste Mittel gegen jene Vasomotorenlähmung ist nun aber die Kaltwasserapplikation; gelingt es dadurch, den verloren gegangenen Tonus der peripheren Gefäße wieder herzustellen und hier wieder normale Zirkulationsverhältnisse zu schaffen, so ist damit eines der bedrohlichsten Symptome des Fiebers direkt bekämpft.

Eine Folge der Besserung der Herz- und Gefäßtätigkeit durch hydrotherapeutische Applikationen ist die Vermehrung der Sekretionen, namentlich wird die Diurese durch die Bäderbehandlung bei Fieberkranken nachgewiesenermaßen erhöht, und es leuchtet ein, wie wichtig diese Wirkung für die Ausscheidung toxischer Stoffe ist. Von großem Einflusse ist die hydrotherapeutische Behandlung auch auf das Sensorium des Patienten; durch die kalten Bäder und Übergießungen wird die Benommenheit vermindert oder beseitigt, der vorher teilnahmlose Patient kann wieder zum Bewußtsein kommen, spontan Nahrung aufnehmen, expektorieren usw. In engem Zusammenhang damit steht, daß Symptome wie Soor und fuliginöser Belag der Zunge durch die Bäderbehandlung bekämpft resp. verhütet werden, ebenso hilft dieselbe, die Entwicklung eines Dekubitus zu verhindern. (Somit wird die erhöhte Mühewaltung, die die hydrotherapeutische Fieberbehandlung ja erfordert, durch die Beseitigung resp. Verhütung jener die Krankenpflege. so erschwerenden Komplikationen reichlich wieder kompensiert.) Von vitaler Bedeutung ist ferner die Vertiefung und Verbesserung der Respiration, die infolge der hydrotherapeutischen Applikationen, namentlich der kalten Übergießungen der Nackengegend, eintritt; bei Komplikationen mit Bronchitis, bei drohender hypostatischer Pneumonie ist die Kaltwasseranwendung das beste Prophylaktikum und Heilmittel. Neben der Vertiefung der Atemzüge ist auch die Beförderung der Expektoration durch den Kältereiz für diese Wirkung maßgebend.

Daß die Bildung spezifischer Schutzstoffe gegenüber den Infektionserregern und ihren Produkten durch die hydrotherapeutische Fieberbehandlung gefördert wird, muß wohl sicher angenommen werden, weil dadurch ja die meisten Funktionen des Körpers gekräftigt werden. Die experimentellen Beweise dafür fehlen jedoch fast völlig, soweit es sich um kühle und kalte Prozeduren dabei handelt (daß künstliche Erwärmung resp. Hitzeprozeduren die Produktion spezifischer Antikörper fördern, scheint, wie schon in der physiologischen Einleitung erwähnt, erwiesen zu sein). Immerhin konnte Fukahara in seiner schon erwähnten Arbeit nachweisen, daß bei Tieren nach kurz dauernden Kälteapplikationen eine Erhöhung des Agglutinationstiters und der bakteriziden Wirkung des Blutserums eintritt. Umgekehrt ist es sicher, daß für die Mobilisierung der antibakteriellen Schutzkräfte des Körpers die fieberhafte Temperaturerhöhung an sich von größter Bedeutung ist. Dieselbe soll ja auch durch die hydrotherapeutische Behandlung keineswegs gänzlich beseitigt werden, nur die hohen Fiebergrade und die dadurch bedingten subjektiven Beschwerden (Benommenheit, Kopfschmerzen, Appetitlosigkeit) und objektiven Schädigungen (Konsumption) werden durch die Wasserbehandlung gemildert. Im übrigen richtet sich die moderne Hydrotherapie des Fiebers, wie wir ausgeführt haben, vor allem gegen die schädlichen und lebensgefährlichen Folgen der Infektion. Sie ist hierzu mehr geeignet, als die medikamentöse Antipyrese, die zwar manchmal energischer, aber doch nur einseitig das Symptom der Temperaturerhöhung bekämpft, während viele der sonstigen Infektionsfolgen, speziell die Störungen des Herz-Gefäßsystems, durch antipyretische Medikamente nicht gemildert, sondern vielfach sogar in schädlicher Weise beeinflußt werden können.

1. Typhus abdominalis.

Der Typhus ist diejenige Infektionskrankheit, bei der die Hydrotherapie die größten Triumphe feiert. Nachdem als erster der englische Arzt Currie die Behandlung von Typhuskranken mit kalten
Übergießungen empfohlen hatte, war es in Deutschland besonders
Brand, der die systematische Bäderbehandlung bei dieser Krankheit
propagierte. Danach sind eine Reihe von Klinikern energisch dafür
eingetreten; speziell haben Ziemssen, Liebermeister, Jürgensen,
Naunyn, Vogl, dann auch Winternitz sich um den Ausbau der
Methodik verdient gemacht. Daß die Mortalität des Typhus durch
die hydrotherapeutische Behandlung herabgedrückt worden ist, unter-
liegt heute keinem Zweifel mehr.

Die ursprüngliche Brandsche Methode bestand darin, daß die Kranken,
sowie die Körpertemperatur 39,5⁰ überstieg, in ein kaltes Vollbad von 21—18⁰
gebracht wurden, in dem sie 10—15 Minuten lang blieben, während Friktionen
und Übergießungen, letztere event. mit Eiswasser, ausgeführt wurden; die
Zahl der Brandschen Bäder betrug bis zu 5 oder 6 innerhalb von 24 Stunden.
Diese ekzessiven niedrigen Temperaturen werden heutzutage im allgemeinen nicht
mehr angewandt, sondern sie sind durch milderes Vorgehen ersetzt worden. Nur
Vogl sowie Baruch in New York sind in neuerer Zeit noch für die ursprüngliche
Brandsche Methode eingetreten. Vorzugsweise der Temperaturherabsetzung
dienen ferner die von Rieß empfohlenen protrahierten lauwarmen Bäder
von ca. 31⁰ Temperatur, in denen der Patient bei bequemer Lagerung bis zu 2 Stunden jedes Mal verbleibt (es wird vormittags und gegen Abend je ein Bad gegeben);
hier tritt die Reizwirkung gegenüber der antithermischen völlig in den
Hintergrund.

Beide Wirkungen, die antithermische und die Reizwirkung,
vereinigen in glücklicher Weise die Methoden von Ziemssen und
Winternitz, die sich in der modernen Typhusbehandlung am meisten
eingebürgert haben: Das Ziemssensche allmählich abgekühlte
Vollbad beginnt mit einer Temperatur von 30⁰ und selbst darüber
und wird langsam bis zu einer Schlußtemperatur von 24—22⁰, höchstens
20⁰ abgekühlt; die Dauer des Bades beträgt ¼—½ Stunde. Auch hier
werden während des Bades Übergießungen und Friktionen
angewandt. Winternitz appliziert Halbbäder von zunächst
30—28⁰ Anfangstemperatur, dieselben werden um 3—4⁰ abgekühlt,
die Dauer ist eine kürzere (5—10 Minuten). Im Laufe der Behandlung,
bei ansteigendem Fieber, wird dann die Anfangstemperatur bis zu
25—23⁰ erniedrigt; noch· niedrigere Temperaturen verwendet die
Winternitzsche Schule nur in besonderen Ausnahmefällen (z. B, bei
schwerem Sopor), wo die Kälte als kurzer, sehr energischer Reiz
dienen soll.

Es kann natürlich nicht auf alle sonstigen Modifikationen der
Bäderbehandlung des Typhus eingegangen werden, über die eine große
Literatur existiert. Erwähnt sei nur, daß Sadger, der nach Prießnitz-
schem Rezept arbeitet, auch jetzt noch für Halbbäder mit sehr niedriger
Temperatur eingetreten ist, und daß Matthes in Fällen, in denen der
Patient bei der gewöhnlichen Bäderbehandlung stark fröstelt, statt

dessen Kohlensäurebäder von einer Temperatur von 27—25⁰ und 20 Minuten Dauer mit gutem Erfolge verwandt hat. Am Schlusse der Kohlensäurebäder läßt Matthes ev. Übergießungen applizieren, während sonst der Patient im Kohlensäurebade naturgemäß sich ruhig verhalten muß.

Von diesen Kohlensäurebädern abgesehen, ist es aber bei allen anderen Bädern, die bei Typhus oder überhaupt bei Infektionskrankheiten gegeben werden, von großer Wichtigkeit, durch Frottieren der Haut und Übergießungen im Bade die Reaktion zu befördern und dadurch einerseits das Frösteln und Kältegefühl zu verhindern, andrerseits die Wärmeabgabe durch die Haut zu erleichtern. Natürlich sind in Anbetracht des meist schweren Allgemeinzustandes des Patienten besondere Vorsichtsmaßregeln bei der Applikation der Bäder notwendig. Vor allen Dingen empfiehlt es sich, vor Beginn des Bades den Patienten durch einen Schluck Wein oder heißes Getränk (Bouillon, Kaffee oder dgl.) zu kräftigen. Der Kranke wird dann vorsichtig ins Bad gehoben, und man beginnt sofort mit den Reibungen und Übergießungen. Am Schlusse des Bades wird der Patient in das erwärmte Bett zurückgebracht, leicht abgetrocknet, dann läßt man ihn, nachdem er vorher etwas Nahrung zu sich genommen hat, möglichst ruhig liegen, um die schlafbringende Wirkung der Bäder nicht zu stören. Falls die Patienten im Bade stark frösteln, so versucht man zunächst durch kräftigere Reibungen das Frostgefühl zu bekämpfen, gelingt das nicht, so ist das Bad bald zu beenden; ebenso verfährt man bei leichten Schwäche- und Kollapserscheinungen. Bei schwereren Erscheinungen müssen naturgemäß die bekannten medikamentösen Exzitationsmittel verwandt werden.

Für die späteren Bäder gibt das Verhalten der Kranken im ersten Bade einen Fingerzeig insofern, als man bei starkem Frösteln die nächsten Bäder mit einer um 2—3⁰ höheren Anfangstemperatur beginnt. Im übrigen ist die Empfehlung der Winternitzschen Schule sehr nachahmenswert, zunächst vor Beginn der Bäderbehandlung sich durch eine Teilabreibung von der Reaktionsfähigkeit der Haut zu überzeugen und zugleich dadurch den Patienten auf die Bäderanwendung vorzubereiten. Bei sehr blassen und schlecht reagierenden Extremitäten empfiehlt Winternitz, zunächst an den Armen und Beinen heiße Umschläge und Packungen zu applizieren, während der Rumpf, der in solchen Fällen, wenn hohes Fieber vorhanden ist, sich heiß anfühlt, gleichzeitig mit öfters gewechselten kühlen Stammumschlägen behandelt wird. Auf diese Weise sucht man die Störung der Blutverteilung wieder auszugleichen.

Die Frage nun, wie oft und wann der Typhuskranke gebadet werden soll, ist von den verschiedenen Autoren recht verschieden beantwortet worden. Es kann hier auf die einzelnen Angaben darüber nicht eingegangen werden, die Antwort sei vielmehr nur in einigen kurzen Leitsätzen skizziert. Zunächst ist die Bäderbehandlung möglichst früh anzuwenden; es ist durch vielfache Erfahrung nachgewiesen, daß ein von vornherein hydrotherapeutisch behandelter Typhus im allgemeinen milder verläuft, als Fälle, in denen erst nach mehreren Tagen hohen Fiebers mit der Bäderbehandlung begonnen worden ist. Betreffs der Wiederholung der Bäder hat man den Grundsatz aufgestellt, daß der Typhuskranke zu baden sei, sowie die Achselhöhlentemperatur 39,5⁰ übersteigt; diese Vorschrift trifft im allgemeinen das Richtige, es können jedoch auch schon bei niedrigeren Temperaturen schwere Störungen des Sensoriums, drohende Hypostasen u. dgl. das Bad notwendig machen, andrerseits braucht ein hochfiebernder Patient, bei dem Puls, Respiration und Sensorium sich in befriedigendem Zustande befinden, nicht zu oft durch ein Bad aus der ihm notwendigen Ruhe gebracht zu werden. Die Angabe Strasburgers, daß 2—5 Bäder täglich im allgemeinen genügen, dürfte wohl zutreffend sein. Es muß natürlich individualisiert werden, allgemeingültige Vorschriften lassen sich für die Zahl der Bäder ebensowenig geben, wie für ihren genauen Temperaturgrad, ihre Dauer und die Stärke des dabei verwandten mechanischen Reizes. Vor allem ist es Sache der ärztlichen Kunst und Beobachtung, jeweils zu entscheiden, ob mehr die Temperaturentziehung oder die Reizwirkung der Bäder in den Vordergrund zu treten hat.

Was die Gegenanzeigen der Bäderbehandlung des Typhus betrifft, so ist dieselbe bei Darmblutung, bei Perforationsperitonitis, sowie bei Thrombosenbildung absolut kontraindiziert, weil hier eben jede Bewegung des Kranken vermieden werden muß. Sonstige Komplikationen bilden mehr relative Kontraindikationen, speziell gilt das von hochgradiger Herzschwäche. Denn hier gelingt es nicht selten, durch Teilabreibungen und Stammumschläge, die öfters gewechselt werden (ev. in der vorher erwähnten von Winternitz angegebenen Kombination von warmen und kalten Applikationen), das Zirkulationssystem soweit zu kräftigen, um den Patienten für die Bäderbehandlung hinreichend resistent zu machen. Auch das Alter des Patienten spielt bei der Indikationsstellung eine Rolle. Bei älteren Personen über 50 Jahre sind die Bäder nur mit Vorsicht zu verwenden, jedenfalls mit höherer Anfangstemperatur, als sonst üblich. Bei Kindern ist die Bäderbehandlung seltener kontraindiziert, doch gilt hier die allgemeine Regel, die Wassertemperatur nicht zu niedrig zu wählen (30—35⁰), da beim kindlichen Körper infolge der relativ größeren Körperoberfläche auch die Wärmeabgabe eine größere ist; nur für die Übergießungen werden dann kühlere Temperaturen angewandt.

Wie hier schon mehrfach erwähnt worden, bilden **öfter gewechselte Stammumschläge** resp. **Packungen** einen gewissen Ersatz für die Bäderbehandlung in Fällen, wo dieselbe nicht indiziert oder nicht ausführbar sind. Auch die Teilwaschungen sind hier von guter Wirkung, speziell zur Anregung der Herz- und Gefäßtätigkeit, während sie als temperaturentziehendes Mittel an Wirksamkeit nicht nur den Bädern, sondern auch den gewechselten Packungen nachstehen. Bei Patienten, die gar nicht bewegt werden dürfen (Blutungen), kann man die gewechselten Umschläge in Form von Stammaufschlägen anwenden (wobei nur Brust und Leib mit dem nassen Tuche bedeckt werden); im übrigen werden die Packungen als Ersatz für Bäder am besten in der Form appliziert, daß man den Rumpf, ev. auch die Beine bis zu den Knien herunter, in ein in kaltes Wasser getauchtes Laken in der üblichen Weise einpackt, und diese Packung nach 20—30 Minuten erneuert. Im ganzen geschieht die Erneuerung 3—5 mal hintereinander; man erreicht damit annähernd dieselbe Wirkung auf die Körpertemperatur, als mit einem kühlen Bade. Das Verfahren wird etwa zweimal täglich angewandt; auch in der Zwischenzeit, resp. in den Pausen zwischen den einzelnen Bädern, kann man noch Stammumschläge applizieren, die dann mehrere Stunden (2—3) liegen bleiben.

Von den übrigen hydrotherapeutischen Maßnahmen, die beim Typhus oder überhaupt bei allen fieberhaften Erkrankungen üblich sind, sind noch die Eisblase auf den Kopf und auf das Herz, resp. der Herzkühlschlauch zu erwähnen. Speziell der Herzkühlung kommt wegen ihrer beruhigenden und kräftigenden Wirkung auf die Herztätigkeit eine erhebliche Bedeutung zu.

2. Sepsis und Pyämie, Erysipel.

Bei pyämischen und septischen Fiebern wird die hydrotherapeutische Behandlung im allgemeinen nach denselben Prinzipien wie beim Typhus zu erfolgen haben, nur sind hier öfter durch lokale Verhältnisse (Thrombosen, Peritonitis, septische Endokarditis usw.) Bäder kontraindiziert, und man wird in solchen Fällen sich vorzugsweise auf öfters gewechselte Stammumschläge, sowie auf die immer wohltätig wirkenden Teilabreibungen zu beschränken haben. Bei der septischen Endokarditis ist auf permanente Herzkühlung durch Kühlschläuche oder Eisblasen besonders Wert zu legen.

Beim Erysipel wird, falls hohe Fiebergrade resp. langes Andauern des Fiebers ein Eingreifen erfordern, die hydrotherapeutische Antipyrese in derselben Weise vorzunehmen sein.

3. Akute exanthematische Infektionskrankheiten.

Wir würden in Wiederholungen verfallen, wollten wir in bezug auf alle sonstigen fieberhaften Erkrankungen die hierbei fast überall wichtige hydrotherapeutische Behandlung im einzelnen besprechen. Es gelten allenthalben die Prinzipien, die am Beispiele des Typhus erläutert worden sind; nur die hydrotherapeutische Behandlung der bekanntesten akuten Exantheme sei hier mit einigen Worten gestreift.

Bei den Masern kann man sich in leichten und mittelschweren Fällen mit mehrmals täglich wiederholten Teilwaschungen mit stubenwarmem, bei größeren Kindern auch mit brunnenkaltem Wasser, sowie mit beruhigenden Stammpackungen, die 2—3 Stunden liegen bleiben, begnügen. Es sind zwar auch schon für die leichteren Grade der Erkrankung kompliziertere Prozeduren, Ganzabreibungen u. dgl. empfohlen worden, aber die Ausführung all dieser Empfehlungen würde zu einer bedauerlichen hydrotherapeutischen Polypragmasie führen und ein Verfahren diskreditieren, das gerade in schweren und schwersten Fällen von entscheidender, lebensrettender Bedeutung sein kann.

Während also bei dem gewöhnlichen Verlaufe der Masern die oben erwähnten Maßnahmen genügen, ist bei hohem Fieber und soporösem Zustande die Bäderbehandlung durchaus indiziert. Man wendet hier, wie überhaupt bei Kindern, Vollbäder von lauwarmer Temperatur an (35—30⁰) und verbindet sie mit Übergießungen des Oberkörpers und besonders des Nackens, deren Temperatur 7—10⁰ unter der Badetemperatur liegt (Vierordt). Von großer Bedeutung sind diese Übergießungen der Nacken- und Rückengegend namentlich bei beginnender und ausgebildetet Kapillarbronchitis resp. Masernbronchopneumonie. (Hierbei kann das Wasser zur Übergießung auch noch kühler genommen werden.) Es wird durch diese Übergießungen die Atmung vertieft, die Expektoration befördert, die Bronchialverästelungen werden für die Luft wieder durchgängiger gemacht, und somit wird dadurch die gefährlichste Komplikation der Masern in wirksamer Weise bekämpft. Zwischen den Bädern, deren Dauer jedesmal etwa 5 Minuten beträgt, sind bei Komplikation mit Erkrankungen der Luftwege fleißig Brustumschläge oder Kreuzbinden anzuwenden, die, wie gewöhnlich, 2—3 stündlich erneuert werden. Sind die Bäder nicht ausführbar, was übrigens bei Kindern selten der Fall sein dürfte, so werden sie durch öfters gewechselte Stammpackungen, sowie durch Berieselung der Nackengegend mit kaltem Wasser, die jeweils 1—2 Minuten dauert, ersetzt.

Bei großer Herzschwäche und Kollaps werden statt der lauwarmen Bäder mit Übergießungen heiße Applikationen empfohlen, entweder heiße Bäder von 39—40⁰ Temperatur, in denen der Patient bis zum Auftreten lebhafter Hautrötung verbleibt oder Einpackungen in heiße Tücher. Am energischsten wirken in schwersten Fällen (Kapillarbronchitis und hochgradiger Dyspnoe) die von Heubner empfohlenen Senfwassereinwicklungen. Es wird in 1 Liter 40⁰ heißen Wassers ½ kg Senfmehl verrührt, darein ein Tuch getaucht, in das das Kind eingepackt wird; die Packung wird mit einer wollenen Decke bedeckt und bleibt 10—20 Minuten liegen, die Haut wird darunter hochrot. Nach Beendigung der Packung wird das Kind in ein warmes Bad gebracht oder warm abgewaschen, worauf dann eine Packung mit einfachem lauwarmem Wasser folgt, die 1—2 Stunden liegen bleibt. Öfter wie einmal innerhalb 24 Stunden soll das Verfahren nicht angewandt werden.

Bei **Scharlach** besteht in leichteren Fällen die Behandlung in indifferenten Vollbädern, die täglich 1—2 mal appliziert werden.

Bei schwereren Fiebererscheinungen sind, ähnlich wie bei Masern, Vollbäder von 34—30⁰ mit kühleren Übergießungen des Oberkörpers und Nackens indiziert. Will man bei schwerstem Kollaps rasch eine energische Wirkung erzielen, so kann man nach Vierordt in einer trockenen Wanne kalte Übergießungen des Rückens und Nackens von 25—20⁰ anwenden. Winternitz empfiehlt für solche rasche Reizwirkungen kurzdauerndes Eintauchen der Patienten in ein Vollbad von 22—20⁰. Im übrigen sind öfter gewechselte Stammpackungen auch bei Scharlachkranken mit Nutzen verwendbar.

Die Komplikation des Scharlachs mit Nephritis oder Ohrenerkrankungen wird durch die hydrotherapeutische Behandlung sicher nicht begünstigt, sondern nach übereinstimmendem Urteil eher weniger wahrscheinlich gemacht. Eine neuerdings aufgestellte Behauptung Oppenheimers, daß kühle und kalte Applikationen die Gefahr des Auftretens einer komplizierenden Nierenerkrankung erhöhen, steht bisher vereinzelt da.

Ist Komplikation mit Nephritis vorhanden, so wird dieselbe in der später bei der akuten Nephritis besprochenen Weise behandelt; bestehen urämische Erscheinungen, so sind heiße Vollbäder von 40—42⁰ mit nachfolgender Trockenpackung als energisches Diaphoreticum indiziert, doch ist dabei auf den Zustand des Herzens besonders zu achten. Bei Herzschwäche müssen die heißen Bäder durch Einpackungen, die längere Zeit bis zur starken Transpiration fortgesetzt werden, ersetzt werden. Ebenso sind bei septischer Endokarditis sowie bei der hämorrhagischen Form des Scharlachs Bäder kontraindiziert, hier muß man sich auf Stammpackungen und Teilabreibungen beschränken, sowie, namentlich bei Endokarditis, fleißig Herzkühlung anwenden.

Bleibt nach Ablauf des Scharlachs Albuminurie zurück, so sind prolongierte lauwarme Vollbäder von ½—1 Stunde Dauer und 35—36⁰ Temperatur, täglich angewandt, sehr empfehlenswert. Im übrigen haben sich bei der Rekonvaleszenz nach Scharlach (wie auch nach sonstigen Infektionskrankheiten) die Sauerstoffbäder von 34⁰ Temperatur sehr gut bewährt, sowohl zur allgemeinen Roborierung als insbesondere zur Begünstigung und Beschleunigung der Abschuppung (A. Wolff).

Die Pocken gehören zu den Infektionskrankheiten, bei deren Therapie die Wasserprozeduren eine verhältnismäßig geringe Rolle spielen. Das Initialfieber läßt sich allerdings durch kühle Waschungen, öfter gewechselte Stammumschläge, auch Bäder mit Übergießungen, günstig beeinflussen, während bei dem Eiterfieber die hydrotherapeutische ebenso wie die sonstige Antipyrese von verhältnismäßig geringer Wirkung ist. Immerhin hat Matthes empfohlen, hier bei sehr hohen Fiebergraden die Ziemssenschen abgekühlten Vollbäder zu applizieren. Mehr noch in Gebrauch sind in diesen Stadien länger dauernde lauwarme Vollbäder, die zugleich auch auf die Hauterscheinungen wohltätig einwirken sollen. Auch in der Rekonvaleszenz, beim Eintrocknen der Pusteln, sind zur Hautpflege lauwarme Bäder empfehlenswert, denen zur Milderung der Reizerscheinungen auch Kleie zugesetzt werden kann.

In neuerer Zeit hat man nach Finsens Empfehlung die Behandlung der Pocken mit rotem Licht bei verschiedenen Epidemien versucht. Das rote Licht soll, wie schon früher erwähnt, die Vereiterung der Pusteln entweder ganz verhindern oder mindestens milder gestalten. Es werden zu diesem Zwecke die Fenster des Krankenzimmers mit roten Vorhängen versehen oder das Zimmer wird vollständig verdunkelt und nur mit roten Lampen erleuchtet. Nach Martins[1]) Vorschlag würde es auch genügen, das verdunkelte Zimmer mit dem gelben Lichte einer Petroleumlampe zu erleuchten, das ebenfalls sehr arm an chemisch wirksamen Strahlen ist, deren Ausschluß ja bei der ganzen Methode das Wesentlichste ist; oder man kann, wie ebenfalls Martin vorschlägt, sich darauf beschränken, bei zugedecktem übrigem Körper den Kopf des Kranken durch einen roten Schleier, der über einem passenden Gestell liegt, gegen das Tageslicht abschließen. Die Resultate, die von den verschiedenen Autoren mit der Rotlichtbehandlung der Pocken erzielt worden sind, sind recht ungleich. Während Finsen selbst und andere dabei die Krankheit milder verlaufen sahen, namentlich auch das Ausbleiben von Narbenbildung beobachten konnten, haben wieder andere Autoren, namentlich schweizer und englische Ärzte, keine günstigeren Erfolge mit der roten Lichtbehandlung als mit der sonst üblichen Therapie erzielt. Ob das daran liegt, daß hier die Rotlichtbehandlung zu spät eingeleitet wurde, wie Finsen meint, muß dahingestellt bleiben. Jedenfalls hat das Verfahren es noch nicht zur allgemeinen Anerkennung gebracht.

Bei den **Windpocken** erfordert die Höhe des Fiebers selten energisches hydrotherapeutisches Eingreifen. Dagegen sind auch hier im Stadium der Eintrocknung der Bläschen lauwarme Bäder, ev. mit Kleiezusatz, von wohltätigem Einfluß, namentlich bei starkem Juckreiz.

4. Sonstige epidemische Infektionskrankheiten.

Wir erwähnen unter dieser Rubrik nur solche Erkrankungen, bei denen die hydrotherapeutische Behandlung noch zu besonderen Bemerkungen Anlaß gibt.

Bei der **Cholera** hat Winternitz ein energisches Vorgehen mit länger dauernden kalten Sitzbädern, kalten Teil- und Ganzabreibungen empfohlen. Andere Beobachter, wie Rumpf, haben dagegen von kalten Prozeduren bei Cholera keine besonderen Wirkungen gesehen, auch dürften dieselben im Stadium algidum direkt kontraindiziert sein. Dagegen hat Rumpf bei der großen Hamburger Epidemie mit gutem Erfolge öfters wiederholte heiße Vollbäder von 40—45° und ca.

---

[1]) Physikalische Therapie der akuten Infektionskrankheiten. Stuttgart 1906. Verlag von F. Enke.

¼ stündiger Dauer gegeben; sowohl das Allgemeinbefinden wie namentlich die Krämpfe wurden dadurch günstig beeinflußt.

Heiße Vollbäder spielen ferner auch in der Therapie der **epidemischen Genickstarre** eine wichtige Rolle neben der Spinalpunktion und der spezifischen Serumbehandlung. Die Bäder werden in einer Temperatur von ca. 40⁰ gegeben und wirken anregend auf die Herzaktion und beruhigend auf die Krampferscheinungen. Daneben ist bei der Genickstarre Kühlung des Kopfes und der Wirbelsäule mit Eisbeuteln, Eiskataplasmen oder Kühlschläuchen allgemein gebräuchlich.

5. Pneumonie.

In der Behandlung der kruppösen Lungenentzündung ist die Hydrotherapie von großer Bedeutung. Zunächst läßt sich durch Brustumschläge, die etwa zweistündlich gewechselt werden, das Symptom der Schmerzen und des Seitenstechens bekämpfen, der Hustenreiz mildern und die Expektoration erleichtern. Ferner wirken diese Brustumschläge, oder besser noch Stammumschläge, zugleich antipyretisch; bei hohem Fieber müssen sie dann allerdings öfter gewechselt werden, ca. halbstündlich, bis die Temperatur auf 39⁰ gesunken ist, darauf kann man nach Briegers Vorschlag den Brustumschlag bis zum Schweißausbruche liegen lassen. Das regelmäßige Wechseln der Umschläge ist im übrigen nicht nur aus Gründen der allgemeinen Antipyrese wichtig, sondern vor allem auch deshalb, weil bei jedem Anlegen eines neuen Umschlages durch den Kältereiz die Respiration vertieft und die Herzaktion angeregt wird. Kommt es bei starker Benommenheit des Patienten oder großer Ausdehnung des Erkrankungsherdes sehr auf die Respirationsvertiefung an, so ist es zweckmäßig, diesen Effekt durch kurze kalte Waschungen der Rücken- und Nackengegend vor Anlegen eines neuen Umschlages zu unterstützen; noch energischer zur momentanen Anregung der Respiration wirken kurze Berieselungen der Nackengegend mit kaltem Wasser, die in der früher (S. 58) beschriebenen Weise ausgeführt werden. Beim Wechseln des Umschlages kann natürlich auch eine Teilabreibung des ganzen Körpers vorgenommen werden, die auf den Patienten erfrischend und zugleich beruhigend wirkt.

Über den Nutzen der Bäderbehandlung bei der kruppösen Pneumonie sind die Meinungen geteilt. Während eine Reihe von Klinikern die Bäderbehandlung ablehnen oder ihr skeptisch gegenüberstehen, sind andere wieder, an ihrer Spitze Jürgensen, sehr energisch dafür eingetreten. Jürgensen und Brand, ferner Vogl haben kalte Vollbäder von 20—15⁰ Temperatur und ca. viertelstündlicher Dauer bei jüngeren und kräftigen Individuen mit sehr gutem Erfolge angewandt. Doch sind solche intensive Kälteprozeduren im allgemeinen nicht notwendig, man wird sie meist, auch bei Individuen im jüngeren und mittleren Lebensalter, durch Halbbäder von etwa 28—22⁰ (Winternitz) oder Vollbäder von 30—26⁰ ersetzen können. Als Indikation der Bäderbehandlung haben namentlich Hyperpyrexie oder starke Benommenheit des Sensoriums zu gelten. Besonderer Wert ist naturgemäß bei der Bäderbehandlung der Pneumonie auf die Übergießungen der Nackengegend zu legen. Durchweg gilt aber die Regel, daß die Bäder bei der Pneumonie mit größerer Vorsicht angewandt werden sollen als bei Typhuskranken, vor allem soll ihre Zahl eine geringere sein (1—2 täglich), Exzitantien sind vorher und auch während des Bades regelmäßig zu verabfolgen.

Bei älteren Individuen, ferner überhaupt bei ausgesprochener oder drohender Herzschwäche, liegt in der Applikation eines Bades ein Risiko wegen plötzlicher Kollapsgefahr. Immerhin können auch hier Bäder zuweilen noch Nutzen schaffen, weniger wegen ihrer antipyretischen als wegen ihrer exzitierenden Wirkung. Man gibt in solchen Fällen nach Jürgensens Vorschrift am besten Vollbäder von 30—25⁰ und 20—30 Minuten Dauer in den Morgenstunden, ein Bad pro Tag genügt in der Regel.

Bei der Influenzapneumonie geht man im allgemeinen ähnlich vor wie bei der kruppösen Pneumonie. Mit der Bäderbehandlung ist aber gerade hier wegen der so oft auftretenden bösartigen Herzkomplikationen besondere Vorsicht geboten.

Dagegen ist bei der Bronchopneumonie sonstiger Ätiologie die Bäderbehandlung, wenn es der Zustand des Herzens irgend erlaubt, stets mit heranzuziehen (lauwarme Bäder mit kühlen Übergießungen, insbesondere des Nackens). Speziell bei Kindern wird in der schon bei den Masern besprochenen Weise energisch vorgegangen. Ist die Ausführung der Bäder nicht möglich, so sind neben den Brustumschlägen besonders die kalten Abwaschungen oder Berieselungen der Nacken- und oberen Rückengegend in Anwendung zu ziehen.

Der Vollständigkeit halber sei erwähnt, daß A. Heermann[1]) bei Pneumonie mit starker Zyanose und Atemnot lokale Heißluftbäder des Unterkörpers zur Ableitung vom Oberkörper her mit guter Wirkung auf Respiration und Herzkraft appliziert hat; die Dauer der Applikation beträgt $\frac{1}{2}$ Stunde, es braucht dabei nicht zum Schwitzen zu kommen. Außerdem empfiehlt Heermann, am Thorax selbst flache, mit heißem Wasser gefüllte Zinkflaschen zur Erzeugung einer aktiven Hyperämie am Erkrankungsherde aufzulegen (1—2mal täglich $\frac{1}{2}$—$\frac{3}{4}$ Stunde).

6. Influenza.

Bei frischer Influenzaerkrankung kann, insbesondere wenn die katarrhalischen Erscheinungen der oberen Luftwege im Vordergrunde des Krankheitsbildes stehen, und wenn das allgemeine Schwächegefühl nicht sehr ausgesprochen ist, eine einmalige energische Diaphorese oft rasch entschiedene Besserung herbeiführen, resp. coupierend wirken; der Schweißausbruch wird dabei am besten durch eine trockene Einpackung bei Zufuhr heißer Getränke (heißer Tee, heiße Zitronenlimonade) mit oder ohne gleichzeitige Verabfolgung kleiner Dosen

---

[1]) Deutsche med. Wochenschr. 1909, Nr. 12.

von Aspirin oder dgl. erreicht. Der Einpackung ein heißes Vollbad vorausgehen zu lassen, dürfte dagegen nur bei relativ gutem Allgemeinbefinden und völligem Fehlen von Schwächeerscheinungen zu
empfehlen sein.

Besteht, wie so oft bei der Influenza, eine ausgesprochene allgemeine Prostration, so sehe man lieber von solcher Schwitzkur ab,
ebenso ist dieselbe natürlich bei Störungen von seiten des Herzens
kontraindiziert. In all solchen Fällen beschränke sich die hydrotherapeutische Behandlung auf 2—3 stündlich gewechselte Brust- (oder
Stamm-) Umschläge und auf mehrmals im Tage vorgenommene
Teilwaschungen, die namentlich bei stärkeren Temperaturerhöhungen
sehr wohltätig wirken. Ist das Herz angegriffen, so sind kalte, öfters
gewechselte Herzkompressen indiziert; kalte Kompressen auf den
Kopf werden hier, wie überhaupt bei fieberhaften Erkrankungen,
von den Kranken fast stets angenehm empfunden.

Bei stärkerer Bronchitis ist auf die Applikation der Brustumschläge resp. Kreuzbinden besonders Wert zu legen; betreffs
der Rolle hydriatischer Applikationen bei der Influenzapneumonie
sei auf das vorige Kapitel verwiesen.

Die als Nachkrankheit der Influenza nicht selten auftretenden
Neuralgien werden in der sonst bei Neuralgien üblichen Weise behandelt; vor allem vernachlässige man hier nicht über der lokalen Behandlung die Applikation allgemeiner Schwitzprozeduren (am
besten elektrischer Glühlichtbäder).

7. Malaria.

Die Malaria verdient in bezug auf ihre hydrotherapeutische
Behandlung eine besondere kurze Besprechung. Erstens einmal, weil
vor Anwendung der Chinintherapie die Wasserbehandlung bei dieser
Krankheit noch das wirksamste therapeutische Agens war, und dann
vor allen Dingen, weil in verschleppten Fällen, sowie bei Behandlung
der Folgeerscheinungen der Malaria auch jetzt noch die Hydrotherapie ein sehr wichtiges Unterstützungsmittel der spezifischen
Behandlung bildet.

Bestehen noch regelmäßige Anfälle, so kann man etwa eine Stunde
vor dem etwa zu erwartenden Fieberanstieg eine Kälteprozedur anwenden (entweder eine Ganzabreibung, ein Halbbad oder eine Regendusche), und diese allgemeine kalte Prozedur mit einer kurzen Fächerdusche auf die Milzgegend kombinieren. Es wird namentlich
durch die letztere Applikation die Milz zur Kontraktion angeregt,
und man nimmt an, daß dadurch die Parasiten in verstärktem Maße
in den allgemeinen Blutumlauf gebracht und somit dem Chinin besser
zugänglich gemacht werden. (Es kann somit allerdings auch eine
derartige Milzdusche einen Anfall auslösen.)

Für unsere Gegenden kommt mehr die Behandlung der Folgezustände der Malaria in Betracht, insbesondere der Malaria-

kachexie. Hier kann man durch wechselwarme Fächerduschen auf die Milzgegend von ca. 2—3 Minuten langer Dauer (ev. nach vorheriger kurzer Anwärmung im Licht- oder Heißluftkasten), an die man zweckmäßigerweise noch eine allgemeine Fächerdusche anschließt, oft recht gute Erfolge erzielen. Finden sich nach solchen Duschen noch Parasiten im Blut, so kann man die Duschenbehandlung mit der Verabreichung von Chinin kombinieren. Aber auch sonst ist, falls Milztumor noch vorhanden ist, die Anwendung der Milzdusche sehr zweckmäßig. Fehlen dagegen alle objektiven Zeichen der überstandenen Malaria, so kann man die Duschenbehandlung auch durch andere Prozeduren, Halbbäder, Ganzabreibungen, Kohlensäurebäder u. dgl. ersetzen. Bei Malarianeuralgie ist die Anwendung von Schwitzprozeduren, namentlich von Lichtbädern mit nachfolgender allgemeiner Kälteanwendung, empfehlenswert.

8. Der akute Gelenkrheumatismus.

Seitdem die Salizylsäure in die Therapie des akuten Gelenkrheumatismus eingeführt worden ist, sind demgegenüber alle anderen Behandlungsmethoden, und so auch die physikalischen, lange Zeit vollständig zurückgedrängt worden. Erst neuerdings, nachdem man der physikalischen Therapie erhöhte Aufmerksamkeit zuwendet, wird sie auch bei dieser Krankheit wieder mehr in Anwendung gezogen. Ein weiterer Grund für die größere Beachtung der physikalischen Methoden ist auch der, daß der Prozentsatz der Fälle von akutem Gelenkrheumatismus, in denen die Salizylbehandlung versagt, nicht ganz unbeträchtlich ist, daß fernerhin die Salizylbehandlung Komplikationen, namentlich Endokarditis, kaum zu verhüten vermag, und daß sie namentlich bei der Behandlung der Residuen der akuten Polyarthritis sehr oft unzureichend ist. Immerhin dürfen solche einzelne Mißerfolge unseres Erachtens nicht dazu führen, auf die anerkannte Wirkung der Salizylsäure im akuten Anfalle nun vollständig zu verzichten. Namentlich in den schweren Fällen ist die Wirkung dieses Medikamentes vielfach durch nichts anderes zu ersetzen; aber wir müssen uns vor Augen halten, daß durch zweckmäßig angewandte physikalische Heilmethoden sich die spezifische medikamentöse Behandlung ergänzen und bei Versagen derselben auch ganz ersetzen läßt, und daß die Dosis des angewandten Salizylpräparates bei gleichzeitiger physikalischer Behandlung verringert werden kann.

Auch ein namhafter Kliniker wie G. Klemperer[1]) hat sich auf Grund einer größeren Erfahrung dahin ausgesprochen, daß leichtere und mittelschwere Fälle auch ohne Salizyl lediglich durch physikalische Methoden zur Heilung gebracht werden können. (Klemperer hat zu diesem Zweck die Bier'sche Stauung verwandt.)

Die physikalische Behandlung eines typischen Anfalls von akutem Gelenkrheumatismus wird sich demnach etwa folgendermaßen gestalten:

---

[1]) Therap. d. Gegenw. 1907, Nr. 6.

Zunächst kann man neben einer mäßigen Salizylmedikation bei heftigen Schmerzen auf die besonders affizierten Gelenke die kalten Longuettenverbände (über ihre Technik s. oben) applizieren, die sehr oft eine beruhigende und schmerzstillende Wirkung ausüben. Bei dieser Applikation ist irgendeine Bewegung des Patienten, die ja im Anfang namentlich sehr schmerzhaft ist, nicht notwendig, und darin liegt ihr besonderer Vorteil. Man appliziert die Longuetten täglich mehrere Stunden, mindestens 2—3 Stunden lang. Zwischendurch, sowie nachtsüber, kann man in vorsichtiger Weise Prießnitzsche Umschläge applizieren. Einzelne Patienten vertragen nun auch selbst im ersten akuten Stadium die kalten Longuettenverbände nicht, hier soll man dann nicht darauf bestehen, und statt dessen außer Prießnitzschen Umschlägen lokale Hyperämisierung der hauptsächlich affizierten Gelenke vornehmen, sei es in Form lokaler heißer Bäder (Hand-, Fuß-, Ellenbogenbäder), als heiße Umschläge (Diehlsche heiße Watteverbände oder Fangoumschläge) oder in Form der Bierschen Stauung. Die Wirkung aller dieser hyperämisierender Maßnahmen ist meist eine evidente, sie tut sich nicht nur in baldiger Linderung der Schmerzen, sondern auch in Beschleunigung des Rückganges der objektiven entzündlichen Erscheinungen kund. Übrigens beruht nach Untersuchungen von M. Jacoby auch die therapeutische Wirkung der Salizylsäure hauptsächlich auf der Hyperämisierung der Gelenke. (Daneben kommt ihr auch eine gewisse antibakterielle Wirkung zu.)

Die Biersche Stauung ist nach Biers Vorgehen namentlich von v. Leyden und Lazarus[1]) und ferner von G. Klemperer bei akuter Polyarthritis mit gutem Erfolge verwandt worden. Die Stauungsbinde wird oberhalb der erkrankten Gelenke angelegt und bleibt jeweils 2—3, auch 4 Stunden liegen. Die Binde braucht nicht zu fest angelegt zu werden, in Anbetracht dessen, daß ein akut entzündetes Gelenk sich durch Stauung leichter hyperämisieren läßt, als bei normalen Zirkulationsverhältnissen. Während v. Leyden und Lazarus die Stauungstherapie nur als Unterstützung der Salizylbehandllung gebraucht haben, hat G. Klemperer sie in einer ganzen Reihe von Fällen als einziges Mittel beim akuten Gelenkrheumatismus verwandt und hat damit in immerhin 70% der Fälle Heilung erzielt. Der Prozentsatz, der vergleichsweise nur mit Salizylpräparaten (Aspirin) geheilten Kranken betrug nur wenig mehr (75%). In die Augen springend bei der Stauungsbehandlung ist besonders der sich rasch einstellende schmerzstillende Effekt. Ein Nachteil ist dagegen der, daß sie sich bei Erkrankungen des Hüft- und des Schultergelenks gar nicht resp. nur mit Schwierigkeiten und unvollkommen verwenden läßt.

Ist das erste schmerzhafteste Stadium vorüber, so empfiehlt es sich, falls der Zustand des Herzens es erlaubt, möglichst bald (auch wenn noch Fiebersteigerungen vorhanden sind) mit allgemeinen warmen Vollbädern zu beginnen. Die Vollbäder werden in einer Temperatur von 36—40° und 15—20 Minuten langer Dauer täglich einmal appliziert. Nach dem Bade läßt man den Patienten, am besten ohne vorherige Abkühlung, im Bette noch etwas nachschwitzen. Die schmerzstillende Wirkung der warmen Vollbäder ist eine auffallende, außerdem gestatten die Bäder die Vornahme vorsichtiger Bewegungen der

---

[1]) Gedenkschrift für Leuthold, I. Bd., Berlin 1906.

erkrankten Gelenke im Wasser, während man sich sonst vor jeder mechanischen Behandlung im ersten akuten Stadium zu hüten hat. Besteht Komplikation mit Endokarditis, so ist bei nicht zu schweren Herzerscheinungen die Bäderbehandlung keinesweges ganz kontraindiziert, nur wähle man dann die Temperatur des Bades etwas niedriger (36—37⁰), auch empfiehlt es sich, nach dem Bade sofort eine Herzkühlung zu applizieren. Im übrigen muß bei Endokarditis überhaupt regelmäßig Herzkühlung mittels der Eisblase oder noch besser mittels des Kühlschlauches vorgenommen werden (mindestens dreimal täglich eine Stunde lang). Ist ein Transport des Patienten in die Badewanne nicht möglich, so lassen sich die warmen Vollbäder bis zu einem gewissen Grade durch Bett-Lichtbäder oder Heißluftbäder im Bette (Phénix à air chaud, Hilzinger-Reinerscher Apparat) ersetzen; gleichzeitige Herzkühlung ist hierbei bequem ausführbar.

Hauffe[1]), ein Schüler Schweningers, empfiehlt unter vollständiger Weglassung der Salizylbehandlung beim akuten Gelenkrheumatismus folgendes Verfahren: Zunächst erhält der Kranke ein heißes Vollbad, beginnend mit 38⁰ Temperatur, das man durch Zulaufen von warmem Wasser bis auf 42—45⁰, je nach der Erträglichkeit für den Patienten, steigert; die Dauer des Bades beträgt 15—20 Minuten. Nach dem Bade wird der Patient, der in der Regel stark transpiriert, noch eine Stunde lang trocken eingepackt, Kälteprozeduren werden hinterher nicht vorgenommen. Komplikation mit Endokarditis hält Hauffe (aber wohl nicht ganz mit Recht) für keine Kontraindikation dieses Verfahrens. Von den heißen Vollbädern, die sich besonders während des polyartrikulären Sitzes der Erkrankung empfehlen, geht Hauffe dann bald zu heißen Teilbädern über, während deren Applikation der Patient durch gleichzeitige trockene Einpackung zum Schwitzen gebracht werden kann. Im übrigen besteht die Behandlung in Öl-Guttapercha-Verbänden um die erkrankten Gelenke, eventl. in Einpackungen derselben in Gummibeutel, die mit heißem Wasser gefüllt sind. Mit diesem Verfahren hat Hauffe eine große Reihe von Kranken mit gutem Erfolg behandelt.

Die Winternitzsche Schule behandelt den akuten Gelenkrheumatismus vor allem als allgemeine Infektionskrankheit und wendet demgemäß Halbbäder von 27—22⁰, sowie öfters gewechselte Einpackungen an, von denen die letzte Packung dann bis zum Schweißausbruch liegen bleibt. Zur lokalen Behandlung der Gelenke hat Winternitz die schon öfters erwähnten Longuettenverbände zuerst empfohlen. Die Salizylsäure wird von der Winternitzschen Schule entweder gar nicht oder nur in kleinen Dosen appliziert. Heutzutage wird man aber von Allgemeinprozeduren beim akuten Gelenkrheumatismus doch mehr die Wärmeanwendungen (warme Vollbäder) bevorzugen und kühle und kalte Bäder nur bei der seltenen Komplikation mit Hyperpyrexie gebrauchen (Halbbäder von 27⁰ abwärts oder Vollbäder, die allmählich auf 20⁰ und tiefer abgekühlt werden und solange dauern, bis die Körpertemperatur auf 39⁰ gesunken ist).

Von sonstigen Komplikationen des akuten Gelenkrheumatismus sei noch besonders die fieberhafte Endokarditis erwähnt. Wenn sie im Vordergrunde der Erscheinungen steht, und die Gelenksymptome schon zurückgegangen sind, so sind neben fleißiger Anwendung des Herzkühlschlauches auch öfters gewechselte Stammumschläge indiziert, die man gegen Abend, wenn das Fieber am höchsten ist, halbstündlich erneuert; der letzte Stammumschlag kann eine Stunde lang liegen bleiben, worauf dann eine Teilwaschung angeschlossen

---

[1]) Therap. d. Gegenw. 1906, Nr. 2.

wird. Auch sonst kann man bei diesen Fällen, sofern es der Zustand der Gelenke erlaubt, die Teilwaschung mehrmals täglich vornehmen.

Eine große Rolle spielen die physikalischen Heilmethoden in der **Nachbehandlung** des akuten Gelenkrheumatismus. Ungemein häufig bleiben nach Abfall des Fiebers noch Schmerzen sowie auch objektive Veränderungen, Schwellungen, Bewegungsstörungen usw. in einzelnen Gelenken zurück. Die Symptome haben auch jetzt noch gewöhnlich einen polyartikulären Sitz, und oft läßt sich auch in diesem fieberlosen Stadium ein Wandern der Erscheinungen von einem zum anderen Gelenk beobachten. Schon aus diesem Grunde sind hier zur hydrotherapeutischen Behandlung Allgemeinprozeduren zu bevorzugen, lokale Anwendungen kommen erst in zweiter Linie in Betracht. Unter den Allgemeinprozeduren sind vor allem wieder die warmen Vollbäder zu nennen, die man hier etwa 3—4 mal wöchentlich, selten täglich, anwendet; ihre Temperatur beträgt 36—39°, nur ausnahmsweise wird man (natürlich nur bei intaktem Herzen) genötigt sein, mit der Temperatur noch höher zu gehen. Die Dauer der Bäder beträgt auch hier 15—20 Minuten, höchstens ½ Stunde. Transpiriert der Patient, so läßt man ihn nach dem Bade gut zugedeckt noch nachschwitzen. Bei starker Schmerzhaftigkeit der Gelenke kann man oft mit Vorteil Zusätze zu diesen Bädern verwenden; Ichthyolammonium, Fichtennadelextrakt, neuerdings auch Thiopinol haben sich uns hierfür nützlich erwiesen. Auch bei frischen und alten Klappenfehlern sind solche Vollbäder meist nicht kontraindiziert, wenn man sich dabei mit Temperaturen von 36—37° begnügt und die Bäder nur jeden zweiten Tag nehmen läßt.

Nach den Vollbädern sind die elektrischen Lichtbäder die schonendsten und wirksamsten Allgemeinprozeduren zur Nachbehandlung des akuten Gelenkrheumatismus. Man kann die Lichtbäder bereits, wie erwähnt, bei bettlägerigen Kranken in Form von Bettlichtbädern applizieren (bei Komplikationen von seiten des Herzens ist diese Prozedur auch späterhin den Lichtkastenbädern vorzuziehen), oder als Lichtkastenbäder, wenn der Kranke schon außer Bett und das Herz intakt ist. Doch möchte ich betonen, daß von schwächlichen Rekonvaleszenten, auch wenn das Herz gesund geblieben, Lichtbäder nicht selten schlechter vertragen werden als die warmen Vollbäder. Die Abkühlung nach den Lichtkastenbädern geschieht entweder im lauwarmen Vollbäde oder im Halbbade (34—30°). Von Duschen mache man hier zunächst lieber gar nicht Gebrauch.

Die lokalen Applikationen an den Gelenken, die schmerzhaft geblieben sind, kommen, wie gesagt, bei der Nachbehandlung leichterer Fälle erst in zweiter Linie in Betracht, weil in der Regel hier schon die Allgemeinbehandlung die Symptome beseitigt; bei stärkerer Affektion eines bestimmten Gelenkes ist aber natürlich die Lokalbehandlung nicht zu vernachlässigen. Sie besteht einmal wieder in Prießnitzschen Umschlägen, die am besten des Nachts über angewendet werden, und

dann vor allen Dingen in lokalen Hitzeanwendungen. Am wirksamsten
sind hier die verschiedenen Formen der feuchten lokalen Wärmeapplikationen (lokale heiße Bäder, Fangoumschläge, heiße
Watteverbände, Dampfduschen) oder auch lokale Heißluftbäder, während die Heißluftdusche und die lokale Lichtbestrahlung sich mehr für die leichteren Fälle eignen. Die Applikation der
Dampfdusche hat mit einer gewissen Vorsicht zu geschehen, weil
gerade bei den hier in Betracht kommenden Kranken die einseitige
Erwärmung bei Kühlbleiben des übrigen Körpers leicht einmal zu
Erkältungen und selbst zu Rezidiven führen kann; bei den anderen
lokalen Wärmeapplikationen ist diese Gefahr kaum vorhanden. Schließlich ist die Biersche Stauung als einfaches, überall anwendbares
und oft sehr wirksames Mittel auch für dieses Stadium des akuten
Gelenkrheumatismus geeignet.

Über die Mechanotherapie beim akuten Gelenkrheumatismus
ist folgendes zu sagen: Im ersten akuten Stadium ist jede Massage oder
Bewegungsübung streng zu vermeiden, nur im warmen Vollbad
können ev. ohne Schaden vorsichtige Bewegungsversuche vorgenommen
werden. Bleiben nach Ablauf der ersten akuten Erscheinungen schmerzhafte Schwellungen in dem einen oder anderen Gelenk zurück, so erweisen sich zuweilen vorsichtige Streichungen zentralwärts
von dem affizierten Gelenke sehr nützlich; das Gelenk selbst darf
aber zunächst höchstens durch einige leichteste Effleuragestriche am
Schlusse der wenige Minuten dauernden Sitzung mit in die Massage
einbezogen werden. Erst wenn die Schmerzen, namentlich die
Druckschmerzen, geschwunden sind, kann, falls noch Bewegungsstörungen vorhanden sind, eine etwas energischere Massage, verbunden
mit leichten passiven Bewegungen, vorgenommen werden. Wir dürfen
aber gerade beim akuten Gelenkrheumatismus nicht vergessen, daß
die Bewegungsstörungen in erster Linie durch die Schmerzen bedingt
sind und daß sie meistens nach deren Beseitigung durch lokale oder
allgemeine Wärmebehandlung schon von selber verschwinden. Zu
Versteifungen der Gelenke darf es nach akutem Gelenkrheumatismus
natürlich unter keinen Umständen kommen, hier ist es Sache der ärztlichen Kunst, den Zeitpunkt zu finden, wo nach Verschwinden der
akuten entzündlichen Erscheinungen eine vorsichtige, allmählich an
Intensität gesteigerte mechanische Behandlung indiziert ist.

Nicht selten bleibt auch nach Verschwinden aller objektiven
Symptome (zu denen wir hier auch die Druckschmerzhaftigkeit rechnen)
ein allgemeines Gefühl der Steifheit und Schwerfälligkeit in den
Gelenken zurück; hier ist dann neben Bädern auch eine mediko-
mechanische Behandlung, resp. die Vornahme aktiver gymnastischer
Übungen durchaus angezeigt, durch die die Symptome meist sehr
rasch zum Verschwinden gebracht werden.

Wenn wir einen an akutem Gelenkrheumatismus leidenden
Patienten zu beraten haben, so wird nach Ablauf der Krankheit sich
uns immer die Frage nach Verhütung von Rezidiven aufdrängen.

Diese **Prophylaxe** hat, außer in Beseitigung etwaiger Anomalien von seiten der Tonsillen, vor allem in einer vernünftigen **Abhärtung** zu bestehen; es ist aber klar, daß eine solche Abhärtung gerade hier, wo Erkältungen einen Rückfall herbeiführen können, mit besonderer Vorsicht zu geschehen hat. Wir werden, falls in der Nachbehandlung Wärmeprozeduren indiziert sind, im **Anschlusse an die warme Prozedur** eine vorsichtige **Abkühlung** mit Halbbädern oder kalten Abwaschungen vornehmen, und schon dadurch im Sinne einer Abhärtung wirken können. Ist dann der Prozeß ganz abgelaufen und der Patient wieder vollkommen hergestellt, so beginnt man mit **Teilwaschungen** oder, wenn fremde Hilfe nicht möglich ist, mit **Ganzwaschungen** (kurze kalte Waschungen, erst des Oberkörpers, dann des Unterkörpers), die am besten morgens aus der Bettwärme heraus vorgenommen werden. Wenn irgend angängig, wählt man für den Beginn einer derartigen Abhärtungskur die wärmere Jahreszeit; jedenfalls müssen die Waschungen zunächst im warmen Zimmer vorgenommen werden. Später kann man nach Gewöhnung an die Kälteanwendung bei intaktem Herzen auch zu wechselarmen und kalten **Duschen, Ganzabreibungen, kühlen Halbbädern** u. dgl. übergehen. Bei kräftigen Individuen läßt sich auch durch Fluß- und Seebäder in der warmen Jahreszeit günstig einwirken. Doch vergesse man nicht, dem Patienten einzuschärfen, daß diese kalten Bäder nur von kurzer Dauer sein und nur an wirklich warmen Tagen genommen werden dürfen.

Die **Thermalbadekuren** wirken insofern prophylaktisch, als sie sich in hervorragendem Maße zur Bekämpfung hartnäckiger **Residuen** eignen, die sich durch die vorher erwähnten Wärmeprozeduren nicht beseitigen lassen. Man erlebt es häufig, daß auch in Fällen, wo Lichtbäder, warme Vollbäder, Sandbäder u. dgl. mehr erfolglos gebraucht worden sind, eine Kur in einem Thermalbade, wie beispielsweise in **Wiesbaden, Aachen, Wildbad, Gastein, Teplitz,** dann noch zum Ziele führt. Worauf diese besondere Wirkung der natürlichen warmen Quellen beruht, läßt sich nicht genau sagen, vielleicht spielt die Radioaktivität, auf die wir bei der Besprechung des chronischen Gelenkrheumatismus noch zurückkommen werden, dabei eine Rolle.

II. Erkrankungen des Bewegungsapparates.

1. Chronischer Gelenkrheumatismus.

Wir wollen unter dieser Rubrik diejenigen chronischen Gelenkerkrankungen zusammenfassen, die **idiopathisch** resp. aus Ursachen auftreten, die noch nicht näher bekannt sind, unter denen aber die Infektion eine wichtige Rolle sicherlich spielt. **Ausgeschlossen** bleiben also hier die **sekundären** Gelenkerkrankungen nach bekannter Infektion (Gonorrhöe, Syphilis, Tuberkulose, Sepsis und sonstige Infektionskrankheiten), sekundäre Gelenkerkrankungen bei allgemeinen Konstitutionskrankheiten, vor allen Dingen also die gichtischen, bei Nervenkrankheiten (Arthropathien bei Tabes oder Syringomyelie), primäre, gewöhnlich monartikuläre Erkrankungen nach Trauma. Wenn wir also auch den Begriff der chronischen Polyarthritis hier etwas eingeschränkt haben, so sind ihre Erscheinungsformen doch immer noch so mannigfaltig, daß wir zum Zwecke der Besprechung der physikalischen Therapie dieser Krankheit noch einer weiteren Einteilung bedürfen. Sie sei hier angeführt, um die Begriffe, mit denen wir im folgenden operieren, verständlich zu machen. Dabei wollen wir uns lediglich an praktische Gesichtspunkte halten, ohne auf die ätiologischen Momente, namentlich die Frage, ob infektiös oder nicht, einzugehen, und auf Grund neuerer Forschungen, um die sich besonders Hoffa, G. A. Wollenberg und Curschmann verdient gemacht haben, folgende Formen unterscheiden:

a) Den aus einem akuten Gelenkrheumatismus hervorgegangenen subchronischen und chronischen Gelenkrheumatismus und den ihm sehr ähnlichen chronischen rezidivierenden Gelenkrheumatismus. Diese Form ist charakterisiert durch den meist fieberhaften Beginn, die einzelnen Anfälle treten entweder zunächst in Form eines typischen akuten Gelenkrheumatismus auf oder als einzelne Schübe mit leichter Fiebersteigerung. Die Erkrankung geht mit Schwellung und starker Schmerzhaftigkeit der Gelenke einher, Deformationen der Knochen- und Knorpelteile des Gelenks entstehen nicht oder doch nur sekundär bei sehr langer Dauer der Krankheit. Prognostisch ist diese Form die relativ günstigste, es kommt oft zu vollkommener zeitweiliger Heilung, doch kommen leicht Rezidive nach kürzerer oder längerer Zeit vor. Relativ häufig ist die Komplikation mit Herzklappenfehler. Ein seltener Ausgang ist der Übergang in fibröse Verwachsungen der Gelenke, die dann zu Ankylosen führen (Rheumatismus fibrosus).

b) Die Polyarthritis chronica progressiva s. destruens (Hoffa) oder Polyarthritis chronica deformans (Curschmann). Die Krankheit unterscheidet sich von der eigentlichen Arthritis deformans dadurch, daß dabei primäre Wucherungen der Knochen- und Knorpelsubstanz fehlen; der Prozeß spielt sich hauptsächlich in den Gelenkhöhlen ab, er beginnt mit Schrumpfungen der Gelenkkapsel, Wucherungen der Synovia, die frühzeitig zur Verödung der Gelenkhöhlen führen. Charakteristisch ist, namentlich im Röntgenbilde, daß die Gelenkenden unter Verschwinden der Gelenkhöhle gleichsam aufeinandergepreßt erscheinen. Auch kommt es zu frühzeitiger Atrophie der Knochenenden, sowie zu frühzeitiger sekundärer Muskelatrophie. Klinisch ist wichtig der Beginn des Prozesses in den Gelenken der Hand und der Finger, dann werden Fuß- und Zehengelenke ergriffen, erst später die größeren Gelenke. Namentlich ist charakteristisch die Affektion der Metakarpophalangealgelenke mit gleichzeitiger ulnarwärts gerichteter Abduktion der Finger. (Doch kommt, nebenbei bemerkt, auch beim chronischen Gelenkrheumatismus der Kategorie a) sehr oft eine Affektion der zweiten und dritten Metakarpophalangealgelenke vor.) Die Erkrankung ist ihrer ganzen Natur nach prognostisch wenig günstig. Es kommt frühzeitig zu Versteifungen und oft auch infolge der Muskelatrophie zu Kontrakturen der Gelenke, und der Prozeß hat ausgesprochene Neigung zum Fortschreiten.

c) Die eigentliche Arthritis deformans ist ein Krankheitsbild, bei dem frühzeitige primäre Wucherungen der Knochen an ihren Gelenkenden im Vordergrunde der Erscheinungen stehen. Es treten dabei zwar in der Regel ebenfalls Schwellungen und Ergüsse an den affizierten Gelenken auf, zur wirklichen Ankylose kommt es aber viel seltener, jedenfalls später, als bei der vorigen Form. Die Prognose ist quoad functionem trotz der äußerlich mehr auffallenden Veränderung der Gelenkkonturen etwas günstiger als bei der Polyarthritis progressiva; wirkliche Heilungen gehören aber auch hier zu den größten Ausnahmen.

d) Die Arthritis villosa, bei der die Zottenbildungen in den Gelenken, verbunden mit mäßigem flüssigen Erguß und dem charakteristischen Zottenreiben bei Bewegungen im Vordergrunde der Erscheinungen steht, wird von Hoffa zwar der Polyarthritis chronica progressiva zugerechnet; wir möchten sie aber aus praktischen Gründen hier noch besonders erwähnen.

Weiter seien hier noch einige besondere Formen der Arthritis deformans angeführt, von denen es unentschieden bleiben mag, ob sie zu Form b) oder c) gehören.

1. Die deformierende und ankylosierende Entzündung der Wirbelsäule (Spondylitis deformans, Bechterewsche Krankheit).

2. Die monartikulären Formen, zu denen einmal die Coxitis rheumatica oder das Malum coxae senile gehört, und dann die namentlich bei älteren Leuten auftretende Omarthritis, die übrigens recht oft auch zu Form a) zu rechnen ist.

Naturgemäß gibt es zahlreiche Übergänge zwischen den verschiedenen hier aufgezählten Erkrankungsformen.

Die **Prophylaxe** der chronischen Polyarthritis stößt insofern auf Schwierigkeiten, als wir über ihre Ätiologie nur unvollkommen unterrichtet sind. Wahrscheinlich beruhen nicht nur die dem akuten Gelenkrheumatismus verwandten Formen, sondern auch die Arthritis deformans, wenigstens in vielen Fällen, auf infektiöser Basis, doch ist der Erreger und die Art seiner Einwirkung bisher unbekannt. Sicher ist aber, daß Erkältung, namentlich chronische Einwirkungen von Kälte und Feuchtigkeit (feuchte Wohnungen, berufsmäßige Durchnässung bei im Freien arbeitenden Individuen, Wäscherinnen usw.) zur Erkrankung disponieren; außer möglichster Vermeidung dieser Schädlichkeiten spielt daher auch die Abhärtung, in der beim akuten Gelenkrheumatismus geschilderten Weise vorgenommen, eine wichtige

Rolle bei der Verhütung. Namentlich läßt sich bei der Form a), der chronischen, aus akutem Gelenkrheumatismus hervorgegangenen oder in typischer Weise rezidivierenden Polyarthritis, durch Abhärtung prophylaktisch manches erreichen. Es ist auch früher schon auf die prophylaktische Wichtigkeit der vollständigen Beseitigung der Reste eines akuten Gelenkrheumatismus hingewiesen worden (Thermalbadekuren). Daneben gibt es aber leider auch sehr viele Fälle von chronischem Gelenkrheumatismus, wo die Krankheit ohne nachweisbare Disposition, wie aus heiterem Himmel, entsteht, und gerade die bösartigen Formen von Polyarthritis destruens gehören vielfach in diese Kategorie.

Was nun die eigentliche **physikalische Therapie** des chronischen Gelenkrheumatismus betrifft, so ist sie ungeheuer mannigfaltig. Immerhin lassen sich ihre Grundprinzipien mit den Stichworten „Hyperämisierung, Stoffwechselanregung, Massage und Gymnastik" zusammenfassen.

Die Hyperämisierung geschieht vorwiegend durch hydro- und thermotherapeutische Maßnahmen, daneben spielt für gewisse Fälle auch die Biersche Stauung eine Rolle. Daß die Verbesserung der lokalen Zirkulationsverhältnisse in den erkrankten Gelenken heilsam wirkt, ist nicht nur eine allbekannte Erfahrungstatsache, sondern es weisen auch theoretische Überlegungen darauf hin: Einmal die Beobachtung, daß bei der chronischen Polyarthritis die Hauttemperatur über den erkrankten Gelenken niedriger ist, als an entsprechenden gesunden Körperstellen; ferner hat neuerdings Wollenberg[1]) in sehr schönen Untersuchungen gezeigt, daß sich durch Behinderung des arteriellen Blutzuflusses zu einem Gelenke bei Tieren experimentell eine der Arthritis deformans ähnliche Erkrankung hervorrufen läßt. Auf die schmerzstillende, auflösende, zirkulations- und resorptionsbefördernde Wirkung der Hyperämie ist schon in der physiologischen Einleitung und speziell bei Besprechung der Wärmeprozeduren hingewiesen worden. Die schmerzstillende und auflösende Wirkung der Hyperämisierung durch Wärmeprozeduren ist auch deshalb bei der chronischen Polyarthritis von großer Bedeutung, weil sie die Vornahme der Massage und der aktiven und passiven Mobilisierung der erkrankten Gelenke ungemein erleichtert und in vielen Fällen erst möglich macht.

Weiterhin spielt auch die Schweißsekretion wegen der dadurch bedingten Anregung der lokalen und allgemeinen Zirkulationsverhältnisse bei der Wirkung der Wärmeprozeduren eine wichtige Rolle. Die Stoffwechselwirkung der Wärmeprozeduren sowie der kühlen hydrotherapeutischen Maßnahmen ist ebenfalls nicht außer acht zu lassen, denn wir haben es ja bei der Polyarthritis rheumatica mit einer allgemeinen Erkrankung zu tun. Selbst wenn man von

---

[1]) Verhandlungen der 80. Versammlung deutscher Naturforscher und Ärzte zu Köln 1908.

dem so vielfach überschätzten Zusammenhang der Krankheit mit der Gicht absieht, so lehrt doch die Erfahrung, daß auch bei Fällen von Polyarthritis rheumatica, die nichts mit der Gicht zu tun haben, eine allgemeine Anregung der Stoffwechselvorgänge, eine Hebung des Kräftezustandes und des Allgemeinbefindens zugleich den lokalen Krankheitsveränderungen zugute kömmt. (Ebenso wie man ja auch durch diätetische Maßnahmen hier viel erreichen kann.)

a) Allgemeinprozeduren.

1. Gewöhnliche allgemeine Wärmeanwendungen.

Aus den eben angeführten Gründen seien auch hier wieder die Allgemeinprozeduren an die Spitze der therapeutischen Maßnahmen gestellt; und zwar kommen sie vor allen Dingen als allgemeine Wärmeprozeduren bei dieser Krankheit in Anwendung. Bei der Wahl unter den einzelnen Wärmeapplikationen ist einmal maßgebend die Schwere der Erkrankung; je schwerer und hartnäckiger die Veränderung ist, um so mehr werden wir von energisch wärmestauenden Maßnahmen Gebrauch machen. Zu diesen gehören die heißen Vollbäder von 38—40⁰ Temperatur, die Sandbäder, Dampfkasten-, die russisch-römischen Bäder, die Moor- und Schlammbäder. In leichteren Fällen, insbesondere bei den leichteren Graden des subchronischen und chronischen rezidivierenden Gelenkrheumatismus, kann man sich mit den weniger intensiv auf den Stoffwechsel und die Resorptionsvorgänge wirkenden allgemeinen Glühlichtbädern, Heißluftkastenbädern, sowie den warmen Vollbädern von 36—38⁰ Temperatur begnügen. Doch ist natürlich nicht nur die Schwere und Form der Erkrankung, sondern auch der allgemeine Ernährungszustand des Patienten und namentlich der Zustand des Herzens für die Wahl der Prozedur mit entscheidend. Wir werden bei Kranken mit schlechtem Ernährungszustande, sowie bei vorhandener Herzkomplikation im allgemeinen die leichteren diaphoretischen Maßnahmen bevorzugen und die Kur mit Licht- oder Heißluftbädern am liegenden Patienten beginnen, oder aber die Vollbäder in nicht zu heißer Temperatur anwenden (bis höchstens 38⁰), die auch von geschwächten und herzkranken Individuen bei Anwendung der nötigen Vorsicht (Dauer nicht über 20 Minuten, Kopfkühlung) meist gut vertragen werden. Zur Verstärkung ihrer Wirkung empfiehlt es sich, Fichtennadelextrakt, Staßfurter Salz oder Thiopinol in solchen Fällen zu den Vollbädern zuzusetzen.

Da für die Anforderung, die eine Wärmeprozedur an den Kräftezustand und die Herzaktion eines Kranken stellt, nicht nur die Eigenart der Wärmeprozedur (ob stark oder wenig wärmestauend und stoffwechselbeschleunigend), sondern, wie wir schon früher sagten, auch die Körperlage, die der Patient während der betreffenden Prozedur einnimmt, maßgebend ist, so kann man manchmal auch die energisch wärmestauenden Sandbäder selbst bei Herzkranken oder schwachen Individuen anwenden, sofern nur einzelne Körperteile und nicht der ganze

Körper im heißen Sande vergraben werden, und für gleichzeitige Herzkühlung
Sorge getragen wird. Eine allgemeine Transpiration tritt ja auch auf diese Weise
in den Sandbädern fast stets ein.

. Über die Dauer der einzelnen allgemeinen Wärmeprozeduren
ist im systematischen Teile schon das Nötige gesagt; je nach dem
Allgemeinzustande und der Beschaffenheit des Zirkulationssystems
müssen selbstverständlich in der Dauer der Applikationen entsprechende
Modifikationen vorgenommen werden. Am Schlusse der Wärmeprozedur ist eine vorsichtige Abkühlung meist am Platze, sie geschieht
am besten im Vollbade, das in lauwarmer Temperatur (35—34°)
begonnen und zum Schlusse bis 30° abgekühlt wird, oder auch in einem
entsprechenden Halbbade. Die Anwendung der Duschen zur Abkühlung ist nur da erlaubt, wo der Prozeß stationär geworden und wo
ein Rezidiv nicht mehr zu befürchten ist; also in leichten und mittelschweren Fällen von Polyarthritis deformans und in denjenigen
Fällen des einfachen chronischen Gelenkrheumatismus, die in voller
Heilung begriffen sind. Hier hat dann die nachfolgende Dusche auch
für die Abhärtung eine Bedeutung.

Bei Kranken, die man möglichst wenig bewegen will, genügt auch schon eine
kühle Waschung nach dem Bade (z. B. nach einem Bett-Lichtbade) zur Abkühlung. Daß man nach den warmen und heißen Vollbädern auf eine nachfolgende
Abkühlung oft verzichten und statt dessen ein Nachschwitzen des gut zugedeckten Patienten vornehmen kann, ist schon früher erwähnt worden. (Namentlich
für die Behandlung des chronischen rezidivierenden Gelenkrheumatismus,
die überhaupt derjenigen des subakuten Gelenkrheumatismus vielfach ähnelt,
möchten wir dieses Vorgehen empfehlen).

Die erwähnten allgemeinen Wärmeprozeduren werden für gewöhnlich nicht täglich genommen, sondern man läßt sie 3—4 mal
in der Woche applizieren. An den anderen Tagen können die lokalen
Wärmeanwendungen, über die später noch zu sprechen sein wird, gegeben werden. Auch sonstige Applikationen, die weniger das
Allgemeinbefinden angreifen (Massage, Elektrotherapie), können unbedenklich an den bäderfreien Tagen Verwendung finden. Über die
Dauer einer derartigen Bäderkur lassen sich natürlich keine bestimmten
Vorschriften machen; sie darf keineswegs zu kurz bemessen sein,
4 Wochen sind für alle mittelschweren und schweren Fälle das Minimum,
sehr oft wird man aber auch 6, 8 Wochen lang und darüber baden
lassen müssen. Dehnt sich eine Kur so lange aus, so ist es allerdings
empfehlenswert, nach einigen Wochen die eingreifendsten Prozeduren,
z. B. die Sandbäder, Dampfkastenbäder usw. durch mildere Anwendungen, unter denen namentlich die warmen Sol- oder Fichtennadelbäder von 36—38° zu empfehlen sind, ganz oder teilweise zu ersetzen; der allgemeine Ernährungszustand des Kranken wird bei dieser
Frage immer das Entscheidende sein. Kürzere Kuren als vierwöchent-
liche kommen nur bei leichteren Fällen von chronischem rezidivierendem Gelenkrheumatismus resp. subchronischer Polyarthritis, die
nach einem frischen Anfalle zurückgeblieben ist, in Frage.

Nach den ersten Bädern tritt nicht selten eine Exacerbation
des Krankheitsprozesses insofern ein, als die Schmerzen danach ver-

stärkt werden, auch die lokalen Erscheinungen an den erkrankten Gelenken zunehmen können. Man muß den Patienten über das Auftreten dieser R e a k t i o n aufklären, die sich namentlich nach Sand- und Moorbädern, ganz besonders häufig auch nach den emanationshaltigen Bädern einstellt. Nur wenn die Reaktionserscheinungen sehr stark sind, empfiehlt es sich, sie erst abklingen zu lassen, ehe das nächste Bad gegeben wird. Für gewöhnlich ist aber, wenigstens nach nicht-radioaktiven Bädern, die Reaktion nicht so stark, um ein Pausieren notwendig zu machen.

2. Radiumemanationshaltige Bäder.

Die r a d i u m e m a n a t i o n s h a l t i g e n Bäder eignen sich vor allen Dingen für diejenigen Erkrankungsformen, bei denen noch f r i s c h e r e Reizerscheinungen bestehen, also einmal für Form a), den chronischen rezidivierenden Gelenkrheumatismus, und dann für diejenigen Fälle der Arthritis deformans, in denen die Krankheit erst vor kürzerer Zeit aufgetreten ist, oder wo frische Nachschübe resp. Schmerz-Exacerbationen eingetreten sind. V o r g e s c h r i t t e n e und überhaupt s t a t i o n ä r e Fälle von Arthritis deformans eignen sich nicht für die Behandlung mit radioaktiven Bädern, das sei zur Vermeidung von Enttäuschungen ausdrücklich hervorgehoben. Auch bei den anderen, a priori zur Emanationskur geeigneten Fällen von Gelenkrheumatismus tritt nur in einem gewissen Bruchteile eine Wirkung ein. Von vornherein läßt sich eben nach unseren heutigen Kenntnissen nicht voraussehen, ob der Patient auf die emanationshaltigen Bäder reagieren wird. Ist nach etwa 10 Bädern keine Reaktion oder Besserung eingetreten, so breche man den Kurversuch als nutzlos ab.

Im systematischen Teile ist schon gesagt worden, daß die emanationshaltigen Vollbäder mit einem Emanationsgehalt von 100 000 Volteinheiten und darüber herzustellen sind, daß die Dosis im Laufe der Kur gesteigert werden kann (auf 2—300 000 Volteinheiten), daß die Temperatur des Bades 34—36^0, die Dauer ca. $\frac{1}{2}$ Stunde betragen soll. Man gibt gewöhnlich zunächst täglich ein Bad, falls Reaktion eintritt setzt man dann 1—2 Tage aus, um nach Abklingen der Reaktion fortzufahren. Die ganze Kur erstreckt sich, wie ebenfalls schon erwähnt, auf 25—30 Bäder. In den günstigen Fällen tritt nach Abklingen der Reaktion vor allem ein deutliches N a c h l a s s e n d e r S c h m e r z e n ein, woraus dann eine Besserung der Funktionsfähigkeit und ein Zugänglicherwerden der Gelenke für Massage und Mechanotherapie resultiert; doch auch Rückgang der Schwellungen und der sonstigen entzündlichen Erscheinungen läßt sich in günstig verlaufenen Fällen öfters konstatieren. Andrerseits gibt es auch Besserungen o h n e v o r a u s g e g a n g e n e R e a k t i o n, und umgekehrt können Reaktionen auftreten, ohne daß nach deren Abklingen der Zustand des Patienten eine wesentliche Besserung aufweist. Im ganzen ist also noch viel Unsicherheit in der Indikations- und Prognosenstellung der radiumemanationshaltigen Bäder beim chronischen Gelenkrheumatismus vorhanden. Wir möchten diese Therapie daher vor allem für solche Fälle empfehlen, in denen sonstige Behandlungsmethoden nicht zum Ziele geführt haben.

Das für die Badekuren Gesagte gilt im allgemeinen auch für die T r i n k k u r e n mit radioaktivem Wasser. Trotzdem die Einverleibung der Emanation in den Körper dabei eine sicherere ist, ist auf bestimmte Erfolge auch hier nicht zu rechnen. Der Bequemlichkeit und Ungefährlichkeit ihrer Anwendung wegen kann man jedoch die Trinkkur lange Zeit hindurch fortsetzen, und es gibt Fälle, wo (ebenso wie übrigens zuweilen nach einer Badekur) noch nach Monaten oder selbst nach Jahresfrist sich allmählich, aber doch deutlich, eine bleibende Besserung der Störungen konstatieren läßt. — Über die Wirkung von I n h a l a t i o n s k u r e n beim chronischen Gelenkrheumatismus liegen noch keine größeren Erfahrungen vor.

Mehr in die Augen springend, als die Erfolge der radiumemanationshaltigen Bäder sind nach meinen bisherigen Erfahrungen die

Resultate der Radium-Kataphorese-Bäder, deren Technik im systematischen Teile geschildert ist. Die Versuche sind zwar noch nicht abgeschlossen, es ist vor allem noch nicht ganz sicher, ob nicht auch die starken galvanischen Ströme, die hierbei zur Anwendung kommen, zur Wirkung jener Bäder mit beitragen. Tatsache ist, daß man danach gerade auch bei schwerer Arthritis deformans deutliche Besserungen, namentlich in bezug auf die Schmerzstillung, beobachten kann. Ebenso haben wir speziell bei Arthritis deformans der Wirbelsäule (Bechterewsche Krankheit) oft sehr schnelle Besserung der Schmerzen und damit Abnahme der sekundären Bewegungsstörungen in Armen und Beinen nach diesen Bädern gesehen. Im Anschluß daran sei erwähnt, daß auch früher schon elektrische, namentlich galvanische Vollbäder gegen den chronischen Gelenkrheumatismus empfohlen worden sind, so von Balsamoff[1]) und dann später von Buß[2]), der zu diesem Zwecke elektrische Lohtanninbäder verwandt hat.

3. Sonstige besondere Allgemeinprozeduren.

Von sonstigen Allgemeinprozeduren seien noch die permanenten Wasserbäder erwähnt, von denen Lenhartz[3]) in schweren Fällen von chronischem Gelenkrheumatismus gute Erfolge gesehen hat. Der Patient bleibt im Bade bei einer Temperatur von ca. 36° 4—6 Wochen lang liegen, auf regelmäßige passive Gelenkbewegungen im Wasser ist dabei besonders zu achten. Das Verfahren ist selbstverständlich nur in Krankenhäusern ausführbar; es ist anderweitig noch nicht viel nachgeprüft worden, aber die günstigen Erfolge, die man in manchen Thermalkurorten erzielt hat, wo die Patienten wenigstens mehrere Stunden lang täglich im Wasser bleiben (Baden bei Wien, Bad Leuk in der Schweiz), sprechen jedenfalls für die Zweckmäßigkeit dieser Methode.

Die Sonnenbäder sind nicht nur wegen ihrer diaphoretischen, sondern auch wegen ihrer energischen wärmestauenden und stoffwechselerhöhenden Wirkung an sich sehr zur Behandlung des Gelenkrheumatismus geeignet. Nur ist es leider in unserem Klima selten möglich, Sonnenbäder allein in Form einer systematischen Kur regelmäßig anzuwenden.

Der allgemeinen Kälteprozeduren, Halbbäder, Duschen, Abreibungen, bilden, namentlich im Anschlusse an eine Wärmeprozedur gebraucht, ein wichtiges Abhärtungsmittel; es ist aber schon gesagt worden, daß sie in energischerer Form nur bei den stationären, torpiden Formen der Polyarthritis angewandt werden dürfen, in frischeren subakuten oder rezidivierenden Fällen sind sie zunächst einmal kontraindiziert. Auf die schottischen Duschen werden wir bei Besprechung der lokalen Prozeduren noch einmal zurückkommen.

---

[1]) 1. Internationaler Kongreß für Physiotherapie Lüttich 1905.
[2]) Zeitschr. f. phys. u. diät. Therap., Bd. IX.
[3]) Pentzold u. Stintzings Handbuch der Therapie innerer Krankheiten. Bd. VI.

4. Balneotherapie.

Die Bäderkuren in Badeorten werden prinzipiell in derselben Weise ausgeführt, wie die bisher besprochenen Allgemeinprozeduren. Unter den in Betracht kommenden Badeorten sind in erster Linie die Thermalbäder, die indifferenten sowohl wie die Schwefel- und warmen Kochsalzthermen, sowie auch die Moor- und Schlammbäder zu nennen. (Thermalquellen von Gastein, Wildbad i. W., Teplitz, Ragaz-Pfäffers, Warmbrunn, Lenk, Plombiéres, Luxeuil, Bath, Kochsalzthermen von Baden-Baden und Wiesbaden, Schwefelthermen von Aachen, Baden i. Schweiz, Baden b. Wien, Aix-les-Bains, Pistyan, Trenzcin-Teplitz, Nenndorf, Moorbäder, die in großer Zahl vorhanden und bereits im systematischen Teile aufgezählt sind, Schlammbäder von Nenndorf, Driburg, Pistyan etc.). Bei der Wahl der einzelnen Badeorte ist jedenfalls stets neben der Zusammensetzung und Art der Quellen auch ihre Temperatur zu berücksichtigen. Das gilt namentlich von den Kochsalzquellen; während die warmen Kochsalzquellen, wie sie sich in Wiesbaden und Baden-Baden finden, zu den wirksamsten Heilfaktoren bei der chronischen Polyarthritis gehören, wirken kühlere Solquellen, sofern sie nicht, wie z. B. die von Münster am Stein, stark radioaktiv sind, nur dann gleich günstig, wenn sie künstlich auf eine entsprechende Temperatur von ca. 36—38° gebracht werden. In niedrigerer Temperatur wirken die Solbäder bei der chronischen Polyarthritis weniger durch den thermischen Reiz als durch die allgemeine Stoffwechselanregung und Kräftigung des Organismus wohltätig ein. Das ist bei der Indikationsstellung zu berücksichtigen; wenn wir daher wegen jener so wichtigen Allgemeinwirkungen in vielen Fällen von Gelenkrheumatismus auch nach Badekuren in Solbädern mit kühlerer Temperatur oder in kohlensauren Solbädern (Öynhausen, Nauheim etc.) oft recht gute Erfolge sehen, so wird man doch bei denjenigen schweren Formen der Polyarthritis chronica, wo rasche Beseitigung der Schmerzhaftigkeit und der Exsudatbildung und baldige Mobilisation in erster Linie erwünscht ist, die eigentlichen Thermalquellen oder die Moor- und Schlammbadeorte den einfachen Solbädern vorziehen. Der Schaden, der durch unzweckmäßige Wahl der Heilquelle eventuell angerichtet werden könnte, wird allerdings meist dadurch wieder ausgeglichen, daß viele Kurorte durch künstliche Ergänzung ihrer natürlichen Heilmittel die Kur im ganzen doch zweckmäßig gestalten; sei es durch künstliche Erhöhung der ursprünglichen Quelltemperatur oder durch Anwendung sonstiger Heilfaktoren (Moorbäder, Heißluft- und Lichtbäder, medikomechanische Behandlung etc.)

Die Trinkkuren üben zwar, wenn wir von der zuweilen vorhandenen Wirkung radioaktiver Wässer absehen, keinen spezifischen bekannten Effekt bei der chronischen Polyarthritis aus, sofern es sich nicht um die gichtische Gelenkerkrankung handelt. Immerhin hat eine vielfache Erfahrung gelehrt, daß Trinkkuren mit Kochsalzquellen (Wiesbaden, Baden-Baden, Pyrmont, Gastein, Homburg etc.) mit Schwefelquellen (Aachen, Aix-les-Bains) sowie mit alkalischen Wässern (Fachinger, Selter, Vichy, Gieshübler, Krondörfer, Salzbrunner etc.) auch bei nicht-gichtischer Natur des Leidens, nützlich wirken. Bei Komplikation mit Magen-Darmstörung oder Fettleibigkeit, können die Glaubersalz- und Bitterwässer in Frage kommen, bei anämischen und schwächlichen Patienten sieht man von Arsenik- und Eisenwässern oft Nutzen.

β) Lokale thermische Applikationen.

Unter den **lokalen** hydro- und thermotherapeutischen Prozeduren ist zunächst der Prießnitzsche Umschlag zu erwähnen, der bei einigermaßen guter Hautreaktion, des Nachts über angewandt, dem Patienten meistens Erleichterung bringt. Doch ist es fast immer notwendig, an den erkrankten Gelenken außerdem noch energischere lokale Anwendungen vorzunehmen. Für die häusliche Behandlung eignen sich, soweit es sich um Hand-, Fuß- und Ellenbogengelenke handelt, sehr gut lokale heiße Bäder, in einer Temperatur von 38—40⁰ und 20 Minuten Dauer verabfolgt; zur Verstärkung der Reizwirkung kann eine Hand voll Viehsalz oder Kochsalz dem Wasser zugesetzt werden. Die Bäder, die man am besten gegen Abend nehmen läßt, werden mit einer kurzen kühlen Abwaschung beschlossen; im Anschluß daran kann man ev. gleich den Prießnitzschen Umschlag für die Nacht applizieren. Weiter sind als sehr wirksame Prozedur für die häusliche Behandlung in erster Linie die heißen Umschläge zu nennen; namentlich wenn starke Schmerzen und Reizerscheinungen bestehen, bringen die Diehlschen heißen Watteverbände (deren Technik s. o.) oder Fangoumschläge oft überraschend schnell subjektive und objektive Besserung. Nicht ganz so wirksam sind lokale heiße Kompressen oder Dampfkompressen. In der Häuslichkeit zuweilen anwendbar sind auch die lokalen heißen Sandbäder, allerdings kommen auch hierfür, wenigstens bei der häuslichen Behandlung, hauptsächlich die distalen Gelenke in Frage. Die Moorumschläge, die den Fangoumschlägen an Wirkung ja ziemlich gleichkommen, lassen sich dagegen in der Häuslichkeit nur sehr selten verwenden.

Eine wichtige Rolle spielen ferner in der Therapie des chronischen Gelenkrheumatismus die lokalen Heißluftbäder. Dieselben eignen sich sowohl zur Behandlung der Residuen des akuten Gelenkrheumatismus, wie auch für den subchronischen und für die frischeren resp. frisch rezidivierenden Fälle des chronischen Gelenkrheumatismus, namentlich wenn dieselben mit Exsudation einhergehen. Bei Arthritis deformans ist die lokale Heißluftbehandlung fast immer von energischer schmerzstillender Wirkung; die Exsudate werden aber bei der Arthritis deformans dadurch nur dann bekämpft, wenn sie flüssiger Natur sind, bei trockner Exsudation und bei starker Infiltration der Weichteile ist die feuchte Wärme zur Resorptionsbeförderung geeigneter. Die lokalen Lichtbäder stehen den Heißluftbädern im allgemeinen an Wirksamkeit nach, denn sie erlauben nicht die Anwendung so hoher Temperatur als jene, immerhin erzielt man mit ihnen bei subchronischem und frisch rezidivierendem Gelenkrheumatismus oft recht gute Erfolge, und namentlich bei Erkrankung des Schultergelenks, wo die lokale Heißluftbehandlung manchmal nur in unvollkommener Weise anwendbar ist, hat sich uns die Schulterkapsel recht gut bewährt. Die lokale Lichtbestrahlung mit Bogenlicht oder der Mininschen Glühlampe ist dagegen ein viel weniger wirksames Mittel als die lokalen Heißluftbäder und auch als die lokalen Lichtbäder; sie empfiehlt sich vorzugsweise als schmerzstillendes Mittel, und namentlich bei begleitendem Muskelrheumatismus wirkt sie in diesem Sinne oft recht günstig ein.

Auch die lokalen Heißluftduschen stehen bei der Behandlung des chronischen Gelenksrheumatismus den Heißluftbädern an Heilwirkung nach, doch ist ihre Wirkung bei Affektion der kleineren Gelenke (Finger, Zehen, Handgelenke) eine energischere als die der Lichtbestrahlung; auch wegen ihrer bequemen Kombinierbarkeit mit der Massage, die dadurch auch weniger schmerzhaft gemacht wird, spielen die Heißluftduschen in der Therapie des chronischen Gelenkrheumatismus eine nicht unwichtige Rolle.

Ein sehr wirksames Mittel zur lokalen Wärmebehandlung beim chronischen Gelenkrheumatismus und der Arthritis deformans ist die Dampfdusche; sie eignet sich fast für jede Form und jedes Stadium der hier besprochenen Krankheitsgruppe. Nur beim subchronischen leicht rezidivierenden Gelenkrheumatismus ist, wie früher schon erwähnt, wegen der Gefahr einer Erkältung infolge der einseitigen Erwärmung eine gewisse Vorsicht bei Anwendung der Dampfdusche geboten. Ganz besonders geeignet ist dagegen der Dampfstrahl zur Behandlung monartikulärer Formen (Omarthritis, Coxitis, Arthritis deformans der Kniegelenke). Ferner möchten wir bei der chronischen ankylosierenden Wirbelsäulenentzündung die Applikation des Dampfstrahls auf die Wirbelsäule unter Bevorzugung der besonders schmerzhaften Partien dringend empfehlen. Während der Anwendung der Dampfdusche ist die Vornahme leichter aktiver und passiver Bewegungen der erkrankten Gelenke möglich und vielfach wünschenswert. Auch leichte Streichmassage läßt sich unter der Dampfdusche ausführen; im übrigen beruht der Wert der Dampfdusche (wie der lokalen Wärmeapplikationen überhaupt) zum nicht geringen Teil auch darin, daß sie die Gelenke für die nachfolgende Massage weniger empfindlich macht.

Auch bei Kiefergelenkerkrankungen, wie sie sowohl bei schwerer allgemeiner Arthritis deformans, wie auch bei ankylosierender Spondylitis auftreten, ist die lokale Applikation der Dampfdusche auf die erkrankten Gelenke sehr empfehlenswert. Man bedient sich dazu, wie schon früher erwähnt, des Dampfes, der aus einem Dampf-Inhalationsapparat entströmt und durch passendes Ansatzstück auf das Kiefergelenk konzentriert wird. Ist Dampf nicht vorhanden, so leistet hier, da es sich ja um ein kleines, leicht zugängliches Gelenk handelt, auch die Heißluftdusche recht gute Dienste.

In ähnlicher Weise, wie die Dampfdusche, d. h. ebenfalls durch die energische Tiefenwirkung der feuchten Wärme in Kombination mit mechanischer Einwirkung, übt die schon früher beschriebene Duschemassage ihren heilsamen Einfluß bei dem chronischen Gelenkrheumatismus aus. Die Duschemassage eignet sich vor allen Dingen zur Behandlung schwererer Formen der Arthritis. Ihre Systematik ist in gewissen Badeorten, wie Aachen, Aix-les-Bains, besonders ausgebildet, doch läßt sich die Prozedur auch anderwärts überall da vornehmen, wo Heißwasserleitung mit passenden Ansatzschläuchen (breiter Ausfluß der Wassers bei niedrigem Druck) und Vorrichtung für genügenden Ablauf des Wassers vorhanden sind.

Bei allen bisher besprochenen Prozeduren handelt es sich um Wärmeeinwirkungen. Lokale Kälteapplikationen auf das erkrankte Gelenk können sich erstens einmal bei akuten Exacerbationen des Prozesses als Longuettenverbände zuweilen nützlich erweisen, weiter aber ist Kälteapplikation kombiniert mit lokaler Wärmeanwendung in Form der schottischen Strahlduschen auf das Gelenk manchmal ein wertvolles Hilfsmittel; insbesondere bei hartnäckigen Exsudatbildungen, die sich durch gewöhnliche Wärmeanwendungen nicht zurückbringen lassen, kann man, wie Schüller[1]) zuerst angegeben hat, durch schottische Duschen auf die erkrankten Gelenke vielfach noch günstige Erfolge erzielen. In frischeren Fällen und überhaupt bei Bestehen stärkerer Reizzustände halten wir jedoch dies Verfahren für nicht indiziert.

Man kann auch die Dampfduschen mit der kalten Strahldusche abwechselnd kombinieren und dadurch die schottische Dusche zu ersetzen versuchen, doch fällt dann naturgemäß der mechanische Reiz während der Wärmeanwendung fort. In älteren torpiden Fällen läßt sich oft zweckmäßigerweise die Abkühlung nach einer Dampfdusche statt durch einfache kalte Abwaschungen durch kurze kalte Strahlduschen auf das Gelenk ausführen.

γ) Stauungs- und Elektrotherapie.

Die Biersche Stauung hat sich als schmerzstillendes und resorptionsförderndes Mittel auch bei den chronischen Formen der Polyarthritis nützlich erwiesen. Die Stauungsbehandlung eignet sich namentlich für subchronische Fälle, sowie zur Behandlung frischer Nachschübe und Verschlimmerungen; in ausgesprochen chronischen stationären Fällen ist sie nur dann noch nützlich, wenn die Schmerzhaftigkeit des Gelenkes im Vordergrunde der Erscheinungen steht. Sind dagegen stärkere Deformitäten vorhanden oder handelt es sich darum, flüssige und feste Exsudatbildungen bei stationären Erkrankungsformen zur Rückbildung zu bringen, so ist die Stauungshyperämie zwecklos, resp. sie dient nur zur vorübergehenden Schmerzstillung und ist daher besser durch aktive Hyperämie zu ersetzen.

Von den verschiedenen Gelenken eignen sich zur Stauungsbehandlung beim chronischen Gelenkrheumatismus in erster Linie die distalen Gelenke (Hand-, Fuß-, Zehen-, Fingergelenke), viel weniger sicher ist, auch bei sonst geeigneter Indikation, der Erfolg bei der Stauung der

---

[1]) Arch. f. klin. Chir.; Bd. 45.

Kniegelenke, das Ellenbogengelenk nimmt eine Mittelstellung in dieser Beziehung ein. (Die Hüftgelenke kommen für die Stauungsbehandlung überhaupt nicht, die Schultergelenke, wegen der technischen Schwierigkeiten, nur ausnahmsweise in Betracht.) Die Dauer der Stauung beträgt hier bei den ersten Malen 2—3 Stunden, man kann dann aber auf 5—6 und weiterhin auf 10 Stunden täglich steigen. In älteren Fällen, wenn die Stauung sonst gut vertragen wird, kann die Binde manchmal unbedenklich auch 22 Stunden lang jeweils liegen bleiben. (Natürlich wird bei so langer Dauer der Stauung die Binde nicht zu fest umgelegt, sondern nur so weit angezogen, bis deutliches Anschwellen der Venen in der Peripherie verbunden mit leichter Rötung der Haut erkennbar wird.) Handelt es sich um Stauung über dem Fußgelenke, so kann man bei so langem Liegenbleiben der Binde den Patienten, falls sonst keine Kontraindikation besteht, unbedenklich auch damit umhergehen lassen. Oft wird durch die Stauung das vorher schmerzhafte Auftreten mit dem erkrankten Fuß schmerzlos gestaltet, und gerade für subakute, in der Abheilung begriffene Fälle, wo nach Beseitigung der sonstigen Gelenksymptome nur noch Schmerzhaftigkeit beim Auftreten im Fußgelenk oder in der Hackengegend zurückgeblieben ist, eignet sich die Stauung sehr gut und bewirkt oft das Verschwinden dieser so lästigen Störung.

Nebenbei bemerkt, kann man in solchen Fällen von rheumatischer Tarsalgie und Plantalgie, wenn alle anderen Methoden versagen, oft mit lokaler Applikation von Hochfrequenzströmen noch gute Resultate erzielen. Von sonstigen elektrotherapeutischen Methoden kommt die Galvanisation der Gelenke am meisten in Frage, am besten in der Form, daß möglichst starke galvanische Ströme (8—10 M. A. und darüber) quer durch das Gelenk geleitet werden. Auch durch die Faradisation kann man oft bezüglich der Schmerzstillung günstige Erfolge erzielen. Indiziert ist die Elektrotherapie vor allem auch bei Schmerzhaftigkeit und Atrophie der die Gelenke umgebenden Muskulatur.

Auch die Röntgenbehandlung ist von verschiedenen Autoren (Moser, Dohan und Selka u. a. m.) bei chronischen Gelenkerkrankungen mit gutem Erfolge angewandt worden.

δ) Massage und Mechanotherapie.

Die Massage und Mechanotherapie sind bei der Behandlung des chronischen Gelenkrheumatismus von ungemein großer Bedeutung. Diese Methoden haben hier die Aufgabe, die Resorption von trockenen und feuchten Exsudaten anzuregen und zu fördern, die Wegschaffung · der Resorptionsprodukte zu begünstigen, weiterhin die Atrophie der Muskeln zu verhindern resp. zu beseitigen, Verwachsungen und Kontrakturen zu lösen, kurzum, auch· auf direktem Wege die Funktion der erkrankten Gelenke wieder herzustellen. Es gibt wohl kaum einen Fall von chronischer Polyarthritis irgendwelcher Form, in dem nicht zu einem bestimmten Zeitpunkte auch mechanotherapeutische Methoden, sei es in Form der Massage oder von Bewegungsübungen, anzuwenden wären. Aber auch hier kommt es sehr auf richtige Indikationsstellung an, soll dem Patienten nicht Schaden statt Nutzen gebracht werden. Wir haben schon bei Besprechung der Therapie des akuten Gelenkrheumatismus hervorgehoben, daß Massage und Mechanotherapie der Gelenke selbst kontraindiziert sind, solange akute Reizerscheinungen[1]) und erhebliche Schmerzhaftigkeit an dem erkrankten Gelenk vorhanden sind. Dieser Satz gilt im allgemeinen auch für die chronische Polyarthritis, nur kann man hier, wo wegen der viel größeren Gefahr der Ankylosenbildung ein möglichst frühzeitiges Eingreifen am Platze ist, das vollständige Verschwinden der Schmerzhaftigkeit meist nicht abwarten, sondern ist zu Beginn der mechanischen Behandlung gezwungen, sobald die Schmerzen auch nur sichtlich an Intensität nachgelassen haben.

Bekommt man somit einen Kranken, der an chronischem Gelenkrheumatismus mit starker Druckschmerzhaftigkeit und spontanen Schmerzen in den Gelenken leidet, in Behandlung, so empfiehlt es sich in der großen Mehrzahl der Fälle, zunächst einmal etwa 14 Tage lang nur mit energischer lokaler und allgemeiner Bäderbehandlung vorzugehen, und erst mit mechanischen Maßnahmen zu beginnen, wenn durch die Wärmebehandlung die Schmerzhaftigkeit verringert worden ist, und ev. auch schon die Gelenkschwellungen nachgelassen haben. Unterdessen begnügt man sich in solchen Fällen mit leichten aktiven und passiven Bewegungen im warmem Vollbade.

Der Beginn der eigentlichen mechanotherapeutischen Behandlung besteht dann in leichter Streichmassage zentralwärts vom Gelenk, die sich dann auch auf das Gelenk erstreckt, allmählich verstärkt und bald mit energischeren Handgriffen, Reibungen, Klopfungen etc. kombiniert wird. Daneben ist vor allen Dingen die Muskulatur in der Umgegend der Gelenke energisch zu bearbeiten; den Schluß der Massagesitzungen bilden vorsichtige manuelle passive, später aktive Bewegungsübungen. Es läßt sich nicht immer vermeiden, daß diese Maßnahmen dem Patienten etwas Schmerzen bereiten, nur dürfen die Schmerzen erstens einmal keinen sehr erheblichen Grad erreichen, vor allen Dingen aber dürfen sie nicht lange anhaltend sein. Wird durch einen mechanotherapeutischen Eingriff die Schmerzhaftigkeit mehr als vorübergehend erhöht, so ist das ein Zeichen dafür, daß der Eingriff zu stark gewesen ist, er gemildert werden oder für eine Weile ganz ausgesetzt werden muß. Anderenfalls aber, wenn der Patient die Massage gut verträgt, empfiehlt es sich, bald auch zu Bewegungsübungen, am besten zu einer mediko-mechanischen Behandlung mit Apparaten überzugehen. Wir beginnen hier zunächst mit Pendel- und Förderungsübungen und gehen allmählich dann zu Widerstandsbewegungen mit wachsender Belastung über. Ferner sind nach völligem Schwinden der Reizerscheinungen, falls objektive Bewegungsbeschränkungen in den Gelenken bestehen, besonders die passiven Bewegungen an Wider-

---

[1]) Wir verstehen darunter nicht nur Rötung, sondern auch mit starker Druckempfindlichkeit verbundene Schwellung, sowie erhebliche spontane Schmerzen.

standsapparaten (Antagonistenbewegungen) zur Mobilisation der versteiften Gelenke von großer Wichtigkeit, während im Anfange der Behandlung zunächst die Mobilisation nur manuell resp. durch Förderungs- und Pendelapparate vorgenommen werden darf.

Die hier kurz gegebenen Vorschriften sind naturgemäß etwas schematisch, sie erfordern in der Praxis je nach der Lage des Falles verschiedene Modifikationen. Haben wir z. B. einen Fall von Arthritis deformans vor uns, in dem die Muskelatrophie schon sehr ausgesprochen ist, so ist keine Zeit zu verlieren; wir nehmen hier von vornherein schon Massage der atrophischen Muskulatur vor und ziehen nachher die Gelenke in die Massage mit ein, sowie deren Schmerzhaftigkeit durch die gleichzeitige Bäderbehandlung vermindert worden ist. Auch bei den monartikulären Erkrankungen, z. B. der Omarthritis, der mit trockener Exsudation einhergehenden Gonitis, ist es gewöhnlich nicht notwendig, solange mit dem Beginn der Massagebehandlung zu warten, sofern es sich nicht um frische akute Erkrankung handelt; wir können schon nach den ersten 2—3 Heißluftbädern oder Dampfduschen hier damit beginnen (am besten fängt man dabei mit Bewegungen unter der Dampfdusche resp. mit Duschemassage an); doch empfiehlt es sich in jedem solchen Falle, die Bewegungsübungen während der ersten 1—2 Wochen nur manuell und nicht mit Apparaten ausführen zu lassen. Bei der einseitigen rheumatischen Coxitis ist dagegen wieder in den ersten Wochen vollständige Ruhigstellung im Streckverbande resp. die Lagerung des gestreckten Beines zwischen Sandsäcken geboten. Auch bei der von Goldscheider kürzlich näher beschriebenen Kombination von Omarthritis mit Bracchialgie wende man die Massage erst nach vorausgegangener längerer thermischer Behandlung an.

Ganz allgemein gilt die Regel, daß die Massage- und Bewegungstherapie wenn irgend möglich im direkten Anschlusse an Wärmeprozeduren vorzunehmen ist. Wir unterstützen durch diese Kombination in jeder Beziehung die Wirkung der mechanischen Therapie. Die Massage und die Übungen sind vor allen Dingen nach der vorausgehenden Wärmeapplikation weniger schmerzhaft als sonst, die Gewebe sind lockerer geworden und für die Massagehandgriffe besser zugänglich, die Muskulatur ist entspannt, und die Resorption und Wegschaffung der Krankheitsprodukte wird durch die nachwirkende Wärmehyperämie wesentlich begünstigt. Daß man auch Wärmeprozeduren direkt mit Massage verbinden kann, namentlich die Dampfduschen, die Heißluft- und die Warmwasserduschen (Duschenmassage), ist ja schon mehrfach erwähnt worden. Es sei aber doch betont, daß dadurch, wenigstens in schweren Fällen, eine kunstgerechte Massage nach dem Bade nicht überflüssig gemacht wird; denn während einer Dusche oder eines Bades lassen sich doch nicht alle notwendigen Massagehandgriffe mit der wünschenswerten Präzision ausführen.

Vor einigen Jahren haben Bier und Klapp eine sehr sinnreiche Methode angegeben, um versteifte Gelenke in möglichst schmerzloser und doch energischer Weise zu mobilisieren. Es wird zu diesem Zwecke die Extremität mit dem erkrankten Gelenke in einen durch Gummimanschetten abgedichteten Glas- oder Metallkasten gesteckt, der danach durch Auspumpen mehr oder weniger luftleer gemacht wird. Durch den Druck der äußeren Luft wird nun bei Apparaten, die zur passiven Beugung dienen, die betreffende Extremität derartig in den Kasten gepreßt, daß eine passive Beugung des zu behandelnden Gelenkes erfolgt, während bei den zur Streckung (des Ellenbogen- oder Kniegelenkes) dienenden Apparaten durch sinnreiche Konstruktion gleichzeitig mit der Luftverdünnung im Innern des Kastens das betreffende Gelenk passiv gestreckt wird. Die abschließenden Gummimanschetten rufen eine Stauungshyperämie hervor, die im Maße der Luftverdünnung wächst, zugleich tritt an der eingeschlossenen Extremität auch eine starke aktive Hyperämie infolge der Saugwirkung der Luftverdünnung auf. Beide Formen der Hyperämie wirken schmerzstillend, und so kommt es, daß passive Bewegungen, die außerhalb des Apparates nur unter großen Schmerzen ausführbar wären, hier schmerzlos oder doch nur mit viel geringeren Schmerzen sich vornehmen lassen. Die Anwendung geschieht in der Weise, daß der Apparat nach Abdichtung der Manschetten soweit ausgepumpt wird, bis der Patient Schmerzen empfindet, darauf läßt man die Luftverdünnung kurze Zeit, 1—2 Minuten etwa, einwirken, worauf durch Öffnung eines Hahnes die atmosphärische Luft wieder zugelassen wird. Nach einer kleinen Pause wird der Eingriff wiederholt, im ganzen läßt man dreimal in einer Sitzung die Luftverdünnung vornehmen.

Die Mobilisation in den Bier-Klappschen Apparaten eignet sich vor allem für traumatische oder alte, reizlos gewordene gonorrhöische Gelenkversteifungen. Bei Versteifungen infolge von Arthritis rheumatica oder deformans ist sie ebenfalls nur dann indiziert, wenn das betreffende Gelenk vollkommen reizlos geworden ist, und wenn man sich vorher schon überzeugt hat, daß sonstige energische mechanotherapeutische Eingriffe, speziell passive Bewegungen, schon gut vertragen werden; sonst riskiert man, daß die Applikation des Saugapparates eine Verschlimmerung des Prozesses hervorruft. Auch sollte die Anwendung der Saugapparate beim chronischen Gelenkrheumatismus keinesfalls täglich stattfinden, sondern 2—3 mal in der Woche. Man kann aber damit in manchen Fällen von chronischer Polyarthritis bei drohender Ankylose noch günstige Erfolge erzielen.

Die Anwendung von Stützapparaten resp. Schienenhülsenapparaten für die Gelenke der unteren Extremität kommt beim chronischen Gelenkrheumatismus und der Arthritis deformans erst dann in Betracht, wenn durch die gewöhnlichen physikalischen Methoden sich keine Besserung hat erzielen lassen, und wenn andrerseits Aussicht vorhanden ist, durch Entlastung des erkrankten Gelenkes die Funktion und die Arbeitsfähigkeit der Patienten zu bessern. Namentlich bei den schweren Formen der Polyarthritis destruens erweisen sich Stützapparate für das Knie, aber auch für die Fuß- und Hüftgelenke oft nützlich. Streckverbände und immobilisierende Verbände sind bei der Arthritis deformans nur ausnahmsweise bei starken Reizerscheinungen und beginnenden Kontrakturen, denen man auf andere Weise nicht beizukommen glaubt, indiziert. Von vornherein anzuwenden ist dagegen, wie schon erwähnt, der Streckverband bei isolierter Coxitis rheumatica oder deformans. Es empfiehlt sich hier, zunächst das Hüftgelenk mehrere Wochen zu immobilisieren, man wird dann mit hydro- und mechanotherapeutischen Prozeduren viel weiter kommen, als wenn man sie von vornherein anwendet.

2. Gichtische Gelenkerkrankungen.

Wenn auch die Gicht zu den Stoffwechselkrankheiten gehört, so ist es doch wohl angezeigt, die Besprechung ihrer so häufigen Gelenkkomplikationen im Anschlusse an die physikalische Therapie des chronischen Gelenkrheumatismus vorzunehmen. Denn erstens einmal ist die Behandlung der gichtischen Gelenkerkrankungen in sehr vielen Punkten derjenigen der chronischen Polyarthritis ähnlich, und dann gibt es auch viele Fälle von chronischer Gelenkgicht, die von den chronisch-rheumatischen Erkrankungen recht schwer zu trennen sind. Im übrigen wird mit dem Worte „Gicht" gerade auch bei Beurteilung chronischer Gelenkerkrankungen viel Mißbrauch getrieben; man sollte im allgemeinen einen Zusammenhang mit der Gicht nur bei Vorliegen bestimmter Momente annehmen, wie familiärer Belastung, erkennbaren typischen Harnsäureablagerungen (Tophi in den Ohrläppchen, Ablagerungen in den Strecksehnen am Ellenbogengelenk, vorzugsweises Befallensein der Großzehengelenke), typischen Gichtanfällen etc.; im Zweifelsfalle kann die Feststellung der Störung im Purinstoffwechsel oder die Röntgenuntersuchug oft noch Aufklärung bringen (His[1]).

Die physikalische Behandlung des akuten Gichtanfalls beschränkt sich auf lokale Applikationen auf das affizierte Gelenk. Dasselbe ist gewöhnlich hochgradig empfindlich, und man muß sich deshalb im allgemeinen vor extremen Temperaturanwendungen hüten. Am besten werden meistens die Prießnitzschen Umschläge vertragen; doch gibt es auch viele Patienten, denen warme Umschläge oder nicht zu heiße Fango-Applikationen große Erleichterung bringen. Kalte Applikationen (Longuetten-Verbände, Eisblasen) werden nur verhältnismäßig selten gut vertragen; vor länger dauernden Eisanwendungen muß man sich jedenfalls wegen der Gefahr der Nekrotisierung der Haut sehr hüten.

Eine größere Rolle spielt die physikalische Therapie bei den subchronischen resp. subakuten und bei den chronischen gichtischen Gelenkerkrankungen. Hier sind es vor allen Dingen die warmen Vollbäder von 36—37°, die in den meisten Fällen schon für sich allein von vorzüglicher Wirkung sind. Die Dauer der Bäder sei nicht zu kurz bemessen, sie betrage 20 Minuten bis ½ Stunde, ihre Zahl beträgt gewöhnlich 4—5 pro Woche. In schwereren Fällen läßt sich die Wirkung der Bäder entweder dadurch verstärken, daß man mit ihrer Temperatur in die Höhe geht oder daß man Sole oder Fichtennadelextrakt zusetzt. Sehr wirksam haben sich uns öfters in Fällen von chronischer und subchronischer Gelenkgicht auch die Thiopinolbäder in einer Temperatur von 36—38° erwiesen.

Sind schon die warmen Vollbäder in der häuslichen Behandlung als geeignetes Mittel zur Behandlung der Gelenkgicht (und wohl auch der Gicht überhaupt) anzusehen, so gilt das erst recht von den Thermalbädern; sowohl die indifferenten Thermen, wie die Kochsalz- und Schwefelthermen erfreuen sich bekanntlich eines sehr guten Rufes

---

[1]) Gicht und Rheumatismus. Deutsche med. Wochenschr. 1909, Nr. 15.

bei der Gichtbehandlung. Es ist schwer zu sagen, ob diese Wirkung der Thermalbadekuren nur auf dem stoffwechselanregenden und resorptionsbefördernden Effekt der warmen Temperatur allein beruht, oder ob nicht auch andere Momente, die im Badeort eingehaltene strengere Diät, die gleichzeitig vorgenommenen Trinkkuren, bei den Schwefelbädern die Aufnahme von SH_2 durch die Atmung, oder schließlich auch der Emanationsgehalt der natürlichen Quellen dabei mitwirken. Speziell scheint ein gewisser Einfluß der Radiumemanation nicht ausgeschlossen, und zwar aus dem Grunde, weil gerade bei gichtischen Gelenkerkrankungen relativ am häufigsten auch die künstlichen radiumemanationshaltigen Bäder entschieden von günstiger Einwirkung sind, namentlich bei der subchronischen Gicht. Bei der an sich schon meist wohltätigen Einwirkung indifferenter Vollbäder auf gichtische Erkrankungen muß ja mit besonderer Kritik geprüft werden, inwieweit nun noch gerade der Emanationszusatz zu diesen Bädern jene Wirkung verstärkt. Man kann aber doch oft deutlich bei Patienten, die schon vorher mit indifferenten oder sonstigen Vollbädern behandelt worden sind, bemerken, daß ein Zusatz von Emanation zu den Bädern dann einen typischen Einfluß ausübt (Reaktion, dann Besserung der Erscheinungen). Für eine spezifische Wirkung der Radiumemanation bei der Gicht sprechen auch die Resultate der früher erwähnten Versuche von His und seinen Schülern, die, allerdings vorzugsweise nach Inhalation von Radiumemanation, eine Vermehrung der Harnsäure- und Purinbasenausscheidung bei Gichtikern fanden, und ebenso durch Inhalation der Emanation (wo also sonstige therapeutische Momente nicht mitspielen konnten) klinisch günstige Resultate bei gichtkranken Patienten erzielten. Nimmt man hinzu die stoffwechselerhöhende Wirkung der Radiumemanation, von der schon früher die Rede war, sowie den günstigen Einfluß, den gerade auch bei Gichtkranken die Radiumkataphorese ausübt, so muß zugegeben werden, daß auch jetzt schon die therapeutische Verwendung der Radiumemanation bei der Gicht nicht ohne theoretische und praktische Grundlagen ist.

Über die nähere Art und Weise der Anwendung der emanationshaltigen Bäder sowie der Trink- und Inhalationskuren ist schon früher (S. 108 u. 152) das nötige gesagt worden.

Von diesen speziellen Behandlungsmethoden abgesehen, ist die physikalische Therapie der subchronischen und chronischen Gelenkgicht derjenigen des chronischen Gelenkrheumatismus recht ähnlich. Neben den warmen Vollbädern werden bei schwereren Affektionen, falls das Allgemeinbefinden es zuläßt, auch andere energische allgemeine Wärmeprozeduren, namentlich Sandbäder und Moorbäder, dann auch Dampfkastenbäder, Lichtbäder oder Heißluftbäder anzuwenden sein. Als lokale Applikation kommt namentlich die feuchte Wärme in Form von Prießnitz-Umschlägen, heißen Watteverbänden, Fangoumschlägen und Moorumschlägen in Betracht; auch die Dampfduschen sind hier oft von guter Wirkung. Die lokale Heißluftbehandlung und die Biersche Stauung können zwar ebenfalls, besonders in chronischen Fällen, oft Nutzen schaffen, spielen aber doch bei den typischen gichtischen Erkrankungen nicht dieselbe Rolle wie bei den rheumatischen und deformierenden Arthritiden.

Wegen ihrer Stoffwechselwirkung sowohl wie zur Bekämpfung und Verhütung etwaiger Gelenkversteifungen ist die Mechanotherapie in der Gichtbehandlung von großer Bedeutung. Im akuten Anfalle selbst ist natürlich durchaus Ruhe geboten; ist dagegen die Schmerzhaftigkeit zurückgegangen, so befördert oft eine vorsichtig eingeleitete, allmählich verstärkte Massage die Heilung der lokalen Erkrankung.

Bei den subchronischen und chronischen gichtischen Erkrankungen gelten für Massage und Gymnastik im allgemeinen die bei der Polyarthritis chronica erläuterten Grundsätze, nur ist es bei der subakuten resp. subchronischen Gicht, die in wenigen Wochen verläuft, nicht notwendig, die Massagebehandlung irgendwie zu forcieren, speziell sie bei noch erheblicher Schmerzhaftigkeit der Gelenke zu beginnen, während sie nach Rückgang aller Reizerscheinungen auch hier den Heilungsprozeß zu beschleunigen sehr geeignet ist. In ausgesprochen chronischen Fällen spielt die Mechanotherapie dieselbe Rolle wie bei sonstigen chronischen Arthritiden.

Außerdem kommt aber der Mechanotherapie für die anfallsfreie Zeit resp. für die Behandlung der gichtischen Diathese überhaupt eine besondere Bedeutung zu. Wir wollen ja bei Gichtkranken nicht nur die Gelenkaffektionen bekämpfen, sondern zugleich auch auf das Grundleiden mit all unseren therapeutischen Maßnahmen einwirken. Zu diesem Zwecke ist die Bewegungstherapie in jeder Form, sei es als heilgymnastische Kur, sei es als Sportsbetätigung (Rudern, Radfahren, Reiten, Bergsteigen) wegen ihrer stoffwechselerhöhenden Wirkung empfehlenswert, sie kann auch bis zu einem gewissen Grade prophylaktisch gegen die Wiederkehr der Anfälle wirken. Auch stoffwechselanregende hydrotherapeutische Maßnahmen erfüllen diese Indikation; dabei darf man sich nicht nur auf Wärmeanwendungen beschränken, sondern es sind, sowie es der Zustand des Kranken erlaubt, im Anschluß an die Wärmeanwendung auch kühle Allgemeinprozeduren am Platze. Man beginnt, solange noch Gelenkerkrankungen bestehen, mit abgekühlten Vollbädern oder Halbbädern im Anschluß an allgemeine Wärmeprozeduren, und geht dann, wenn die Gelenkaffektionen geschwunden sind und das Herz gesund ist, auch zu energischeren Maßnahmen, Duschen, Abreibungen usw. über, stets womöglich im Anschluß an allgemeine Wärmeprozeduren. Auch wenn der Gelenkprozeß nicht ganz abheilt, ist nach Rückgang der Reizerscheinungen eine vorsichtige abhärtende Behandlung (Teilabreibungen, Halbbäder) stets am Platze.

3. Gonorrhöische Gelenkerkrankungen.

Die Therapie der Arthritis gonorrhoica hat im letzten Jahrzehnt entschieden günstigere Resultate aufzuweisen als früher, und zwar

hauptsächlich deshalb, weil man nicht mehr, wie früher, die erkrankten
Gelenke zunächst eine Zeitlang ohne jede sonstige Behandlung im-
mobilisiert, sondern von vornherein mit hyperämisierenden
Maßnahmen vorgeht. Auf diese Weise gelingt es jetzt in den aller-
meisten Fällen, die Arthritis gonorrhoica, wenn auch oft erst nach
monatelanger Behandlung, doch zur vollständigen Heilung zu bringen.
Bei dem einfachen gonorrhöischen Gelenkhydrops, der gewöhnlich
das Knie befällt, ist diese Aufgabe ja nicht schwer; durch Ruhigstellung,
Prießnitzsche Umschläge und komprimierende Verbände geht diese
leichteste Gelenkkomplikation der Gonorrhöe in kurzer Zeit zurück.
Viel mehr Aufmerksamkeit und Sorgfalt erfordert aber die häufigste
Form der Arthritis gonorrhoica, die man (in übrigens nicht sehr glück-
licherWeise) als phlegmonöse Form bezeichnet, und die sich in Schwellungen und hochgradiger Schmerzhaftigkeit der Gelenke und der umgebenden Weichteile, oft auch der benachbarten Sehnenscheiden,
kundtut. Die Affektion ist, nebenbei bemerkt, durchaus nicht immer
monartikulär, sie beginnt in mehr als der Hälfte der Fälle in mehreren
Gelenken; allerdings konzentriert sich dann die Erkrankung meist auf
einige wenige Gelenke oder ein einzelnes Gelenk (am häufigsten
z. B. auf die Kniegelenke oder Fußgelenke), während in den anderen,
leichter affizierten Gelenken rasch Rückgang der Erscheinungen eintritt. Fieber besteht, wie bekannt, nicht regelmäßig und nur in
den ersten Tagen, es erreicht selten mehr als 38,5°. Daß Salizylpräparate
sich gegen die Erkrankung unwirksam erweisen, ist gleichfalls bekannt.
Die physikalische Behandlung besteht schon im ersten akuten
Stadium in lokaler Hitzeapplikation, sei es nun in Form von lokalen Heißluftbädern, die täglich eine Stunde lang verwendet
werden, oder von heißen Breiumschlägen, heißen Watteverr-
bänden, heißen Fangoumschlägen, Thermophoren; daneben ist
es notwendig, das erkrankte Gelenk ruhig zu stellen, wozu manchmal schon ein in der Zwischenzeit etwas fest angelegter Prießnitzscher
Umschlag, sonst vielfach ein Schienenverband genügt. Entschließt
man sich zur Anlegung eines Gipsverbandes, so ist es zweckmäßig,
an der Stelle des Gelenkes aus dem Gipsverbande ein Fenster auszu-
schneiden, so daß auch schon während der Verband liegt das Gelenk
mit Hitzeapplikationen (Umschlägen) behandelt werden kann. (Bei
der gonorrhöischen Coxitis wird man öfter und auch längere Zeit
hindurch als bei den sonstigen gonorrhöischen Gelenkerkrankungen
fixierende Verbände in Form des Streckverbandes anwenden müssen.
Nach Abnahme des Verbandes ist dann eine energische thermo- und
mechanotherapeutische Behandlung angezeigt.)
Ein zweites Mittel zur lokalen Hyperämisierung im ersten Stadium
der gonorrhöischen Arthritis ist die Biersche Stauung, die man in
einer Dauer von 1—2 Stunden beginnen läßt, worauf man dann bis
auf 5 Stunden und darüber steigt. Bier hat in schweren Fällen sogar
22 Stunden lang zu stauen angeraten, doch wird eine so lange Stauung
nicht immer von den Patienten gut vertragen, und man muß in

solchen Fällen statt dessen öfters wiederholte kürzere Stauungen anwenden.

Alle diese Methoden wirken in energischem Maße schmerzstillend und sie erlauben daher — und das ist ihr Hauptvorzug — eine frühzeitige Mobilisierung der erkrankten Gelenke. Bei der großen Neigung der Arthritis gonorrhoica, zu rezidivieren, müssen aber diese Mobilisierungsversuche natürlich mit der allergrößten Vorsicht ausgeführt werden, sie dürfen keinesfalls vor Ablauf der Reizerscheinungen eingeleitet werden und dürfen auch keinesfalls Schmerzen bereiten; im Anfange hat man sich nur mit einigen wenigen vorsichtigen passiven Bewegungen zu begnügen. Aber die Erfahrung einer großen Anzahl von Beobachter hat gelehrt, daß die frühzeitige Anwendung der Hitzeprozeduren und die danach ermöglichten frühzeitigen Mobilisierungsversuche fast immer eine Ankylose zu verhüten imstande sind.[1]) Zur Unterstützung einer frühzeitigen Mobilisation ist, sowie der Patient transportabel ist, die möglichst baldige Anwendung von heißen Vollbädern sehr empfehlenswert; man kann damit beginnen, sobald die ersten Fiebererscheinungen zurückgegangen sind. Der Patient wird in das Vollbad, dessen Temperatur 38—40° beträgt, vorsichtig hineingehoben und kann darin, wie wir es schon beim akuten Gelenkrheumatismus geschildert haben, vorsichtige leichte Bewegungen der Gelenke ausführen. Außerdem wirken die heißen Vollbäder gerade auch bei polyartikulärem Sitz der Erkrankung ungemein wohltätig auf das Leiden an sich ein. Bei der, übrigens ziemlich seltenen Komplikation der Gonorrhöe mit Endokarditis sind natürlich diese Vollbäder kontraindiziert.

Auch im subakuten resp. subchronischen Stadium der gonorrhöischen Arthritis empfiehlt sich die Anwendung der heißen Vollbäder, denen Sole, Fichtennadelextrakt, Thiopinol u. dgl. zugesetzt werden kann. Außerdem sind hier auch sonstige allgemeine Wärmeprozeduren, namentlich bei polyartikulärem Sitz der Erkrankung, indiziert (vor allem Sandbäder, dann Lichtbäder, Heißluftbäder, Dampfkastenbäder usw.). Von großer Bedeutung sind ferner auch in diesem Stadium die lokalen Applikationen, unter denen wir vor allen Dingen wieder die Sandbäder nennen möchten; von gleich intensiver Wirkung, aber mehr bei monartikulärer Erkrankung verwendbar, sind die Fangoumschläge resp. Moorumschläge; auch die heißen Watteverbände, die lokalen Heißluftbäder und die Dampfduschen und ebenso die Biersche Stauung leisten in dem subchronischen Stadium gute Dienste, die thermischen Anwendungen auch in exquisit chronischen Fällen. Badekuren in Badeorten wird man nur in den chronisch gewordenen Fällen anzuwenden in der Lage sein. Es kommen hier vor allem in Betracht die Thermalbäder, die Moor- und die Schlammbäder.

---

[1]) Ausnahmen kommen vor, namentlich läßt sich bei Erkrankung des Handgelenks eine Ankylosenbildung nicht immer vermeiden.

Alle diese Prozeduren müssen in schweren Fällen systematisch durch viele Wochen hindurch angewandt werden, die allgemeinen Applikationen etwa viermal wöchentlich, die lokalen täglich oder auch abwechselnd mit den allgemeinen. In vielen hartnäckigen Fällen haben, wenn Sandbäder, Fangoumschläge usw. keinen Nutzen mehr brachten, sich uns die Solbäder von 37—38⁰ Temperatur noch am besten bewährt. Große Geduld und Ausdauer von beiden Seiten, richtige Auswahl und Kombination der thermischen Anwendungen und richtige Indikationsstellung des Beginns der Mechanotherapie sind bei dieser oft hartnäckigen Erkrankung ja erforderlich, doch lohnt der Erfolg in den allermeisten Fällen schließlich die aufgewandte Mühe.

Besondere Aufmerksamkeit und Sorgfalt erfordert die Mechanotherapie der gonorrhöischen Arthritis. Wir haben hier die Aufgabe, auf jeden Fall Versteifungen zu verhüten, die ja schon frühzeitig und dann in oft unheilbarer Weise auftreten können. Andererseits neigt, wie schon erwähnt, die gonorrhöische Arthritis ungemein leicht zu Rezidiven, die gerade wieder durch Bewegungsversuche hervorgerufen werden können. Im allgemeinen sollte man Massage und energische Bewegungsversuche erst dann beginnen, wenn die Reizerscheinungen vorüber sind, wofür das Verschwinden der Druckschmerzhaftigkeit das beste Kriterium bildet. Vorher dürfen nur die schon geschilderten Bewegungen im heißen Vollbade oder leichteste passive Bewegungsversuche im Anschluß an die lokalen Hitzeprozeduren resp. die Biersche Stauung ausgeführt werden. Ist das Gelenk nicht mehr druckschmerzhaft, so beginnt man mit leichter Streichmassage oberhalb des Gelenkes, die sich dann auch auf das Gelenk erstreckt, und geht weiterhin, falls die Streichmassage gut vertragen wird, zu energischeren Massagehandgriffen und manuellen Bewegungsversuchen über. Restierende Schwellungen und selbst flüssige Ergüsse in die Gelenke sind, wenn keine nennenswerte Schmerzhaftigkeit mehr besteht und die Erkrankung bereits einen reizlosen Charakter angenommen hat, keineswegs eine Kontraindikation der Massage, im Gegenteil, ihre Rückbildung wird dadurch meist erheblich gefördert. Kommt es zu verstärkter Schmerzhaftigkeit im Anschluß an die Massage, so ist damit einige Tage zu pausieren, während die lokale Wärmebehandlung natürlich ruhig weiter fortgesetzt wird. Es braucht wohl nicht erwähnt zu werden, daß auch bei der gonorrhöischen Arthritis die Massage immer möglichst direkt im Anschluß an Wärmeprozeduren zu erfolgen hat.

Die oft sehr hartnäckigen, nach Abheilung aller sonstigen Erscheinungen zurückbleibenden gonorrhöischen Tarsalgien und Plantalgien werden ebenfalls am besten durch Massage beeinflußt; der Massage läßt man eine lokale Hitzapplikation, z. B. Sandfußbäder oder Dampfduschen, vorausgehen. Im übrigen leistet hier auch die früher erwähnte lokale Behandlung mit Hochfrequenzströmen gute Dienste.

Haben wir das reizlose Stadium erreicht und wird die Massage gut vertragen, so bewähren sich auch mediko-mechanische Übungen oft sehr gut zur Beseitigung der Bewegungsstörungen. Man verfährt dabei nach den Prinzipien, wie sie bei der Gelenkrheumatismus-Behandlung auseinander gesetzt sind, beginnt mit Pendel- und Förderungsbewegungen und geht dann allmählich zu Widerstandsbewegungen resp. passiven Bewegungen über. Gegen hartnäckige Versteifungen können, falls das Gelenk ganz reizlos ist und sonstige mediko-mechanische Übungen bereits gut vertragen werden, manchmal mit gutem Erfolge auch Mobilisierungen im Bier-Klappschen Saugapparate verwandt werden und dann die endliche Heilung bringen; namentlich bei Hand- und Fingergelenkversteifungen wenden wir diesen Saugapparat gerne an. Im übrigen wird man in den meisten Fällen auch ohne diese Maßnahme auskommen, sie hat jedenfalls nur den Abschluß einer längeren Behandlung bei viele Wochen resp. mehrere Monate alten Fällen zu bilden. Werden dadurch die Schmerzen auf längere Zeit hin verstärkt oder gar Verschlimmerungen der lokalen Erscheinungen hervorgerufen, so muß selbstverständlich von der Fortsetzung des Verfahrens Abstand genommen werden; ebenso wie überhaupt die mediko-mechanischen Übungen sofort zu unterbrechen sind, wenn sie dauernd mehr Schmerzen auslösen.

Es gibt nun Fälle von Arthritis gonorrhoica, wo auch nach Beseitigung aller objektiven Symptome (einschließlich der Druckschmerzhaftigkeit) noch ein Gefühl der Steifigkeit und Schwere in den Gliedern zurückgeblieben ist. Auch hier bewähren sich sehr gut die mediko-mechanischen Übungen.

Ferner kommen Fälle von Gonorrhöe vor, in denen die Gelenke objektiv gar nicht ergriffen sind, resp. wo nur im Anfang ein leichter vorübergehender Hydrops bestanden hat, und wo trotzdem der Patient noch lange Zeit hindurch über ziehende und reißende Schmerzen in den Muskeln und Gelenken klagt. Gegen diese gonorrhöischen Arthralgien sind am meisten leichte allgemeine Wärmeprozeduren, vor allem die elektrischen Lichtbäder, zu empfehlen; nach Nachlassen der Schmerzen kann man auch hier mediko-mechanische Übungen und Massage anwenden.

4. Sonstige infektiöse Gelenkerkrankungen.

a) Die syphilitischen Gelenkerkrankungen bedürfen naturgemäß in erster Linie einer spezifischen Behandlung, doch erweist sich dieselbe in Fällen, wo die Erkrankung den Charakter einer deformierenden Arthritis annimmt, meist nicht hinreichend wirksam, und es muß hier noch zu energischen physikalischen Maßnahmen Zuflucht genommen werden. Man verfährt dabei nach den bei der Arthritis deformans üblichen Prinzipien; namentlich ist neben der Bäderanwendung auf Massage und Mechanotherapie zur Verhinderung resp. Beseitigung von Versteifungen Wert zu legen. Oft werden dann noch günstige Resultate erreicht, wenn auch erst nach Monaten; doch gibt es allerdings daneben Fälle von Gelenksyphilis, in denen eine vollständige Restitution ebensowenig wie bei der Arthritis deformans möglich ist.

b) Die Gelenktuberkulose sei hier ebenfalls erwähnt, weil ihre Behandlung, soweit sie rein konservativ ist, viele Berührungspunkte zur physikalischen Therapie hat. Auf die Indikationen derselben kann hier zwar nicht eingegangen werden, es sei nur erwähnt, daß namentlich die Biersche Stauung bei dieser Krankheit große Triumphe feiert. Man wendet nach Biers Vorschrift die Stauung bei der Gelenktuberkulose täglich 1—2 Stunden lang an. Die Dauer wird deshalb so kurz gewählt, weil die Stauung hier eine sehr intensive sein muß (bis zur dunkelzyanotischen Färbung des gestauten Teiles), und es ist daher auch erforderlich, den Patienten während der ganzen Sitzung unter Aufsicht zu haben. Die lokale Hitzebehandlung galt früher bei der Gelenktuberkulose als absolut kontraindiziert, doch gibt es zweifellos Fälle, wo man damit ganz günstige Resultate erzielen kann. Namentlich die Dampfdusche kann als schmerzstillendes und dabei ganz ungefährliches Mittel in leichteren Fällen unbedenklich versucht werden

In neuerer Zeit haben einige Ärzte die lokale Sonnenlichtbestrahlung mit gutem Erfolg gegen Gelenktuberkulose verwandt (Bernhard, Rollier, Widmer). Die Empfehlung Zechanskis dagegen, mit einem Voltabogen von 80—120 Amp. Stromstärke in 3—5 m Entfernung die erkrankten Gelenke zu bestrahlen, dürfte wegen ihrer schweren Ausführbarkeit kein größeres praktisches Interesse haben.

Die Massage und Bewegungsübungen können zur Nachbehandlung einer abgeheilten Gelenktuberkulose ebenfalls zur Anwendung kommen; wir möchten aber empfehlen, die Bewegungen dabei vorzugsweise manuell ausführen zu lassen.

Von großer Wichtigkeit ist die physikalische Allgemeinbehandlung der Gelenktuberkulose. Man kann die Heilung entschieden durch eine Solbäderkur in Kreuznach, Münster a. Stein, Rheinfelden, Hall, Kösen, Kolberg usw. unterstützen, und auch in der häuslichen Behandlung sind Solbäder von 33—35° Temperatur und 15—20 Minuten Dauer, 3—4 mal wöchentlich genommen, bei Gelenktuberkulose, namentlich auch zur Beförderung der Heilung tuberkulöser Fisteln, recht wirksam. Daß außerdem die Klimatotherapie, vor allem der Aufenthalt an der Meeresküste oder im Hochgebirge, zur Heilung der Gelenktuberkulose wesentlich beiträgt, ist ja bekannt.

Die seltene Form des tuberkulösen Gelenkrheumatismus (Rheumatismus tuberculosus ankylopoëticus) wie sie von Poncet und Leriche beschrieben worden ist und die wie die Arthritis destruens verläuft, erfordert ebenfalls roborierende allgemeine Behandlung und daneben Maßregeln, wie sie bei der chronischen Polyarthritis indiziert sind. Auch die nach sonstigen Infektionskrankheiten (Scharlach usw.) auftretenden sekundären Gelenkentzündungen (Rheumatoide) bieten in physikalisch-therapeutischer Hinsicht keine Abweichungen von den sonst üblichen Prinzipien.

5. Traumatische Gelenkerkrankungen.

Bei Kontusionen und Distorsionen der Gelenke muß man häufig zu Anfang, wenn Exsudation und Schmerzhaftigkeit sehr stark sind, zunächst kalte, oft gewechselte Kompressen zur Beruhigung der ersten heftigsten Symptome anwenden. In der Zwischenzeit und überhaupt später, wenn etwas Beruhigung eingetreten ist, wird das verletzte Gelenk in einem Prießnitzschen Umschlage, der 2—3 stündlich erneuert wird, ruhig gestellt. Sowie dann die Schmerzhaftigkeit nachgelassen hat und die Schwellung etwas zurückgegangen ist, beginnt man bei Distorsionen und auch bei Kontusionen mit Massage, und zwar zunächst leichter Streichmassage zur Beseitigung des Ödems und zur Beförderung der Resorption; nach einigen Tagen werden dann auch energischere Massagehandgriffe angewendet. Voraussetzung für solche frühzeitige mechanotherapeutische Eingriffe ist immer, daß Sehnenzerreißungen, Absprengungen kleiner Knochenstücke und sonstige Komplikationen nicht anzunehmen sind. Liegt etwas derartiges vor, so muß man die Massage und Mechanotherapie auf einen späteren Zeitpunkt verschieben und zunächst nach den üblichen chirurgischen Grundsätzen verfahren.

Bleibt die Schmerzhaftigkeit nach Gelenktraumen lange bestehen, so möchten wir empfehlen, dagegen mit warmen Prozeduren vorzugehen; heiße Umschläge, lokale Heißluftbäder, Fangoumschläge, Dampfduschen erweisen sich hier als sehr wirksam und machen vor allen Dingen auch die nachfolgende Massage weniger schmerzhaft.

Bei traumatischem Kniegelenkshydrops spielen von konservativen Methoden bekanntlich die komprimierenden Verbände die wichtigste Rolle. Oft läßt sich aber die Resorption auch noch durch Wärmebehandlung, am besten in Form der lokalen Heißluftbäder, beschleunigen. Auch die Massage, sowie mediko-mechanische Übungen, speziell aktive, durch Widerstand belastete Streckungen des Unterschenkels gegen den Oberschenkel wirken resorptionsbefördernd, jedoch sind sie naturgemäß erst einige Zeit nach dem Trauma anwendbar.

Bei Gelenkfrakturen, d. h. Frakturen der knöchernen Gelenkenden, ist die Behandlung zunächst eine chirurgische. In der Nachbehandlung, wo es auf Mobilisation des versteiften Gelenkes ankommt, spielen die physikalischen Methoden aber wieder die Hauptrolle. Gerade hier, wo die Bewegungsversuche und die Massage oft auf lange Zeit hinaus noch sehr schmerzhaft sind, möchten wir empfehlen, dem mechanotherapeutischen Eingriff jeweils lokale Wärmeapplikationen vorausgehen zu lassen, am besten in Form von heißen Dampfduschen oder lokalen Heißluftbädern (in der Häuslichkeit wird man sich allerdings meist mit lokalen heißen Bädern mit Sole- oder Seifenzusatz oder mit heißen Kompressen begnügen müssen). Auch bei der Nachbehandlung von anderweitigen Frakturen, sowie von Luxationen, von phlegmonösen Versteifungen und sonstigen Narbenversteifungen ist es fast stets zweckmäßig, das affizierte Gewebe durch lokale Wärmebehandlung zu entspannen, weicher und für die nachfolgende Massage und Bewegungsübungen weniger empfindlich zu machen.

Die Mobilisation in den Bier-Klappschen Apparaten ist bei traumatischen Gelenkversteifungen in weiterem Maße indiziert, als nach rheumatischen oder gonorrhöischen Erkrankungen, weil hier die Gefahr der Verschlimmerung durch den Eingriff viel weniger groß ist. Doch darf auch bei den traumatischen Gelenkversteifungen zu jener Methode, wenn sie sich als wünschenswert erweisen sollte, erst geschritten werden, nachdem man sich überzeugt hat, daß sonstige passive Bewegungsübungen schon gut vertragen werden.

6. Nervöse Arthropathien.

Die Arthropathien, wie sie bei Tabes und auch bei Syringomyelie vorkommen, sind therapeutischen Bestrebungen gewöhnlich wenig zugänglich. Allgemeine Wärmeprozeduren sind hier zwecklos und wegen des Grundleidens auch meist kontraindiziert. Von lokalen Anwendungen kommen vor allem die Prießnitzschen Umschläge, Fangoumschläge und leichte komprimierende Verbände in Betracht, auch Dampfduschen und ev. lokale Heißluftbäder können sich zur Beförderung der Resorption bei gleichzeitigem Vorhandensein von Gelenkergüssen nützlich erweisen; doch ist größte Vorsicht namentlich bei Applikation der lokalen Heißluftbäder geboten, da es bei den Sensibilitätsstörungen der Haut sonst zu schweren Verbrennungen kommen kann.

Bei Arthropathien in den Gelenken der unteren Extremität erweist sich in funktioneller Hinsicht das Tragen von entlastenden Schienenhülsen-Apparaten oft sehr nützlich. Leichte Massage ist in den meisten Fällen gestattet, auch vorsichtige leichtere mediko-mechanische Übungen können angewandt werden, energischere mechano-therapeutische Eingriffe, vor allem energische passive Bewegungen, sind jedoch wegen der Sensibilitätsstörungen und der Gefahr von Spontanfrakturen durchaus kontraindiziert.

7. Nervöse Arthralgien.

Die Gelenkschmerzen, die bei neurasthenischen und hysterischen Individuen nicht selten auftreten und manchmal große differentialdiagnostische Schwierigkeiten bereiten können, erfordern zwar in erster Linie die Behandlung des Grundleidens, doch ist daneben auch lokale Behandlung indiziert. Es kommen von physikalischen Maßnahmen neben den üblichen thermischen Anwendungen hier vor allem die Elektrizität, am besten in Form der Faradisation, sowie die Vibrationsmassage in Betracht. Nach Nachlassen der Schmerzen gehe man dann auch zu mediko-mechanischen Übungen über.

8. Muskelrheumatismus.

Unter dem Namen Muskelrheumatismus werden in nicht ganz richtiger Weise schmerzhafte Erkrankungen der Muskeln zusammengefaßt, sei es, daß sie spontan entstanden sind — wobei als Ursache in erster Linie die Erkältung in Betracht kommt — oder daß sie auf traumatischer Ursache beruhen. Das Trauma kann entweder plötzlich eingewirkt haben, in Form einer Zerrung, Überdehnung u. dgl. (z. B. beim Heben schwerer Lasten), oder die Erkrankung kann durch Überanstrengung einer Muskelgruppe durch fortgesetzte Arbeit, wie z. B. beim Bergsteigen, Radfahren usw., entstanden sein. Auch die Muskelschmerzen, die sich bei Musikern, namentlich Klavierspielern, oft finden, gehören in diese Kategorie, haben allerdings auch Berührungspunkte mit den zu den nervösen Erkrankungen zu rechnenden Beschäftigungsneurosen (Schreibkrampf). Schließlich kommen Muskelschmerzen sehr. oft auch bei anämischen, chlorotischen und sonst in der Ernährung reduzierten Individuen vor (Rosin); sie charakterisieren sich dadurch, daß schon normale, nicht übermäßige Muskelarbeit Schmerzen in einzelnen Muskelgruppen auslöst.

Wenn wir auch über die pathologisch-anatomischen Veränderungen beim Muskelrheumatismus wenig Sicheres wissen (Fälle, bei denen ausgesprochene entzündliche Schwielenbildung im Muskel sich fand, sind sehr spärlich), so kann doch jedenfalls mit Bestimmtheit angenommen werden, daß lokale Zirkulationsstörungen die Hauptrolle bei dieser Erkrankung spielen, und demgemäß hat die Therapie vor allen Dingen die Wiederherstellung normaler Zirkulationsverhältnisse anzustreben. Es geschieht dies einerseits durch thermische Maßnahmen, die zugleich auch der wichtigen Indikation der Schmerzstillung nachkommen, andrerseits durch Massage und mechanotherapeutische Eingriffe.

Die Hydrotherapie bietet beim akuten und chronischen Muskelrheumatismus sowie bei den traumatischen Muskelerkrankungen wenig Besonderheiten, soweit es sich um Wärmeprozeduren handelt. Die lokalen und allgemeinen Wärmeprozeduren, die wir beim Gelenkrheumatismus kennen gelernt haben, kommen auch hier in Frage: Für die häusliche Behandlung als lokale Anwendungen insbesondere Prießnitz-Umschläge, heiße Kompressen, heiße Wasserumschläge (Watteverbände), Breiumschläge, Fangoumschläge, in der Anstaltsbehandlung Dampfduschen, Heißluftduschen, lokale Heißluftbäder, Duschenmassage, Glühlichtbestrahlung etc.

Auch die allgemeinen Wärmeprozeduren werden in derselben Weise wie beim chronischen Gelenkrheumatismus angewandt und bieten zu besonderen Bemerkungen keinen Anlaß; es ist ja bekannt, wie wohltätig bei ausgebreitetem und oft auch bei lokalisiertem Muskelrheumatismus eine energische Schwitzprozedur (heißes Vollbad, elektrisches Lichtbad, Dampfkastenbad, russisch-römisches Bad) wirkt.

Kalte Wasseranwendungen kommen beim Muskelrheumatismus viel mehr als beim Gelenkrheumatismus in. Frage; namentlich in verschleppten, sehr hartnäckigen Fällen, wo die gewöhnlichen Wärmeprozeduren schon versagt haben, bringen die lokalen und allgemeinen Applikationen des kalten Wassers oft noch Heilung. Als allgemeine Regel für die Kaltwasserprozeduren gilt dabei, daß sie entweder mit starkem mechanischem Reiz verbunden sein oder in Verbindung mit Wärmeanwendungen als wechselwarme Prozeduren gegeben werden sollen. Es kommen demgemäß vorzugsweise in Betracht: Die kalten Ganzabreibungen, kalte Regenduschen unter starkem Druck, wechselwarme Strahlduschen und wechselwarme Fächerduschen. Auch kühlere Halbbäder von 28—24⁰ und kurzer Dauer, verbunden mit kräftigem Reiben, haben sich zweckmäßig erwiesen; es empfiehlt sich in solchen Fällen, auf die Halbbäder eine Trockenpackung, ev. bis zur Schweißproduktion, folgen zu lassen (Rosin[1]). Überhaupt ist hier nach den Kälteanwendungen besonders auf rasche Wiedererwärmung zu achten (kräftiges Frottieren, rasches Wiederankleiden und Bewegungen, oder Ausruhen bei gut zugedecktem Körper). Auch ist es zweckmäßig, bei empfindlichen Individuen den kalten Allgemeinprozeduren eine Anwärmung im Lichtbade, Heißluftbade oder in der Trockenpackung vorausgehen zu lassen.

Die Massage ist bei Myalgien jeder Art von größter Bedeutung. Sie ist das geeignetste Mittel, um den Blutzufluß zum erkrankten Muskel zu fördern, die Beseitigung von Exsudationen und etwaigen toxischen Stoffen zu begünstigen, und zugleich das Muskelgewebe in der Funktion wieder zu kräftigen. Man beginne die Massage möglichst frühzeitig, bei nicht großer Schmerzhaftigkeit auch beim akuten Muskelrheumatismus schon am ersten Tage; in sehr schmerzhaften akuten Fällen kann man sonst einige Tage mit der Massage warten und sich zunächst mit lokalen und allgemeinen Wärmeanwendungen begnügen. Schmerzhaft ist die Massage hier zu Anfang fast immer, darauf muß der Patient vorbereitet sein; er wird aber doch bald nachher eine Erleichterung verspüren, durch vorausgehende Wärmeprozeduren läßt sich außerdem der Eingriff für den Kranken viel erträglicher gestalten. In vielen Fällen kann man auch die Vibrationsmassage bei akutem wie bei chronischem Muskelrheumatismus mit Nutzen verwenden, entweder in Verbindung mit der gewöhnlichen Massage oder auch, z. B. bei Lumbago, für sich allein.

Im Anschluß an die Massage sind beim Muskelrheumatismus bald, wenn auch nicht von vornherein, aktive und passive Bewegungen der erkrankten Muskelgruppen vorzunehmen. Auch diese Bewegungen sind im Anfange schmerzhaft, was aber die Fortsetzung der Übungen bei nicht zu hohem Grade der Schmerzen nicht hindern darf. Bei den aktiven Übungen kommen hier vor allem Freiübungen resp. Übungen mit Hanteln, Stäben oder Zimmer-Turnapparaten in Betracht. Eigentliche mediko-mechanische Übungen anzuwenden, wird nur in hartnäckigeren Fällen oder bei sehr ausgebreitetem Sitz der Erkrankung nötig sein.

Die Elektrotherapie, die ja nicht mehr in das Gebiet der hier zu besprechenden Methoden fällt, sei doch wenigstens kurz erwähnt, weil sie ein wirksames Unterstützungsmittel der sonstigen Behandlung des Muskelrheumatismus bildet. Namentlich ist die Faradisation mit kräftigen Strömen hier von Wirksamkeit, auch die faradischen

---

[1] Zeitschr. f. klin. Med., Bd. 41.

Vollbäder, weniger die faradischen Vierzellenbäder, können beim Muskelrheumatismus in hartnäckigen Fällen selbst dann noch Besserung bringen, wenn andere Methoden versagen. Von anderer Seite (Buß) sind auch starke galvanische Bäder in Form der elektrischen Lohtanninbäder speziell gegen dieses Leiden empfohlen.

Unter den besonderen Formen des Muskelrheumatismus sei zunächst die Torticollis rheumatica genannt, welche die gewöhnliche Behandlung mit lokalen und allgemeinen Wärmeanwendungen und vor allem mit Knetmassage des erkrankten M. sternocleidomastoideus resp. cucullaris erfordert. Von noch größerer praktischer Wichtigkeit sind wegen ihres viel häufigeren Vorkommens die Myalgien, die in den kurzen Nackenmuskeln und den Hinterkopfmuskeln ihren Sitz haben. Sehr oft beruhen Kopfschmerzen, auch wenn sie der Patient nicht speziell auf den Hinterkopf lokalisiert, auf Erkrankungen dieser Art, und man sollte in jedem Fall von Kopfschmerz darauf fahnden, ob die erwähnten Muskeln druckempfindlich sind. Zuweilen findet man daselbst auch schmerzhafte Knötchen oder Schwielen bei der Palpation (Knötchen- und Schwielenkopfschmerz). In all solchen Fällen ist die Massage des Nackens und Hinterkopfes das wichtigste therapeutische Mittel, man erreicht damit meist völlige Beseitigung der Beschwerden. Auf die Technik dieser Massage kann hier nicht eingegangen werden, es kommen vor allem kräftige Zirkel-Reibungen, Vibrationen, Knetungen und Klopfungen der ganzen Nacken-Muskulatur und speziell der schmerzhaften Partien in Betracht; die maschinelle Vibrationsmassage ist dagegen für diese Erkrankung wenig geeignet. Bei starker Schmerzhaftigkeit kann man auch hier lokale Wärmeanwendungen (Dampfdusche, Heißluftdusche, Glühlichtbestrahlung) mit der Massage kombinieren.

Bei der Lumbago sind außer den in der Häuslichkeit anwendbaren bekannten lokalen Wärmeanwendungen vor allen Dingen die Dampfduschen empfehlenswert, an die dann alsbald die Massage, entweder die manuelle oder die hier fast ebenso wirksame Vibrationsmassage, angeschlossen wird. Hat die Schmerzhaftigkeit etwas nachgelassen, so beginnt man mit Übungen der Rumpfmuskulatur (Gehen, Aufstehen und Niedersetzen bei korrigierter Körperhaltung, Rumpfdrehen, -Beugen -Strecken etc.), an die man dann später auch Übungen an Widerstandsapparaten anschließen kann; hierbei und ebenso bei den Freiübungen sind aber außer den eigentlichen Rumpfübungen diejenigen Bewegungen der Arme, wie Armspreizen, Armhochheben, Armkreisen, nicht zu vergessen, die gleichfalls eine direkte oder indirekte Mitarbeit der Rückenmuskeln mit erfordern. Die faradischen Vollbäder, bei denen man die eine Elektrode in die Gegend der unteren Rückenpartien legt, haben sich uns in hartnäckigen Fällen von Lumbago sehr nützlich erwiesen.

Die sonstigen Myalgien (Myalgia intercostalis, scapularis, pectoralis) bieten zu besonderen Bemerkungen keinen Anlaß; Massage, lokale Wärmeapplikationen und ev. Faradisation sind neben allgemeinen diaphoretischen Prozeduren auch hier die wichtigsten physikalischen Hilfsmittel. Bei anämischen Myalgien leisten, falls es der allgemeine Zustand des Patienten zuläßt, elektrische Lichtbäder von 10 bis höchstens 15 Minuten Dauer sowie heiße Vollbäder von 38—40° gute Dienste; kontraindiziert das Allgemeinbefinden eine derartige Prozedur, so sind hier die lokalen Glühlichtbestrahlungen oder lokale Heißluftduschen als schonende und doch recht wirksame Maßnahmen sehr zu empfehlen.

9. Sonstige Muskelerkrankungen; Sehnenscheidenerkrankungen.

Die Dystrophia musculorum progressiva erfordert eine Behandlung, die hauptsächlich in Massage, Gymnastik und Elektrotherapie besteht. Die eigentlichen hydrotherapeutischen Maßnahmen sind dabei nur von untergeordneter Bedeutung. Von sonstigen allgemeinen Muskelerkrankungen sei noch die Myositis ossificans erwähnt, weil hier nach F. Krause[1]) durch Heißluftbehandlung zuweilen gute Erfolge zu erzielen sind.

Auch die Behandlung des **Plattfußes** sei unter dieser Rubrik kurz gestreift, weil in denjenigen Fällen, wo vorwiegend Schwäche der Muskulatur des Unterschenkels und des Fußgewölbes (besonders des Musculus tibialis anticus) Ursache der Deformität ist, ferner bei entzündlichem (kontraktem) Plattfuß, die physikalischen Maßnahmen neben den rein orthopädischen eine große Rolle spielen. Sehr oft kann man hier, auch wenn Einlagen nicht vertragen werden, dem Patienten durch Kombination von lokaler Wärmebehandlung mit Massage Beseitigung der Beschwerden verschaffen. Vor allem möchten wir die Dampfdusche sowie die heißen Sandfußbäder als lokales Wärmemittel empfehlen, daneben können auch heiße Wasser-Fußbäder (mit Salzzusatz), Fangoumschläge etc. verwendet werden. Im Anschlusse an die lokale Wärmeanwendung wird dann die Massage des Fußgewölbes und der Unterschenkelmuskulatur, verbunden mit Übungen, die vor allem die Kräftigung der Heber des inneren Fußrandes erzielen sollen, vorgenommen. Mediko-mechanische Übungen der Unterschenkel- und Fußmuskulatur sind ebenfalls, aber erst nach Nachlassen der akuten Reizerscheinungen, bei diesem Leiden anzuwenden.

Bei fixiertem (kontraktem) Plattfuß und starker Schmerzhaftigkeit ist es ratsam, sich zunächst mit bloßer Wärmeanwendung zu begnügen und erst später zur Massage und Mechanotherapie übergehen. Muskat[2]) hat hierbei mit gutem Erfolg die Biersche Stauung verwandt, daneben auch aktive hyperämisierende Mittel (Rotlichtbestrahlung). Auf die Frage, ob und wann die Wärme- und Massagebehandlung des Plattfußes mit Einlagen, Heftpflasterverbänden oder

---

[1]) Deutsche med. Wochenschr. 1901, S. 188 (Vereinsbeilage).
[2]) Berliner klin. Wochenschr. 1908, Nr. 26.

sonstigen redressierenden Maßnahmen zu kombinieren ist, kann hier naturgemäß nicht eingegangen werden; es sei nur ganz allgemein eine größere Beachtung der rein physikalischen Behandlungsmethoden bei diesem Leiden empfohlen.

Von Erkrankungen der Sehnen und Sehnenscheiden seien erwähnt: Die Tendovaginitis crepidans, bei der außer Ruhigstellung lokale Wärmebehandlung, am besten durch Dampfduschen oder Heißluftduschen, sowie Massage ein sehr wirksames, den gewöhnlich gebräuchlichen Jodpinselungen entschieden überlegenes Mittel bilden; dann die Dupuytrensche Kontraktur, bei welcher sich durch Dampfduschen auf die erkrankte Stelle in Verbindung mit Massage manchmal entschiedene Besserung, wenn auch nicht völlige Heilung, erzielen läßt.

Die Sehnenscheidenerkrankungen, wie sie sich bei akutem und chronischem Gelenkrheumatismus, sowie sehr häufig beim gonorrhöischen Gelenkrheumatismus finden, erfordern eine ganz ähnliche Behandlung wie die erkrankten Gelenke selbst.

III. Erkrankungen des Nervensystems.

A. Funktionelle Neurosen.

1. Neurasthenie.

a) Allgemeine Behandlung.

Die Neurasthenie ist diejenige Erkrankung, bei der gemeinhin die hydrotherapeutischen Methoden am häufigsten in Anwendung gezogen werden. Es hat sich beim großen Publikum sogar die Idee gebildet, daß sich die Wasserbehandlung eigentlich hauptsächlich nur für „nervöse" Leiden eigne. Daß diese Beschränkung nicht zutrifft, bedarf wohl hier keiner besonderen Begründung; andrerseits aber hat jene Ansicht infern ihre Berechtigung, als tatsächlich unter all den unzähligen Mitteln, die zur Behandlung der neurasthenischen Zustände empfohlen worden sind, die Hydrotherapie sicher zu den zuverlässigsten und wirksamsten Methoden gehört.

Man hat nun vielfach behauptet, daß die Wirkung der Hydrotherapie gerade bei dieser Krankheit eine rein suggestive ist. Natürlich kann auch bei einer hydrotherapeutischen Kur die Suggestionswirkung wie bei jedem anderen Mittel, das bei neurasthenischen Patienten Anwendung findet, von nicht zu unterschätzender Bedeutung sein; daß aber die Suggestion dabei das allein entscheidende ist, muß doch bestritten werden. Als Beweis dagegen läßt sich vor allen Dingen anführen, daß es durchaus nicht gleichgültig ist, welche hydrotherapeutische Methode wir bei der Neurastheniebehandlung wählen. Durch ungeeignete Indikationsstellung kann man dem Kranken oft schaden statt nützen, das wäre doch wohl kaum der Fall, wenn es ganz gleichgültig wäre, in welcher Form das Wasser angewandt wird. Außerdem wissen wir aber über die physiologischen Wirkungen hydrotherapeutischer

Prozeduren auf das Nervensystem immerhin so viel, um uns die Wirkungsweise vieler Verordnungen erklären zu können, soweit das überhaupt bei einem funktionellen Leiden möglich ist.

Ehe wir auf die einzelnen Indikationen und Anwendungsformen eingehen, muß die Frage berührt werden, ob der Patient bei der hydriatischen Kur in seiner Häuslichkeit verbleiben soll, oder ob die Behandlung in einem Sanatorium resp. einem Krankenhause vollzogen werden muß. Daß das letztere für alle schwereren Fälle vorzuziehen und direkt notwendig ist, ist wohl selbstverständlich. Auch bei leichteren Formen wird man natürlich mit der Anstaltsbehandlung rascher zum Ziele kommen als sonst, da dabei neben den hydrotherapeutischen Methoden auch andere Faktoren, Diät, Lebensweise, frische Luft, Entfernung von den Alltagssorgen etc. günstig mit einwirken. Andrerseits aber läßt sich, wenn die äußeren Verhältnisse das Sanatorium oder Krankenhaus verbieten, auch mit ambulanter resp. häuslicher Behandlung oft schon viel erzielen. Deshalb seien im folgenden auch die in der Häuslichkeit ausführbaren Prozeduren besonders berücksichtigt.

Man teilt im allgemeinen die neurasthenischen Erkrankungen in erregbare (erethische) und torpide oder erschöpfte (depressive) Formen ein. Es heißt dann gewöhnlich, man solle die erste Form mehr mit beruhigenden, milden Maßnahmen, die zweite mit energischen, anregenden Prozeduren behandeln. Dieses Schema kann im allgemeinen auch berücksichtigt werden; ebenso wichtig ist es aber, zumal da der Unterschied zwischen beiden Formen der Neurasthenie durchaus nicht immer so klar zu treffen ist, nach dem Grundsatze zu verfahren, daß der Grad der nervösen Störung berücksichtigt wird, und daß man besonders bei stärkeren Graden der Erkrankungen zunächst mit milden, beruhigenden oder leicht anregenden Prozeduren beginnt, und allmählich erst zu Anwendungen übergeht, die einen größeren Reiz auf das Nervensystem und die sonstigen Körperfunktionen bedeuten. Außerdem ist auch auf die Konstitution, den Ernährungszustand und das Alter der Patienten besondere Rücksicht zu nehmen.

Als hydrotherapeutische Prozedur, die bei fast allen Neurasthenikern anwendbar ist und die zweckmäßigerweise den Beginn einer Kur, speziell in schweren Fällen, bilden sollte, sei die Teilabreibung resp. Teilwaschung genannt. Dieselbe wird am besten morgens aus der Bettwärme heraus vorgenommen, sonst in der Weise, daß man ihr eine trockene Einpackung von etwa einer halben Stunde Dauer vorausgehen läßt. Bei sehr empfindlichen Patienten nimmt man die Temperatur des Wassers zur Teilabreibung zunächst nicht brunnenkalt, sondern beginnt mit etwa 20° und ersetzt durch stärkeres Reiben den zu einer prompten Reaktion nötigen Kältereiz. Der Zusatz von Salz zum Wasser oder der Ersatz des Wassers im Anfange durch spirituöse Flüssigkeit (Franzbranntwein u. dgl.) ist nur ausnahmsweise bei sehr schlechter Hautreaktion notwendig. Die Teilwaschung kann nun entweder während der ganzen Kurzeit als morgendliche Prozedur beibehalten werden, wozu dann später noch eine andere hydrotherapeutische Anwendung im

Laufe des Tages hinzukommt (besonders in der Sanatoriumsbehandlung ist ein derartiges Vorgehen empfehlenswert), oder aber man benutzt die Teilabreibung nur zur ersten Gewöhnung des Patienten an Wasseranwendungen und ersetzt sie dann später durch eine etwas eingreifendere Prozedur. Als solche sei vor allen Dingen das **Halbbad** genannt, das man anfangs in einer Temperatur von 32—28⁰, bei empfindlichen Patienten sogar von 34—30⁰ gibt. Bei resistenten und gut reagierenden Individuen geht man dann später mit der Temperatur herab, doch sei im allgemeinen vor Anwendung zu kalter Temperaturen der Halbbäder (unter 24⁰) und überhaupt vor sehr intensiven Reizprozeduren bei neurasthenischen Individuen gewarnt. Daß auch hier kurze Anwärmung vor dem Halbbade (in der Trockenpackung oder auch in einem elektrischen Lichtbade) bei schlechter Hautreaktion vorgenommen werden kann, bedarf wohl keiner besonderen Erwähnung.

Mit der Anwendung von Halbbädern kann man bei Neurasthenikern leichten und auch mittleren Grades oft schon allein die gewünschte Besserung erreichen. Erlauben es doch die Halbbäder wie kaum eine andere Prozedur, sowohl den mechanischen wie den thermischen Reiz nach Erfordernis zu variieren und zu dosieren, und so durch einen allmählich immer stärker werdenden Reiz das Nervensystem anzuregen und zu kräftigen. In schweren Fällen, namentlich bei starker nervöser Unruhe und Erregung, wird man aber mit den Halbbädern allein nicht auskommen; hier sind als das wirksamste hydrotherapeutische Mittel feuchte Einpackungen angezeigt. Die Packungen werden als Ganzpackungen oder zu Anfang, bei empfindlichen Individuen, auch als Dreiviertelpackungen gegeben, ihre Dauer beträgt ³/₄—1 Stunde, daran anschließend wird zweckmäßigerweise ein Halbbad in der oben erwähnten Temperatur appliziert. Es wäre ja fehlerhaft und schematisch, zur Behandlung von Neurasthenikern irgend eine für alle Fälle passende hydriatische Verordnung zu empfehlen, aber trotzdem möchte ich nicht anstehen, für die große Mehrzahl der an Neurasthenie, namentlich an neurasthenischen Erregungen, leidenden Individuen die feuchten Packungen (Ganzoder Dreiviertelpackung) mit nachfolgendem Halbbade als pièce de résistance der ganzen hydrotherapeutischen Kur zu bezeichnen. Man erreicht damit nicht nur eine momentane Beruhigung des Patienten, sondern es wird das Allgemeinbefinden dadurch auch auf die Dauer gehoben, Appetit und Schlaf bessern sich, und auch sonstige subjektive Störungen, namentlich die Kopfschmerzen, lassen nach. Natürlich tritt der Effekt nicht immer nach den allerersten Packungen und Halbbädern ein, und will man mehr als eine vorübergehende Wirkung erzielen, so müssen dieselben (ebenso wie überhaupt jede sonstige Prozedur bei der Neurasthenie) mindestens mehrere Wochen hindurch fortgesetzt werden.

Man appliziert die Packungen mit Halbbädern täglich, am besten in den späteren Vormittagsstunden. Klagt der Patient über Frieren in der Packung, so sucht man dem durch Einschieben von Wärmekruken, besonders an den Füßen, durch ein vorausgehendes kurzes wechselwarmes Fußbad, ev. auch durch kurze vorherige Anwärmung, abzuhelfen. Immerhin gibt es doch vereinzelte Fälle, wo die Packungen trotzdem nicht vertragen werden; außerdem sind sie manchmal z. B. bei Komplikation mit Herzleiden oder erheblicheren Graden von Arteriosklerose, überhaupt kontraindiziert. Unter solchen Verhältnissen müssen dann andere beruhigende Allgemeinprozeduren Anwendung finden.

Unter diesen wären zunächst die lauwarmen Vollbäder zu nennen, die in einer Temperatur von 33—35⁰ und in der Dauer von 15—30 Minuten angewandt werden. Man kann ihre Wirkung, um dadurch auch zugleich ein Gefühl der Erfrischung und Kräftigung zu erzielen, durch Zusatz von Fichtennadelextrakt oder sonstigen aromatischen Substanzen (Silvana-Extrakt, Fluinol u. dgl.) verstärken. Auch Solbäder in der gleichen Temperatur, aber von etwas kürzerer Dauer, können zur Kräftigung des Allgemeinbefindens vorteilhaft sein. Es empfiehlt sich aber, all' diese Vollbäder nicht öfter als etwa viermal in der Woche anzuwenden.

Die Kohlensäurebäder erfreuen sich im allgemeinen bei der Neurastheniebehandlung einer großen Beliebtheit. Man darf aber nicht vergessen, daß sie zwar durch leichte Anregung des Nervensystems und gleichzeitige Herabsetzung der Hautsensibilität wohltätig einwirken können, andrerseits bei aber erethischen Individuen die nervöse Erregbarkeit durch Kohlensäurebäder vielfach noch gesteigert werden kann; jedenfalls sollte man, um die erregende Wirkung möglichst zu verringern, mit Bädern von schwachem Kohlensäuregehalt und verhältnismäßig hoher Temperatur, d. h. 34⁰, beginnen, und auch bei später stärkerem Kohlensäuregehalt mit der Temperatur nicht unter 32—33⁰ zurückgehen. Bei Anwendung dieser Vorsichtsmaßregeln wird man aber bei nicht zu starker Erregbarkeit durch die Kohlensäurebäder meist gute Erfolge erzielen.

Weniger erregend auf das Nervensystem und zugleich auch blutdruckherabsetzend wirken die Sauerstoffbäder, die in der letzten Zeit bei Neurasthenikern viel und mit gutem Erfolge angewandt worden sind. Namentlich gegen vasomotorische Neurosen und nervöse Störungen im klimakterischen Alter sind sie zu empfehlen.

Hat sich der Zustand des Patienten nach Anwendung der erwähnten hydro- und balneotherapeutischen Prozeduren gebessert, so ist es in manchen Fällen, aber durchaus nicht immer, wünschenswert, energischere Anregungen für das Nervensystem auf hydrotherapeutischem Wege zu applizieren. Auch von vornherein können solche stärkeren hydriatischen Eingriffe dann zweckmäßig sein, wenn es sich um resistente, vollblütige Individuen handelt, die zwar über nervöse Störungen, speziell Erschöpfung, Mattigkeit, Unlust zur Arbeit und dergleichen klagen, bei denen aber Symptome einer stärkeren Erregung des Nervensystems (erhöhte Reflexe, Lidflattern, Tremor) fehlen. Für solche Fälle eignen sich in erster Linie die Duschen, und zwar ver wendet man am besten dazu die **Fächerdusche**, weil hier der Druck sich besser regulieren läßt als bei der Regendusche, und es außerdem sich besser vermeiden läßt, daß der **Kopf** vom Wasserstrahl mit getroffen wird. Die Duschen werden entweder **kurz in kalter Temperatur** gegeben (eventl. nach vorheriger Anwärmung) oder als **wechselwarme** Duschen, die aber auch nicht länger als etwa 2—3 Minuten appliziert werden sollen. In der häuslichen Praxis lasse man statt der Duschen in solchen Fällen **Ganzabreibungen** applizieren (morgens aus der Bettwärme heraus oder im Anschluß an eine Packung), bei sehr resistenten Individuen empfehlen sich auch **kurze kalte Tauchbäder**. Bei Neurasthenikern schweren Grades sei aber, um das nochmals zu betonen, so lange stärkere Erregbarkeit besteht, vor Anwendung dieser intensiv erregenden Kälteapplikationen ausdrücklich gewarnt.

Die Anwendung von länger dauernden **Hitzeprozeduren**, wie Dampfbädern, Heißluft- und Sandbädern, heißen Vollbädern, ist bei Neurasthenikern in der Regel zwecklos und vielfach wegen der damit einhergehenden Erschöpfung direkt schädlich. Die **elektrischen Lichtbäder** können dagegen wegen ihrer suggestiven Wirkung und dann auch, weil sie die mildeste allgemeine Wärmeprozedur sind, bei **nervösen Schmerzen** und nicht starker sonstiger allgemeiner Erregbarkeit oft von Nutzen sein; jedenfalls sei aber ihre Dauer nicht zu lang bemessen (ca. 10 Minuten), sie dürfen nicht über den beginnenden Schweißausbruch fortgesetzt werden. In **ganz kurzer Dauer** von 3—5 Minuten können die elektrischen Lichtbäder und sonstigen Wärmeprozeduren, wie schon erwähnt, als **Mittel zur Anwärmung** dienen. Schließlich sei bemerkt, daß **Determann** als **Kräftigungsmittel** bei Neurasthenikern ganz **kurze heiße Vollbäder** von 36—42⁰ Temperatur und **4—12 Sekunden** Dauer empfohlen hat. Es ist ja im physiologischen Teile schon gesagt worden, daß Hitzeprozeduren von so kurzer Dauer ebenso wie kurze Kälteprozeduren anregend und kräftigend wirken können.

Die Indikation einer milden und doch nachhaltigen Anregung durch den Kältereiz erfüllen in hervorragendem Grade die **Luftbäder**, die sich zur Behandlung der Neurasthenie eine große Wertschätzung erworben haben. Die Luftbäder werden am besten in dazu eingerichteten Anstalten gegeben, nur Luftbäder von kurzer Dauer lassen sich zur Not auch im Zimmer bei geöffnetem Fenster improvisieren. Namentlich bei **nervöser Schlaflosigkeit** und **nervösem Kopfschmerz** haben sich die Luftbäder gut bewährt.

Daß die **Elektrotherapie** in der Behandlung der Neurasthenie vielfach von großem Nutzen ist, ist eine bekannte Tatsache; sie interessiert uns hier insoweit, als elektrische Bäder in Frage kommen. Die elektrischen **Vierzellenbäder** werden in geeigneten Fällen als **praktisches Ersatzmittel der allgemeinen Elektrisation** in Anwendung zu ziehen sein. Wir möchten sie ferner besonders bei **nervösen Parästhesien** in den Armen oder den Unterschenkeln sehr empfehlen, und zwar wird man dabei den schwachen **faradischen** Strom oder den **Wechselstrom** anwenden, während die **galvanischen** Vierzellenbäder mehr als allgemeines **Beruhigungsmittel** bei der Neurastheniebehandlung zu verwenden sind. Auch die elektrischen **Vollbäder** können, besonders bei nervösen Schmerzen oder starker allgemeiner Erschöpfung, gute Dienste leisten. Doch sei betont, daß

bei starker neurasthenischer Erregbarkeit durch elektrische Vollbäder, namentlich durch die faradischen und Wechselstrombäder, die
Erregung nicht selten gesteigert wird, und daß diese Bäder daher in
solchen Fällen kontraindiziert sind. Bei Herzneurose dagegen, sofern sonstige Zeichen einer stärkeren nervösen Erregung
fehlen, ergibt die Anwendung von Wechselstrombädern oft sehr gute
Resultate. Im ganzen ist die Hydro-Elektrotherapie als ein wirksames Unterstützungsmittel der sonstigen physikalischen Heilmethoden
bei der Neurasthenie zu bezeichnen; doch wird man in schwereren
Fällen mit ihr allein nicht auskommen, die rein hydrotherapeutischen
Maßnahmen sind hier entschieden von größerer und anhaltenderer
Wirksamkeit.

Die Massage hat bei der Neurasthenie den Zweck, einerseits auf
die Allgemeingefühle beruhigend einzuwirken, andrerseits durch den
mechanischen Reiz nervöse Schmerzen und Parästhesien zu übertäuben.
Außerdem kommt das erfrischende Gefühl, das eine allgemeine
Körpermassage mit sich bringt, die Anregung des Appetits, Besserung
des Schlafes etc., für die Wirkung der Massage bei nervösen Individuen
in Betracht. Unter den einzelnen Massagehandgriffen seien besonders
die beruhigenden Streichungen, die Klopfungen und Erschütterungen bevorzugt. Die letzteren lassen sich auch zweckmäßigerweise
durch die Vibrationsmassage ersetzen, und gerade bei nervösen
Schmerzen und Parästhesien ist die Vibrationsmassage von manchmal überraschend günstiger Wirkung auf die Beschwerden.

Die Mechanotherapie wird in ihrer Bedeutung für die Neurastheniebehandlung oft verkannt. Allerdings sollte man bei stark erregten und auch körperlich erschöpften Patienten zunächst nur mit den
geschilderten hydriatischen Prozeduren vorgehen. Handelt es sich aber
um gut genährte Individuen, bei denen die nervöse Erregbarkeit keinen
hohen Grad erreicht hat, resp. schon durch sonstige physikalische Behandlung gebessert worden ist, oder liegt eine allgemeine nervöse De-
pression vor, so sind gymnastische und mediko-mechanische Übungen
meist von großem Vorteil. Vielfach beruht ja gerade die neurasthenische
Störung, wie Strasser in einer Empfehlung der Mechanotherapie bei
Neurasthenie mit Recht hervorhebt[1]), auf dem Mißverhältnis zwischen
geistiger und körperlicher Arbeit; aber auch wo das nicht der Fall ist,
können richtig dosierte Übungen bei dem Patienten das Gefühl der
Schwäche und Mattigkeit beseitigen, den Schlaf, den Appetit und die Ver-
dauung bessern, und so zur Heilung mit beitragen. In Betracht kommen
einerseits Freiübungen, die, wo Luftbäder gegeben werden, am besten
in Verbindung mit diesen, sonst als leichte Zimmergymnastik ausgeführt
werden; andrerseits mediko-mechanische Übungen, bei denen
im Anfange die Pendel-, Förderungs- und passiven Bewegungen bevorzugt werden; später geht man, wenn diese Übungen gut vertragen werden und der Ernährungszustand des Patienten es erlaubt, mehr und

---

[1]) Blätter für klinische Hydrotherapie 1907, Nr. 12.

mehr auch zu aktiven Widerstandsübungen über. Strenge Dosierung und Überwachung der Übungsbehandlung ist natürlich gerade hier erforderlich. Steht keine vollständigere mediko-mechanische Einrichtung zur Verfügung, so lassen sich auch schon Zimmerfahrräder, Zugapparate, Ruderapparate u. dgl. zu solchen Zwecken recht gut verwerten.

b) Bekämpfung einzelner neurasthenischer Symptome.

Wir haben im vorstehenden eine Übersicht über die Grundsätze der Allgemeinbehandlung der Neurastheniker gegeben, unter weitester Fassung des Begriffs „Neurasthenie". Es sollte auch immer, welcher Art die Erscheinungen und Beschwerden auch sein mögen, die allgemeine beruhigende und roborierende Behandlung bei dieser Krankheitsgruppe die Grundlage bilden. Immerhin treten aber bei vielen Patienten einzelne Symptome der Neurasthenie derart in den Vordergrund, daß sie noch eine spezielle Behandlung erfordern, und auf einige der wichtigsten derartigen neurasthenischen Symptome sei im folgenden kurz eingegangen.

Was zunächst die **nervöse Schlaflosigkeit** betrifft, so haben wir im vorstehenden schon mehrfach erwähnt, daß beruhigende oder leicht ermüdende Prozeduren, wie die Packungen, aromatischen Vollbäder, Solbäder oder gymnastischen Übungen, auch wenn sie tagsüber gegeben werden, indirekt auf den Schlaf günstig wirken, und im weiteren Sinne kann man sagen, daß überhaupt eine jede rationelle physikalische Behandlung, die eine Besserung im Zustande des Neurasthenikers herbeiführt, oft am frühesten und am deutlichsten eine Besserung des Schlafes zur Folge hat. Trotzdem aber wird es in allen hartnäckigeren Fällen von nervöser Schlaflosigkeit notwendig sein, auch abends vor dem Schlafengehen noch besondere Prozeduren zur Herbeiführung des Schlafes anzuwenden.

Das alte Volksmittel, vor dem Zubettegehen einen nassen Strumpf anzuziehen und darüber einen trockenen, ist für leichtere Fälle der Agrypnie recht brauchbar, es läßt sich aber in zweckmäßigerer Weise durch feuchte Wadenumschläge, die abends angelegt werden und nachtsüber liegen bleiben, ersetzen. Zuweilen leisten auch wechselwarme Fußbäder, abends vor dem Schlafengehen gegeben, ganz gute Dienste, oder man läßt den Patienten abends auf einem nassen Handtuche barfuß mehrere Minuten hindurch auf und ab gehen.

Alle diese Mittel haben den Zweck einer sogenannten Ableitung; in welcher Weise dadurch die Zirkulation im Gehirn beeinflußt wird, ist noch nicht ganz klar, wahrscheinlich ist aber, daß eine Verminderung der Blutfüllung in den Gefäßen des Schädelinnern dadurch reflektorisch bewirkt wird. Etwas intensiver schlafbringend als die Anwendungen auf die unteren Extremitäten wirken Prießnitzsche Leibumschläge; nur bei sexueller Neurasthenie sind sie kontraindiziert, wofern Neigung zu Pollutionen besteht, die durch solche Hyperämisierung der Unterleibsorgane begünstigt werden.

Die bisher erwähnten hydriatischen Schlafmittel haben den Vorzug, in jeder Häuslichkeit ohne fremde Hilfe anwendbar zu sein. In schweren Fällen von nervöser Agrypnie reichen sie aber nicht aus, hier sind als wirksamste Anwendungen die lauwarmen Vollbäder und die Einpackungen zu nennen. Die Vollbäder werden abends etwa eine Stunde vor dem beabsichtigten Einschlafen in einer Temperatur von 34—35⁰ und in ½—1stündiger Dauer gegeben. (Wo keine Badeeinrichtungen vorhanden sind, kann man die lauwarmen Vollbäder auch durch Sitzbäder von 35—36⁰ Temperatur und etwa halbstündiger Dauer zu ersetzen versuchen, doch ist dieser Ersatz kein vollwertiger.) Die Vollbäder üben einen ungemein beruhigenden Einfluß auf das erregte Nervensystem aus; auch bei der starken nervösen Erregung, wie sie sich bei Alkoholikern oft findet, und die mit hartnäckiger Schlaflosigkeit einhergeht, sind sie von ausgezeichneter Wirkung. Bei einem unberechenbaren Leiden, wie es die Neurasthenie nun einmal ist, kommt es natürlich vor, daß auch diese Bäder einmal erregend statt beruhigend wirken, doch ist das nur selten der Fall. In solchen Fällen treten an Stelle der Vollbäder die feuchten Einpackungen, entweder als Dreiviertel- oder als Ganzpackungen appliziert, die überhaupt als das beste und wirksamste hydriatische Schlafmittel anzusehen sind, das wir besitzen. Auch die Packungen werden etwa 1 Stunde vor dem Schlafengehen appliziert; schläft der Patient in der Packung ein, so kann man sie liegen lassen und braucht sie nur nach einiger Zeit zu lockern; besser ist es aber, nach ¾—1 Stunde — also ehe es zur Transpiration kommt — die Packung abzunehmen und den Patienten leicht abzutrocknen. An die Packung erregende Prozeduren, kalte Abwaschungen, Abreibungen usw. anzuschließen, ist im allgemeinen nicht empfehlenswert. Überhaupt sind derartige erregende Prozeduren abends vor dem Schlafengehen in allen schweren Fällen von nervöser Agrypnie kontraindiziert. Daß leichter Kranke mit wenig gesteigerter nervöser Erregbarkeit auch abends vor dem Schlafengehen eine kalte Abreibung, Dusche oder dgl. gut vertragen, und daß dieselbe hier sogar nicht selten schlafbringend wirken kann, ist ja bekannt, in schwereren Fällen sollte man sich aber doch an die obige Regel halten.

Von nicht-hydrotherapeutischen physikalischen Schlafmitteln sei noch das Luftbad besonders genannt, das sowohl indirekt (bei Tage genommen), sehr gute Dienste leistet, als auch abends vor dem Schlafengehen erfolgreich zu verwenden ist; man läßt dabei einfach den Patienten sich entkleidet im gelüfteten Schlafzimmer einige Zeit lang bewegen.

Bemerkt sei noch, daß alle diese physikalischen Schlafmittel meist nicht beim ersten Male ihre volle Wirkung ausüben, sondern erst nach mehrmaliger Wiederholung, dafür ist aber ihre Wirkung um so nachhaltiger (namentlich gilt das von den Vollbädern und Packungen), und es wird dadurch in den allermeisten Fällen von nervöser Agrypnie die Anwendung arzneilicher Schlafmittel überflüssig gemacht.

Die Behandlung der **nervösen Kopfschmerzen** stellt dem Arzte oft eine ungemein schwierige Aufgabe. Auch hier wieder ist die All gemeinbehandlung niemals zu vernachlässigen; im übrigen kommt es aber darauf an, nach Möglichkeit die Art der Kopfschmerzen zu analysieren, zu bestimmen, ob sie rein nervöser Natur sind, ob bestimmte Druckpunkte vorhanden sind, ob Neuralgien oder Rheumatismus der Kopfschwarte resp. der Nackenmuskeln vorliegen, ob es sich um vasomotorische Störungen handelt, Anämie oder Hyperämie der Hirngefäße als Ursache anzunehmen sind.

Bei Kopfschmerzen, als deren Ursache Hyperämie der Gefäße des Schädelinnern und des Kopfes überhaupt zu betrachten ist, sind als lokale Prozeduren kalte, häufig gewechselte Kompressen resp. der Kopfkühlschlauch zu empfehlen; außer der lokalen Kühlung des Schädels resp. der Schläfe können zuweilen bei hyperämischen Kopfschmerzen auch Kühlungen der Karotidengegend von günstiger Wirkung sein. Als „ableitende" Prozeduren spielen hier vor allem fließende kalte Fußbäder oder wechselwarme Fußbäder, die ersten in einer Dauer von ca. 5 Minuten, die letzteren 5—10 Minuten lang angewandt, eine Rolle. Wenn angängig, empfiehlt es sich, auf die Fußbäder noch eine Allgemeinprozedur folgen zu lassen, am besten eine Ganzpackung mit nachfolgendem Halbbade, bei nicht hochgradiger nervöser Erregbarkeit kann auch eine nachfolgende Ganzabreibung oft von guter Wirkung sein.

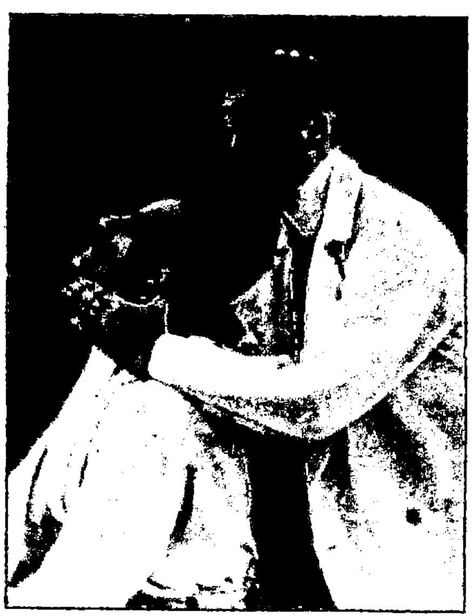

Fig. 55. Kopfstreckgriff.

Zur Beförderung des Abflusses des Blutes vom Schädel und somit zur Bekämpfung des hyperämischen Kopfschmerzes leistet oft der von Nägeli angegebene sogenannte „Kopfstreckgriff" sehr Gutes. Dieser einfache Handgriff besteht in folgendem: der Patient sitzt auf einem Stuhle mit entblößtem Halse und wird angewiesen, ruhig zu atmen und möglichst alle Halsmuskeln zu entspannen; der Arzt legt von hintenher seine Hände dem Kopfe derartig an, daß die Radialseiten der Zeigefinger dem horizontalen Unterkieferast anliegen, während die beiden Daumen hinter das Ohr auf den Warzenfortsatz zu liegen kommen. Nunmehr wird mit möglichster Gleichmäßigkeit der Kopf nach oben gestreckt und zugleich nach hinten gebogen (Fig. 55); in dieser extremen Streckstellung läßt man ihn ½—1½ Minuten, später höchstens 2 Minuten, um ihn dann wieder loszulassen. Der Handgriff hat den Zweck, durch Dehnung der abführenden Venen des Halses den Blutabfluß vom Kopfe her möglichst zu begünstigen. Sein Effekt ist manchmal ein überraschender; schon nach dem ersten Male geben die Patienten ein momentanes Nachlassen oder sogar Aufhören ihrer Kopfschmerzen an, und bei mehrmaliger Wiederholung läßt sich dieses Resultat auch dauernd gestalten. Immerhin ist aber auf einen sicheren Erfolg von vornherein nicht zu rechnen, zumal es manche erregbare Patienten giebt, bei denen der Handgriff ein derartiges Schwindelgefühl hervorruft, daß man von einer Wiederholung absehen muß. In ausgesprochenen Fällen von hyperämischem Kopfschmerz ist aber jedenfalls ein Versuch mit diesem Handgriff durchaus zu empfehlen, und das einfache, überall ausführbare Mittel verdiente wohl in weiteren Kreisen bekannt zu werden.

Die Kopfmassage eignet sich weniger zur Behandlung des hyperämischen Kopfschmerzes, sie ist mehr indiziert und hat gute Erfolge einerseits beim anämischen Kopfschmerz, andrerseits beim rein nervösen Kopfschmerz ohne erkennbare vasomotorische Störung. Bezüglich ihrer Technik sei auf die speziellen Massagehandbücher verwiesen; es sei hier nur betont, daß die Reibungen und Vibrationen der Nacken- und Hinterhauptsmuskulatur besonders in solchen Fällen auszuführen sind und gute Resultate geben, wo Verdacht vorhanden ist, daß rheumatische Erkrankung dieser Muskeln oder überhaupt der Muskulatur der Kopfschwarte Ursache der Cephalalgie ist (Knötchen- und Schwielenkopfschmerz). Bei den neuralgischen Kopfschmerzen, wo sich bestimmte Schmerzpunkte am Kopfe, sei es am Hinterhaupt, sei es am Schädel oder der Stirn, finden, ist die Massage dieser Punkte nie zu vernachlässigen.[1])

Was die sonstige Therapie der anämischen Kopfschmerzen betrifft, so ist dabei vor allem das Grundleiden zu behandeln. Am Kopfe selbst werden bei anämischen Kopfschmerzen entweder heiße Kompressen appliziert, oder man kann hier auch mit Prießnitzschen erregenden Umschlägen zuweilen gute Erfolge erzielen. Ein wichtiges symptomatisches Mittel beim anämischen Kopfschmerz ist schließlich auch die Tieflagerung des Kopfes; fließende Fußbäder erweisen sich hier meist als unwirksam.

Bei der **Hemikranie** sind hydrotherapeutische Maßnahmen von ebenso unsicherer und unberechenbarer Wirkung, als die sonstigen gegen Migräne empfohlenen Mittel. In erster Linie hat sich die Behandlung, sofern, wie fast immer, das Leiden auf neurasthenischer Grundlage beruht, gegen die allgemeine Neurasthenie zu richten. Unter den dafür geeigneten hydrotherapeutischen Prozeduren sind am geeignetsten die von Buxbaum empfohlenen Einpackungen mit nachfolgenden Ganzabreibungen; auch fließende bzw. wechselwarme Fußbäder bringen oft Nutzen. Von sonstigen allgemeinen physikalischen Maßnahmen verdienen insbesondere auch die Luftbäder versucht zu werden. Im Anfalle selbst, der doch meist mit einem Spasmus der zuführenden Gefäße verbunden ist, werden warme und heiße Kompressen auf den Kopf in der Mehrzahl der Fälle besser vertragen

---

[1]) Auch wenn man den Corneliusschen Theorien und Ansichten über die Bedeutung der „Nervenpunktmassage" nicht in allen Einzelheiten beistimmt, so muß doch zugegeben werden, daß bei der Neurasthenie überhaupt und bei vermutlich nervösen Kopfschmerzen insbesondere das Heraussuchen und die Massagebehandlung schmerzhafter Druckpunkte (auch solcher, die nicht im Verlaufe bekannter Nervenstämme liegen) sehr häufig gute, therapeutische Resultate zeitigen kann.

als kalte, doch kommt man um ein gewisses Ausprobieren im einzelnen Falle nicht herum. Die Kopfmassage ist bei der Hemikranie von unsicherer Wirkung, dagegen spielt die Elektrotherapie in Form der Galvanisation, der Franklinschen Kopfdusche und der d'Arsonvalisation (Effluvien auf den Kopf) unter den physikalischen Mitteln gegen die Migräne eine wichtige Rolle.

Wir kommen damit zur Besprechung der **vasomotorischen** Störungen bei der Neurasthenie. In Fällen, wo sich die nervösen Beschwerden vorzugsweise in Wallungen nach dem Kopf, Herzklopfen, fliegender Hitze usw. äußern, und wo außer der Pulsbeschleunigung und der oft vorhandenen leichten Blutdruckerhöhung auch die Dermographie einen immerhin beachtenswerten objektiven diagnostischen Fingerzeig abgibt, sind kühle und kalte hydrotherapeutische Maßnahmen zur Beeinflussung der Herz- und Gefäßinnervation das geeignetste Mittel. An erster Stelle sind hier Einpackungen angezeigt, die bei Tachykardie mit dem Herzkühlschlauch oder auch mit dem Rückenkühlschlauch kombiniert werden. Auf die Einpackung, deren Dauer wie üblich $\frac{3}{4}$ bis 1 Stunde beträgt, läßt man dann ein Halbbad von nicht zu niedriger Anfangstemperatur (34—32^0) folgen. Wo Kongestionen nach dem Kopfe die Hauptbeschwerde bilden, sind, falls Herzbeschwerden wenig ausgeprägt sind oder ganz fehlen, auch die Ganzabreibungen von guter Wirkung, bei erregter Herzaktion möchten wir aber davon abraten. Neben diesen Allgemeinprozeduren können in solchen Fällen der Herzkühlschlauch, eine Eisblase oder öfters gewechselte Herzkompressen auch für sich allein mehrmals des Tages etwa $\frac{1}{2}$—1 Stunde lang angewandt werden; bei Schlaflosigkeit infolge von Herzklopfen ist eine derartige Herzkühlung besonders des Abends vor dem Einschlafen empfehlenswert.

Die Kohlensäurebäder spielen in der Therapie der vasomotorischen Neurosen eine wichtige Rolle, namentlich da, wo Packungen aus irgendeinem Grunde schlecht vertragen werden oder nicht ausführbar sind; auch ist es öfters empfehlenswert, die Kohlensäurebäder bei empfindlichen Patienten im Anfange der Kur zunächst zu applizieren, später gehe man aber, wenn irgend angängig, zu den doch wirksameren Packungen mit Herzkühlung über. Die Temperatur der Kohlensäurebäder sei hier nicht unter 33^0, denn eine stärkere blutdrucksteigernde und erregende Wirkung soll ja vermieden werden. Da aber trotzdem, auch in so milder Temperatur angewandt, die Kohlensäurebäder zuweilen die Erregung noch vermehren können, so scheinen sich für solche Fälle nach neueren Erfahrungen die Sauerstoffbäder noch besser zu eignen.

Die Wechselstrombäder sind bei Herzneurosen, wie schon früher erwähnt, nur dann zulässig, wenn die Herzbeschwerden und Herzstörungen das Hauptsymptom bilden, und stärkere sonstige neurasthenische Erregung fehlt. Mit diesen Einschränkungen sind aber die sinusoidalen Wechselstrombäder bei Herzneurose ein sehr schätzenswertes und wirksames Mittel. Zuweilen kann man auch schon durch Wechselstrom-Vierzellenbäder hier eine Linderung der Beschwerden erreichen.

Als ausgezeichnetes Mittel zur Bekämpfung nervös-tachykardischer Beschwerden hat sich ferner die Vibrationsmassage erwiesen, wenn sie täglich etwa 5 Minuten lang auf die oberen Rückenpartien und die Herzgegend selbst appliziert wird.

Zu den vasomotorischen Neurosen sind auch die Beschwerden zu rechnen, die sich so häufig bei Frauen zur Zeit des Klimakteriums einzustellen pflegen, und die vor allem in Wallungen und Herzklopfen bestehen. Die Behandlung ist im allgemeinen derjenigen der sonstigen vasomotorischen Neurosen gleich, nur werden hier meist auch energischere hydrotherapeutische Prozeduren gut vertragen — kühlere Halbbäder und wechselwarme Fächerduschen, eventuell nach vorheriger Anwärmung (erfolgt dieselbe im Lichtbade, so kann man sie bei gleichzeitig vorhandenen Schmerzen auf 10—15 Minuten Dauer ausdehnen). Die Sauerstoffbäder werden neuerdings gerade zur Behandlung dieser Affektion sehr gerühmt (Frankl)[1].

Die **sexuelle Neurasthenie** des Mannes (von derjenigen der Frau wird noch später die Rede sein) erfordert neben einer roborierenden und beruhigenden hydrotherapeutischen Allgemeinbehandlung, die stets die Grundlage zu bilden hat, oft auch eine spezielle Behandlung der Störungen; namentlich sind es die Pollutionen und die nervöse Impotenz, die unser Eingreifen erfordern. Kräftigung der Sexualorgane durch kurze Kälteprozeduren ist das wichtigste Erfordernis der lokalen Therapie; am besten eignen sich dazu aufsteigende kalte Sitzduschen von 2—5 Minuten Dauer, mit 30° beginnend, dann bald auf 20° und darunter abgekühlt, und kalte Sitzbäder von derselben Dauer. In manchen Fällen, namentlich bei hartnäckigen Pollutionen verbunden mit Spermatorrhoe oder bei Komplikation mit chronischen Prostataerkrankungen, leistet auch das Winternitzsche Psychroophor, das man, mit Wasser von 15—10° durchflossen, 10—20 Minuten lang täglich anwendet, gute Dienste. Von Bädern, die kräftigend speziell auf die Sexualsphäre wirken können, seien die Wechselstrombäder und die Kohlensäurebäder genannt (bei künstlichen CO_2-Bädern läßt man besonders in der Gegend der Genitalien kräftige Gasentwicklung vor sich gehen). All diese erregenden Prozeduren dürfen aber hier naturgemäß nur bei Tage und nicht abends vor dem Schlafengehen gegeben werden.

Schließlich sei noch der **traumatischen Neurose** besonders gedacht. Weniger weil ihre physikalische Therapie viele Besonderheiten bietet — sie deckt sich im allgemeinen mit derjenigen der sonstigen Neurasthenie — als weil die Prognose der physikalischen Behandlung bei der Neurasthenie traumatischen Ursprungs eine sehr viel schlechtere ist als sonst. Es stellt sich hier eben all unseren Heilbestrebungen der starke psychische Einfluß entgegen, unter dem die Patienten bei diesem unglückseligen Leiden stehen, und den zu beseitigen meist nicht allein in der Hand des Arztes liegt.

---

[1] Zeitschr. f. phys. u. diät. Therap., Bd. XII.

Hier müssen andere Momente helfend eingreifen, wie Beschleunigung und Vereinfachung des Entschädigungsverfahrens, einmalige Rentenabfindungen usw., worauf hier naturgemäß nicht näher eingegangen werden kann. Es soll nun nicht gesagt werden, daß nicht einzelne Symptome der traumatischen Neurose durch hydrotherapeutische Maßnahmen erheblich gebessert werden können, und daß nicht auch der Allgemeinzustand und die Stimmung des Patienten in vielen Fällen dadurch eine Besserung erfahren können. Aber das schließliche Endresultat der Behandlung bleibt doch recht oft hinter den zunächst erweckten Erwartungen zurück. Vor kurzem hat Daus[1]) sich der Mühe unterzogen, an der Hand von 100 Fällen von traumatischer Neurose, die im Berliner hydrotherapeutischen Universitätsinstitute behandelt worden sind, den weiteren Verlauf der Krankheit zu verfolgen. Nur bei 9 dieser Patienten wurde ein absolute dauernde Besserung erreicht; auch nach meinen eigenen Beobachtungen komme ich zu keinem wesentlich günstigeren Resultat. Es ist wichtig, das zu betonen, weil man vielfach eine hydrotherapeutische Behandlung als ultimum refugium bei solchen Patienten empfiehlt, die schon Monate oder selbst Jahre lang mit den verschiedensten sonstigen Methoden und immer mit gleichem Mißerfolge behandelt worden waren.

Als hydrotherapeutische Prozeduren kommen bei der traumatischen Neurose, wenn allgemeine nervöse Erregbarkeit besteht, besonders die Ganzpackungen mit nachfolgenden Halbbädern in Betracht. Wofern, wie in der Mehrzahl der Fälle, Symptome von seiten des Kopfes vorhanden sind, empfiehlt es sich, den Ganzpackungen fließende Fußbäder vorausgehen zu lassen. Bei weniger erregbaren Patienten können auch Ganzabreibungen, kalte resp. wechselwarme Fächerduschen, kühle Bassinbäder u. dgl. von Nutzen sein. Man erreicht, mit den hydrotherapeutischen Maßnahmen sehr oft, wie schon erwähnt, eine Linderung der Beschwerden; doch freue man sich nicht zu früh über das erzielte Resultat, da der Patient in typischen Fällen in der Regel der Mitteilung von der Besserung einen Nachsatz wie ,,aber es wird doch nicht gut" oder dgl. mehr, folgen läßt.

Mediko-mechanische Übungen können sich zuweilen bei nicht zu schwachen Patienten sehr nützlich erweisen, vor allen Dingen den Appetit und Schlaf bessern und dem Kranken wieder mehr Kräftegefühl geben. Als recht wirksam gegen die Kopfschmerzen bei traumatischer Neurose sei hier schließlich noch die Franklinsche elektrische Kopfdusche genannt.

Am Schlusse dieser Besprechung der Neurastheniebehandlung sei nochmals hervorgehoben, daß selbstverständlich neben den hier beschriebenen physikalischen Methoden auch sonstige therapeutische Maßnahmen zu einer rationellen Behandlung der Neurasthenie gehören, vor allem Regelung der Lebensweise, der Diät, zeitweilige Entfernung aus dem Berufe, klimatische Kuren, Elektrotherapie, in manchen Fällen auch medikamentöse Behandlung; doch gehört die Besprechung aller dieser Methoden nicht mehr in den Rahmen unseres Buches.

---

[1]) Zeitschr. f. phys. u. diät. Therap., Bd. XIII.

2. Hysterie.

Bei der Behandlung der Hysterie spielt bekanntlich die Suggestionswirkung eine Hauptrolle, und es läßt sich nicht leugnen, daß auf diesem Wege fast mit jeder hydrotherapeutischen Prozedur sich bei richtiger suggestiver Beeinflussung des Patienten unter Umständen Besserungen erreichen lassen. Trotzdem ist es gut, auch hier gewisse Normen des Vorgehens einzuhalten, die für die Mehrzahl der Fälle Geltung haben, und mit denen man am schnellsten therapeutisch zum Ziele kommt.

. Bei gut genährten kräftigen Kranken, die keine objektiven Zeichen einer starken Erregung des Nervensystems aufweisen, wird es zuweilen zweckmäßig sein, kurze energische Kältereize einmal oder mehrere Male anzuwenden, um durch diese starken Einwirkungen die Aufmerksamkeit des Patienten von allem anderen abzulenken und eine „Umstimmung" herbeizuführen, die eine Besserung resp. Heilung der Störungen mit sich bringt. Kalte Ganzabreibungen, kurze kalte Regenoder Fächerduschen, selbst kalte Strahlduschen, auch kurze kalte Tauchbäder eignen sich am besten zu diesem Zweck; namentlich bei hysterischen Lähmungen wird man mit solchen energischen Mitteln oft gute Erfolge erreichen können; hier ist naturgemäß bei Anwendung der Abreibungen oder Duschen vor allem der gelähmte Teil zu berücksichtigen.

. Von diesem immerhin eingreifenden Vorgehen abgesehen, kommt aber für die Mehrzahl der Fälle von Hysterie eine Behandlung in Frage, die derjenigen der Neurasthenie sehr ähnlich ist. Vor allem sind auch hier wieder die Einpackungen mit nachfolgenden Halbbädern zu empfehlen, nur kann dabei manchmal von vornherein die Temperatur des Halbbades etwas kühler gewählt werden (von 32° abwärts). Namentlich bei Kranken, die an hysterischen Anfällen leiden, läßt sich durch eine derartige Kur bei genügend langer Fortsetzung fast immer eine wesentliche Besserung und selbst auch völlige Heilung erzielen. Handelt es sich um sehr anämische Patientinnen, die die feuchten Packungen nicht vertragen, so empfiehlt sich statt dessen eine Anwärmung entweder in einer trockenen Packung oder in einem Lichtbade mit nachfolgendem Halbbade von etwa 34° abwärts. Das Lichtbad übt dabei zugleich oft auch einen günstigen suggestiven Einfluß aus, und gerade das blaue Bogenlichtbad eignet sich zu diesem Zwecke. Doch möchten wir empfehlen, die Dauer dieser Bogenlichtbäder nicht länger als etwa 10 Minuten zu bemessen; eine Transpiration ist dabei ja nicht notwendig und würde ihres schwächenden Einflusses halber auch direkt kontraindiziert sein. Nach Gewöhnung der Patienten an hydrotherapeutische Einwirkungen kann man später oft auch das Halbbad durch kurze Fächerduschen ersetzen.

Daß sich bei Hysterischen durch allgemeine Galvanisation häufig eine erhebliche Beruhigung und Besserung der Beschwerden erzielen läßt, ist eine alte Erfahrung, und damit stimmen auch die günstigen Erfolge überein, die man hier mit der Anwendung des galvanischen Vierzellenbades vielfach erzielen kann. Bei der Schaltung des Vierzellenbades kann darauf geachtet werden, daß die Extremitäten, in denen vorzugsweise Reizzustände, Zuckungen, Parästhesien oder dgl. bestehen, in die Anodenwanne eintauchen. Auch bei hysterischen Lähmungen erweist sich das Vierzellenbad oft als recht vorteilhaft, nur empfiehlt sich hier, um zugleich eine stärkere sensible Reizwirkung zu erzielen, mehr die Anwendung des faradischen oder des Wechselstromes.

Von weiteren Bäderprozeduren seien noch besonders die Fichtennadel- oder sonstigen aromatischen Bäder und die Kohlensäurebäder zu nennen, die ersteren in einer Temperatur von 34—35⁰, die Kohlensäurebäder bei 33—34⁰ und ¼ stündiger Dauer appliziert; die aromatischen Bäder, die kräftigend und zugleich etwas beruhigend wirken, eignen sich gerade auch für erregbare und schwächliche Hysterische, während die Kohlensäurebäder bei stärkerer Erregbarkeit nur mit Vorsicht anzuwenden und ev. auch wieder durch Sauerstoffbäder zu ersetzen sind.

Bei hysterischer Schlaflosigkeit verfährt man nach den bei der neurasthenischen Agrypnie auseinandergesetzten Prinzipien, nur lassen sich hier suggestive Momente naturgemäß in viel höherem Maße mit verwenden als bei der Neurasthenie; dasselbe gilt für die Bekämpfung sonstiger hysterischer Einzelsymptome. Nur bezüglich der Mechanotherapie sei noch erwähnt, daß dieselbe bei hysterischen Lähmungen, sei es bei isolierten Lähmungen oder bei hysterischer Abasie oder Astasie, eine besonders wichtige Rolle spielt. Neben der manuellen Massage ist hier, wenn irgend möglich, die Vibrationsmassage in Anwendung zu ziehen. Von Übungen wendet man zunächst, solange ausgeprägte Lähmung besteht, passive Übungen an, geht dann zu aktiv-passiven Übungen (Pendel- und Förderungsbewegungen) über, und nimmt ferner bei Gehstörungen Gehübungen vor, die zunächst mit Unterstützung (auch im Gehstuhl, Gehbarren oder dgl.) ausgeführt werden, und bei denen der ermunternde Zuspruch des Arztes immer eine wichtige Rolle spielt. Allmählich lehrt man dann den Patienten, nur auf einen Stock gestützt und dann ganz frei, ohne Unterstützung, zu gehen; übrigens läßt sich in der Behandlung der hysterischen Gehstörungen auch das Zimmerfahrrad (Velotrab) recht gut verwenden.

Wir haben hier nur einige wenige Gesichtspunkte angeführt, die bei der ungeheuer mannigfaltigen und vielseitigen physikalischen Behandlung der Hysterie zu beachten sind. In jedem Einzelfalle werden die Verordnungen noch besonders zu modifizieren sein, aber es sei nochmals darauf hingewiesen, daß ein wahl- und planloses Vorgehen auch hier durchaus vermieden werden muß.

3. Sonstige funktionelle Neurosen.

a) Bei der **Epilepsie,** d. h. der genuinen, nicht durch Narben oder zentrale Herde hervorgerufenen Epilepsie, bildet die hydrotherapeutische Behandlung einen wichtigen Faktor, der im allgemeinen noch zu wenig in Anwendung gezogen wird. Allerdings gelingt eine Heilung des Leidens auch durch die Hydrotherapie in der Regel nicht, aber man kann dadurch den Allgemeinzustand des Patienten erheblich kräftigen, die mannigfachen Beschwerden, an denen er in der Zwischenzeit zwischen den Anfällen leidet, lindern resp. beseitigen, und es gelingt zweifellos auch in manchen Fällen, die Häufigkeit der Anfälle durch eine hydriatische Kur zu verringern. Zugleich kommt man während der hydrotherapeutischen Behandlung mit geringeren Bromdosen aus, als sonst, was von nicht zu unterschätzender Bedeutung ist. Die hydrotherapeutische Kur besteht auch hier wieder in Einpackungen und nachfolgendem Halbbade. Die Dauer der Einpackung beträgt 1 Stunde, die Temperatur des Halbbades wählt man zu Anfang ziemlich hoch (34—32⁰ Anfangstemperatur), später kann man damit heruntergehen, doch vermeide man alle extrem kalten Anwendungen wegen ihrer erregenden Wirkung. Duschen sind nur mit Vorsicht und nur in Form von Fächerduschen gestattet, wobei aber der Kopf keinesfalls mit getroffen werden darf. Energische allgemeine Wärmeanwendungen sind hier ebenfalls kontraindiziert. Vorsichtig dosierte gymnastische Übungen können dagegen oft wohltätig auf das Allgemeinbefinden wirken.

Erwähnt sei noch, daß Determann[1]) die Luftbäder, unter Vermeidung extrem kalter Temperaturen, bei Epileptikern anzuwenden empfiehlt. Der Kopf ist dabei vor direkter Besonnung zu schützen.

b) Die **Chorea** erfordert vor allen Dingen beruhigende hydrotherapeutische Allgemeinprozeduren, durch die sich meist der Ablauf der Krankheit beschleunigen läßt. Nur in schweren Fällen beginnt man damit nicht sofort nach Ausbruch des Leidens, sondern wartet die ersten Wochen bei völliger Bettruhe ab, besonders wenn Komplikationen von seiten des Herzens bestehen. Sonst aber kann man von Anfang an hydriatische beruhigende Prozeduren verwenden, und zwar Einpackungen von einer Stunde Dauer oder lauwarme Vollbäder, deren Dauer ½—1 Stunde betragen soll. Die wirksamere von beiden Prozeduren ist wohl die Einpackung, es empfiehlt sich, dieselbe zu Anfang zweimal des Tages anzuwenden, später genügt eine einmalige tägliche Applikation. Im Anschluß an die Einpackung können zu Anfang leichte Teilwaschungen vorgenommen werden, später, wenn die Intensität der Zuckungen schon nachgelassen hat, lassen wir danach auch Halbbäder von 34⁰ abwärts anwenden.

Die Übungsbehandlung ist in neuerer Zeit bei der Chorea mit Recht mehr und mehr verwandt worden. Man will durch Übungen

---

[1]) Physikalische Therapie der Erkrankungen des Zentralnervensystems usw. Stuttgart, F. Enke 1906.

und namentlich durch koordinatorische Übungen den Patienten lehren, seine Bewegungen möglichst wieder zu beherrschen, auch übt der Rhythmus und die Gleichmäßigkeit gymnastischer Übungen einen beruhigenden Einfluß auf den sonst von unkoordinierten Bewegungen geplagten Kranken aus. Demnach sind vorzugsweise Freiübungen bei der Chorea indiziert: man beginnt mit einfachen leichten Bewegungen, z. B. Stabübungen, und geht dann zu komplizierteren Koordinationsübungen über, wobei auf möglichste Vermeidung von Mitbewegungen zu achten ist. Wenn auch die Freiübungen in erster Linie mit heranzuziehen sind, so ist doch andrerseits die maschinelle Gymnastik bei der Chorea nicht so wertlos, wie von einigen Seiten (Friedländer u. a.) behauptet wird; es kommt nur auf richtige Auswahl der Übungen an. Durch Kombination von leichten Widerstandsbewegungen mit aktiv-passiven Bewegungen (Fahrrad, Arm-, Hand- und Fußkreisen) und mit einigen rein passiven Übungen lassen sich doch auch recht gute Resultate erzielen. Die Übungsbehandlung ist einerseits bei großer Hartnäckigkeit des Leidens, sonst in einem Stadium indiziert, wo die stärksten Erscheinungen schon abgeklungen sind.

c) **Nervöse Ticks.** Die physikalische Behandlung der nervösen Ticks ist derjenigen der Chorea ähnlich, vor allen Dingen sind auch hier die Einpackungen meist von guter Wirkung. Doch kann man im Gegensatze zu der Chorea in ausgesprochen chronischen Fällen, da, wo es sich um kräftige Individuen handelt, die sonst keine erhebliche Erregbarkeit des Nervensystems zeigen, im Anschlusse an die Packung auch energischere Kälteprozeduren, wie kühle Halbbäder, Duschen und Ganzabreibungen anwenden. Außer den Packungen kommen weiter die bei sonstiger nervöser Erregung gebräuchlichen Bäder in Frage, also lauwarme Fichtennadel-, Solbäder, auch Kohlensäurebäder. Die elektrischen Bäder sind, besonders in Form der galvanischen Vierzellenbäder, gleichfalls oft von beruhigender Wirkung. Doch gibt es hartnäckige Fälle, in denen die elektrischen Bäder ebenso wie die sonstige Elektrotherapie völlig versagen, während hydrotherapeutische Anwendungen von größerem Nutzen sind.

Die Mechanotherapie resp. Übungsbehandlung wird in ganz ähnlicher Weise wie bei der Chorea vorgenommen. Die Massage wird hauptsächlich in Form der Effleurage und der Vibrationen angewandt.

d) **Beschäftigungsneurosen.** Die häufigste Beschäftigungsneurose ist der Schreibkrampf. Bei seiner Behandlung spielt neben völligem Aussetzen des Schreibens die systematische Übungsbehandlung die Hauptrolle. Die Übungen, die namentlich von Zabludowski in ihren Einzelheiten ausgearbeitet worden sind, für die übrigens auch manche Laienspezialisten brauchbare Systeme erfunden haben, bestehen vor allem in aktiven Bewegungen der Extensoren, Spreizungen der Finger gegen einander, und dann in Schreibübungen mit besonderer Hand- und Körperhaltung, auf deren Einzelheiten hier aber nicht eingegangen werden kann. Auch mediko-mechanische Übungen, vor allem Pendel- und Förderungsübungen des Unterarms und der Hand, dann auch Widerstandsbewegungen der Extensoren, können Gutes wirken. Daneben ist die Massage von großer Wichtigkeit, auch hierbei sind vor allem wieder die Extensoren des Unterarms und der Finger zu berücksichtigen. Die Vibrationsmassage ist beim Schreibkrampf, wie bei allen sonstigen Beschäftigungsneurosen, meist von sehr guter Wirkung, vor allem bekämpft sie die Parästhesien und die Schmerzhaftigkeit.

Weiter ist dann die Elektrotherapie bei diesem Leiden meist mit heranzuziehen. Man kann hier statt der gewöhnlichen Elektrisierung oft mit Vorteil das Vierzellenbad verwenden, in Form des Wechselstrom-Vierzellenbades oder auch des galvanischen Bades mit der Anode am erkrankten Arm. Besteht ausgesprochene Schmerzhaftigkeit im Erkrankungsgebiet, so empfiehlt es sich, auch von lokalen Wärmeprozeduren Gebrauch zu machen. Wir haben in solchen Fällen vom Dampfstrahl des öfteren gute Erfolge gesehen, aber auch Heißluftduschen, Fangoumschläge und dergleichen können ähnlich wirken. Ein nachtsüber um den Unterarm angelegter Prießnitzscher Umschlag wird meist als angenehm und beruhigend von den Patienten empfunden. An die lokale Wärmeanwendung wird dann möglichst sofort die Massage angeschlossen. Von der besten Kombination dieser beiden Methoden, der Duschenmassage, haben Strasser und Berliner[1]) auch in sehr hartnäckigen Fällen von Beschäftigungsneurosen noch vorzügliche Wirkungen gesehen.

Neben dieser rein lokalen Behandlung ist meist auch eine Allgemeinbehandlung zur Kräftigung und zur allgemeinen Beruhigung des Nervensystems am Platze (Einpackungen, Halbbäder, Fächerduschen, aromatische Bäder, Kohlensäurebäder usw.).

Bei sonstigen Beschäftigungsneurosen (Klavierspielerkrampf, Violinistenkrampf usw.) ist die Behandlung eine ganz ähnliche, nur daß hier die speziellen Übungen weniger zu berücksichtigen sind als einfache, die Muskulatur entspannende und zugleich kräftigende aktive und passive Bewegungen (wozu sich am besten auch wieder mediko-mechanische Apparate eignen); da hier meist lokale Erkrankungen bestimmter Muskeln bestehen (infolge von Zerrung, Überanstrengung), so ist neben der Massage und Elektrotherapie ganz besonders auch die Wärmebehandlung systematisch anzuwenden.

e) Die **Paralysis agitans** ist eine Erkrankung, bei der in schweren Fällen die physikalische Therapie ebensowenig noch wirkliche Besserung bringen kann, als die medikamentöse Behandlung. In leichteren und mittelschweren Fällen kann man dagegen oft, wenn auch nicht immer, noch merkliche Besserung durch systematische physikalische Anwendungen erreichen. Als hydrotherapeutische Prozeduren sind Vollbäder von lauwarmer Temperatur und etwa halbstündiger Dauer, 3—4 mal wöchentlich angewandt, eventuell mit Sole- oder Fichten-

---

[1]) Monatsschr. f. phys.-diät. Heilmethoden 1909, Heft 9.

nadelzusatz, sowie Thermalbäder von ebensolcher Temperatur und Dauer zur allgemeinen Beruhigung und zur Entspannung der Muskulatur empfehlenswert. Auch mit Kohlensäurebädern kann ein Versuch gemacht werden, während alle energischen hydriatischen Reizprozeduren durchaus zu vermeiden sind, und auch Einpackungen meist nutzlos bleiben. In vielen Fällen sind von gutem Erfolge die elektrischen Bäder (die namentlich von Oppenheim[1]) warm empfohlen wurden), sei es in Form der elektrischen Vollbäder (faradische oder Wechselstrombäder) oder auch als Vierzellenbäder. Versager bleiben auch hier nicht aus, jedenfalls ist aber ein Versuch mit den elektrischen Bädern stets anzuraten.

Die von Charcot zuerst empfohlene Vibrationsbehandlung hat sich zwar nicht als Allheilmittel bei der Paralysis agitans erwiesen, immerhin kann man damit dem Patienten oft auffallende Erleichterung der Beschwerden bringen. Sie wird sowohl in Form der Vibrationsmassage angewandt, als auch mit Hilfe der Zanderschen oder Herzschen Erschütterungsapparate; dabei läßt man in Nachahmung des Charcotschen Vibrationsstuhles den Patienten sich auch auf den Apparat setzen. Die manuelle Massage kann ebenfalls erleichternd wirken; sie besteht vorzugsweise in beruhigenden Streichungen, dabei sind besonders die Streckmuskeln der Extremitäten zu berücksichtigen, da es darauf ankommt, dieselben im Gegensatze zu den gewöhnlich mehr hypertonischen Beugemuskeln zu kräftigen.

Neuerdings macht man auch von der Übungstherapie bei der Paralysis agitans Gebrauch. Es handelt sich hier in erster Linie um passive Bewegungen, die den Zweck haben sollen, den Tonus der Muskulatur zu überwinden und ihm entgegen zu wirken; die Bewegungen werden am besten manuell ausgeführt, auch wieder unter besonderer Berücksichtigung der passiven Streckungen. Weiter werden dann auch aktive Übungen bei Paralysis agitans verwandt; namentlich hat in jüngster Zeit Friedländer[2]) sich sehr lobend über diese Methode ausgesprochen. Es werden die aktiven Übungen im Anschlusse an die passiven vorgenommen, und zwar handelt es sich auch hier wieder vor allem um Übungen der Extensoren der Arme und Beine. Die Übungen haben sowohl den Zweck, diese Muskeln zu kräftigen, als auch eine Hemmung der antagonistischen Beuger zu erzielen, da der Patient zur Ausführung der Streckübungen ja die Beuger unwillkürlich entspannen muß. Eine Überanstrengung der Patienten durch diese Übungen muß aber durchaus vermieden werden; es läßt sich die Anstrengung zum Teil dadurch vermindern, daß man die aktiven Übungen automatisch an mediko-mechanischen Apparaten ausführen läßt, doch leidet darunter etwas ihr Wert, da ja die Koordination und Innervation hierbei weniger als durch Freiübungen geübt werden. Leider gibt es schwere Fälle genug, wo man überhaupt von der Übungs-

---

[1]) Deutsche med. Wochenschr. 1905, Nr. 43.
[2]) Zeitschr. f. phys. u. diät. Therap., Bd. XI.

behandlung als zu anstrengend absehen muß, oder wo sie sich überhaupt als zwecklos erweist.

4. Die Basedowsche Krankheit.

Es mag ja dahingestellt bleiben, ob die Basedowsche Krankheit zu den funktionellen Neurosen oder, was wohl wahrscheinlicher ist, zu den Stoffwechselkrankheiten zu zählen ist. Immerhin dürfte es aus praktischen Gründen empfehlenswert sein, ihre hydrotherapeutische Behandlung hier im Anschlusse an die funktionellen Nervenkrankheiten zu besprechen.

In der Therapie des Morbus Basedowii spielt die Hydrotherapie eine wichtige Rolle, wenn auch nicht, wie bei vielen sonstigen funktionellen Neurosen, die ausschlaggebende. Die klimatische und diätetische Behandlung einerseits, dann die mehr und mehr bei schweren Fällen in Aufnahme kommende chirurgische Therapie erzielen hier oft raschere und bessere Resultate; aber unter den sonstigen Mitteln verdient die Hydrotherapie wegen ihrer beruhigenden Wirkung auf das Gefäß- und Nervensystem in erster Reihe genannt zu werden. Gerade da, wo die klimatische Behandlung versagt oder nicht ausführbar ist, oder wo man sich zur chirurgischen Behandlung nicht entschließt, sollte die Hydrotherapie viel mehr in Anwendung gezogen werden, als es bisher geschieht. Der seit langem beliebten Galvanisation des Sympathicus ist sie an Wirksamkeit zum mindesten ebenbürtig.

Die Winternitzsche Schule hat beim Morbus Basedowii als Hauptmittel tägliche feuchte Einpackungen von ½—1 stündiger Dauer mit nachfolgenden Halbbädern von 25—22⁰ Temperatur empfohlen; die Packung wird zur Bekämpfung der Tachykardie meist mit einem Nackenkühlschlauch kombiniert, seltener mit einem Herzkühlschlauch. Wir pflegen diese Anordnung im allgemeinen zu befolgen, nur daß wir die Temperatur des Halbbades höher wählen, im Anfang 34—30⁰, später dann auf 32—28⁰ heruntergehen. Die Erfolge dieser Methode sind bei genügend langer Anwendung oft sehr gute, besonders in bezug auf das Allgemeinbefinden, den Appetit, den Schlaf und die Herzbeschwerden. Stehen die Herzbeschwerden sehr im Vordergrunde, so kann man statt des Nackenkühlschlauchs den Herzkühlschlauch während der Packung anwenden. Auch zu anderen Tageszeiten läßt sich noch der Nackenkühlschlauch für sich allein oder kombiniert mit einer Trockenpackung applizieren (jeweils ½—1 Stunde lang).

Für schwere Fälle, in denen die feuchte Packung nicht vertragen wird, empfiehlt Tobias[1]) zunächst nur die trockene Einpackung mit dem Rückenschlauch anzuwenden, durch den er aber warmes Wasser von 38—42⁰ Temperatur fließen läßt. Von sonstigen hydrotherapeutischen Prozeduren wendet er in solchen Fällen nur Teilwaschungen an, die bei 24⁰ Temperatur beginnen und allmählich kälter appliziert werden. Erst wenn Besserung eingetreten ist, ersetzt Tobias die trockene Einpackung durch eine feuchte und gibt außerdem schwache Kohlensäurebäder.

---

[1]) Zeitschr. f. phys. u. diät. Therap., Bd. XII.

Die sonst bei tachykardischen Beschwerden so wirksamen Kohlensäurebäder sind bei der Basedowschen Krankheit im allgemeinen von unsicherer Wirkung; doch gibt es immerhin nicht wenig Fälle, in denen die Kohlensäurebäder deutliche Erleichterung bringen. Man beginne die Kohlensäurebäder, um jede stärkere Reizwirkungen zu vermeiden, im Anfange mit indifferenter Temperatur, später können auch etwas kältere Temperaturen (bis 30° herunter) verwendet werden, da ja bekanntlich die Basedow-Kranken Kälte wohltätig empfinden. Vor intensiven Kälteprozeduren oder starken mechanischen Reizen (Abreibungen, Duschen) ist aber bei diesen Kranken durchaus zu warnen, ebenso sind elektrische Lichtbäder und sonstige Wärmeprozeduren kontraindiziert.

Sowohl die Packungen wie die Kohlensäurebäder müssen selbstverständlich wochenlang fortgesetzt werden, wenn man dadurch endgültige Besserung resp. Heilung erzielen will. Als weiteres wirksames Mittel bei der Basedowschen Krankheit scheinen nach neueren Erfahrungen noch die Sauerstoffbäder hinzuzukommen.

Die Mechanotherapie spielt hier nur insofern eine Rolle, als sich das Symptom der Tachykardie oft durch Vibrationsmassage der oberen Rückenpartien und der Herzgegend günstig beeinflussen läßt.

Von französischer Seite sind auch die sinusoidalen Wechselstrombäder zur Behandlung des Morbus Basedowii empfohlen worden; Tobias empfiehlt faradische Vollbäder als beruhigend. Ich selbst besitze über die Wirkung hydroelektrische Bäder bei der Basedowschen Krankheit keine eigene Erfahrung.

B. Organische Nervenkrankheiten.

1. Erkrankungen der peripheren Nerven.

a) Neuralgien.

Bei der Therapie der Neuralgien ist immer die Berücksichtigung des ätiologischen Momentes das erste Erfordernis. Mechanische Ursachen (Tumoren, entzündliche Infiltrationen usw.), Stoffwechselkrankheiten, wie Diabetes oder Gicht, Infektionskrankheiten (Lues, Malaria usw.) Intoxikationen usw. müssen, wenn sie als Ursache anzunehmen sind, vor allem in der üblichen Weise behandelt werden. Soweit diese Behandlung eine physikalische ist, wird sie an anderer Stelle Erwähnung finden. Aber es bleiben sehr viele Fälle übrig, in denen sich derartige spezielle Ursachen nicht finden lassen, wo entweder eine rheumatische Erkrankung als das Primäre anzunehmen ist oder überhaupt die Ätiologie im Unklaren bleibt, man also von einer „genuinen" Neuralgie sprechen kann. Hier sind dann die physikalischen Maßnahmen das wichtigste therapeutische Agens. Narkotische oder antineuralgische Medikamente sind ja bei starker Schmerzhaftigkeit oft nicht zu entbehren, aber doch vielfach nur von vorübergehender Wirkung. Auf die neuerdings mehr und mehr in Aufnahme kommende Injektionstherapie (Infiltration mit Schleichscher Lösung nach Lange, Alkoholinjektionen nach Schlösser) kann hier natürlich nicht näher eingegangen werden; ein Allheilmittel ist sie aber jedenfalls auch nicht.

Die physikalische Therapie der Neuralgien zerfällt in eine lokale und in eine allgemeine; die Anwendung von Allgemeinprozeduren ist vor allem dann indiziert, wenn eine rheumatische Erkrankung als

Ursache anzunehmen ist, oder sonstige durch allgemeine hydrotherapeutische Maßnahmen zu bekämpfende Momente (Stoffwechselerkran-
kungen, Intoxikationen usw.) vorliegen. Als Allgemeinprozeduren
kommen hier fast ausschließlich Wärmeanwendungen in Betracht.
Bei der Applikation von Vollbädern gilt hier die Regel, die Temperatur nicht zu heiß zu wählen, besonders im Anfange nicht, solange die
Reizbarkeit der erkrankten Nerven sehr groß ist. Man beginnt mit
Vollbädern (ev. mit Sole- oder Fichtennadelzusatz) von 36—38⁰ Temperatur, später, besonders in ausgesprochen chronischen Fällen, kann man
dann mit der Temperatur auch bis 40⁰ und darüber steigen. Doch ist das
durchaus nicht immer notwendig, da gerade die milde, wenig über dem
Indifferenzpunkt gelegene Wärme am angenehmsten bei Neuralgien
empfunden wird. Auch bei Bäderkuren mit Schwefel- oder Kochsalzthermen oder mit indifferenten Thermalquellen vermeide man zu hohe
Temperaturen.

Außer den Vollbädern sind oft bei Neuralgien auch energische
diaphoretische Allgemeinanwendungen indiziert; sie sind in
alten wie in frischen Fällen von guter und oft sehr rascher Wirkung.
Für die früheren Stadien eignen sich namentlich die Lichtbäder und
Heißluftbäder, da sie auch bei Bettlägerigen anwendbar sind. Ist
der Patient ohne Schaden transportabel, so sind dann weiter in hartnäckigen Fällen die Sand-, Schlamm- und Moorbäder empfehlenswert.

Auf die lokalen Prozeduren werden wir bei Besprechung der
einzelnen Neuralgieformen näher zurückkommen. Hier sei nur all-
gemeingültig gesagt, daß im ersten akuten Stadium die milderen lokalen thermischen Anwendungen zu bevorzugen sind, und daß hier der
Gleichmäßigkeit ihrer Wirkung halber die Prießnitzschen Umschläge
in der Praxis die Hauptrolle spielen. Neben diesen kann man, besonders
mit Abklingen der ersten Reizerscheinungen, dann auch intensivere
lokale Hitzeanwendungen vornehmen, in Form von heißen Kompressen, Thermophoren, heißen Watteverbänden, Fangoumschlägen, Dampfduschen, Heißluftduschen und dergleichen mehr. Lokale Kälteapplikationen, am besten in Form
von wechselwarmen Prozeduren, eignen sich fast ausschließlich[1])
erst für die späteren Stadien, können aber dann, wie z. B. die
schottische Dusche bei der Ischias, oft von entscheidender therapeutischer Wirkung sein.

Auf die Elektrotherapie, die meist in Form der Galvanisation
angewandt wird, kann hier nicht näher eingegangen werden. Die Massage
die ebenfalls in der Therapie der Neuralgien eine große Rolle spielt,
kommt erst in späteren Stadien zur Anwendung, sie wird teils manuell
ausgeübt, unter besonderer Berücksichtigung der Zirkelreibungen und
der Erschütterungen, teils in Form von Vibrationsmassage, und sie erstreckt sich sowohl auf die Nervendruckpunkte wie auch auf das ganze
Ausbreitungsgebiet der erkrankten Nerven.

---

¹) Vgl. aber die Kälteapplikation bei Trigeminusneuralgie.

Ischias.

Die Ischias nimmt sowohl unter den Neuralgien überhaupt als speziell unter den für die physikalische Behandlung geeigneten Neuralgieformen den wichtigsten Platz ein. Wir haben zwar schon vorher auf die Bedeutung der Erforschung des ätiologischen Momentes für die Neuralgiebehandlung im allgemeinen hingewiesen, möchten aber doch hier noch einmal hervorheben, daß eine primäre oder idiopathische Ischias nur dann zu diagnostizieren und als solche zu behandeln ist, wenn sicher sonstige Ursachen auszuschließen sind; und daß namentlich in keinem Falle von Ischias die Untersuchung per rectum, resp. per vaginam unterlassen werden darf, um nicht Tumoren, Beckenexsudate, Uterusdislokationen, Prostataerkrankungen usw. zu übersehen. Auch an tuberkulöse Erkrankungen des Kreuzbeins resp. der Synchondrosis sacro-iliaca muß bei jüngeren Individuen, besonders wenn sie sonstige Zeichen von Tuberkulose aufweisen, gedacht werden.

Sind derartige auslösende Momente nicht eruierbar, so hat man sich auch noch vor Verwechslungen mit rheumatischen Erkrankungen der Oberschenkel- und der Glutäalmuskulatur zu hüten; ebenso muß eine Coxitis durch Untersuchung der Beweglichkeit des Hüftgelenkes bei gebeugtem Kniegelenk und der Druckempfindlichkeit des Hüftgelenkes selbst ausgeschlossen werden. (Namentlich bei älteren Männern ist darauf zu achten.) Im übrigen bietet aber die Ischias so typische Symptome, daß bei sorgfältiger Untersuchung die Diagnose selten Schwierigkeiten bereitet.

Im ersten akuten Stadium eines Ischiasanfalles ist absolute Bettruhe und Sorge für regelmäßige Stuhlentleerung das Haupterfordernis. Von physikalischen Maßnahmen kommen hier zunächst die erregenden (Prießnitzschen) Umschläge in Betracht, die man nachtsüber liegen läßt, bei Tage etwa dreistündlich erneuert. Es gibt jedoch Fälle, in denen selbst die Prießnitzschen Umschläge wegen des damit verbundenen primären Kältereizes nicht vertragen werden. Hier wird das erkrankte Bein dann einfach warm umhüllt, und es kommen außerdem diejenigen lokalen Wärmeapplikationen in Anwendung, deren Gebrauch auch sonst in diesem Stadium neben den Prießnitzschen Umschlägen zu empfehlen ist: heiße Kompressen, am besten in Form der Dampfkompressen, heiße Sandsäcke, Thermophore und ähnliches. Eingreifendere Maßnahmen, bei denen der Patient aus dem Bette transportiert werden muß, sind zu allererst noch nicht gestattet. Dagegen kann man schon sehr bald zu Bett-Lichtbädern oder Heißluftbädern im Bett übergehen, die man hauptsächlich auf den Unterkörper einwirken läßt; dieselben bringen oft sehr schnell dem Patienten erhebliche Erleichterung.

Immerhin sind Ischiasfälle, die unter dieser Behandlung innerhalb kurzer Zeit völlig heilen, nicht häufig. Meistens ist das Leiden viel hartnäckiger und erfordert dementsprechend auch eine eingreifendere Behandlung. Von hydrotherapeutischen Prozeduren, die dann weiterhin verwandt werden müssen, seien die warmen Vollbäder von 37—40° in erster Linie genannt, da sie überall ausführbar sind und auch zu den wirksamsten Eingriffen gehören. Man läßt in diesen Bädern nach Briegers Vorschrift den Patienten vorsichtige Streckübungen des Beines und Streckungen des Rumpfes ausführen; auch leichte Massage der Schmerzpunkte kann in späteren Stadien des Leidens zweckmäßigerweise im Bade ausgeführt werden. Die nähere Technik dieser sogenannten „Bewegungsbäder", die am besten in einer besonders großen Wanne gegeben werden, ist im systematischen Teile bereits beschrieben worden (S. 43). Die Dauer des Bewegungs-Bades beträgt 20 Minuten bis ½ Stunde; am Schlusse kann man durch Zufließenlassen von kaltem Wasser das Bad auf 34—32⁰ kurz abkühlen. Eine tiefere Abkühlung, wie überhaupt die Anwendung von Kälteprozeduren, ist jedoch in diesen früheren Stadien der Ischias noch durchaus kontraindiziert. Neben den warmen Vollbädern können auch bei längerem Verlaufe der Krankheit die elektrischen Lichtbäder, namentlich in leichteren Fällen, als Allgemeinprozedur verwandt werden.

Von vorzüglicher Wirkung sind ferner in hartnäckigen Fällen von Ischias die Sandbäder, in denen der Patient mit dem ganzen Unterkörper in den heißen Sand eingegraben wird und ½—1 Stunde lang schwitzt. Die Sandbäder werden, da sie immerhin angreifend sind, in der Regel nicht täglich gegeben, sondern etwa 3—4 mal wöchentlich, an den anderen Tagen werden statt dessen Dampfduschen oder Bewegungsbäder angewandt. Wo Einrichtungen dazu vorhanden sind, lassen sich statt der Sandbäder auch die Moorbäder verwenden. Der Fango ist ebenfalls ein sehr wirksames therapeutisches Mittel in der Ischiasbehandlung, nur werden dazu sehr große Mengen Materials gebraucht.

Die eben erwähnte Dampfdusche leistet bei der Ischiasbehandlung sehr gutes; in mittelschweren und leichten Fällen kann man oft allein schon mit dieser einen Verordnung, wenn sie systematisch längere Zeit hindurch fortgesetzt wird, zum Ziele kommen. Man läßt die Dampfdusche 15—20 Minuten lang auf die Gegend der typischen Ischiadicus-Druckpunkte einwirken, und kühlt danach durch Abwaschen mit lauwarmem bis kaltem Wasser, mit einer ebenso temperierten Fächerdusche oder einem lauwarmen Vollbade ab. Die Dampfdusche mit der kalten Strahldusche zu kombinieren und somit eine schottische Dusche zu applizieren, ist erst in späteren Stadien der Ischias zweckmäßig. In frischeren, erst wenige Wochen alten Fällen riskiert man, durch diesen starken Reiz eine Verschlimmerung herbeizuführen. So nützlich die schottische Dusche bei einzelnen Kranken oft auch schon hier wirken kann, so möchten wir im allgemeinen ihren Gebrauch doch mehr für die älteren, chronischen Fälle und außerdem für kräftige, gut reagierende Patienten reserviert wissen. Am besten wendet man die schottische Dusche bei der Ischias in Form der schottischen Wasserstrahldusche an (abwechselnd heiße und kalte Strahldusche unter starkem Druck, 1½—3 Atmosphären), die bei dem dem Duschenkatheder den Rücken zukehrenden Patienten längs des Verlaufs des Nervus Ischiadicus während 3—5 Minuten appliziert wird. Es wird dabei außer dem thermischen zugleich ein starker mechanischer Reiz ausgeübt, der in ähnlicher Weise, wie die Massage, die Rückbildung des Krankheitsprozesses anregt. Die namentlich von den Franzosen bei Ischias mit Erfolg angewandte Duschemassage beruht in ihrer Wirksamkeit ebenfalls auf einer glücklichen Kombination von thermischem und mechanischem Reiz.[1])

Die Massage selbst spielt bei der Behandlung der Ischias eine wichtige Rolle, nur ist eine sorgfältige Indikationsstellung dabei unbedingtes Erfordernis. Es darf keinesfalls im akuten und subakuten Stadium massiert werden, sondern erst nach längerem Bestehen der Krankheit und nach Verschwinden der stärksten Reizerscheinungen; auch muß man dann noch vorsichtig tastend vorgehen, um keinen Schaden anzurichten. Andrerseits bringt aber die Massage in sehr hartnäckigen Fällen oft endlich die Heilung herbei resp. sie beschleunigt sie wesentlich, wenn alle sonstigen Methoden nicht mehr weiter helfen. Die ersten Massagehandgriffe werden, wie erwähnt, zweckmäßigerweise im warmen Vollbade (Bewegungsbade) ausgeführt; hier wie bei der Duschemassage, sind sie am wenigsten schmerzhaft und verhältnismäßig schon frühzeitig anwendbar. Auch die Vibrationsmassage eignet sich gut für den Beginn der mechanischen Behandlung der Ischias, da sie keinen so energischen Eingriff für den Nerven selbst bedeutet, wie die manuelle Massage, andrerseits aber doch oft auffallend schmerzstillend wirkt. Die Vibrationen werden hauptsächlich an den Schmerzpunkten vorgenommen, dann aber auch längs der ganzen Rückseite des Oberschenkels und der erkrankten Gesäßhälfte.

Die manuelle Massage besteht in energischen Druckstreichungen längs des ganzen Ischiadicusverlaufs, die gewöhnlich von der Kniekehle an aufwärts ausgeführt werden, ferner in Reibungen, Vibrationen, Klopfungen und Knetungen an den typischen Schmerzpunkten; außerdem wird die ganze Muskulatur im Ausbreitungsgebiete des Nerven mit Streichungen, Knetungen und Klopfungen bearbeitet. Alle diese Handgriffe werden in Bauchlage des Patienten ausgeführt; am Schlusse der Sitzung läßt man den Kranken sich auf den Rücken legen, nimmt zunächst eine leichte Massage der Streckseite des erkrankten Beines vor und beschließt die Sitzung mit mehrmaliger vorsichtiger passiver Beugung des Beines im Hüftgelenk bei gestrecktem Knie. Bei dieser Bewegung, durch die bekanntlich der Nerv gedehnt wird, wird das Bein soweit erhoben, bis der Patient angibt, Schmerz zu empfinden, dann legt man das Bein wieder hin und wiederholt die Prozedur ein- bis zweimal.

Nicht nur diese milde Form der unblutigen Dehnung des Nerven, sondern die ganze Ischiasmassage ist im Anfange recht schmerzhaft. Wenn aber die Massage therapeutisch wirksam ist, so sind die Schmerzen nur vorübergehende, und der Patient spürt oft nach der ersten Sitzung schon, jedenfalls nach mehreren Sitzungen, deutliche Erleichterung. Halten dagegen die Schmerzen nach der Massage dauernd an, oder werden dadurch die Beschwerden gar gesteigert, so ist das ein Zeichen dafür, daß die Massage zu früh begonnen worden oder

---

[1]) Die gegen Ischias von manchen Seiten empfohlene Bestrahlung mit dem Bogenlicht-Scheinwerfer kann in leichteren Fällen versucht werden, an Wirksamkeit steht sie jedoch der feuchten Wärme entschieden nach. Ähnliches gilt auch von der Heißluftdusche.

überhaupt kontraindiziert ist; man muß sie dann aussetzen resp. auf einen späteren Zeitpunkt verschieben.

Von erheblicher Bedeutung für die Behandlung der späteren Stadien der Ischias ist ferner die Mechanotherapie, und zwar insbesondere in Form von Übungen, bei denen der Ischiadikus-Nerv vorsichtig gedehnt wird. Die eine Manipulation hierzu haben wir schon bei der Ischiasmassage beschrieben; es empfiehlt sich aber, im Anschlusse an die Ischiasmassage auch vorsichtige aktive Übungen vornehmen zu lassen, bei denen eine leichte Dehnung des Nerven erfolgt. Dazu eignen sich Bein-Spreizübungen verschiedener Art, die alle bei durchgedrücktem Kniegelenk vorgenommen werden. Man läßt

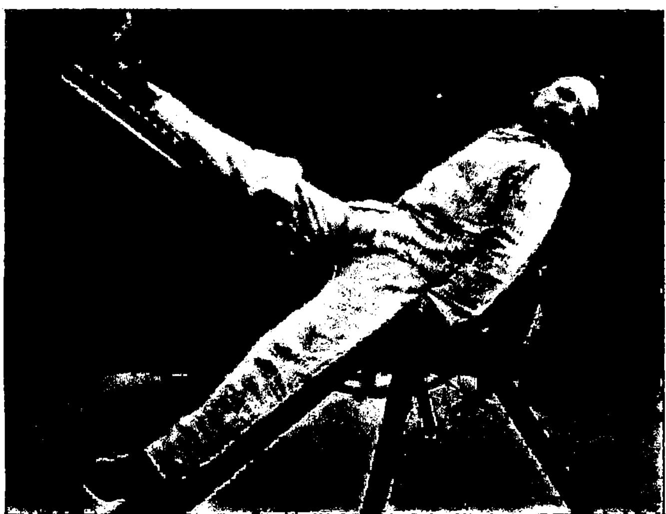

Fig. 56. Goldscheiderscher Ischiasstuhl.

diese Übungen aber nicht nur mit dem erkrankten Beine, sondern auch mit dem gesunden ausführen, denn gerade auch hierbei erfolgt eine leichte Dehnung des Nerven an der anderen Seite, wofern man darauf achtet, daß auch das stehenbleibende kranke Bein im Kniegelenke gestreckt bleibt.

Zur vorsichtigen Dehnung des Nerven eignet sich auch sehr gut der von Goldscheider zu diesem Zwecke angegebene Ischiasstuhl (Fig. 56). Auf demselben wird der Patient in der aus der Abbildung ersichtlichen Weise gelagert, das Brett, auf dem das kranke Bein liegt und das an einer Zahnstange verstellbar ist, wird soweit nach oben gestellt, bis der Patient eben leichten Schmerz empfindet; in dieser Lage verbleibt dann der Kranke zunächst 2 Minuten, später 5—10 Minuten lang. Es braucht wohl nicht betont zu werden, daß auch diese Prozedur erst in den späteren Stadien der Ischias indiziert ist.

Neben diesen einfachen mechanotherapeutischen Eingriffen kommt die Behandlung der Ischias mit mediko-mechanischen Apparaten nach Zander oder Herz erst in zweiter Linie in Frage, doch ist sie in den späteren Stadien ein wirksames Unterstützungsmittel der sonstigen Therapie, vor allem weil sie auch geeignet ist, die Atrophie der Muskulatur des erkrankten Beines zu bekämpfen. Alle für Beinübungen bestimmte aktiven und passiven Apparate kommen hierbei in Frage, unter spezieller Berücksichtigung derjenigen, bei denen die Bewegungen im Hüftgelenke mit gestrecktem Knie ausgeführt werden; namentlich der Zanderapparat B 1 (Beugung des gestreckten Beines im Hüftgelenke) läßt sich hierzu gut verwenden.

Die Elektrotherapie wird bekanntlich bei der Ischias viel und mit gutem Erfolge angewandt, am meisten in Form der Galvanisation (Anodenbehandlung). Von hydroelektrischen Bädern sieht man zwar zuweilen Nutzen, sowohl von den faradischen oder Wechselstrom-Vollbädern, als auch von den Vierzellenbädern, doch ist ihre Wirkung weniger sicher als die der gewöhnlichen Applikationsformen der Elektrizität.

In neuerer Zeit ist von verschiedenen Seiten (Strasser u. a.) auch die Anwendung der Radiumemanation in Form emanationshaltiger Bäder oder von Trinkkuren gegen Ischias empfohlen worden; andere Autoren (z. B. Fürstenberg) haben dagegen keinen Erfolg von dieser Behandlung gesehen. Ich selbst habe neben verschiedenen Mißerfolgen doch einige Male einen merklich günstigen Einfluß der emanationshaltigen Bäder bei hartnäckiger Ischias beobachten können. Auch die Wirksamkeit der indifferenten Thermen bei diesem Leiden scheint für einen gewissen Einfluß der Radiumemanation bei Ischias zu sprechen.

Was im übrigen die Balneotherapie der Ischias betrifft, so kommen dafür vorzugsweise die älteren verschleppten Fälle in Frage. Die Wirkung einer Bäderkur ist hier oft eine sehr eklatante; es eignen sich für solche Kranke vor allem die indifferenten Thermen (Wildbad, Gastein, Ragaz, Teplitz usw.) und die Kochsalzthermen (Baden-Baden, Wiesbaden), die Schwefelthermen (Aachen, Nenndorf, Pistyan, Trenczin-Teplitz u. v. a.), dann auch die Moor- und Schlammbäder. In minderschweren Fällen können auch Kuren mit temperierten Solbädern oft recht Gutes leisten. Sehr heiße Badetemperaturen (über 39°) werden bei diesen Bäderkuren überhaupt meist vermieden.

Mit Abhärtungskuren nach Abheilung einer Ischias sei man sehr vorsichtig, da die Patienten lange Zeit gegen Kälte, namentlich gegen lokale Abkühlung im Ausbreitungsgebiete des Nerven, sehr empfindlich bleiben. Die schottische Dusche erfüllt schon da, wo sie gut vertragen wird, in zweckmäßiger Weise die Indikation der Abhärtung. Sonstige Kälteprozeduren seien zum Zwecke der Abhärtung jedenfalls nur mit größter Vorsicht und mit besonderer Sorge für eine gute Reaktion appliziert.

Von den Begleiterscheinungen der Ischias sei hier nur noch kurz die so häufige Skoliosis ischiadica erwähnt. Sie erfordert meist keine besondere Behandlung, denn im Maße als die Ischias abheilt, geht auch die Skoliose in der Regel von selbst zurück. Doch kann man diese Rückbildung bei hochgradiger Skoliose, aber nur wenn sonst mediko-mechanische Übungen schon gut vertragen werden, durch entsprechende Übungen, welche einen Ausgleich der Skoliose zum Ziele haben, unterstützen.

Trigeminusneuralgie.

Unter den zur Behandlung. der Trigeminusneuralgie geeigneten physikalischen Methoden tritt die Hydro- und Thermotherapie im allgemeinen gegenüber der Elektrotherapie (Anodenbehandlung) und der Massagebehandlung etwas zurück. Auch die letztgenannten Methoden kommen vorwiegend für die mehr chronischen Fälle in Frage. Namentlich die Massagebehandlung, die in vorsichtigen Reibungen und Vibrationen der Druckpunkte besteht, darf nur in älteren Fällen mit geringen Reizerscheinungen angewandt werden, leistet hier aber manchmal recht Günstiges. Die Hydrotherapie kommt vor allem in Form von allgemeinen und lokalen Wärmeprozeduren zur Verwendung; in Fällen, wo das Leiden auf rheumatischer Basis beruht, sind elektrische Lichtbäder oder sonstige allgemeine Wärmeanwendungen empfehlenswert. Lokal wird die Wärme in allen Stadien der Erkrankung meist angenehm empfunden, nur muß man bei empfindlichen Kranken stärkere Hitzegrade vermeiden. Unter den hier geeigneten lokalen Wärmeanwendungen seien besonders die Heißluftduschen und die Lichtbestrahlungen genannt. Die letzteren werden entweder mit der Mininschen Glühlampe ausgeführt oder noch besser mit dem Bogenlichtscheinwerfer, unter Verwendung des blauen Bogenlichtes. Gerade in chronischen hartnäckigen Fällen haben wir von diesen Bogenlichtbestrahlungen, bei denen eine stärkere Erwärmung der Wange gar nicht notwendig ist, sehr gute Erfolge gesehen. Auch das an Wärmestrahlen sehr arme Licht der Tripletlampe läßt sich zu diesem Zweck verwenden.[1)]

Schließlich sei noch die von Edinger empfohlene Kältebehandlung durch leichte oberflächliche Vereisung der Haut mittels des Äthylchlorid-Sprays erwähnt; sie ist in manchen Fällen von guter symptomatischer Wirkung, doch ist besondere Vorsicht dabei geboten, um bleibende Schädigungen der Haut (dauernde Gefäßerweiterungen) zu vermeiden.

Interkostalneuralgien und sonstige Neuralgien.

Bei Interkostalneuralgie ist wegen der verhältnismäßig oberflächlichen Lage des erkrankten Nerven die lokale Wärmebehandlung von besonderer Wirksamkeit. Unter den in der Häuslichkeit anwendbaren hyperämisierenden Prozeduren haben sich neben den Prießnitzschen Umschlägen, heißen Kompressen usw. besonders die Alkoholverbände bewährt, die von der Winternitzschen Schule gegen dieses Leiden empfohlen worden sind (1 Teil Alkohol auf 2 Teile Wasser). Auch die Heißluftdusche, die Dampfdusche und die lokale Glühlichtbestrahlung leisten hier sehr Gutes. Im übrigen wird man daneben auch allgemeine Wärmeprozeduren mit Vorteil anwenden können;

[1)] Neuerdings berichtete übrigens Brustein (St. Petersburg) über günstige Heilresultate, die er mit der Kromayerschen Quarzlampe bei Trigeminusneuralgie und anderen Neuralgien, vor allem Ischias, erzielt hat (Zeitschr. f. phys. u. diät. Therap., Bd. XIII).

Elektrotherapie und Massage werden nach den bei Neuralgien üblichen Prinzipien verwandt.

Die Brachialneuralgie, die nicht selten mit Omarthritis kombiniert ist (Goldscheider), wird mit ähnlichen physikalischen Methoden als die letztere behandelt; namentlich die Dampfdusche und die Schulterkapsel eignen sich zu ihrer lokalen Behandlung. Die Massage kommt erst nach Ablauf der Reizerscheinungen in Betracht. Eine größere Rolle spielt dagegen die Massage in der Behandlung der Okzipitalneuralgie; sie wird aber auch hier am besten im Anschluß an lokale und allgemeine Wärmeprozeduren verwandt. Daneben ist die Galvanisation gerade bei der Okzipitalneuralgie oft von großer Wirksamkeit.

b) Neuritische Erkrankungen.

Bei den neuritischen Erkrankungen ist die Behandlung des Grundleidens, soweit es eruierbar ist, stets das Haupterfordernis. Die physikalischen Methoden leisten in dieser Beziehung vor allen Dingen dann Gutes, wenn Intoxikationen die Ursache der Neuritis bilden. Besonders bei der Bleineuritis ist eine Allgemeinbehandlung durch Schwitzbäder (am besten Lichtbäder) oder durch warme Schwefelbäder niemals zu versäumen. Aber auch wenn das schädliche Agens vermutlich nicht mehr im Körper vorhanden ist, sind die allgemeinen Schwitzprozeduren wegen ihrer anregenden Wirkung auf die Zirkulationsverhältnisse, welche eine Rückbildung des Krankheitsprozesses begünstigt, sowie wegen der schmerzstillenden Wirkung der Wärme empfehlenswert, sofern es der Allgemeinzustand des Patienten irgendwie gestattet. Ist das letztere nicht der Fall, wie z. B. oft bei neuritischen Erkrankungen infolge von Infektionskrankheiten (Sepsis, Typhus, Influenza usw.), so sucht man zunächst durch roborierende Prozeduren (Sol- oder Fichtennadelbäder von 34—35° Temperatur, Halbbäder, leichte Fächerduschen), den Allgemeinzustand und die Regenerationsfähigkeit der Gewebe zu kräftigen, und geht dann später zu vorsichtig dosierten Schwitzbädern, am besten wieder Lichtbädern, über.

Die Vollbäder von indifferenter Temperatur sind vor allen Dingen auch in solchen Fällen von Neuritis resp. Polyneuritis indiziert, wo Lähmungen vorhanden sind, weil sie dann als kinetotherapeutische Bäder benutzt werden können. Weiterhin spielt natürlich die Mechanotherapie in der Behandlung der **peripheren Lähmungen** eine sehr wichtige Rolle. Sie besteht einmal in Massage der Muskulatur im erkrankten Gebiete (um dadurch Atrophien zu bekämpfen resp. zu verhüten), dann in passiven und aktiven Bewegungsübungen. Für den Anfang, solange aktive Übungen noch nicht ausführbar sind, sind die mediko-mechanischen Pendel- und Förderungsapparate besonders empfehlenswert. Später geht man dann zu einfachen aktiven und zu Widerstandsübungen über, die als Freiübungen oder auch an Apparaten ausgeführt werden können.

Die hydroelektrischen Bäder empfehlen sich bei der Neuritis

vor allen Dingen zur Bekämpfung der Parästhesien und der Schmerzen. Ist der Sitz der Erkrankung vorwiegend in den Unterarmen oder in den Unterschenkeln gelegen, so ist die Anwendung der elektrischen Vierzellenbäder, (faradischer oder des Wechselstroms) anzuraten, sonst sind die elektrischen Vollbäder vorzuziehen. Namentlich bei der Polyneuritis bilden die faradischen Vollbäder ein sehr wichtiges therapeutisches Agens.

Die lokale Anwendung der Elektrizität wird aber bei isolierten Lähmungen, wie wir früher schon einmal erwähnten, durch die hydroelektrischen Bäder nicht überflüssig gemacht, denn nur bei Verwendung der Elektrisierung außerhalb des Bades läßt sich in gewünschter Weise auf bestimmte Nerven und Muskelgruppen einwirken. Immerhin bilden aber bei neuritischen Erkrankungen die elektrischen Bäder eine wichtige Ergänzung der sonstigen Elektrotherapie.

Lokale Wärmeapplikationen sind zur Bekämpfung der Schmerzen sowie zur Förderung der Regeneration bei neuritischen Erkrankungen und namentlich bei peripheren Lähmungen stets zweckmäßig. Es kommen alle üblichen lokalen Wärmeapplikationen hier in Frage (heiße Kompressen, Fangoumschläge, Heißluftbäder usw.). Der Bequemlichkeit ihrer Anwendung und ihrer Wirksamkeit wegen sei die Dampfdusche hier noch besonders hervorgehoben.

Daß die physikalische Behandlung bei neuritischen Erkrankungen meist eine lang andauernde sein muß, wenn Erfolge erzielt werden sollen, liegt in der Natur der Affektion; man muß sich in schwereren Fällen auf eine monatelang fortgesetzte Behandlung gefaßt machen. Doch lohnen oft die erreichten Resultate die aufgewandte Zeit und Mühe, namentlich gilt das auch von der Polyneuritis. Hier besteht die physikalische Therapie, um noch einmal kurz zu rekapitulieren, zu Anfang in Vollbädern mit Bewegungsübungen und in Lichtbädern, dann in elektrischen Bädern, in Massage der betroffenen Muskulatur und in Übungen. Die Übungen werden, wenn möglich, als mediko-mechanische Übungen unter Bevorzugung der Pendel- und Förderungsbewegungen ausgeführt. Sind ataktische Störungen vorhanden, so kommen bei der Polyneuritis auch speziell noch die kompensatorischen Übungen in Anwendung, auf die bei der Tabesbehandlung noch zurückzukommen sein wird.

Auf die einzelnen Formen und Lokalisationen der Neuritis noch näher einzugehen, dürfte sich nach dem Gesagten wohl erübrigen. Nur bezüglich der Neuritis optica sei noch erwähnt, daß hier als physikalische Allgemeinprozedur diaphoretische Maßnahmen, als lokale Anwendung die Galvanisation in Frage kommen. Neuerdings hat ein russischer Autor (Lezenius-Petersburg[1]) bei Neuritis optica (nicht-tabischen Ursprungs) verschiedentlich mit gutem Erfolge kalte Übergießungen des Nackens und Kopfes im Wannenbade angewandt. Bei uns hat sich diese Methode meines Wissens noch nicht eingebürgert, auch besitze ich selbst darüber noch keine eigene Erfahrung. Bei der tabischen Neuritis optica dürfte jedenfalls dieses immerhin recht eingreifende Verfahren nicht empfehlenswert sein.

---

[1] Klin. Monatsblätter f. Augenheilkunde 1907.

2. Erkrankungen des Zentralnervensystems.

a) Gehirnkrankheiten.

Unter den Hirnerkrankungen, in deren Therapie die physikalischen Methoden Anwendung finden, nimmt die Apoplexie bei weitem die wichtigste Stellung ein. Die physikalische Behandlung kommt dabei weniger im ersten frischen Stadium zur Anwendung, wo man sich lediglich auf Eisblasen oder kalte Kompressen auf den Kopf beschränken muß, als vielmehr zur Behandlung der Folgezustände der Hirnblutungen, vor allem der Hemiplegie. Da die physikalische Behandlung der Hemiplegie nach Gehirnembolie oder nach Thrombose der Hirnarterien im wesentlichen die gleiche ist, so können wir sie mit derjenigen der apoplektischen Hemiplegie zusammen besprechen.

Es ist wichtig, mit der Behandlung der Hemiplegie frühzeitig zu beginnen, um möglichst die Bildung von Kontrakturen zu verhindern. Schon nach wenigen Wochen nehme man zu diesem Zweck vorsichtige passive Bewegungen der Extremitäten vor, vor allen Dingen Streckbewegungen an dem Arme und der Hand. Ebenso kann vorsichtige Massage der gelähmten Extremitäten schon frühzeitig begonnen werden, um die Zirkulation daselbst anzuregen und der Atrophie der Muskulatur vorzubeugen. Hat der Patient sich dann soweit erholt, daß er aus dem Bette transportiert werden kann, so empfiehlt es sich, zur Verhütung von Spasmen und zur allgemeinen Kräftigung mehrmals wöchentlich lauwarme Vollbäder von 34 bis höchstens 36° Temperatur zu geben, in denen zunächst passive Bewegungen und später dann auch aktive Bewegungsübungen der gelähmten Extremitäten vorgenommen werden. Man bezweckt zugleich mit diesen Übungen, den Patienten wieder an die Innervation der gelähmten Muskeln zu gewöhnen, erhaltene Nervenbahnen wieder zu kräftigen und die kompensatorischen Bahnen auf die neue Bewegung einzuüben. Zu Anfang ist es notwendig, während man den Patienten anweist, die betreffende Bewegung auszuführen, ihre Ausführung passiv zu unterstützen. Zur Übung der Innervation bediene man sich dabei ferner der Mitbewegung, d. h. man weise den Kranken an, mit beiden Extremitäten die betreffende Übung zu vollführen; gelingt deren Ausführung auch zunächst nur auf der gesunden Seite, so wirkt die Übung doch auch bahnend auf die Innervation der kranken Seite, und man kann im weiteren Verlaufe oft sehen, daß dann auch auf der kranken Seite, zunächst mit leichter passiver Unterstützung, später spontan, sich die aktive Beweglichkeit allmählich wieder herstellt. Nochmals sei betont, daß wegen der Gefahr der Beugekontraktur vor allem die Streckmuskeln des Armes und des Beines sowie die ebenfalls leicht nachgebenden Auswärtsrotatoren der Hüfte bei diesen Übungen zu berücksichtigen sind. Eine Überanstrengung des Patienten ist dabei natürlich streng zu vermeiden; man darf die Übungen zunächst nur wenige Male hintereinander ausführen lassen und höre jedenfalls sofort damit auf, wenn sich etwa infolge der Anstrengung das Gesicht des Patienten zu röten beginnt.

Auch außerhalb des Bades werden solche Übungen vorgenommen, wobei man sie durch vorausgehende und gleichzeitige Elektrisierung unterstützen kann. Auch bei der Galvanisation und Faradisation der gelähmten Muskeln sind wieder die Strecker besonders zu berücksichtigen.

Recht brauchbar ist ein von P. Lazarus[1]) empfohlener Handgriff, der die Entspannung der Arm- und Handmuskeln bezweckt: Man faßt den gelähmten Arm mit beiden Händen an den Fingern an und führt bei möglichst gestrecktem und entspanntem und horizontal gehobenem Arm rasche Schüttelungen des ganzen Armes aus. Auch dieser Handgriff kann schon bei bettlägerigen Kranken angewandt werden.

Ist der Patient dann etwas beweglicher geworden, so werden auch jetzt noch die Bäder fleißig fortgesetzt. Statt der einfachen lauwarmen Bäder kann man zur Erhöhung der kräftigenden Wirkung und zur Bekämpfung etwaiger Muskelschmerzen auch Solbäder oder Fichtennadelbäder von der gleichen Temperatur verwenden. Auch Kohlensäurebäder von 34—33⁰ Temperatur können bei nicht zu starker Arteriosklerose von Nutzen sein (auf sorgfältige Kopfkühlung ist bei all diesen Bädern selbstverständlich besonders zu achten). Bestehen Parästhesien in den Extremitäten, so lassen sich dieselben durch schwache Wechselstrom- oder faradische Vierzellenbäder oft erfolgreich bekämpfen, die überhaupt auf die gelähmten Extremitäten kräftigend wirken. Von elektrischen Vollbädern sehe man aber bei Patienten, die zu Apoplexie neigen resp. eine solche gehabt haben, lieber ganz ab. Es scheint, daß man dadurch unter Umständen einen neuen Insult auslösen kann, und wenn das auch nur in Ausnahmefällen geschieht, so kennen wir doch nicht deren besondere Bedingungen und müssen daher die elektrischen Vollbäder als kontraindiziert bei Apoplexie resp. bei Neigung zu solcher ansehen.

Die mechanotherapeutische Behandlung sei bei Kranken, die das Bett verlassen haben, bei aller Vorsicht doch eine energische. Neben der weiter fortzusetzenden Massage und den passiven Bewegungen werden jetzt die aktiven Übungen besonders gepflegt. Die Gehübungen können zunächst mit Unterstützung am Gehstuhl oder Gehbarren ausgeführt werden, dann läßt man den Patienten an zwei Stöcken, an einem Stock und schließlich, wenn möglich, ganz frei gehen. Es ist bei den Gehübungen besonders darauf zu achten, daß der Patient den gelähmten Fuß nach auswärts rotiert und daß er ferner lernt, bei dem Vorwärtsschreiten auch mit dem kranken Bein anzutreten, und dieses nicht immer nur nachzuziehen. Wenn irgend möglich, lasse man in diesem Stadium auch mediko-mechanische Übungen vornehmen, zunächst Pendel- und Förderungsübungen der Beine (Zimmerfahrrad, Velotrab, Zandersches Tretrad), später geht man dann auch zu dosierten Widerstandsbewegungen über.

---

[1]) Zeitschr. f. phys. u. diät. Therap., Bd. V.

Während die Gehstörungen bei frühzeitigem Beginn und konsequenter Fortsetzung der Behandlung sich meist mehr oder minder gründlich beseitigen lassen, bereitet die Behandlung des gelähmten Armes viel mehr Schwierigkeiten. Man wende auch hier, wenn möglich, mediko-mechanische Übungen an, daneben sind aber auch freie aktive Bewegungen, vor allem wieder der Strecker, dann auch Spreizungen der Finger, fleißig zu üben. Hat der Patient Fortschritte gemacht, so gehe man zu Koordinationsbewegungen, Schreiben mit einem Stift, Erfassen eines Gegenstandes, Auf- und Zuknöpfen des Rockes und ähnlichen Übungen mehr, über.

Sehr zu empfehlen ist es, im Anschluß an die mediko-mechanischen Übungen die Vibrationsmassage anzuwenden. Die Erschütterungen werden von den Patienten, besonders bei gleichzeitigen Parästhesien, sehr angenehm empfunden, sie heben das Kräftegefühl in den paretischen Teilen und tragen entschieden zur Entspannung der Muskulatur mit bei.

In der Nachbehandlung der Hemiplegie kommen für die späteren Stadien auch Bäderkuren in Frage; die indifferenten Thermen, Kochsalzthermen und die einfachen und die kohlensauren Solquellen sind dafür am meisten geeignet. Hohe Badetemperaturen (über 36⁰) sind selbstverständlich bei diesen Affektionen kontraindiziert.

Will man mit dieser Behandlung bei der Hemiplegie gute Erfolge erzielen, so ist es allerdings von Wichtigkeit, damit frühzeitig zu beginnen. In Fällen, wo schon viele Monate oder Jahre alte Kontrakturen bestehen, läßt sich gewöhnlich nur wenig ausrichten. Auch allgemeine Dekrepidität des Patienten, starke psychische Benommenheit, höhergradige Arteriosklerose oder Herzleiden sind störende Momente für die Behandlung; man muß sich dann meist mit bescheideneren Resultaten (notdürftige Wiederherstellung der Gehfähigkeit) begnügen.

Bei Hemichorea und bei Hemiathetose infolge von Apoplexie sind zur Beruhigung indifferente prolongierte Vollbäder, ev. auch vorsichtige Einpackungen und galvanische Vierzellenbäder (Anode an der gelähmten Seite) zu empfehlen. Von mechanotherapeutischen Maßnahmen kommen vor allem die rhythmischen Bewegungen an Apparaten oder auch rhythmische Freiübungen (z. B. Stabübungen) in Frage, bei denen der kranke und der gesunde Arm gleichsinnig bewegt werden. Dadurch wird meistens eine gewisse Beruhigung erzielt, während zu frühzeitig vorgenommene Koordinationsübungen die motorische Unruhe noch verstärken können.

Die luetischen Hemiplegien erfordern naturgemäß eine spezifische Behandlung; man beginne aber auch hier frühzeitig mit Bewegungsbädern und Massage zur Vermeidung von Kontrakturen, und es kommen im übrigen alle für die sonstigen Hemiplegien indizierten physikalischen Maßnahmen zur Anwendung. In älteren Fällen braucht man mit hydroelektrischen Bädern nicht so vorsichtig zu sein, wie nach Hemiplegien infolge von Arteriosklerose, die Erfolge der Hydro-Elektrotherapie sind gerade hier oft recht gute.

Bei der zerebralen Kinderlähmung sind die besprochenen

Maßnahmen zur Verhütung der Kontrakturen und Atrophien und zur Wiederherstellung der Beweglichkeit frühzeitig anzuwenden. Bleiben Störungen zurück, so wird man hier öfter als nach den sonstigen Hemiplegien orthopädische Maßnahmen zum Ersatz der gestörten Funktionen anwenden müssen.

b) Rückenmarkskrankheiten.

Tabes dorsalis.

Die Tabes ist nicht nur ihrer Häufigkeit wegen die klinisch wichtigste Rückenmarkserkrankung, sondern sie ist diejenige Erkrankung des Rückenmarks und des Zentralnervensystems überhaupt, bei der die physikalische Behandlung die größte und auch die dankbarste Rolle spielt. Wir können hier zwar naturgemäß eine Rückbildung der pathologischen Veränderungen im Zentralorgan auch durch physikalische Maßnahmen nicht erreichen, wohl aber lassen sich dadurch die Folgeerscheinungen der Erkrankung in mannigfacher Weise bekämpfen; und ferner muß man annehmen, daß, speziell durch die hydrotherapeutischen und balneotherapeutischen Reize, auch der Erkrankungsherd selbst beeinflußt werden kann (jedenfalls auf dem Wege der Zirkulation), daß die erkrankten sensiblen Neurone dadurch in ihrer Ernährung und in ihrer Funktionsfähigkeit gestärkt werden können, so daß also die physikalische Behandlung hier sich keineswegs auf die Rolle eines reinen Symptomatikums beschränkt.

Bei der hydrotherapeutischen Behandlung, von der zunächst die Rede sein soll, gilt als Grundprinzip die Regel, daß exzessive Reize, sowohl intensive Kälte- wie intensive Wärmereize, wenigstens bei Allgemeinprozeduren als schädlich für das erkrankte Nervensystem zu meiden sind. Abweichungen von diesem Prinzipe sind nur in seltenen Ausnahmefällen zulässig. Die Hauptrolle spielen somit bei der Hydrotherapie der Tabes milde kühle Reize, deren Wirkung wir uns als bahnend auf die noch erhaltenen sensiblen Leitungen, sowie ferner als anregend auf die allgemeine Zirkulation und Ernährung und damit auch auf die Ernährung der nervösen Elemente vorstellen müssen.

Unter den hierher gehörigen Prozeduren sind zunächst die Halbbäder zu nennen, die in einer Temperatur von 34—30°, später auch bei resistenten Individuen bis 28° herunter, und in höchstens 5 Minuten Dauer angewandt werden. Es ist hierbei, namentlich im Anfange, darauf zu achten, daß die Frottierungen und Übergießungen nicht zu kräftig ausgeführt werden, da auch ein zu intensiver mechanischer Reiz schaden kann; für prompte Reaktion, gute nachfolgende Wiedererwärmung, längeres Ausruhen nach dem Bade ist natürlich besonders Sorge zu tragen. Die Halbbäder werden in dieser Weise 4—6 mal wöchentlich durch mehrere Wochen hindurch appliziert; die durch eine derartige einfache Kur erreichten Erfolge sind in nicht zu vorgeschrittenen Fällen oft sehr gute. Man kann damit nicht nur eine

Kräftigung des Allgemeinbefindens, des Appetits und des Schlafes erreichen, sondern vielfach werden auch die speziellen Beschwerden, die Schmerzen, Parästhesien usw. dadurch gelindert, und gleichzeitig damit kann auch eine wesentliche Besserung der Gehstörungen, eine Linderung und selbst Beseitigung der Blasen- und Mastdarmstörungen auf längere Zeit hinaus erzielt werden. Wir haben bei einer großen Zahl von nur ambulant behandelten Kranken (in ca. 70 % der Fälle), wo sonstige therapeutische Maßnahmen so gut wie gar nicht zur Anwendung kamen, allein nach einer Kur mit Halbbädern derartige günstige Erfolge eintreten sehen, und zwar nicht nur momentan, sondern die Besserungen hielten oft Monate und selbst Jahre lang an.[1])

Immerhin gibt es Kranke, die die Halbbäder nicht vertragen. Es sind das einmal solche Individuen, bei denen von vornherein der Ernährungszustand ein schlechter und die Reaktionsfähigkeit der Haut eine mangelhafte ist, dann auch Patienten in vorgeschrittenerem Stadium der Erkrankung, namentlich solche mit starken sensiblen Reizerscheinungen. In all diesen Fällen sind statt der Halbbäder die Kohlensäurebäder anzuwenden, die im allgemeinen dieselben Indikationen, wie die Halbbäder, erfüllen und die, man kann wohl sagen, für alle Stadien der Krankheit geeignet sind. Durch den eigentümlichen Hautreiz (Summation kleiner Reize) wirken die Kohlensäurebäder namentlich auf die sensiblen Störungen günstig ein, und sie regen die allgemeine Zirkulation an, ohne durch stärkere thermische oder mechanische Reizwirkungen das Nervensystem zu schädigen. Wir möchten daher die Kohlensäurebäder, zumal sie fast überall in der Praxis auch ohne Hilfsperson anwendbar sind, als die wichtigste physikalisch-therapeutische Maßnahme bei der Tabes überhaupt bezeichnen. Sie werden in einer Temperatur von 34—33°, jedenfalls nicht kühler als 32° angewandt, denn es soll auch hier ja jede stärkere Erregung vermieden werden. Die Dauer der Kohlensäurebäder beträgt in der Regel 15 Minuten (zu Beginn ev. nur 10 Minuten), ihre Zahl pro Woche 3—4, die ganze Kur sei nicht zu kurz bemessen und erstrecke sich auf 20 bis 30 Bäder.

Neben den Kohlensäurebädern sind ferner Sol- und Fichtennadelbäder bei Tabeskranken oft mit Nutzen anwendbar (in einer Temperatur von 34—36° und 20—30 Minuten Dauer), und zwar ebenso zu Anfang wie auch in schon vorgeschrittenen Fällen. Sie eignen sich insbesondere zur Bekämpfung der Schmerzen, zur Lösung des Spannungsgefühls und, in den schweren Fällen, wo neben der Ataxie auch schon Paresen vorhanden sind, zur Ausführung leichter aktiver und passiver Bewegungsübungen im Bade. Auch können diese Bäder gerade in solch schwereren Fällen, wo ja meistens ein schlechter Ernährungszustand besteht, dazu dienen, den Körper zunächst einmal zu kräftigen und für die Übungsbehandlung zugänglich zu machen. Im

---

[1]) Berliner klin. Wochenschr. 1906, Nr. 44.

allgemeinen sind ihnen jedoch die Kohlensäurebäder (resp. bei gut reagierenden Patienten die Halbbäder) an Wirksamkeit entschieden überlegen. Man gibt die Sol- resp. Fichtennadelbäder entweder für sich allein 3—4 mal wöchentlich oder abwechselnd mit den Kohlensäurebädern; jedenfalls darf die Gesamtzahl der beim Tabiker verabfolgten Vollbäder 4 pro Woche nicht überschreiten.

Die sonstigen hydrotherapeutischen Prozeduren kommen gegenüber den eben genannten bei der Tabes weniger in Frage. Von einigen Seiten sind Einpackungen für Fälle leichten Grades empfohlen worden; ich finde jedoch, daß dieselben bei Tabes überhaupt meist nicht gut vertragen werden. Von Duschen ist ganz Abstand zu nehmen, dasselbe gilt von allen energischen Schwitzprozeduren (Lichtbäder, Heißluftbäder, Dampfkastenbäder, Sandbäder, Sonnenbäder), die direkt eine Verschlimmerung des Leidens herbeiführen können. Man darf dem Wunsche der Kranken, die gerade nach diesen Anwendungen ihrer Schmerzen wegen oft verlangen, keinesfalls nachgeben.

Dagegen leisten die hydroelektrischen Bäder bei der Tabes, namentlich bei tabischen Schmerzen, oft sehr Gutes; man wird in solchen Fällen hauptsächlich den faradischen Strom anwenden. Gegen die so häufigen Parästhesien in den Unterarmen (Ulnarisgebiet) und in den Füßen haben sich uns auch die elektrischen (faradischen) Vierzellenbäder sehr gut bewährt.

Auf die sonstige Elektrotherapie bei der Tabes können wir nicht näher eingehen, so wichtig auch ihre Rolle gerade hier ist. Es sei nur darauf hingewiesen, daß sich uns namentlich die Hochfrequenzströme gegen die lanzinierenden Schmerzen, weniger sicher auch gegen tabische Krisen, dann weiterhin gegen Inkontinenz der Blase und des Mastdarms sehr gut bewährt haben, und daß in vielen Fällen jene Wirkung eine lange anhaltende war. Über ähnliche günstige Erfolge der Hochfrequenzströme bei Tabes hat besonders auch Nagelschmidt berichtet.

Was nun die lokalen thermischen Anwendungen bei der Tabes betrifft, so braucht man hier mit heißen resp. kalten Applikationen nicht so vorsichtig zu sein, wie bei den Allgemeinprozeduren. Gegen die lanzinierenden Schmerzen in den Beinen lassen sich heiße, öfters gewechselte Umschläge erfolgreich verwenden; auch von der Applikation der Dampfdusche haben wir bei tabischen Rückenschmerzen oft guten Erfolg und niemals Schaden gesehen. Daß bei gastrischen Krisen heiße Umschläge auf den Leib oder auch der heiße Magenschlauch (verbunden mit einer Stammpackung) günstiges leisten, ist durch vielfache Erfahrung erprobt. Aber auch lokale Kälteapplikationen können unter Umständen bei der Tabes in Frage kommen. So sind von verschiedenen Autoren kurze kalte Abklatschungen der Beine im Anschluß an das Halbbad empfohlen worden; man will damit die zentripetalen sensiblen Nerven reizen und in ihrer Funktionsfähigkeit stärken. Von kräftigen, reaktionsfähigen Patienten wird diese Prozedur auch meist gut vertragen, und sie kann hier von ersichtlichem Nutzen sein. Doch gibt es andererseits nicht wenige Tabiker, für die dieser Reiz auch bereits im Anfangsstadium der Erkrankung ein zu starker ist;

in solchen Fällen, und überhaupt bei schlecht reagierenden Individuen, sehe man dann von den kalten Abklatschungen ganz ab. Dasselbe gilt auch für die Kniegüsse, die Baumgarten[1]), der Nachfolger Kneipps in Wörishofen, ganz besonders zur Bekämpfung der Ataxie empfohlen hat, und deren Indikation und Begründung im wesentlichen dieselbe ist, wie die der kurzen kalten Abklatschungen der Beine.

Schließlich sei erwähnt, daß gegen die Störungen der Funktion der Blase und des Mastdarms bei noch nicht vorgeschrittenen Fällen auch aufsteigende Sitzduschen oft mit Nutzen verwandt werden können. Man gibt sie unter mäßigem Druck, beginnend mit warmer Temperatur (40—35°), und schließt kurz mit brunnenkalter Temperatur ab; die ganze Sitzung dauere 3 bis höchstens 5 Minuten.

Auch die Luftbäder sind zur Behandlung von Tabeskranken empfohlen worden; sie eignen sich naturgemäß nur für Patienten mit beginnender Tabes, strenge Dosierung und Überwachung ist hier natürlich besonders indiziert. Für vorgeschrittene Fälle sind dagegen die besonders von Determann[2]) empfohlenen Freiluftliegekuren geeignet, die am besten in einem Sanatorium und unter günstigen klimatischen Bedingungen (windstilles Mittelgebirgsklima) ausgeführt werden; nur vernachlässige man darüber nicht die Ausführung von Bewegungs- übungen, da anhaltende Bettruhe die Gehstörungen zu verschlimmern pflegt.

Was die Mechanotherapie betrifft, so sei zunächst auf die Bedeutung der Massage auch bei dieser Krankheit hingewiesen. Die Massage wirkt einmal günstig auf die Muskulatur, indem sie ihre Atrophie und die Hypotonie bekämpft, weiterhin trägt sie zur An- regung des Stoffwechsels und der allgemeinen Zirkulationsverhältnisse mit bei. Vor allen Dingen übt sie auch auf die sensiblen Bahnen einen günstigen Einfluß aus, indem namentlich die Streichungen von entschieden beruhigender und schmerzstillender Wirkung sind. Bei stärkeren Schmerzreizungen und Parästhesien sind auch die Klopfungen und noch besser die Vibrationsmassage sehr zu empfehlen. Die Massage kann in allen Stadien der Krankheit angewandt werden.

Die Übungstherapie kommt bei der Tabes vor allem als kom- pensatorische Übungstherapie in Anwendung, denn die Motili- tätsstörungen beruhen hier ja nicht auf Erkrankungen im motorischen System, sondern sie sind durch die Ataxie bedingt, d. h. durch den teilweisen oder völligen Verlust des Lagegefühls der Extremitäten, der durch Störungen der Muskelsensibilität, der Gelenksensibilität und auch der Hautsensibilität hervorgerufen ist. Die Übungsbehandlung hat nun erstens den Zweck, den Patienten daran zu gewöhnen, statt durch die verloren gegangenen sensiblen Bahnen auf anderem Wege die Bewegungen seiner Extremitäten zu kontrollieren. Es geschieht das vor allem durch den Gesichtssinn und, bei den Gehübungen, auch durch den Gleichgewichtssinn (Labyrinth). Weiterhin werden aber bei der Tabes, da selten alle peripheren sensiblen Bahnen zerstört sind, die noch vorhandenen durch systematische Übungen in ihrer

---

[1]) Die Kneippsche Hydrotherapie. Wörishofen 1909.
[2]) Physikal. Therapie der Erkrankungen des Zentralnervensystems. Stuttgart, F. Enke, 1906.

Funktion gekräftigt, sozusagen dafür „gebahnt", das Zentrum über die Lage und Haltung der Extremitäten zu unterrichten. Daß eine solche Stärkung der Funktion der sensiblen Bahnen durch die Übungstherapie nicht nur theoretisch anzunehmen ist, sondern auch tatsächlich erfolgen kann, geht aus den schönen Untersuchungen von de Vries-Reilingh[1]) hervor, der nachweisen konnte, daß bei der Tabes durch Übungstherapie das Leitungsvermögen der sensiblen Nerven deutlich erhöht wird.

Über den praktischen Wert der Übungstherapie ist nun trotz ihrer scharfsinnigen theoretischen Begründung viel gestritten worden. Zweifellos hat man in der ersten Begeisterung nach ihrer Einführung durch Frenkel, Goldscheider und von Leyden die Indikationen zu weit gezogen und die Hoffnung auf die Leistungsfähigkeit dieser neuen Methode manchmal überspannt. Aber bei richtiger Indikationsstellung und sachgemäßer konsequenter Ausführung erreicht man mit der Übungstherapie in einer großen Anzahl von Fällen doch Erfolge, wie sie auf anderem Wege nicht zu erzielen sind, und daß z. B. durch Übungstherapie ein Patient, der vorher ganz unfähig war, zu gehen, wieder zu einer leidlichen Bewegungsfähigkeit gebracht wird, gehört keineswegs zu den Ausnahmen.

Die Indikationsstellung der Übungsbehandlung ist allerdings nicht ganz leicht. Zunächst sind Übungen nur dann angezeigt, wenn wirklich ataktische Störungen bestehen; denn ob ihr prophylaktischer Wert bei Tabikern ohne ataktische Störung die aufgewandte Mühe lohnt, ist doch noch zweifelhaft. Ferner muß bedacht werden, daß mäßige ataktische Störungen oft schon allein durch eine Bäderbehandlung parallel mit den sonstigen Symptomen gebessert resp. ganz zum Verschwinden gebracht werden können. Doch kann man hier das Resultat durch Übungsbehandlung oft wesentlich unterstützen. Sind die ataktischen Störungen jedoch in ausgesprochenem und vorwiegendem Maße vorhanden, so ist es zweckmäßig, sie besonders durch Übungstherapie (ev. in Kombination mit der Bäderbehandlung) zu bekämpfen. Die Resultate der Übungstherapie allein sind um so besser, je mehr die rein ataktischen Störungen im Vordergrunde des Krankheitsbildes stehen; deshalb kann man z. B. bei der Friedreichschen Ataxie ausschließlich durch Übungen recht gute Resultate erreichen.

Kontraindiziert ist die Übungsbehandlung bei gastrischen Krisen, bei starken sonstigen Schmerzanfällen, bei Störungen des Allgemeinbefindens irgendwelcher Art, z. B. schwächenden Durchfällen, bei allgemeiner Körperschwäche, bei Amaurose. Da viele Tabiker in schlechtem Ernährungszustande in Behandlung kommen und überhaupt im Anfange der Schonung besonders bedürfen, so empfiehlt es sich, in solchen Fällen zunächst einmal mehrere Wochen hindurch nur hydro- und balneotherapeutische Prozeduren vorzu-

---

[1]) Therap. d. Gegenw. 1908, Nr. 8.

nehmen, um den allgemeinen Kräftezustand zu heben und die Reizerscheinungen zu mildern; während dieser Zeit läßt man nur leichte
Übungen im Liegen, ev. auch im Sitzen vornehmen und beginne
erst, wenn der Kräftezustand sich schon gehoben hat, mit weiteren
systematischen Übungen.

Es ist früher behauptet worden, man dürfe bei der Tabes die Übungsbehandlung nicht gleichzeitig mit der Bäderbehandlung anwenden. Daran
ist insofern etwas Wahres, als es die meisten Tabiker zu sehr anstrengen würde,
wenn man sie unmittelbar nach dem Bade üben ließe. Wir verfahren gewöhnlich
in der Weise, daß wir zunächst den Patienten nur an den badefreien Tagen,
resp. ein über den anderen Tag üben lassen, namentlich wenn es sich um schwächliche und leicht ermüdbare Individuen handelt; später jedoch, und bei kräftigen
Patienten auch schon von vornherein, kann man ohne Schaden die Übungen auch
an den Badetagen vornehmen lassen, wenn man die Vorsicht gebraucht, zwischen
Bad und Übungen eine mindestens einstündige Ruhepause verstreichen zu lassen.

Bezüglich der Einzelheiten der Übungstherapie muß auf die
speziellen Leitfäden von Frenkel und Goldscheider hingewiesen
werden; hier seien nur einige besonders beachtenswerte Grundprinzipien
gestreift: Man beginnt in der Regel die Übungstherapie mit einfachen
Übungen im Liegen, weil in dieser Körperhaltung der Patient seine
Aufmerksamkeit am ungestörtesten der Exaktheit der Beinbewegungen
widmen kann. Diese Übungen werden vorwiegend ohne Apparate ausgeführt, doch kann man dabei den von Goldscheider für Übungen
bettlägeriger Kranker angegebenen Kletterstuhl mit Vorteil mit verwenden. Den Übungen im Liegen läßt man dann bald, sowie der Patient imstande ist, auf einem Stuhle zu sitzen, solche im Sitzen folgen.
Diese Übungen im Sitzen sollten auch in den leichten Fällen stets den
Beginn der Übungsbehandlung bilden, denn man lehrt hier, ebenso wie
bei den Übungen im Liegen, den Patienten, zunächst die Bewegungen
der Füße und Beine exakt auszuführen, ohne daß er dabei durch Angst
vor dem Umfallen oder Sorge für Erhaltung des Gleichgewichts gestört
wird. Die Übungen werden mit Hilfe einfacher auf den Boden ge-
zeichneter Striche und Punkte, die der Patient mit dem Fuße zu treffen
hat, resp. denen er mit dem Fuße nachfahren muß, ausgeführt. Auch
der Leyden-Jacobsche Kegelapparat (Amphitheater) eignet sich
gut für die Übungen im Sitzen. Es ist dabei noch besonders darauf zu
achten, daß auch das Zurücksetzen der Füße stets exakt erfolgt, und
daß Mitbewegungen des anderen, nicht übenden Beines dabei vermieden werden.

Möglichst früh läßt man dann den Patienten zunächst das Aufstehen vom Stuhl und das Niedersetzen üben, dann das Freistehen
und das Gehen. Denn so wichtig auch die anfänglichen Übungen im
Liegen und Sitzen zur Bekämpfung der Ataxie der Beine sind, so ist es
doch zur Erzielung des aufrechten Ganges notwendig, daß der Patient
noch besonders lernt, die fehlerhafte Stellung der Beine beim Gehen zu
korrigieren und außerdem beim Gehen die Verteilung und Verschiebung
des Schwergewichts des Körpers in richtiger Weise vorzunehmen.
Es ist klar, daß das letztere nicht möglich ist, wenn man die Gehübungen
nur mit Unterstützung, sei es am Stock, sei es am Gehstuhl oder Geh-

barren, ausführen läßt. Doch geht m. E. Frenkel zu weit, wenn er aus diesem Grunde alle Unterstützungsapparate für Gehübungen prinzipiell verwirft. Die Hauptsache bleibt ja allerdings, den Patienten zu lehren, frei zu gehen; immerhin ist doch z. B. der Gehbarren ein sehr willkommenes Unterstützungsmittel der sonstigen Übungen, um daran dem Patienten in einem Stadium, in dem er noch nicht oder nur unsicher frei gehen kann, Einzelheiten im Gehen, Korrektion fehlerhafter Stellungen u. dgl. beizubringen. Auch ist es in psychischer Hinsicht von nicht zu unterschätzendem Einfluß, dem Kranken durch solche Übungen zu demonstrieren, daß er doch wieder imstande ist, sich fortzubewegen; man erhöht damit sein Sicherheitsgefühl auch für das freie Gehen. Und schließlich bringt man durch die Anwendung dieser und anderer Apparate etwas Abwechslung in die sonst etwas eintönigen Übungen hinein. Also richtige Kombination von freien Geh- und Stehübungen mit Übungen mit Unterstützung dürfte wohl das zweckmäßigste Verfahren sein.

Die Dauer jeder einzelnen Übung sei immer nur kurz bemessen. Da dem Tabiker oft das Müdigkeitsgefühl fehlt, so ist es zweckmäßig, auch durch Kontrolle des Pulses sich zu überzeugen, daß eine Überanstrengung noch nicht eingetreten ist. Auf jede Übung folgt eine Ruhepause von mehreren Minuten. Über die Dauer einer ganzen Sitzung lassen sich allgemeine Vorschriften nicht geben, länger wie eine Stunde täglich (die Pausen eingerechnet) sollte der Patient jedenfalls mit Geh- und Stehübungen nicht beschäftigt werden. Außerdem kann man ja morgens im Bette noch Übungen im Liegen ausführen lassen.

Daß besondere ärztliche Aufsicht während der Übungen notwendig ist, braucht wohl nicht erst betont zu werden. Nicht nur damit die Übungen wirklich zweckmäßig ausgeführt werden, ist die ständige Anwesenheit des Arztes dabei erforderlich, sondern auch, um bei allen Indispositionen des Patienten (Schmerzen, Verdauungsstörungen, Schwächegefühl usw.) sofort eine Einschränkung resp. ein Aussetzen der Übungen veranlassen zu können. Denn es hat gar keinen Zweck, Patienten, die sich nicht einigermaßen wohl fühlen, noch mit Übungen zu quälen.

Bei Übungen der oberen Extremität, die bei Ataxie in den Händen fast immer eine deutliche Besserung der Störungen herbeiführen, braucht man mit derartigen Kontraindikationen nicht so ängstlich zu sein, da dabei der Patient im allgemeinen nur wenig angestrengt wird. Die Übungen selbst bestehen in Treffübungen eines Fingers an einem mit senkrechten Stiften versehenen Brett, Nachfahren von bestimmten Linien oder Figuren mittels des Fingers oder eines Stiftes (dazu läßt sich ein Schachbrett sehr gut verwenden), Auffangen von an Schnüren befestigten pendelnden Kugeln u. dgl. mehr.

Mediko-mechanische Übungen sind bei der Tabes nur von sekundärer Bedeutung; doch kann man im Anfangsstadium manchmal Pendel-, Förderungs- und leichte Widerstandsbewegungen der Arme und Beine zur allgemeinen Kräftigung und auch zur Bekämpfung von Parästhesien mit Vorteil verwenden. Vor schweren ermüdenden Widerstandsbewegungen ist jedenfalls zu warnen.

Die Suspensionsbehandlung der Tabes, die eine Zeitlang von den Fran
zosen viel angewandt und empfohlen worden ist, hat sich bei uns wenig eingebürgert;
ihr Nutzen dürfte wohl überschätzt worden sein.

Es stehen uns somit eine ganze Reihe physikalisch-therapeutischer
Mittel bei der Tabes zur Verfügung, und bei ihrer richtigen Auswahl und
Anwendung läßt sich damit oft erheblicher Nutzen bringen. Immerhin
gibt es aber leider auch Fälle, in denen jede Therapie versagt. Das
sind einmal die ganz vorgeschrittenen Stadien, wo schon schwere wirkliche Lähmungserscheinungen bestehen; ferner besonders maligne,
sehr rasch verlaufende Formen, die man nach Determann als galop-
pierende Tabes bezeichnen kann; da hier meist frühzeitig eine hochgradige allgemeine Schwäche eintritt, so wird schon dadurch jedes
therapeutische Vorgehen erschwert oder ganz unmöglich gemacht.
Weiter sind nicht selten bei Frauen die therapeutischen Resultate
ceteris paribus schlechter als bei Männern, weil hier verhältnismäßig oft
die sensiblen Reizerscheinungen das Krankheitsbild beherrschen,
und ferner häufig schwere Ernährungsstörungen eine unwill-
kommene Begleiterscheinung bilden. Die Schwere der Ataxie allein
sollte aber niemals davon zurückhalten, in vorsichtiger und doch ziel-
bewußter Weise eine Kur zu versuchen, denn in nicht zu alten Fällen
kann man auch bei schwerer Ataxie noch erhebliche Besserung erzielen.

Multiple Sklerose.

Bei der multiplen Sklerose kann die Hydrotherapie und Balneotherapie, wenn der Kranke in nicht zu vorgeschrittenem Stadium zur
Behandlung kommt, nicht selten einen länger andauernden Stillstand
der Krankheit und selbst eine erhebliche Besserung der Symptome zur
Folge haben. Allerdings ist ja bei Beurteilung solcher Erfolge zu berücksichtigen, daß gerade bei dieser Krankheit oft auch spontane Stillstände
und Besserungen eintreten können; aber die Besserungen nach Bäderbehandlung können doch so auffallend sein, daß sie logischerweise auf
diese bezogen werden müssen.

Von hydrotherapeutischen Prozeduren kommen hier vor allen
Dingen wieder die Halbbäder in Betracht, die man im allgemeinen
in derselben Weise wie bei der Tabes anwendet; doch können bei
resistenten Individuen und fehlenden sensiblen Reizerscheinungen auch
etwas niedrigere Wassertemperaturen, als bei der Tabes üblich (also
Anfangstemperatur von 32—30⁰ und darunter) angewandt werden. In
Ausnahmefällen, wo schon Besserung eingetreten ist und der Patient
auf hydrotherapeutische Anwendungen gut reagiert, können auch energischere Kälteprozeduren, wie Einpackungen und Fächerduschen,
sich zur Kräftigung und zur Beseitigung der Beschwerden nützlich erweisen. Eine gewisse Vorsicht und Vermeidung extrem kalter Temperaturen ist aber auch bei dieser Krankheit, wie überhaupt bei allen
Rückenmarkskrankheiten, durchaus geboten.

Die Kohlensäurebäder sind ebenfalls bei multipler Sklerose fast
immer mit Nutzen anwendbar; ihre Anwendungsform ist dieselbe wie

bei der Tabes. Im übrigen ist bei der Wahl der Bäder für Kranke, die an multipler Sklerose leiden, darauf Rücksicht zu nehmen, welche Form des so wechselvollen Krankheitsbildes im konkreten Falle vorliegt. Stehen spastische Erscheinungen im Vordergrund, so leisten gewöhnliche lauwarme Vollbäder, die zugleich als kinetotherapeutische Bäder benutzt werden, gute Dienste. Auch Sol- oder Fichtennadelbäder von 34—35⁰ Temperatur und 20—30 Minuten Dauer sind in solchen Fällen zu empfehlen, man lasse aber auch hier im Bade passive und leichte aktive Bewegungsübungen ausführen. Bestehen starke sensible Erscheinungen, so können zwar ebenfalls die lauwarmen Bäder mit oder ohne Zusatz von Nutzen sein, eingreifender wirken aber meist dann einerseits die Kohlensäurebäder, andrerseits elektrische Vollbäder, bei denen der faradische oder der Wechselstrom bevorzugt wird. Bei der spastischen Form wird man wiederum bei Verwendung elektrischer Bäder den galvanischen Strom (Anode am Fußende) vorzugsweise wählen.

Was die Mechanotherapie betrifft, so ist die kompensatorische Übungstherapie bei multipler Sklerose nur dann indiziert, wenn wirklich ataktische Störungen im Vordergrunde des Krankheitsbildes stehen. Sind aber, wie wohl in der Mehrzahl der Fälle, Erhöhung der Patellarreflexe, Spasmen in den Beinen und ev. auch Tremor bei Gehversuchen vorhanden, so sehe man von der kompensatorischen Übungstherapie ganz ab, da sie die spastischen Erscheinungen nur vergrößern würde. Hier sind vielmehr nach anfänglicher ausschließlicher Bäderbehandlung passive Bewegungen, am besten an mediko-mechanischen Apparaten ausgeführt, sowie mediko-mechanische Pendel- und Förderungsübungen am Platze, die weder besondere Kraftanstrengung noch besondere Aufmerksamkeit verlangen. In leichteren Fällen kann man daran auch leichte rythmische Widerstandsbewegungen anschließen. Die Vibrationsmassage resp. die Anwendung der Erschütterungsapparate erweist sich bei der multiplen Sklerose, ebenso wie überhaupt bei spastischen Erkrankungen, meist sehr nützlich. Die manuelle Massage kann, unter besonderer Bevorzugung der Streichungen, auch hier bei allen Formen der Erkrankung appliziert werden.

Sonstige Rückenmarkerkrankungen.

Die Myelitis erfordert im Beginn der Erkrankung, solange die Erscheinungen noch in der Entwicklung begriffen sind, meist völlige Ruhe. Doch kann man, sofern infektiöse Ursachen anzunehmen sind, zu Anfang versuchen, durch im Bett ausgeführte Schwitzprozeduren (Bett-Heißluftbäder, Bett-Lichtbäder) die Ausscheidung des Giftes zu befördern. Sorgfältige Überwachung dieser Prozeduren ist aber sehr notwendig, damit sie nicht zu schwächend wirken. Sollte der Patient nach mehrmaligen Schwitzbädern eine deutliche Verschlechterung seines Allgemeinbefindens zeigen, so stehe man lieber von der Fortsetzung dieser Kur ab.

Im übrigen dehne man die absolute Ruhe nicht zu lange aus, sondern beginne möglichst schon nach 2—3 Wochen mit Bädern. Es kommen in Betracht einfache Vollbäder von 34—36⁰ und $\frac{1}{4}$—$\frac{1}{2}$ stündiger Dauer, in denen zunächst vorsichtige passive Bewegungen, später dann auch leichte aktive Übungen ausgeführt werden. Oft erhöht ein Zusatz von Fichtennadelextrakt oder Sole die kräftigende Wirkung solcher Bäder; ihre Zahl betrage 3—4 pro Woche. Zwischendurch lasse man auch im Bette leichte Bewegungsübungen der Beine ausführen, sofern der Patient nicht zu schwach ist. Hat man Gelegenheit, den Patienten in einer Anstalt zu behandeln, so gehe man nach den anfänglichen Voll- resp. Sol- oder Fichtennadelbädern später auch zu elektrischen Vollbädern über, oder man wechsele zwischen diesen und den sonstigen Vollbädern ab. Man erreicht damit einmal eine Bekämpfung der sensiblen Reizerscheinungen, dann wird auch die Muskulatur durch die elektrischen Bäder gekräftigt, und auch auf die Störungen der Blase resp. des Mastdarms wirken dieselben oft günstig ein, sofern überhaupt die Natur des Leidens einen Rückgang der Symptome noch ermöglicht.

Was die Mechanotherapie bei der Myelitis betrifft, so kann die Massage von Anfang an in vorsichtiger Form angewandt werden, um Atrophie der Muskulatur zu verhüten und auch die sensiblen Reizerscheinungen zu bekämpfen. Die Vibrationsmassage wird ebenfalls bei sensibler Reizung meist angenehm empfunden, kann aber auch sonst, besonders bei spastischen Symptomen, als Unterstützung der manuellen Massage mit herangezogen werden. Sowie der Patient imstande ist, im Bade und im Bette die Beine auch nur einigermaßen zu bewegen, so lasse man, falls die Möglichkeit dazu vorhanden ist, leichte mediko-mechanische Bewegungen, namentlich Pendel- und Förderungsbewegungen der Beine ausführen. Auch hier kann (allerdings ist dazu schon eine gewisse Beweglichkeit des Patienten erforderlich), das Zimmerfahrrad gute Dienste leisten. Von den passiven resp. Pendelübungen gehe man später dann zu leichten aktiven Übungen und vor allen Dingen zu Gehübungen über. Für dieselben ist der Gebrauch des Gehstuhls zu empfehlen, weiterhin läßt man dann den Patienten am Stocke gehen, zuerst an zwei Stöcken, dann an einem, bis schließlich die Unterstützung ganz weggelassen wird. (Auch der Gebrauch des Gehbarrens, der Goldscheider-Jacobschen Treppe erweist sich in solchen Fällen recht nützlich.) Eigentliche kompensatorische Übungen sind aber bei der Myelitis, falls nicht gerade Ataxie besteht, überflüssig und können durch die dabei erforderliche starke Innervationsanstrengung sogar schädlich wirken.

Es gelingt auf diese Weise in Fällen von Myelitis, die überhaupt der Rückbildung noch zugänglich sind, den Heilungsprozeß erheblich zu beschleunigen. Eine sich über Monate erstreckende Behandlung ist dazu naturgemäß notwendig, auch ist besondere Sorgfalt erforderlich, um den richtigen Mittelweg zwischen Schonung und Übung zu treffen.

Bei syphilitischen Erkrankungen des Rückenmarks kommen

neben der spezifischen Therapie je nach der Erscheinungsform der Erkrankung die bei der multiplen Sklerose oder die bei der Myelitis indizierten physikalischen Maßnahmen in Frage. Unter den Bädern haben sich uns hier besonders die elektrischen Bäder nützlich erwiesen, sowohl in Form der elektrischen Vollbäder wie der Vierzellenbäder.

Auch bei der spastischen Spinalparalyse wird nach den jetzt schon mehrfach geschilderten Prinzipien vorgegangen. Es kommen hier vor allen Dingen die Vollbäder (mit oder ohne Zusatz), in denen Bewegungsübungen gemacht werden, die Kohlensäurebäder, in zweiter Linie auch elektrische Bäder (galvanischer Strom, Anode an den Füßen) in Anwendung. Bei Patienten, die imstande sind, zu gehen, haben wir von Gehübungen im Bassin, das mit lauwarmem Wasser gefüllt ist, des öfteren sehr gute Resultate gesehen. Die Wirkung dieser Bäder ist derjenigen der kinetotherapeutischen Wannenbäder gleich; auch hier erleichtert der Auftrieb des Wassers die Bewegung der Beine, und bewirkt die Temperatur des lauwarmen Wassers eine Entspannung der Muskulatur. Permanente Beaufsichtigung des im Bassin befindlichen Patienten ist dabei selbstverständlich notwendig. Steht kein Bassin zur Verfügung, so kann man den Kranken auch in einer großen, genügend tiefen Wanne (wie sie z. B. zu Bewegungsbädern benutzt wird) aufrecht umhergehen lassen.

Von mechanotherapeutischen Prozeduren kommen bei der spastischen Spinalparalyse außer den kinetotherapeutischen Bädern auch Streichmassage, und weiter passive Bewegungen und mediko-mechanische Pendel- und Förderungsübungen in Betracht. Die Gehübungen, die man aber nicht zu lange ausdehne, werden auch hier wieder im Anfange mit Unterstützung resp. am Gehbarren, Gehstuhl oder der Treppe ausgeführt; von kompensatorischen oder koordinatorischen Übungen sehe man bei der spastischen Spinalparalyse ganz ab.

Bei der Poliomyelitis acuta werden von physikalischen Prozeduren im akuten Stadium neben lokaler Kühlung der Wirbelsäule Schwitzprozeduren (Bett-Lichtbäder oder Bett-Heißluftbäder) zur Entfernung der infektiösen Noxe empfohlen. Überanstrengung der kleinen Patienten durch diese Prozedur muß aber vermieden werden. Sind die akuten Erscheinungen abgelaufen, so ist erstens einmal eine Allgemeinbehandlung indiziert, um den Patienten zunächst zu kräftigen und dadurch die Rückbildung des Prozesses zu unterstützen; es geschieht das am besten durch Sol- oder Fichtennadelbäder von 34⁰—35⁰ Temperatur und ¼ stündiger Dauer. Ferner sind aber die gelähmten Teile besonders energisch zu behandeln, um die bleibenden Störungen auf ein möglichst geringes Maß zu reduzieren. Vor allen Dingen beginne man frühzeitig mit Massage der Muskulatur im gelähmten Gebiete zur Bekämpfung der Atrophie; auch Faradisation der Muskeln ist zu demselben Zwecke angezeigt. Daneben können auch elektrische (faradische) Vollbäder zur Kräftigung des Allgemeinzustandes und zugleich der paretischen Muskulatur angewandt werden. Die Gymnastik besteht zunächst in passiven Bewegungen im Bade, dann in aktiven Bewegungsübungen in- und außerhalb des Bades, bei erwachsenen Patienten oder größeren Kindern kommen dann auch mediko-mechanische Übungen in der bei der Myelitis beschriebenen Form in Betracht. Die Gehübungen werden ebenfalls in der dort geschilderten Weise angewandt.

Oft genug bleiben aber bei der Poliomyelitis dauernde Störungen in der Beweglichkeit einer oder mehrerer Extremitäten zurück. Hier ist dann ein Vorgehen auf orthopädischem Wege indiziert; sowohl durch passende Stützapparate, wie auch durch operative Eingriffe (Sehnentransplantation u. dgl.) kann in solchen Fällen dem Patienten noch erheblich genützt werden.

Auf die sonstigen einzelnen Rückenmarkserkrankungen hier noch einzugehen, dürfte sich erübrigen. Die dabei zu befolgenden Prinzipien können aus der obigen Darstellung wohl ersehen werden. Nur bezüglich der Reizung der hinteren Wurzeln durch Kompression, sei dieselbe nun durch Erkrankung der Wirbelsäule (Bechterewsche Krankheit) oder der Rückenmarkshäute bedingt, sei noch erwähnt, daß hier von physikalischen Prozeduren sich die elektrischen Vollbäder sowie die Applikation der Dampfdusche auf die Wirbelsäule zur Schmerzstillung besonders nützlich erweisen können. Die Behandlung des Grundleidens wird aber natürlich die Hauptsache bleiben.

Behandlung von Psychosen.

Mit einigen Worten sei hier noch die physikalische Therapie der Psychosen gestreift. Was die progressive Paralyse betrifft, so eignen sich besonders diejenigen Formen zu einer hydro- resp. balneotherapeutischen Behandlung, bei denen die körperlichen Symptome im Vordergrunde stehen, also namentlich die sogenannte Tabo-Paralyse. Wir haben in vielen solchen Fällen durch Halbbäder und Kohlensäurebäder, die in derselben Weise wie bei der Tabes gegeben werden, einen erheblichen Rückgang der Beschwerden (Schmerzen, Parästhesien, Gehstörungen) erzielen und gleichzeitig damit auch das Allgemeinbefinden günstig beeinflussen können. Mit der Übungstherapie sei man bei der Tabo-Paralyse sehr zurückhaltend, da die damit verbundene geistige Anspannung ungünstig wirken kann.

In der Behandlung sonstiger Psychosen kommen vor allem die beruhigenden hydrotherapeutischen Maßnahmen in Betracht. Namentlich werden in Irrenanstalten die prolongierten lauwarmen Vollbäder bei Aufregungszuständen jetzt sehr viel und mit günstigem Erfolge angewandt; man hat damit den Gebrauch narkotischer Medikamente erheblich einschränken können. Die Dauer der Vollbäder beträgt eine bis mehrere Stunden, auch den ganzen Tag über werden sie in manchen Fällen appliziert. Die feuchten Einpackungen, die bei sehr ungebärdigen Patienten ja nicht anwendbar sind, kommen mehr für die leichteren Formen von Psychosen in Betracht;

vor allem bei der Melancholia simplex sind sie zu empfehlen. Hier und bei sonstigen depressiven Zuständen empfiehlt es sich oft, außer den Einpackungen auch leicht anregende hydrotherapeutische Prozeduren zu applizieren; Teilabreibungen, Ganzabreibungen, Halbbäder oder Fächerduschen können dabei von guter Wirkung sein.

IV. Erkrankungen des Zirkulationssystems.

Die physikalischen Mittel, die uns zur Bekämpfung der Störungen der Zirkulation zur Verfügung stehen, üben sowohl auf das Herz selbst, wie auch auf die peripheren Gefäße eine bestimmte, früher schon näher beschriebene Wirkung aus. Bei den meisten dieser Mittel steht allerdings die Gefäßwirkung im Vordergrunde, und man kann mit einer gewissen Berechtigung die Beeinflussung der peripheren Zirkulation (die allerdings indirekt wieder auf die Herzaktion wirkt) und die Modifikation der Blutverteilung als das Hauptcharakteristikum der Zirkulationswirkung hydro-, balneo- und mechanotherapeutischer Prozeduren bezeichnen.

Rekapitulieren wir kurz die wichtigsten Herz-Gefäßwirkungen jener Maßnahmen, so läßt sich darüber folgendes sagen: kalte hydrotherapeutische Prozeduren verengern zunächst die Gefäße, erhöhen den Blutdruck, verlangsamen die Herzaktion (auch lokale kalte Anwendungen haben diesen letzteren Effekt); eine Verlangsamung der Herzaktion mit gleichzeitiger Blutdrucksenkung kann nur nach solchen Kälteprozeduren, die ohne starken primären Reiz auszuüben von langanhaltender reaktiver Gefäßerweiterung begleitet sind, also nach Einpackungen, eintreten; ebenso wirken länger dauernde lauwarme Vollbäder (in der Temperaturzone von 34—37°) blutdruckerniedrigend und in geringem Grade auch pulsverlangsamend. Die Wirkung der heißen Prozeduren, die in einer Pulsbeschleunigung und primären Blutdrucksteigerung besteht, der sekundär nach dem Schweißausbruche oft eine beträchtliche Drucksenkung folgt, kommt therapeutisch, wegen der stets damit verbundenen erheblichen Vermehrung der Herzarbeit, bei Zirkulationserkrankungen kaum in Frage.

Die Kohlensäurebäder wirken blutdruckerhöhend und verlangsamen die Pulsfrequenz bei gleichzeitiger Erweiterung der Hautgefäße, um so mehr, als ihre Temperatur sich nach unten hin vom Indifferenzpunkte entfernt (das Schlag- und Minutenvolumen des Herzens wird im Gegensatz zu früheren Angaben nach den neuesten Kraus'schen Untersuchungen auch im kühlen CO_2-Bade herabgesetzt). Kohlensäurebäder von indifferenter Temperatur erhöhen den Blutdruck meist nur wenig, wirken aber auch noch pulsverlangsamend und können im allgemeinen als rein herzschonende Prozeduren bezeichnet werden. Die Wirkung der Wechselstrombäder ist in bezug auf den Blutdruck ähnlich derjenigen der Kohlensäurebäder, nur daß die Verlangsamung der Herzaktion dabei weniger ausgesprochen ist. Die

Sauerstoffbäder wirken im Gegensatze zu den Kohlensäurebädern blutdruckherabsetzend, namentlich bei pathologischer Blutdrucksteigerung. Ihr Einfluß auf die Pulsfrequenz ist ein geringerer als derjenige der Kohlensäurebäder.

Die Massage übt vor allem durch Beförderung des venösen Rückflusses des Blutes und Erleichterung der peripheren Zirkulation auf den Kreislauf einen günstigen Einfluß aus; außerdem aber wirken die meisten Massagehandgriffe blutdrucksteigernd, nur bestimmte Massageformen, wie die Bauchmassage, können den Blutdruck auch herabsetzen. Die Frequenz der Herzaktion wird durch Klopfungen und Vibrationen, namentlich wenn sie am Rücken oder in der Herzgegend ausgeführt werden, verlangsamt. Heilgymnastische Übungen rufen eine Beschleunigung des Blutumlaufs in der Peripherie hervor und erleichtern somit ebenfalls die Zirkulation. Sofern sie nur in passiven, in Förderungs-, Pendel- oder leichten Widerstandsübungen bestehen, die keine Innervationsanstrengung von seiten des Herzens erfordern, wirken sie nur herzschonend. Eigentliche Widerstandsbewegungen, die auch den Blutdruck und die Pulsfrequenz erhöhen, bilden dagegen zugleich eine Herzübung. Das funktionell geschwächte Herz reagiert auf Widerstands- und sonstige aktive Bewegungen im allgemeinen durch stärkere Beschleunigung der Pulsfrequenz als das funktionstüchtige (namentlich zeigt sich das deutlich bei den sogenannten Selbsthemmungsbewegungen); die Blutdruckerhöhung nach Muskelarbeit kann bei funktioneller Schwäche fehlen, und es kann sogar an ihrer Stelle eine Drucksenkung eintreten.

Wir können also durch eine ganze Reihe von physikalischen Maßnahmen diejenigen Vorgänge, durch die schon spontan der Organismus Zirkulationsstörungen auszugleichen sucht (Gefäßerweiterung und -Verengerung, Änderung der Blutverteilung, Vermehrung der Herzarbeit usw.) unterstützen, üben und erleichtern. Trotzdem wäre es aber eine unbegründete Überschätzung unserer gegenwärtigen Kenntnisse von all diesen Wirkungen, wollten wir nicht zugeben, daß neben solchen theoretischen Überlegungen vor allen Dingen auch die praktische Erfahrung für die Indikationsstellung der physikalischen Anwendungen bei Zirkulationserkrankungen maßgebend ist. Von diesem Gesichtspunkte aus seien auch die folgenden Indikationen betrachtet.

1. Erkrankungen des Herzens selbst.

a) Hydrotherapie.

Was zunächst die hier in Frage kommenden hydrotherapeutischen Prozeduren betrifft, so ist unter ihnen die Herzkühlung durch den Herzkühlschlauch resp. die Eisblase die gebräuchlichste. Die lokale Herzkühlung, die eine Beruhigung und Verlangsamung der Herzaktion, eine geringe, aber nicht wesentliche Blutdruckerhöhung, vor allen Dingen auch eine Erleichterung der Beschwerden des durch Tachykardie oder starke Intensität der Herzaktion belästigten Patienten bewirkt, ist bei einer ganzen Anzahl von Herzerkrankungen indiziert. Sie spielt schon eine große Rolle bei der akuten Endokarditis, wo sie möglichst andauernd angewandt zu werden verdient und außer der beruhigenden vielleicht auch eine gewisse antiphlogistische Wirkung besitzt. Aber auch bei ausgebildeten Herzklappenfehlern ist der Herzkühlschlauch, ein oder mehrere Male täglich etwa eine Stunde lang angewandt, eine empfehlenswerte Unterstützung der sonstigen Behandlung, namentlich wenn die genannten Beschwerden von seiten der Herzaktion vorhanden sind. Als besondere Indikation des Herzkühlschlauchs sei noch einerseits die Aorteninsuffizienz, bei der ja oft der Patient durch die starke Pulsation beunruhigt wird, andrerseits die Schlaflosigkeit infolge von Herzklopfen erwähnt. Bei der paroxysmalen Tachykardie ist die Applikation des Herzschlauchs natürlich ebenfalls empfehlenswert, doch geht seine Wirksamkeit hier über eine geringe Herabsetzung der Pulsfrequenz gewöhnlich nicht heraus. Von größerer Wirkung auf Verlangsamung und Kräftigung der Herzaktion ist hier der Nackenkühlschlauch, der überhaupt bei manchen Tachykardien auf nervöser Basis (z. B. auch bei Morbus Basedowii) dem Herzkühlschlauch überlegen ist. Über die Anwendungsweise der Kühlschläuche bei nervösen Herzerkrankungen haben wir ja schon früher gesprochen; es sei dabei erwähnt, daß man bei organischen Herzfehlern im allgemeinen auf die bei nervösen Herzbeschwerden gebräuchliche Kombination der Kühlschläuche mit einer Einpackung verzichtet, da viele Herzkranke eine Packung schlecht vertragen und sich darin beengt und beängstigt fühlen.

Während der kalte Herzschlauch bei reinen Herzklappenfehlern in der Regel gut vertragen wird, liegen die Verhältnisse vielfach anders bei Erkrankungen des Myokards, namentlich bei solchen auf arteriosklerotischer Basis. Hier wird oft eine kalte Applikation auf die Herzgegend nicht vertragen oder sie bleibt wenigstens unwirksam, während der mit warmem Wasser (36—40°) durchflossene Herzschlauch resp. warme Herzkompressen dem Patienten erhebliche Erleichterung bei Druck- oder Beängstigungsgefühl in der Herzgegend bringen können. Es mag dahingestellt bleiben, ob solche Applikationen direkt auf die Gefäße des Herzens dilatierend wirken können, ihre günstige subjektive Wirkung ist jedenfalls in zahlreichen Fällen sichergestellt. Daß heiße Kompressen auf die Herzgegend im Anfalle von Angina pectoris dem Patienten Erleichterung bringen, ist eine bekannte Erfahrungstatsache. Weiter kommen dann noch im Anfalle von Angina pectoris auch heiße Hand- und Fußbäder zur reflektorischen Anregung der Herzaktion zur Anwendung.

Eine hydriatische Prozedur, die bei Herzkranken aller Stadien sich sehr nützlich erweist, ist ferner die Teilabreibung. Durch dieselbe wird eine Erweiterung der peripheren Gefäße und somit eine Verminderung des peripheren Widerstandes für die Zirkulation herbeigeführt. Sie wirkt aber auch reflektorisch auf die Herzaktion selbst und auf die Respiration (namentlich bei Abreibung der Rücken-

und Brustgegend) günstig ein. .Die Teilabreibungen können ein oder mehrere Male am Tage vorgenommen werden; daß sie bei schlecht reagierenden Patienten in Form der schottischen Teilabreibungen ev. auch nur als heiße Teilabreibungen appliziert werden können, ist im systematischen Teile schon erwähnt worden. Doch wird diese Kombination nur bei stärkerer Anämie der Haut oder vorgeschrittener Arteriosklerose notwendig sein, und im allgemeinen wird man bei Sorge für gute Reaktion mit kaltem Wasser allein auskommen.

Die Teilabreibungen sind auch bei schwer Herzkranken im Stadium der Dekompensation zur Unterstützung der sonstigen Therapie oft mit Vorteil anwendbar (allerdings hier unter Fortlassung der Abreibung der Brust und ev. des Rückens). In leichteren Fällen sind sie einmal als Vorbereitung für eine balneotherapeutische Kur empfehlenswert, um den Patienten auf milde Weise daran zu gewöhnen, auf thermische Reize zu reagieren; dann auch empfiehlt sich ihr Gebrauch in solchen Fällen, wo eine Bäderkur indiziert, aber aus irgendeinem Grunde nicht anwendbar ist. Sie sind zwar kein vollwertiger Ersatz für diese, weil ihnen die intensive Herzwirkung der Kohlensäurebäder fehlt, aber als Mittel zur Kräftigung und Übung der Funktionen des Gefäßsystems leisten sie doch recht gute Dienste.

Die Ganzabreibungen bilden einen zu starken Nervenreiz und rufen eine zu intensive Blutdruckerhöhung hervor, um bei Herzkranken in Frage zu kommen. Dagegen sind die Halbbäder (und die ihnen in der Gefäßwirkung ähnlichen Bürstenbäder) wohl etwas mit Unrecht durch die neuerdings mehr und mehr in Aufnahme gekommenen balneotherapeutischen Prozeduren in den Hintergrund gedrängt worden. Die Halbbäder können sich nach unserer Erfahrung auch bei Herzkranken mit Kompensationsstörungen durch Linderung der Atemnot und sonstiger subjektiver Beschwerden, sowie durch Anregung der Herzaktion sehr nützlich erweisen; namentlich gegen Abend angewandt, tun sie bei solchen Kranken zugleich als schlafbringendes Mittel gute Dienste. Allerdings ist strenge Überwachung bei ihrer Applikation geboten; sie dürfen in nicht zu kalter Temperatur (Anfangstemperatur 34—32⁰) appliziert werden, es muß dabei vermieden werden, daß der Patient sich selber frottiert, und die Dauer des Bades darf 5 Minuten nicht überschreiten. Bei ausgesprochener Mitbeteiligung des Myokards sehe man von den Halbbädern besser ganz ab, ebenso natürlich dann, wenn eine hinreichende Beaufsichtigung nicht möglich ist.

Auch bei leichteren Kompensationsstörungen resp. völlig kompensierten Herzfehlern können sich die Halbbäder sehr nützlich erweisen (nur bei Patienten, die zu Gelenkrheumatismus-Rezidiven neigen, sind sie kontraindiziert). Im allgemeinen jedoch wendet man in diesen Stadien jetzt fast ausschließlich die balneotherapeutischen Maßnahmen an.

b) Balneotherapie.

Wir kommen damit zu denjenigen Formen und Stadien der Zirkulationsstörungen, bei deren Behandlung die physikalischen Methoden nicht nur eine Unterstützung der medikamentösen Therapie bilden, sondern die Hauptrolle resp. die ausschließliche Rolle spielen.

Die physikalische Behandlung besteht dabei vor allem in Kohlen-säure- und elektrischen Bädern, in Fällen mit hinreichender Kompensation außerdem auch in mechanotherapeutischen Maß-nahmen.

Die Kohlensäurebäder sind bei Herzklappenfehlern dann indiziert, wenn entweder eine völlige Kompensation vorhanden und beabsichtigt ist, durch eine systematische Kur das Herz und das Gefäßsystem in ihrer Leistungsfähigkeit zu kräftigen (z. B. nach Ablauf einer akuten Kompensationsstörung, nach einer frischen Endokarditis usw.), oder wenn leichte Kompensationsstörungen bestehen, die sich subjektiv in Herzklopfen, Kurzatmigkeit, schlechtem Schlaf, Beklemmungsgefühl usw. und objektiv in Pulsbeschleunigung, leichter Arythmie, Leberanschwellung usw., eventuell auch in leichter Ödembildung äußern. (Daß starke Kompensationsstörungen, die von erheblichem Ödem und serösen Ergüssen in die Pleura- und Bauchhöhle begleitet sind, sich durch Kohlensäurebäder allein in der Regel nicht beseitigen lassen, liegt in der Natur der Dinge.) Wenn bei Herzinsuffizienz die Kohlensäurebäder günstig wirken sollen, so muß noch eine gewisse Reservekraft des Herzens, eine gewisse Reaktionsfähigkeit des Gefäßsystems auf thermische Reize vorhanden sein, damit die Regulation der Blutverteilung und die Erleichterung der Herzarbeit in gewünschter Weise erfolgen können. Auch der Sitz des Klappenfehlers ist für die Indikationsstellung der Kohlensäurebäder nicht ganz gleichgültig. Im allgemeinen eignen sich dafür besser die Erkrankungen der Mitralis als die Aorteninsuffizienz, wie ja bekanntlich die Digitalis ebenfalls von sicherer Wirkung bei Mitralfehlern ist. Es liegt das zum Teil daran, daß bei Mitralfehlern der Blutdruck meist nicht erhöht ist, und daher die blutdrucksteigernden Kohlensäurebäder besser vertragen werden, als bei der meist mit Blutdruckerhöhung verbundenen Aorteninsuffizienz.

Doch werden diese Verhältnisse insofern kompliziert, als einerseits bei Mitralfehlern mit Stauungserscheinungen gerade infolge der Kompensationsstörung der Blutdruck erhöht sein kann (sog. Hochdruckstauung), und diese Blutdruckerhöhung im Maße, als die Kohlensäurebäder die Kompensationsstörung beseitigen, gleichzeitig zurückgeht. Andrerseits können auch bei Aortenfehlern die Kohlensäurebäder durch ihren regulierenden Einfluß günstig wirken, wenn man die Vorsicht gebraucht, durch Anwendung von indifferenten oder fast indifferenten Bädertemperaturen eine stärkere primäre Blutdrucksteigerung zu vermeiden.

Immerhin ist im Prinzip daran festzuhalten, daß man bei Mitralfehlern im allgemeinen die Kohlensäurebäder energischer, d. h. bei niedrigerer Temperatur und stärkerem Kohlensäure- (und eventuell auch Sole-) Gehalt anwenden soll als bei Aorteninsuffizienz, und daß bei letzterer, auch zur Bekämpfung der subjektiven Beschwerden, öfter andere Maßnahmen (Sauerstoffbäder oder Wechselstrombäder) geeigneter sind, als die CO_2-Bäder.

Kontraindiziert sind die Kohlensäurebäder bei embolischen Infarkten und drohenden sonstigen Embolien, bei vorgeschrittenen Aneurysmen und bei starker, mit erheblicher Blutdrucksteigerung verbundener Arteriosklerose; auf letzteren Punkt werden wir noch weiter unten zurückkommen.

Die Art und Weise der Anwendung der Kohlensäurebäder ist schon im systematischen Teile besprochen worden. Es sei hier nur kurz rekapituliert, daß man die ersten Bäder gewöhnlich mit einer dem Indifferenzpunkt nahen Temperatur (34—33⁰) und 10 Minuten Dauer geben läßt und dann allmählich zu stärkerem CO_2-Gehalt und ¼ stündiger Dauer sowie zu niedrigeren Temperaturen (im Minimum 28⁰ C., nur ausnahmsweise tiefer) übergeht, sofern zugleich auch eine Herzübung indiziert ist, und sofern keine stärkere Drucksteigerung besteht; will man dagegen nur eine herzschonende Wirkung erzielen, wie z. B. bei erheblicher Affektion des Myokards oder ausgeprägter Arteriosklerose, so geht man unter gleichzeitiger Verstärkung des CO_2- und eventuell des Solegehaltes mit der Temperatur auch späterhin nicht unter 32⁰ herunter. Die Bäder werden 3—4 mal wöchentlich gegeben; die ganze Kur erstreckt sich auf 20—25, höchstens 30 Bäder. Man läßt die Bäder am besten in den Vormittagsstunden (etwa 1 Stunde nach dem ersten Frühstück) nehmen, nach dem Bade soll der Patient Gelegenheit haben, mindestens ½ Stunde lang auszuruhen. Auch sei man an den Badetagen mit sonstigen anstrengenden Eingriffen, gymnastischen Übungen, größeren Spaziergängen u. dgl., besonders im Anfange der Kur, sehr vorsichtig.

Die Kohlensäurebäder lassen sich mittels der künstlichen Präparate in der Häuslichkeit des Patienten überall, wo Badeeinrichtungen vorhanden sind, ausführen, und gerade für schwere Fälle, bei denen eine weite Reise, eine Entfernung von den Angehörigen riskiert erscheint, und ferner für die vielen Fälle, in denen eine Badereise oder eine Sanatoriumsbehandlung aus äußeren Gründen nicht durchführbar ist, sei auf den Gebrauch der Kohlensäurebäder in der Häuslichkeit ausdrücklich hingewiesen. Wenn es aber der Zustand des Patienten und die äußeren Verhältnisse erlauben, so ist eine Kur in einem Badeorte naturgemäß vorzuziehen; denn hier ist erstens einmal eine exaktere Dosierung und Modifikation der Bäder möglich als zu Hause, ferner kann der Patient sein ganzes Verhalten auch außerhalb der Badezeit im Kurorte in viel zweckmäßigerer Weise einrichten, als es zu Hause der Fall ist, und er steht dabei unter der Aufsicht von Ärzten, die in der Balneotherapie bei Herzkrankheiten besondere Erfahrung besitzen. Aus diesen Gründen ist vor allem Bad Nauheim mit Recht der beliebteste Kurort für Herzkranke geworden. Aber auch in anderen Kurorten mit starken kohlensäurehaltigen Quellen, wie Kissingen, Oeynhausen, Franzensbad, Marienbad, Steben, Elster, Cudowa u. a. wird neuerdings mehr und mehr die systematische Anwendung der Kohlensäurebäder bei Herzkranken durch die Ärzte gepflegt.

. Bei Erkrankungen des Myokards sind ebenfalls die Kohlensäurebäder zur Bekämpfung der Störungen empfehlenswert, vorausgesetzt, daß eine gewisse Reservekraft des Herzens noch vorhanden ist. Auch Komplikation mit Arteriosklerose bildet keine absolute Kontraindikation der Kohlensäurebäder, wie wir noch sehen werden. Bei

Herzdilatation ohne Klappenfehler, mit oder ohne gleichzeitige Erkrankung des Herzmuskels, sowie bei Fettherz, sind gleichfalls die Kohlensäurebäder unter den früher angegebenen allgemeinen Indikationen mit Nutzen anwendbar; die Art ihrer Dosierung hängt hierbei in erster Linie davon ab, ob erhebliche Degeneration am Herzmuskel anzunehmen ist oder nicht. In letzterem Falle sind hier kühlere Bäder mit starkem CO_2-Gehalt am Platze.

Es haben sich nun neuerdinge gerade für Behandlung der Herzmuskel-Affektionen die sinusoidalen Wechselstrombäder zweckmäßig erwiesen, besonders zur Bekämpfung der subjektiven Beschwerden (Druckgefühl, Herzklopfen, Mattigkeit usw.), und man sollte jedenfalls in solchen Fällen, wenn eine Kohlensäurebäderkur erfolglos bleibt, einen Versuch mit den Wechselstrombädern machen.

Die Wirkung der Wechselstrombäder ist zwar bezüglich der Beeinflussung des Blutdruckes derjenigen der Kohlensäurebäder ähnlich; dagegen ist ihre pulsverlangsamende Wirkung nicht so ausgesprochen, wenn sie auch nicht ganz fehlt. Im übrigen ist in physiologischer Hinsicht der Unterschied der Wirkung dieser Bäder zu derjenigen der CO_2-Bäder nicht genauer zu präzisieren, jedoch hat in der Indikationsstellung die praktische Erfahrung gewisse Anhaltspunkte für eine Unterscheidung gegeben. Das Hauptindikationsgebiet der Wechselstrombäder bilden Herzdilatation, Fettherz, Myokarditis leichteren und mittleren Grades, vorausgesetzt, daß die begleitende Arteriosklerose nicht hochgradig ist. Bei hochgradiger Arteriosklerose ebenso bei wie Aneurysma möchten wir die Wechselstrombäder für kontraindiziert halten; ferner sind die Wechselstrombäder auch bei Neigung zu Apoplexien nicht anwendbar. Ihre blutdrucksteigernde Wirkung kann hier doch unter Umständen zu unangenehmen Folgen führen, wie wir das bei Besprechung der Apoplexiebehandlung schon erwähnt haben. In solchen Fällen kann man jedoch manchmal die Wechselstromvollbäder durch die weniger angreifenden, aber ähnlich wirkenden Vierzellenbäder ersetzen, deren Indikationsgebiet ein weiteres ist.

Bei Herzklappenfehlern sind die Wechselstrombäder, wenn die subjektiven Beschwerden, vor allem Druckgefühl, Schmerzen in der Herzgegend, Müdigkeit in den Gliedern, Schlaflosigkeit, im Vordergrunde des Krankheitsbildes stehen, mit Nutzen anwendbar, abwechselnd mit den Kohlensäurebädern oder auch als Ersatz derselben. Namentlich bei der Aorteninsuffizienz, wo die Kohlensäurebäder oft von unsicherer Wirksamkeit sind, lassen sie sich zweckmäßig durch Wechselstrombäder ersetzen; doch beginne man hier in schwereren Fällen mit Vierzellenbädern und gehe erst später zu den Vollbädern über. Daß bei nervösen Herzbeschwerden die Wechselstrombäder mit gutem Erfolge verwendbar sind, wenn sonstige Zeichen nervöser Erregung fehlen, haben wir schon früher erwähnt; wie denn überhaupt bezüglich der Therapie der Herzneurosen auf das Kapitel „Neurasthenie" verwiesen werden muß.

15*

Die Wechselstrombäder werden im allgemeinen häufiger hintereinander als die Kohlensäurebäder gegeben. Man läßt gewöhnlich 2—3 Bäder hintereinander nehmen, um dann eine eintägige Pause eintreten zu lassen; die Zahl der Bäder pro Woche betrage 4—5. Beim ersten Bade sei man besonders vorsichtig, seine Dauer betrage nur 5 Minuten, der Strom werde dabei nur so stark gegeben, daß er eben vom Patienten empfunden wird. Die späteren Bäder werden dann in einer Dauer von 7—10 Minuten und mit etwas stärkerem Strom appliziert. Die ganze Kur erstreckt sich, wie bei den Kohlensäurebädern, auf 20—30 Bäder.

Neuerdings sind auch die Sauerstoffbäder bei organischen Herzleiden vielfach versucht worden. Da diesen Bädern eine blutdruckerhöhende Wirkung fehlt, so eignen sie sich besonders für Fälle mit erhöhtem Blutdruck; ferner verdienen sie bei Zuständen, die mit nervöser Erregung verbunden sind (Herzklopfen Tachykardie, Schlaflosigkeit) vor den mehr erregenden Kohlensäurebädern den Vorzug (Senator[1]). Dagegen fehlt aber den Sauerstoffbädern die herzübende Wirkung der Kohlensäurebäder; sie sind also vorwiegend dann indiziert, wenn Herzschonung, Erleichterung der Herzarbeit neben Druckherabsetzung erstrebt werden soll. Bemerkt sei noch, daß sicherer noch als beim Normalen bei Herzkranken, namentlich solchen, die an Tachykardie leiden, nach Sauerstoffbädern eine deutliche Pulsverlangsamung eintreten kann, und daß auch die Blutdrucksenkung nach diesen Bädern am ehesten da eintritt, wo eine pathologische Blutdrucksteigerung vorliegt. Es ist aber noch eine weitere längere Beobachtung nötig, um definitiv die Frage zu entscheiden, ob und inwieweit die Sauerstoffbäder die Kohlensäurebäder ersetzen können.

c) Mechanotherapie.

Wir müssen bezüglich der Indikationsstellung bei Herzkranken zweierlei Arten mechanotherapeutischer Anwendungen unterscheiden; erstens solche, die nur herzschonend wirken, indem sie den peripheren Blutumlauf erleichtern, wie die Streichmassage, die passiven Bewegungen und die bis zu einem gewissen Grade auch hierher gehörigen Pendel- und Förderungsbewegungen, und zweitens die zugleich herzübenden mechanotherapeutischen Prozeduren, also die Widerstandsbewegungen, die Freigymnastik und alle sonstige Muskelarbeit. Eine Mittelstellung zwischen beiden Wirkungsarten nehmen die Vibrationen und Klopfungen ein, welche zwar durch Erhöhung des Blutdrucks eine gewisse Herzübung darstellen, andrerseits aber wegen ihrer gleichzeitigen pulsverlangsamenden Wirkung auch zu den herzschonenden Prozeduren gerechnet werden können.

In Fällen von ausgesprochenen Kompensationsstörungen kommen lediglich die herzschonenden mechanotherapeutischen Prozeduren in Anwendung. Man kann hier oft dem Patienten durch die sogenannte Herzmassage erhebliche Erleichterung bringen; dieselbe wird an dem im Bette liegenden Patienten ausgeführt und besteht in

---

[1]) Deutsche med. Wochenschr. 1909, Nr. 35.

langsamen zentripetalen Streichungen der Extremitäten, leichten Knetungen der Arm- und Beinmuskeln, in Reibungen, leichten Klopfungen und Erschütterungen der Herzgegend, Klopfungen des Rückens, sowie in passiven Bewegungen der Extremitätengelenke. Diese Eingriffe beschleunigen den peripheren Blutumlauf, resp. den Rücklauf des Blutes und regen die Herzaktion an, ohne eine vermehrte Arbeit des Herzens zu erfordern, vorausgesetzt natürlich, daß sie in vorsichtiger Weise geschehen. Bei schwerer Kranken werden die passiven Bewegungen zunächst nicht mehr als fünfmal an jedem Gelenke vorgenommen; auch empfiehlt es sich, anfangs die großen Gelenke (Schulter- und Hüftgelenk) noch nicht in die Bewegungen mit einzubeziehen und sie erst in den späteren Sitzungen vorzunehmen. Ist nun eine gewisse Reservekraft des Herzens anzunehmen, so schließt man an die passiven Bewegungen später auch einige aktive an. Durch Kontrolle des Pulses, der sich danach nicht wesentlich beschleunigen darf, hat man es in der Hand, Überanstrengungen dabei zu vermeiden. Während man mit solchen aktiven Bewegungen bei dekompensierten Herzklappenfehlern sehr vorsichtig sein muß, sind sie in Verbindung mit der Herzmassage in leichteren Graden von Kompensationsstörungen bei Herzmuskelerkrankungen, namentlich auch bei Fettherz, oft von großem und wesentlichem Nutzen.

Von großer praktischer Bedeutung ist die Anwendung der Vibrationsmassage bei Herzkranken, namentlich solchen mit gleichzeitiger nervöser Erregung. Sind auch die danach eintretenden objektiven Veränderungen außer der Pulsverlangsamung noch nicht sichergestellt, so ist doch eine günstige Beeinflussung der Beschwerden, wie des Herzklopfens, des Druckgefühls, der Atemnot, in vielen Fällen eklatant. Man appliziert die Vibrationsmassage 5—10 Minuten lang täglich, teils auf die Herzgegend selbst, teils auf die oberen Rückenpartien.

Eine besondere Erwähnung erfordert die Leibmassage bei Herzkranken oder allgemeiner gesagt, bei Patienten mit Erkrankung der Zirkulationsorgane. Oft werden solche Kranke durch Obstipation und Meteorismus belästigt, sei es nun, daß diese Beschwerden unabhängig von dem sonstigen Leiden resp. infolge der gezwungenen ruhigeren Lebensweise aufgetreten sind, oder daß sie ein Zeichen leichter Stauungen in den Abdominalgefäßen bilden. Namentlich bei Arteriosklerose macht sich dieses Symptom häufig lästig bemerkbar. Es ist nun von verschiedenen Seiten davor gewarnt worden, in solchen Fällen die Leibmassage vorzunehmen, da dieselbe durch ihre primär blutdrucksteigernde Wirkung einen schädlichen Einfluß haben könne. Ich möchte diese Warnung jedoch in so allgemeiner Fassung nicht für begründet halten; ganz abgesehen davon, daß, wie früher schon erwähnt, viele Autoren als Folge der Leibmassage gerade eine Blutdruckherabsetzung und nicht eine Steigerung beobachteten (auch bei meinen eigenen Messungen fand ich leichte Drucksenkungen nach der nicht mit Klopfungen verbundenen Leibmassage), so hat sich praktisch die Leibmassage bei derartigen Störungen sowohl durch Beförderung der Darmperistaltik als auch durch Verminderung des Meteorismus und des Druckgefühls sehr nützlich erwiesen. Sie muß nur mit einer gewissen Vorsicht ausgeführt werden, und Handgriffe, bei denen eine Kompression der großen Abdominalgefäße erfolgt, sind tunlichst zu vermeiden. Besteht eine hochgradige periphere Arteriosklerose und ist somit Brüchigkeit der Gefäße anzunehmen, so ist allerdings die Leibmassage kontraindiziert. Auch bei stärkeren Kompensationsstörungen sehe man davon ab, weil dadurch immerhin die gesamte Blutverteilung im Körper in ziemlich erheblicher Weise alteriert wird.

Eine vorsichtigere Indikationsstellung als die vorher beschriebene Herzmassage erfordern bei Zirkulationsstörungen die heilgymnastischen Übungen, sei es nun, daß sie als Freigymnastik oder als Apparatgymnastik angewandt werden sollen. Die letztere hat den Vorzug, daß sie einfacher dosierbar ist und eine größere Auswahl von Übungen gestattet, die ohne Innervationsanstrengung und ohne wesentliche Inanspruchnahme des Herzens erfolgen (z. B. Förderungs- und Pendelübungen, namentlich Rollungen der Füße, Hände und Arme). Aber auch die eigentlichen, herzübend wirkenden Widerstandsbewegungen lassen sich exakter und bequemer bei der Apparatgymnastik dosieren, und dasselbe gilt für die Selbsthemmungsbewegungen. Bei der nötigen Sorgfalt können natürlich aber auch durch heilgymnastische Freiübungen bei Zirkulationsstörungen gute Resultate erzielt werden.

Als allgemeine Indikation der heilgymnastischen Übungen kann man den Satz aufstellen, daß dieselben nur bei völlig oder doch größtenteils kompensierten Herzleiden erlaubt sind. Hauptsächlich kommen sie in Betracht bei Fettherz, dann bei Arteriosklerose mit nicht hochgradiger Beteiligung des Myokards, sie können aber auch bei Klappenfehlern durch die Entlastung des Herzens Günstiges wirken. Genaue Beobachtung des Kranken gerade während der ersten Übungen ist natürlich erforderlich; vor allem muß dabei der Puls kontrolliert werden. Denn wenn auch eine mäßige Pulsbeschleunigung, namentlich nach den aktiven Übungen, auch bei suffizientem Herzen nicht ausbleibt, so zeigt doch eine erhebliche Steigerung der Pulsfrequenz, daß dem Herzen in dem gegebenen Falle zu viel Arbeit zugemutet worden ist, und es muß dann eine entsprechende Reduktion derselben eintreten. Weiter ist es sehr empfehlenswert, auch Blutdruckmessungen bei den übenden Herzkranken vorzunehmen. Normalerweise wird der Blutdruck durch aktive Übungen unmittelbar nach Beendigung der Arbeit erhöht, nur bei passiven und leichten Förderungsbewegungen kann er unverändert bleiben. Wenn nun unmittelbar nach der aktiven Bewegung sich statt dessen ein herabgesetzter Druck findet, so sei man jedenfalls mit weiteren Übungen sehr vorsichtig, trotzdem natürlich auch andere Kriterien maßgebend sein müssen. Nach gewissen Übungen der Atmungsgymnastik kann übrigens auch beim Gesunden unmittelbar hinterher der Blutdruck herabgesetzt sein.

Anders stellt es sich mit dem Dauerresultat der Wirkung heilgymnastischer Übungen auf den Blutdruck. Bei pathologisch erhöhtem Blutdruck kann derselbe durch eine zweckmäßig vorgenommene heilgymnastische Kur, bei der aber naturgemäß die herzschonenden Übungen die Hauptrolle spielen, parallel mit Besserung der sonstigen Beschwerden herabgesetzt werden, wie das von verschiedenen Beobachtern festgestellt worden ist, so z. B. von Hasebroek bei Arteriosklerosekranken, von Tiedemann und Lund auch bei sonstigen mit Blutdruckerhöhung einhergehenden Herzerkrankungen.

Die für heilgymnastische Übungen allgemein gültigen Regeln, wie Ruhe nach jeder Gruppe von drei Übungen, genaue Dosierung, zweckmäßige Wahl der Tageszeit usw., sind natürlich bei der Heilgymnastik Herzkranker besonders zu beachten. Ebenso ist Wert darauf zu legen, daß sich die Gymnastik nicht unmittelbar an die Bäder anschließt. Zwischen Bad und Gymnastik vergehe entweder eine mindestens einstündige Pause, oder man wende die Gymnastik abwechselnd mit der Bäderbehandlung an verschiedenen Tagen an.

Auf die Methoden der Behandlung Herzleidender durch Bergsteigekuren nach Oertel hier noch einzugehen, würde zu weit führen. Daß dazu eine gewisse Reservekraft der Herzens sowie ein leidlicher allgemeiner Kräftezustand durchaus erforderlich sind, versteht sich von selbst.

d) Diaphoretische Behandlung.

Zum Schlusse sei noch die von manchen Seiten empfohlene Behandlung der Stauungsödeme Herzkranker durch Schwitzprozeduren erwähnt. An sich liegt ja eine solche Anwendung nahe; es ist aber zu bedenken, daß jede diaphoretische Prozedur für das Herz eine gewisse Anstrengung bedeutet, und daß ja gerade in den hier in Betracht kommenden Fällen so wie so schon die Herzkraft vermindert ist, denn sonst wären ja die Ödeme nicht vorhanden. (Bei nephrogenen Ödemen liegen die Verhältnisse natürlich anders.) Außerdem sind ödematöse Gliedmaßen erfahrungsgemäß nur schwer zum Schwitzen zu bringen. Aus all' diesen Gründen hat sich die diaphoretische Behandlung der Stauungsödeme wenig eingebürgert. Wenn sie überhaupt angewandt wird, so appliziere man sie nur in Form der Bett-Heißluftbäder resp. Bett-Lichtbäder, bei denen hauptsächlich der Unterkörper der heißen Luft resp. den Lichtstrahlen ausgesetzt wird, während gleichzeitig auf das Herz ein Kühlschlauch resp. kalte Kompressen aufgelegt werden.

2. Arteriosklerose.

Die physikalische Behandlung der Arteriosklerose ist zwar im Vorgehenden schon mehrfach gestreift worden, der Übersicht halber seien aber die wichtigsten Indikationen und Anwendungsformen hier noch einmal kurz zusammengefaßt. Wir bezwecken bei der Arteriosklerose mit physikalischen Maßnahmen, und namentlich mit hydrotherapeutischen Anwendungen, in erster Linie eine Verbesserung der Zirkulation in den peripheren Gefäßen, um dadurch die lokalen Zirkulationsstörungen und die daraus resultierenden mannigfachen Beschwerden der Patienten zu bekämpfen; zugleich aber wird auch die Herzarbeit durch eine derartige Verminderung der peripheren Widerstände erleichtert. Wo Erkrankungen des Herzens selbst infolge von Arteriosklerose eingetreten sind, können sie durch die im vorigen Kapitel näher geschilderten Prozeduren behandelt werden.

Die Beeinflussung der Gefäße durch hydrotherapeutische Prozeduren läßt sich um so eher erreichen, je weniger der Verkalkungsprozeß in der Gefäßwand vorgeschritten ist. Hat die Veränderung schon einen hohen Grad erreicht, und ist infolgedessen die Ernährung und Reaktionsfähigkeit der Haut nur eine mangelhafte, so muß man sich begnügen, durch gewisse lokale thermische Applikationen wenigstens eine gewisse palliative Wirkung zu erzielen.

Zur Erfüllung der obigen Indikationen leisten von häuslichen Prozeduren vor allem die Teilabreibungen bei der Arteriosklerose sehr gute Dienste. Öfter als sonst wird man sie bei der Arteriosklerose in Form der schottischen Teilabreibungen (erst heiße, dann kalte Abreibungen) applizieren, ev. bei schlechter Hautreaktion auch nur als heiße Abreibung. Bestehen schwere Störungen von seiten des Herzens, so kann man dabei im Anfange die Abreibungen nur auf die Extremitäten beschränken; doch ist es empfehlenswert, wenn irgend möglich, später auch Brust und Rücken mit in die Teilabreibung einzubeziehen. Man appliziert dieselbe am besten morgens aus der Bettwärme heraus und läßt den Patienten danach noch etwa $\frac{1}{2}$—1 Stunde im Bette liegen.

Eine Anregung der peripheren Zirkulation und damit eine Schonung des Herzens kann oft auch durch einfache lauwarme Vollbäder von 34—35° Temperatur und $\frac{1}{4}$—$\frac{1}{2}$ stündiger Dauer erreicht werden; der Zusatz von Fichtennadelextrakt oder Salz zu diesen Bädern ist in solchen Fällen meist unbedenklich, denn der dadurch auf das Herz ausgeübte Reiz ist kein erheblicher. Anders steht es mit den Kohlensäurebädern. Man hat früher vielfach behauptet, daß bei Arteriosklerose Kohlensäurebäder überhaupt kontraindiziert sind; wie wir schon sahen, ist in so allgemeiner Fassung dieser Satz sicher nicht richtig. Allerdings wird man bei starker peripherer Arteriosklerose mit schlechter Hautreaktion von den Kohlensäurebädern keine nennenswerte Wirkung mehr sehen, und ebenso bei vorgeschrittenen myokarditischen Veränderungen, wo selbst die geringe blutdruckerhöhende Wirkung indifferent-warmer Kohlensäurebäder die Beschwerden vergrößern kann. Aber von diesen schweren Fällen abgesehen, kann eine vorsichtige Kohlensäurebäderkur bei beginnender oder nur mäßig entwickelter Arteriosklerose doch von Nutzen sein, vor allen Dingen gegenüber den Herzbeschwerden. Auch eine nicht zu alte und nicht durch Schrumpfniere bedingte Blutdrucksteigerung kann durch eine CO_2-Bäderkur eine dauernde Verminderung erfahren, wie zahlreiche Beobachter bestätigen konnten. Nur ist natürlich in solchen Fällen ein vorsichtiges Vorgehen und eine besonders exakte Dosierung der Bäder am Platze. Die ersten Bäder werden mit nur schwachem Kohlensäuregehalt und bei indifferenter Temperatur gegeben, die späteren mit höherem Kohlensäuregehalt, aber ohne mit der Temperatur unter etwa 32° C. herunterzugehen. Derartige feine Abstufungen und Modifikationen der Kohlensäurebäder lassen sich besonders gut in Nauheim durchführen, wo gerade die weniger kohlensäure- und solehaltigen Thermalbäder sich für Arteriosklerose-Kranke eignen.

Th. und F. Grödel[1]) haben außerdem noch zur Gewöhnung der Patienten an die Bäder empfohlen, in schweren Fällen die ersten Thermalbäder nur als

---

[1]) Deutsche med. Wochenschr. 1906, Nr. 34.

Halbbäder zu geben, d. h. das Badewasser nur bis zum Rippenbogen reichen zu lassen. Es wird durch dieses Vorgehen die primäre Blutdrucksteigerung im Kohlensäurebade auf ein Minimum reduziert. —

In neuerer Zeit haben sich auch bei der Arteriosklerose-Behandlung die Sauerstoffbäder mehr und mehr eingeführt, weil ihnen die blutdruckerhöhende Wirkung der Kohlensäurebäder fehlt, und weil sie sicherlich in vielen Fällen imstande sind, die Beschwerden des Patienten (Beklemmungen, Schlaflosigkeit, Mattigkeit) zu lindern. Jedenfalls ist bei der Indikationsstellung der Sauerstoffbäder zu berücksichtigen, daß sie zu den reinen herzschonenden und nicht zu den herzübenden Prozeduren zu rechnen sind.

Die Wechselstrombäder sind bei dieser Krankheit oft von großem Nutzen, namentlich bei noch nicht zu weit vorgeschrittener Arteriosklerose und bei gleichzeitigen Erscheinungen von seiten des Herzens. Sie gehören zu den Herzreizmitteln und zu den herzübenden Prozeduren und sind daher in schweren Fällen, insbesondere auch bei Gefahr einer Apoplexie, kontraindiziert. Hat man Bedenken, die Wechselstromvollbäder anzuwenden, so lassen sich dieselben durch Vierzellenbäder in unschädlicherer, wenn auch etwas weniger wirksamer Weise ersetzen. Die Vierzellenbäder können ferner bei arteriosklerotischen Parästhesien in den peripheren Teilen sehr gute Dienste leisten.

Von verschiedenen in Moorbadeorten praktizierenden Ärzten sind auch Moorbäder, namentlich wegen ihrer blutdruckreduzierenden Wirkung, gegen Arteriosklerose empfohlen worden. Es steht diese Wirkung der Moorbäder nach Beobachtung von Loebel,[1] Schmincke,[2] F. Kisch[3] u. a. auch außer Zweifel; das Herz wird durch die Moorbäder nur wenig angestrengt, da infolge der verminderten Wärmekapazität des Moors dessen Indifferenzpunkt für die Zirkulationsorgane höher liegt, als der entsprechende Indifferenzpunkt des Wassers. Eigene Erfahrungen über die Wirkungen der Moorbäder bei Arteriosklerose besitze ich nicht; jedenfalls kommen aber diese Bäder auch nur für leichte und mittlere Grade der Erkrankung in Betracht.

Während alle Autoren darin übereinstimmen, daß heiße Wasserbäder über 37—38° C. bei Arteriosklerose kontraindiziert sind, hat neuerdings Strasser[4] die elektrischen Lichtbäder auch zur Behandlung ausgesprochener Arteriosklerose empfohlen, wofern nur sich dieselbe auf die kleinen Gefäße in der Peripherie beschränkt. Die Dauer dieser Lichtbäder betrug 10 bis höchstens 15 Minuten, ihre Temperatur ging nicht über 50° hinaus. Besondere Vorsicht ist bei diesem Vorgehen naturgemäß am Platze (Herzkühlung resp. Kopfkühlung); bestehen aber irgendwelche Erscheinungen von seiten des Herzens oder der Gehirngefäße, so sehe man davon lieber ganz ab.

Dagegen kann man die lokale Glühlichtbestrahlung gegen die lokalen vasomotorischen Störungen infolge von Arteriosklerose, z. B. auch gegen die so häufigen Schmerzen auf der Brust und in der linken Schulter, unbedenklich auch in schweren Fällen anwenden. Man benutzt dazu am besten die Mininsche Lampe oder den von der Firma

---

[1] Balneologen-Kongreß 1900, Klin.-therap. Wochenschr. 1902, Nr. 20, u. a. O.
[2] Münchner med. Wochenschr. 1908, Nr. 2.
[3] Zeitschr. f. exper. Path. u. Therap., Bd. VI, Heft 3.
[4] Wiesel-Strasser, Lehre von der Arteriosklerose. Wien u. Leipzig 1909, Verlag von W. Braumüller.

Sanitas konstruierten Gelenklichtbestrahler. Die lokale Bogenlichtbestrahlung empfiehlt sich mehr für vasomotorische Störungen in der
Peripherie (an den Zehen oder Händen); gegen derartige Störungen
leisten auch lokale heiße Fuß- oder Handbäder oft sehr Gutes.

Die hydrotherapeutische Behandlung der Angina pectoris und
der sonstigen spezifischen Herzbeschwerden bei Arteriosklerosekranken
ist bereits im vorigen Kapitel erwähnt worden, so daß sich hier eine
Besprechung erübrigt.

Der Mechanotherapie kommt bei der Arteriosklerose eine besondere Bedeutung zu. Es ist ja bekannt, daß sowohl zur Prophylaxe
der Arteriosklerose als auch zur Behandlung der ersten Stadien dieses
Leidens systematische Bewegungen, welche die Zirkulation in der
Peripherie befördern, von großem Nutzen sind. Namentlich bei Patienten,
die eine sitzende und körperlich untätige Lebensweise gewöhnt sind,
wirkt die Bewegungstherapie in günstigem Sinne ein. Es kommen als
Bewegungen außer Spaziergängen, Freigymnastik u. dgl., auch all
die mediko-mechanischen Übungen in Betracht, deren Anwendung
bei den Herzkrankheiten schon näher besprochen ist. Ob bei weiter vorgeschrittener Arteriosklerose solche Übungen noch angebracht
sind, hängt von dem Zustande des Herzens ab. Sind Störungen von
dieser Seite vorhanden oder handelt es sich überhaupt um schwächliche,
schonungsbedürftige Individuen, so ist die aktive Gymnastik durch
vorsichtige Massage und eventuell durch passive Bewegungen zu ersetzen. Auch die Leibmassage wird in nicht zu vorgeschrittenen
Fällen mit Nutzen angewandt werden können, ferner kann gegen die
Herzbeschwerden die Applikation der Vibrationsmassage der Herzgegend und der oberen Rückenpartien gute Dienste leisten.

3. Nierenerkrankungen.

Infolge der eigenartigen Wechselbeziehungen, die zwischen Zirkulation der Haut und derjenigen der Nieren besteht, kommt der Einwirkung thermischer Applikationen auf die gesunde und kranke Niere
eine besondere Bedeutung zu. Wir wissen aus Erfahrung und neuerdings
auch aus dem Tierexperiment, daß Erkältungen resp. intensive Kälteeinwirkungen von der Peripherie aus eine Nephritis erzeugen können,
daß aber andrerseits allgemeine hydrotherapeutische Kälteapplikationen, wenn sie von guter Reaktion gefolgt sind, ebenso wie
die allgemeinen Wärmeanwendungen die Diurese erhöhen können.
Warme Vollbäder von indifferenter Temperatur (34—36°) erhöhen beim Nephritiker ebenfalls die Diurese, unter gleichzeitiger
besonderer Vermehrung der Kochsalz- und Stickstoffausscheidung
(Strasser und Blumenkranz), eine ähnliche Wirkung auf die Aus-
scheidungen kommt den eigentlichen Schwitzprozeduren zu, nur
daß bei starkem Schweißverlust die Urinmenge entsprechend sinkt.
Ganz allgemein läßt sich also sagen, daß diejenigen Maßnahmen,
die eine stärkere Durchblutung der Haut hervorrufen,

gleichzeitig auch die Zirkulation in der Niere vermehren und damit die Funktion des Organs erhöhen. Die Gleichsinnigkeit der Zirkulationsverhältnisse in Niere und Haut hat Strasser auch experimentell (durch Onkometrie) nachweisen können. Ein gegensätzliches Verhalten der beiden Organe besteht nur insofern, als, namentlich unter pathologischen Verhältnissen, die Haut vikariierend bis zu einem gewissen Grade für die Nierenfunktion eintreten kann.

Was den erwähnten schädigenden Einfluß der Kälte auf die Nieren betrifft, so muß man bei der Behandlung der Nephritis zwar immer daran denken, zugleich aber berücksichtigen, daß die Kälteschädigungen, welche eine Nierenerkrankung hervorrufen können, doch nur entweder in der Einwirkung sehr intensiver Kältegrade oder in länger dauernden Durchkältungen bestehen. Daß kurze, von guter Reaktion begleitete Applikationen auf die gesunde oder kranke Niere schädlich wirken können, ist nicht bewiesen[1]), und so haben wir schon bei Besprechung der Infektionskrankheiten gesehen, daß gleichzeitige mäßige Fieberalbuminurie die Anwendung kalter Bäder oder sonstiger kühler Applikationen, falls dieselben von guter Reaktion gefolgt sind, hierbei keineswegs kontraindiziert. Handelt es sich dagegen um eine echte Nephritis, wie z. B. bei Scharlach, so sieht man allerdings besser von den Kälteapplikationen ab und wendet statt dessen warme resp. heiße Vollbäder an.

a) Akute Nephritis.

Es erweisen sich bei der akuten Nephritis schon die indifferenten warmen Vollbäder von 34—36⁰ und ½—1 stündiger Dauer sehr nützlich, da sie gleichzeitig mit der Diurese auch die Ausscheidung von Retentionsstickstoff und von Kochsalz erhöhen und somit bis zu einem gewissen Grade auch die Indikation der Verhütung urämischer Symptome erfüllen. Allerdings wird man bei drohender Urämie die Ausscheidung von Flüssigkeit und retinierten harnfähigen Produkten noch durch schweißtreibende Maßnahmen zu fördern suchen, und es ist durch Untersuchungen von Strauß, Köhler und anderen festgestellt, daß gerade bei Urämie eine erhebliche Menge von Stickstoff und Chloriden auch durch den Schweiß ausgeschieden werden kann. Ebenso kann, wie Bendix zeigte, der bei Urämie abnorm erniedrigte Gefrierpunkt des Blutes durch Diaphorese der Norm wieder genähert werden. Der Nutzen schweißtreibender Prozeduren bei der akuten Nephritis und bei der Urämie ist also auch theoretisch wohl fundiert, denn es wird dadurch sowohl die Tätigkeit der Nieren selbst, als auch die der Haut im Sinne einer Elimination der Retentionsstoffe angeregt. Allerdings wirft sich die Frage auf, ob die bei starker Schweißsekretion erfolgende Eindickung des Blutes hier nicht auch schäd-

---

[1]) Nach den schönen Untersuchungen von Erik E. Faber über Kältealbuminuerie bei Wettschwimmern rufen selbst intensive, mit starker Cylindrurie einhergehende transitorische Albuminurien keine dauernde Schädigung der gesunden Niere hervor (vgl. S. 15).

lich wirken kann. Bei vorhandenem Ödem ist aber diese Gefahr weniger groß; sonst kann sie bis zu einem gewissen Grade durch gleichzeitige Flüsssigkeitszufuhr verhütet werden, welche außerdem, wie Georgopulus zeigte, die Ausscheidung harnfähiger Substanzen durch den Schweiß unterstützt.

Die Diaphorese wird am einfachsten durch heiße Vollbäder (40—42⁰, 15—20 Minuten Dauer) mit nachfolgender Trockenpackung erzielt; aber auch Bett-Lichtbäder oder Bett-Heißluftbäder lassen sich dazu gut verwenden. Bei der akuten Nephritis kann nun eine derartige diaphoretische Prozedur, falls das Herz gesund ist, täglich appliziert werden, und man muß annehmen, daß dadurch die Rückbildung des Erkrankungsprozesses beschleunigt werden kann, und sich die Gefahr von Komplikationen dadurch einschränken läßt. Besteht zugleich eine Affektion des Herzens, so sind die Wärmeprozeduren in der Weise zu modifizieren, daß die Vollbäder nicht wärmer als etwa 38⁰ gegeben werden, bei der nachfolgenden Trockenpackung der Kranke nicht zu fest eingepackt, sondern nur (bei gleichzeitiger Herzkühlung) warm zugedeckt wird, und daß ebenso bei den Bett-Schwitzbädern eine gleichzeitige Herzkühlung appliziert wird; auch ist die Dauer dieser Prozeduren etwas einzuschränken.

Ähnliche Modifikationen sind angebracht, wenn sich die Krankheit lange hinzieht. Es würde eine tägliche energische Diaphorese an die Körperkräfte und das Herz zu große Anforderung stellen; am besten ist es in solchen Fällen, Vollbäder von 35—37⁰ und längerer Dauer (½ Stunde und darüber) täglich einmal anzuwenden. Drohende und ausgebrochene Urämie ist natürlich jederzeit durch energische diaphoretische Prozeduren zu bekämpfen, zu denen außer den bereits genannten auch noch die öfter gewechselten heißen Einpackungen sowie heiße Übergießungen im 38—40⁰ warmen Vollbade zu zählen sind.

b) Chronische Nephritis.

Auch bei der chronischen Nephritis sind die indifferent warmen Vollbäder, deren Temperatur 35—36⁰ beträgt und die hier in ½ bis 1 stündiger Dauer appliziert werden, für eine längere Behandlung das geeignetste hydrotherapeutische Mittel, um die Eiweißausscheidung herabzusetzen, die Entstehung von Ödemen zu verhüten resp. vorhandene leichte Ödeme zu beseitigen und subjektive Beschwerden, wie z. B. Kopfschmerzen, Appetitlosigkeit, Mattigkeit zu bekämpfen. Durch die schon früher mehrfach erwähnten Untersuchungen haben ja Strasser und Blumenkranz die günstige Einwirkung solcher prolongierter indifferenter Vollbäder genau nachgewiesen; aber vor allem auch empirisch haben sich diese Bäder bei der chronischen Nephritis sehr gut bewährt, und es hat dies Verfahren den nicht zu unterschätzenden Vorzug, daß es viel weniger angreifend als das diaphoretische ist, und daß daher auch leichtere Herzkomplikationen keine Kontraindikation dagegen bilden.

Bekanntlich eignet sich auch das heiße trockne Wüstenklima in hervorragendem Maße zur Behandlung von Patienten, die an chronischer parenchymatöser Nephritis in nicht zu vorgeschrittenem Grade leiden. Die Wirkung des Wüstenklimas beruht offenbar auf der dauernden vermehrten Wasserabgabe durch die Haut und durch die Lungen, wodurch die erkrankte Niere in erheblicher Weise entlastet wird. Es läge nun nahe, zu versuchen, bei Kranken, die man aus irgendwelchen Gründen nicht nach Ägypten schicken kann, die Wirkung des dortigen Klimas künstlich nachzuahmen. Diese Nachahmung kann naturgemäß nur eine unvollkommene sein, da die Einwirkung solcher Ersatzmittel immer nur eine temporäre und keine ununterbrochene ist. So hat Herz[1]) empfohlen, Nierenkranke im Luftstrombade zu behandeln, d. h. in einen lichtbadartigen Kasten zu setzen, durch den erwärmte Luft von 32—34° Temperatur mit 2—3 Meter Geschwindigkeit hindurchgetrieben wird; es werden dadurch große Mengen Wasser der Haut entzogen. Herz kombiniert dieses „dunkle Luftstrombad" mit Lichtbädern und auch mit indifferenten Vollbädern und hat damit gute Erfolge erzielt. In unserem Krankenhause lassen wir Nephritiker im Warmluftraume des russisch-römischen Bades, in dem durch aufgestellte Chlorkalzium-Schalen die Luftfeuchtigkeit auf einem möglichst niedrigen Grad gehalten wird (ca. 20% relative Feuchtigkeit), sich bei einer Temperatur von 35—40° 1—2 Stunden lang im entkleideten Zustande aufhalten, und es wurde dieses Verfahren, das 3—4 mal wöchentlich wiederholt wird und das an die Herzkraft so gut wie keine Anforderungen stellt, von den Patienten fast stets gut vertragen und angenehm empfunden; ausgesprochene Veränderungen der Eiweißausscheidung konnten dagegen bisher danach nicht beobachtet werden.

Neben diesen schonenden Anwendungen kann aber auch bei der chronischen Nephritis eine zeitweilige diaphoretische Kur, namentlich auch bei Auftreten von Ödemen, am Platze sein. Als geeignetstes, weil das Herz am wenigsten angreifendes Mittel dafür sind die Sonnenbäder zu nennen, zumal hier auch die Wasserabgabe durch die Haut eine sehr erhebliche ist. Leider lassen sich in unserem Klima Sonnenbäder nur selten zu einer systematischen Kur verwenden. Die Sandbäder gehören ebenfalls zu den stark Wasser entziehenden Mitteln; sie sind auch, zumal wenn sie partiell gegeben werden, für das Herz nicht allzu angreifend. Ferner kommen hier noch die elektrischen Lichtbäder (bei schwerer Kranken in Form der Bett-Lichtbäder verwandt) und die Heißluftbäder in Frage; man gibt sie 2—3 mal wöchentlich in einer Dauer von 15—20 Minuten und läßt die Abkühlung entweder im indifferenten Vollbade erfolgen (in diesem Falle kann man den Kranken auch noch in einer Trockenpackung nachschwitzen lassen), oder in einem Halbbade von einer nicht unter 30° gelegenen Schlußtemperatur. Die Wirksamkeit aller dieser Prozeduren haben wir uns nicht nur als eine Begünstigung der Wasserabgabe durch die Haut

---

[1]) Deutsche med. Wochenschr. 1906, Nr. 45.

vorzustellen, sondern es ist anzunehmen, da sich Haut- und Nieren-
gefäße gleichsinnig verhalten, daß dadurch auch die Funktion der
Niere selbst in dem früher erwähnten günstigen Sinne beeinflußt wird.
Vor zu energischem Vorgehen ist bei diesen Schwitzprozeduren zu
warnen, da eine Schwächung des Herzens bei der Nephritis auf jeden
Fall vermieden werden muß.

Besonders die Winternitzsche Schule betont bei der Nephritisbehandlung,
daß hier neben der Nierenfunktion vor allen Dingen auch die Herzfunktionen
zu stärken sind, und Winternitz und seine Schüler empfehlen daher, bei chronisch
Nierenkranken neben den warmen Prozeduren auch kurze kalte Prozeduren
wie Teilabreibungen oder auch kühle Halbbäder nach vorausgehendem Lichtbade
anzuwenden. Bei Sorge für gute Hautreaktion sei eine Schädigung der Niere durch
solche kühlen Prozeduren nicht zu befürchten. Vorsicht ist dabei aber unter allen
Umständen am Platze, besonders da die Nephritiker oft eine schlechte Hautreaktion aufweisen.

Bei der Schrumpfniere, wo es sich in der Regel weniger um Herabsetzung der oft recht geringen Eiweißausscheidung, als um Stärkung
der Herzkraft und Bekämpfung der Blutdrucksteigerung handelt,
können ebenfalls milde hydrotherapeutische Anwendungen, wie
Teilabreibungen und Halbbäder, mit Nutzen angewandt werden. Wir
geben in solchen Fällen gerne Kohlensäurebäder von indifferenter
Temperatur; auch die Sauerstoffbäder scheinen sich hier wegen
ihrer blutdruckvermindernden Eigenschaft besonders gut zu bewähren.
Dauernd kann man allerdings dadurch eine nephritische Blutdrucksteigerung kaum je erheblich vermindern, aber die begleitenden
Symptome lassen sich doch oft auf diese Weise wirksam bekämpfen.

Treten bei Schrumpfniere leichte urämische Symptome auf, wie
Kopfschmerzen und Übelkeit, so empfiehlt sich die Anwendung von
feuchten Einpackungen; dieselben werden eine Stunde lang und
darüber bis zum leichten Schweißausbruch ausgedehnt, den man noch
durch in die Packung eingeschobene Wärmekruken oder Verabreichung
heißen Getränks begünstigen kann. Die Einpackung hat auch jeweils eine
deutlich blutdruckherabsetzende Wirkung, wie sich leicht nachweisen läßt. Bei ausgesprochener Urämie genügen diese kalt angelegten Packungen aber nicht zur Diaphorese; man wendet hier die
schon gelegentlich der Besprechung der akuten Nephritis erwähnten
Maßnahmen an: Packungen in heißen Laken, die öfters erneuert werden,
Schwitzen in einer Trockenpackung, nachdem ein heißes Vollbad
von etwa 40° vorausgegangen ist, in dem zur Anregung der Herzaktion
auch noch heiße Übergießungen ausgeführt werden können. Daß die
Diaphorese bei Urämie mit gleichzeitiger Flüssigkeitszufuhr zu
verbinden ist, wurde schon früher erwähnt. Sonstige Maßnahmen, wie
namentlich Venäsektion und Kochsalzinfusionen, dürfen über der
Anregung der Diaphorese natürlich nicht vernachlässigt werden.

c) Sonstige Nierenerkrankungen.

Von sonstigen Nierenerkrankungen, für welche die physikalische
Therapie in Betracht kommt, seien noch die Nierensteinkoliken

erwähnt. Bekanntlich leistet hier die lokale Hitzeapplikation auf die Nierengegend im Anfalle gute Dienste; meist wird die trockene Wärme, in Form von heißen Sandsäcken oder von Thermophoren appliziert, besser vertragen als die feuchte. Außerdem können sowohl im Anfalle selbst als auch in den Intervallen warme bis heiße Vollbäder durch Linderung der Schmerzen und Anregung der Diurese und des Stoffwechsels neben der sonstigen Behandlung (Trinkkur, diätetische Kur) gute Dienste leisten. Zur Beförderung des Herabgleitens des Steines im Anfalle ist ferner auch vorsichtige Massage der Ureteren-Gegend empfohlen worden, die Massage kann zweckmäßigerweise im warmen Vollbade ausgeführt werden.

Auf die physikalische Behandlung der Wanderniere werden wir bei den Verdauungskrankheiten noch zurückkommen.

4. Erkrankungen der unteren Harnwege.

a) Erkrankungen der Blase.

Bei der akuten Cystitis kommen von hydrotherapeutischen Prozeduren ausschließlich warme Applikationen in Anwendung, während die sonst bei akuter Entzündung wohltätig wirkende Kälte hier bekanntlich kontraindiziert ist. Sowohl warme Umschläge auf die Blasengegend, wie Sitzbäder von 35—38° Temperatur und längerer (ca. ½ stündiger) Dauer wirken gegen die Beschwerden wohltätig ein. Insbesondere die krampfartigen Schmerzen und die Dysurie werden dadurch günstig beeinflußt.

Auch bei der chronischen Cystitis kommt den warmen Sitzbädern von ca. ½ stündiger Dauer, sowie lauwarmen prolongierten Vollbädern eine große symptomatische Bedeutung zu. Die Temperatur solcher Bäder ist auch hier nicht unter 35° zu wählen; bei Sitzbädern achte man wegen der hier ziemlich rasch eintretenden Abkühlung darauf, daß während der ganzen Dauer des Bades die Anfangstemperatur erhalten bleibt. Werden die Vollbäder in Form einer Kur angewandt, so kann man statt der einfachen Wasserbäder auch Solbäder von gleicher Temperatur geben. Solche warme Solbäder werden auch bei Tuberkulose der Blase empfohlen.

Bei Dysurie und Strangurie, gleichviel welcher Ursache, wirken warme Bäder, insbesondere warme Sitzbäder (36—38°), auf die Blasenbeschwerden günstig ein, und man kann dadurch oft in wenigen Minuten wieder eine Entleerung der Blase bewirken, sofern nicht ein mechanisches Hindernis den Katheterismus erfordert. (Man läßt in solchen Fällen den Patienten am besten im Bade urinieren.)

Bei Inkontinenz der Blase infolge von organischen Nervenkrankheiten sind, wie wir schon früher gesehen haben, aufsteigende Sitzduschen von ca. 3—5 Minuten Dauer, die mit lauwarmer Temperatur (34—30°) beginnen und nur zum Schlusse auf 20° und darunter abgekühlt werden, empfehlenswert. Auch bei Enuresis der Kinder kann diese Prozedur wohltätig einwirken; daneben kommen hier kurze kalte Sitzbäder sowie Kühlschläuche auf die Lendenwirbelsäule zur Anwendung. Wichtiger ist aber bei der Enuresis·nocturna eine allgemeine roborierende Behandlung, bei der ebenfalls hydrotherapeutische Prozeduren (Halbbäder, Duschen, Abreibungen, Fichtennadelbäder usw.) die Hauptrolle spielen. Zu beachten ist, daß man bei diesem Leiden die lokalen und allgemeinen Kälteprozeduren nicht abends vor dem Schlafengehen anwenden darf, da dadurch ein ungünstig wirkender Erregungszustand für die Nacht geschaffen wird.

b) Erkrankungen der Prostata.

Bei der akuten Prostatitis kann als symptomatisches antiphlogistisches Mittel die Atzbergersche Mastdarmsonde resp. das Winternitzsche Mastdarmkühlrohr, das von 10—15⁰ kaltem Wasser durchflossen ist, zur Anwendung kommen. Bei drohender Eiterung wird aber jetzt mehr die lokale Hitzeapplikation bevorzugt, in Form von heißen Kompressen auf die Dammgegend oder auch wieder mittels der Atzbergerschen Sonde, die von 42—45⁰ heißem Wasser durchflossen ist.

Wichtiger, als bei der akuten Prostatitis, ist die Anwendung der von heißem Wasser durchflossenen Mastdarmsonde bei der chronischen Prostatitis, wo dies Mittel gerade in hartnäckigen Fällen von ausgezeichneter Wirkung ist; die Dauer der jedesmaligen Applikation beträgt 20 Minuten bis ½ Stunde. Bemerkt sei noch, daß in Fällen von Ischias, wo chronische Prostataerkrankung als auslösendes Moment der Ischias anzunehmen ist, die beschriebene Heißwasserapplikation dringend zu empfehlen ist. Außerdem können warme Sitzbäder bei der chronischen Prostatitis sich nützlich erweisen.

In vielen Fällen von chronischer Prostatitis wird man an die hydrotherapeutischen Anwendungen die Prostatamassage anzuschließen haben, vor allem, wenn die Entleerung retinierten (nicht-eitrigen) Sekrets in Frage kommt. Auch bei der Prostatahypertrophie kann zuweilen die lokale Hitzebehandlung in Verbindung mit Massage von Vorteil sein. Dysurie bei Prostatahypertrophie wird durch die vorhin beschriebenen Maßnahmen bekämpft.

c) Erkrankungen der Harnröhre und Nebenhoden.

Bei der akuten gonorrhoischen Urethritis ist, von der Idee ausgehend, daß die Gonokokken schon bei 42—45⁰ Temperatur abgetötet werden können, die lokale Anwendung heißen Wassers in Form von heißen Kompressen oder heißen Spülungen versucht worden, ohne daß jedoch die erzielten Resultate besonders günstige gewesen wären. Man wird daher im allgemeinen im akuten Stadium der Gonorrhoe die hydrotherapeutischen Anwendungen auf kalte Kompressen bei starker Schleimhautschwellung und ev. auf prolongierte warme Sitzbäder gegen die Urinbeschwerden zu beschränken haben. Bei der chronischen

Gonorrhoe kann dagegen die nach einem Winternitzschen Vorschlage erfolgende Anwendung des Psychrophors, das von 20—10° kaltem Wasser durchflossen ist und 10—15 Minuten lang täglich appliziert wird, nützlich wirken, namentlich bei gleichzeitigen nervös-funktionellen Störungen, wie Spermatorrhoe, Pollutionen, Impotenz und dgl. Es darf jedoch die Hydrotherapie auch bei der chronischen Gonorrhoe nur in Verbindung und als Unterstützungsmittel der sonstigen Behandlung (Spülungen, Sondierungen) ausgeführt werden. Bei periurethralen Infiltraten ist Wärmeapplikation indiziert, in Form von heißen Kompressen, Fangoumschlägen, heißen Sitzbädern, Moorsitzbädern etc.

Die lokale Hitzeapplikation spielt ferner bei der Nebenhodenentzündung eine große Rolle. Sie wird jetzt nicht nur zur Behandlung chronischer Fälle, sondern statt der früher üblichen Kälteapplikation auch schon im akuten Stadium mit gutem Erfolge angewandt. Verwendet man die feuchte Wärme in Form von heißen Kompressen oder Kataplasmen, so ist es empfehlenswert, dieselben, wenn möglich, durch zirkulierendes heißes Wasser auf gleicher Temperatur zu halten, denn es kommt darauf an, die Hitze mehrere Stunden lang täglich einwirken zu lassen. Wenn Anschluß an die elektrische Leitung vorhanden ist, können hier praktischerweise auch Elektrothermkompressen verwandt werden, anderenfalls sind auch passend konstruierte Thermophore ein sehr brauchbares Mittel zur permanenten Anwendung der trockenen Wärme.

V. Erkrankungen der Respirationsorgane.

1. Akute und chronische Katarrhe der oberen Luftwege; akute Bronchitis.

Bei akuten Katarrhen der oberen Luftwege und der Bronchien kann neben Hals- resp. Brustumschlägen in vielen Fällen eine einmalige oder mehrmals wiederholte allgemeine Schwitzprozedur die Heilung beschleunigen. Speziell bei Befallensein der oberen Luftwege sind die russisch-römischen Bäder, da sich hier auch der Kopf in der heißen Luft resp. in der heißen Dampfatmosphäre befindet, den Licht-, Heißluft- oder Dampfkastenbädern vorzuziehen, wofern es sich um kräftige und herzgesunde Individuen handelt. Für nachfolgende Abkühlung ist in diesen Fällen von Erkältung besonders Sorge zu tragen, damit der Patient sich nach Verlassen der Baderäume nicht wieder aufs neue erkältet. Schwitzprozeduren eignen sich auch zur Allgemeinbehandlung von akuten oder chronischen Katarrhen der Nebenhöhlen, doch wird man hier, wenn es sich um eine längere Behandlung handelt und zu fürchten ist, daß der Patient durch eine größere Reihe von russisch-römischen Bädern zu sehr geschwächt würde, statt dieser auch die schonenderen Lichtkastenbäder verwenden können.

Die lokale hydrotherapeutische Behandlung besteht bei akuter oder chronischer Pharyngitis, Laryngitis, Bronchitis, ebenso bei der

Angina in Prießnitzschen Umschlägen um den Hals resp. die Brust; bei Bronchitis verwendet man statt der einfachen Brustumschläge besser die Kreuzbinden. Über die hydriatische Behandlung der akuten Kapillarbronchitis und der Bronchopneumonie bei Kindern und Erwachsenen ist schon gelegentlich der Besprechung der Infektionskrankheiten das Wichtigste gesagt worden.

2. Chronische Bronchitis. ·

Auch bei der chronischen Bronchitis bilden die Prießnitzschen Umschläge resp. die Kreuzbinden neben zeitweiligen allgemeinen Schwitzprozeduren das wichtigste hydrotherapeutische Mittel; daneben hat man neuerdings auch lokale Wärmeapplikationen auf den Brustkorb empfohlen. So hat Cohn-Kindborg[1]) lokale Heißluft-bäder des Thorax (60—80° Temperatur und eine Stunde Dauer) mit Vorteil bei chronischer Bronchitis angewandt, ferner hat Lissauer[2]) von Dampfduschen, die von kurzen kalten Fächerduschen gefolgt waren, bei chronischer Bronchitis, ebenso wie bei tuberkulösem Lungen-katarrh, gute Erfolge gesehen. Die Wärmebehandlung des Thorax spielt auch, wie wir sehen werden, bei mit Emphysem und mit Asthma bronchiale verbundener Bronchitis eine wichtige Rolle. ·

3. Asthma bronchiale und Emphysem.

Die physikalische Behandlung des essentiellen Bronchialasthmas, der begleitenden Katarrhe und des Lungenemphysems hat im letzten Jahrzehnt große Fortschritte gemacht, so daß es sich bei der Wichtigkeit des Gegenstandes wohl lohnt, hier etwas näher darauf ein-zugehen. Was die hier in Frage kommenden hydrotherapeutischen Maßnahmen betrifft, so ist in erster Linie wieder die Kreuzbinde zu erwähnen, durch die der Katarrh bekämpft, die Expektoration erleichtert und bis zu einem gewissen Grade auch der Krampf der Bronchialmus-kulatur gemildert wird. Die Kreuzbinde sollte bei Patienten, die an Bronchialasthma leiden, stets auf lange Zeit hinaus Anwendung finden, in der Weise, daß man sie regelmäßig nachtsüber appliziert und bei stärkerem Katarrh auch bei Tage ein- oder mehrmals 3 Stunden lang anlegen läßt, während welcher Zeit aber der Patient zu Bette liegen muß. Im asthmatischen Anfalle selbst kommen heiße Kompressen um die Brust zur Verwendung, die öfters erneuert werden; außerdem leisten dabei lokale heiße Hand- und Fußbäder bekanntlich gute Dienste. Ist zu vermuten, daß der Anfall durch akute Anschwellung der Nasenschleimhaut ausgelöst wird, so sind kurze kalte Über-gießungen des Nackens nach Empfehlung von Muck[3]) und Marcuse[4]) zu versuchen, die reflektorisch eine Abschwellung der Nasenschleimhaut

---

[1]) Berliner klin. Wochenschr. 1906, Nr. 41.
[2]) Deutsche med. Wochenschr. 1906, Nr. 7.
[3]) Münchner med. Wochenschr. 1909, Nr. 29.
[4]) ibidem Nr. 40.

hervorbringen können. Auch außerhalb der Anfälle können die kalten Nackenübergießungen resp. Nackenduschen bei solchen Kranken angewandt werden.

Es gibt allerdings andrerseits Patienten, bei denen eine kalte Nackenübergießung direkt einen Anfall auslösen kann, und wir möchten deshalb überhaupt bei der hydrotherapeutischen Behandlung von Asthmakranken eine gewisse Vorsicht gerade bezüglich der kalten Übergießungen empfehlen. Milde hydrotherapeutische Anwendungen, speziell Halbbäder nach vorheriger Anwärmung, werden aber von den meisten Patienten gut vertragen und können in Form einer längeren Kur, in der anfallsfreien Zeit angewandt, eine Kräftigung des Allgemeinbefindens und damit Nachlassen der Atemnot und Beschränkung der Zahl der Anfälle herbeiführen. Im Briegerschen hydrotherapeutischen Universitätsinstitute[1]) haben sich zur hydrotherapeutischen Behandlung von asthmatischen Patienten besonders gut Vollbäder von 38—40° Temperatur bewährt, in denen am Schlusse eine kalte Übergießung des Leibes aus größerer Höhe ein oder mehrmals vorgenommen wird. Eventuell kann in derselben Weise auch eine kalte Übergießung des Nackens am Schlusse des Bades erfolgen, falls man sich überzeugt hat, daß ein solcher Kältereiz gut vertragen wird. Wir haben in dem genannten Institute von der längeren Anwendung derartiger Bäder auch in sehr hartnäckigen Fällen von Asthma bronchiale gute und vor allen Dingen auch andauernde Erfolge gesehen. Ihre Wirkung beruht einmal auf der antispasmodischen und lösenden Wirkung der Wärme, dann auch auf der Vertiefung der Atmung, die speziell durch die Übergießung ausgelöst wird. Die Bauchübergießung leistet besonders dann Gutes, wenn gleichzeitig Meteorismus oder Obstipation bestehen, welche Symptome die freien Exkursionen des Zwerchfells behindern und somit die Entstehung asthmatischer Dyspnoe begünstigen können.

Neuerdings hat sich mehr und mehr die reine Wärmebehandlung des Asthma bronchiale eingebürgert. Nachdem schon Goldschmidt sowie Goldscheider[2]) die Applikation von Heißluftbädern bei Asthma in- und außerhalb des Anfalls mit Vorteil verwandt (Goldscheider verwandte Bett-Schwitzapparate), und Cohn-Kindborg seine schon vorher erwähnte lokale Heißluftbehandlung des Thorax auch für die Behandlung von Asthma und Emphysem empfohlen hatte, hat sich die Thermotherapie des Asthma bronchiale in weiteren Kreisen besonders eingebürgert, seitdem v. Strümpell[3]) die Anwendung der elektrischen Glühlichtbäder bei dieser Affektion als sehr erfolgreich empfahl. Strümpell läßt die Kranken die Lichtbäder in der Dauer von 10—15 Minuten, selten länger, nehmen; auf das Lichtbad folgt dann ein einfaches lauwarmes Vollbad. Die Bäder können sowohl bei

---

[1]) Berliner klin. Wochenschr. 1904, Nr. 15.
[2]) Goldscheider, Asthma bronchiale. Deutsche Klinik. Ergänzungsband 1909, Zeitschr. f. phys. u. diät. Therap., Bd. XIII, H. 3.
[3]) Med. Klin. 1908, Nr. 1.

chronischer asthmatischer Kurzatmigkeit, insbesondere bei chronischer asthmatischer Bronchiolitis, als auch im Anfalle selbst gegeben werden, und leisten nach Strümpell besonders Gutes bei gleichzeitigem Bronchialkatarrh.

Eine Reihe von Autoren haben die Strümpellsche Empfehlung nachgeprüft, und auch von uns sind in einer größeren Anzahl von Fällen von Asthma die Glühlichtbäder angewandt worden. Die Erfolge waren recht gute, und namentlich bei gleichzeitigem Bronchialkatarrh ist die Erleichterung, die die Kranken schon nach den ersten Bädern verspüren, oft eine auffallende. Es gelingt nicht selten, durch eine Reihe von Lichtbädern den Kranken auf längere Zeit von seinen Beschwerden völlig zu befreien; Rezidive können natürlich auch durch diese Prozedur nicht immer verhütet werden. Einige Male haben wir auch im Anfalle selbst die Lichtbäder mit dem Resultate augenblicklicher Erleichterung angewandt.

Wir geben die Lichtbäder bei Asthmakranken gewöhnlich 3—4 mal wöchentlich, beginnen mit 10 Minuten Dauer und steigen dann bald auf 12—15 Minuten. Den Abschluß bildet ein Vollbad von 34⁰. Bemerkt sei, daß Strasser[1]) nach den Lichtbädern auch bei Asthmakranken kühle hydrotherapeutische Prozeduren ohne Schaden angewandt hat (Halbbäder).

An das Herz selbst stellen die Glühlichtbäder verhältnismäßig wenig Anforderungen, wenn man ihre Dauer nicht über eine Viertelstunde ausdehnt. Zu sehr starker Diaphorese braucht es dabei garnicht zu kommen, und wir möchten Strasser beistimmen, der die Wirkung dieser Bäder weniger durch Ableitung auf die Haut infolge des Schweißausbruchs, als durch eine antispasmodische Wirkung auf die Bronchialmuskulatur erklärt. Eine gewisse Vorsicht bei vorhandener Komplikation von seiten des Herzens ist aber natürlich am Platze. Während Aortenaneurysma, schwere myokarditische Veränderungen, ausgesprochene Klappenfehler usw. die Lichtbäder überhaupt kontraindizieren, kann man bei weniger bedenklichen Herzaffektionen nach Strümpells Vorschlag den Kranken durch einige lokale Glühlichtbestrahlungen des Thorax an die späteren Lichtbäder gewöhnen.

In seinem kürzlich erschienenen Lehrbuche[2]) macht Strasburger darauf aufmerksam, daß im lauwarmen Vollbade der Brustumfang sowie der Leibumfang sowohl bei Gesunden wie bei emphysematösen Patienten durch den Druck der darüber lastenden Wassermenge nicht unerheblich abnimmt, und daß dadurch die beim Emphysemkranken und namentlich beim Asthmatiker meist mangelhafte Exspiration erheblich gefördert werden kann. Praktische Erfahrungen über die Wirkung der lauwarmen Vollbäder teilt Strasburger noch nicht mit. Herr Dr. Dietz hat in meinem Institute jene Angaben an einer Reihe von Patienten nachgeprüft und im allgemeinen bestätigen können. Über therapeutische Erfolge läßt sich noch nichts sagen, die Erleichterung, die verschiedene an Asthma und Emphysem leidende Patienten nach mehreren etwa halbstündigen lauwarmen Vollbädern verspürten, ermuntert aber jedenfalls zu weiterer Prüfung dieses so einfachen Mittels.

Wir kommen damit zur mechanischen Behandlung des Asthma

---

[1]) Monatsschr. f. d. phys.-diät. Heilmethoden, I. Jahrgang, Heft 1.
[2]) Einführung in die Hydrotherapie und Thermotherapie, Jena 1909, pg. 218.

bronchiale. Bei all den vielen hierher gehörigen Methoden besteht das
Grundprinzip, die Exspiration zu verstärken und zu unterstützen
(wodurch indirekt dann auch die Inspiration vertieft und das Atem-
volumen vergrößert wird); denn es ist ja bekannt, daß die asthmatischen
Patienten meist schlecht exspirieren. Auch bei dem durch Starre der
Thoraxwand bedingten Emphysem kommen zwecks Mobilisation des
Thorax im wesentlichen dieselben mechanotherapeutischen Maßnahmen
wie beim essentiellen Bronchialasthma in Frage.

Das einfachste und älteste Mittel zur Unterstützung der Exspiration
ist die schon von Gerhardt empfohlene Thoraxmassage, die in einer
rhythmischen Kompression der unteren seitlichen Thoraxpartien während
der Exspiration besteht. (Der Patient liegt dabei im Bette oder auf der
Chaiselongue mit etwas erhöhtem Oberkörper.) Man dehnt diese Kompressionen möglichst lange aus, am Schluß jeder Kompression empfiehlt
es sich, namentlich bei Vorhandensein von Bronchialkatarrh, durch
erschütternde Bewegungen der Hände die Wirkung zu verstärken. Man
kann eine solche Massage mehrmals am Tage in der Dauer von 5 bis
10 Minuten vornehmen, gewöhnlich erfolgt im unmittelbarem Anschluß
daran eine stärkere Expektoration. Auf weitere Einzelheiten und
Modifikationen der manuellen Massage kann hier nicht eingegangen
werden, es sei nur erwähnt, daß neuerdings Kirchberg[1]) ein zweckmäßiges Verfahren von manueller Thoraxmassage in Verbindung mit
aktiven Exspirationsübungen zur Asthmabehandlung angegeben hat.

Eine Reihe sonstiger mechanischer Methoden sind noch zur Unterstützung der Exspiration bei Asthmatischen empfohlen worden; so läßt
Schreiber zu diesem Zwecke die Patienten eine Weste aus elas-
tischem Stoff tragen, die man auch durch um die unteren Thoraxpartien gewickelte Gummibinden ersetzen kann. Von hierher gehörigen Apparaten ist der bekannteste der Roßbachsche Atmungsstuhl, in dem der Kranke selbst durch Zusammenführung der Arme
mittels Hebelwirkung eine Kompression seines Brustkorbes vornimmt.
Eine ähnliche, noch einfachere Vorrichtung ist auch von Strümpell angegeben worden. Während zu all diesen Methoden eine nicht unerhebliche
aktive Kraftanstrengung des Patienten selbst resp. (bei der Thoraxmassage) einer Hilfsperson notwendig ist, fällt diese Anstrengung fast
ganz weg bei dem Bogheanschen Atmungsstuhl, einer sehr sinnreich
konstruierten Maschine, bei welcher durch die Kraft des elektrischen
Stromes mittelst zweier Pelotten, die den unteren Thoraxpartien anliegen, eine rhythmische Kompression des Brustkorbes während der
Exspiration erfolgt (Figur 57). Stärke und Frequenz der Kompressionen
lassen sich in beliebiger Weise modifizieren; der bequem im Stuhle
sitzende Patient hat nur insofern eine aktive Mitarbeit zu leisten, als
er sich daran gewöhnen muß, dem Gange der Maschine komform zu
atmen, was gewöhnlich schon in der ersten Sitzung geschieht. (Die
Dauer einer Sitzung beträgt $\frac{1}{2}$—1 Stunde). Es läßt sich der Apparat

---

[1]) Therap. d. Gegenw. 1908, Nr. 7.

daher auch bei schwerkranken und schwächlichen Individuen ohne Schaden anwenden. Ebenso bilden leichtere Komplikationen von seiten des Herzens keine Kontraindikation des Atmungsstuhls, während bei schweren organischen Herzfehlern wegen der hier eintretenden starken Blutdrucksenkung Vorsicht geboten ist.

Wir haben den Bogheanschen Atmungsstuhl in mehreren hundert Fällen von Asthma und chronischem Emphysem systematisch in Form von mehrwöchentlichen Kuren angewandt und haben damit meist sehr gute Resultate erreicht. Es wurden sowohl die subjektiven Beschwerden, wie Atemnot, erschwerte Expektoration, Schlaflosigkeit usw. gelindert, als auch objektive Erfolge, Nachlassen resp. Verschwinden des Katarrhs, Seltenerwerden der Anfälle und in einer Reihe von Fällen auch Zunahme der Ausdehnungsfähigkeit des Thorax und der Vitalkapazität dadurch erzielt. Auch beim Anfalle selbst haben wir verschiedentlich von der Anwendung des Atmungsstuhls eine gute Wirkung gesehen.

Mehr Mitarbeit von seiten des Patienten erfordern wieder einige neuere aktive Methoden, welche die Gewöhnung an länger dauernde Exspiration zum Ziele haben. So läßt Sänger die Kranken mit lauter Stimme in der Weise zählen, daß sie während des Hersagens mehrerer Zahlen exspirieren und zwischendurch nur bei einer Zahl inspirieren. Pescatore[1]) läßt die Kranken mit der Atmung den Schwingungen eines Pendels in der Weise folgen, daß sie während zweier Schwingungen

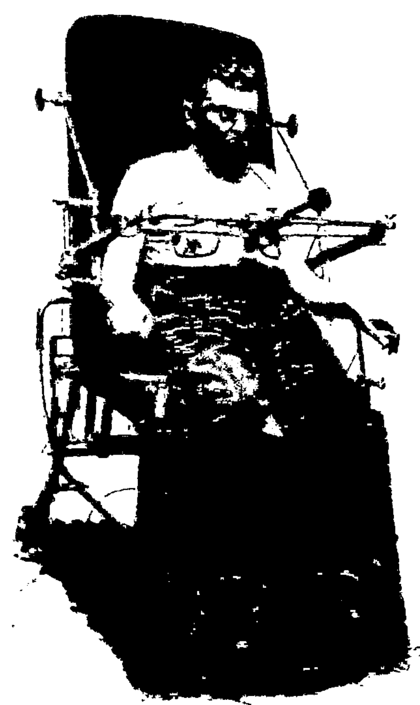

Fig. 57. Bogheanscher Atmungsstuhl.

einatmen und während 4—5 Schwingungen ausatmen. Einen sehr sinnreichen Apparat hat ferner Hofbauer[2]) zu demselben Zwecke angegeben: Während des in regelmäßigen Intervallen erfolgenden Ertönens eines Glockenzeichens muß der Patient exspirieren, die Einatmung erfolgt in der kürzeren Pause zwischen zwei Glockenzeichen; Dauer und Frequenz der Atmung lassen sich auch hier modifizieren. Zugleich ist der Hofbauersche Apparat mit einem aus einem Gummisack bestehenden Leibgurt verbunden; dieser füllt sich während der Exspiration mit komprimierter Luft und übt so einen Druck auf das Abdomen aus, wodurch die Ausatmung erheblich gefördert wird; während der Inspiration entweicht die Luft wieder durch ein Ventil. Die Hofbauersche Methode ist namentlich bei reinem Emphysem sehr wirksam, und es hat Hofbauer selbst in sehr hartnäckigen Fällen

----

1) Deutsche med. Wochenschr. 1909, Nr. 40.
2) Zeitschr. f. phys. u. diät. Therap., Bd. XI u. XIII.

damit gute Dauerresultate erreicht. Nur ist für manche Patienten, namentlich für nervöse oder geschwächte Individuen, die Mitarbeit am Hofbauerschen Apparate recht anstrengend und ermüdend, so daß der an sich sehr zweckmäßige Apparat in der Praxis mehr Kontraindikationen hat, als z. B. der Bogheansche Atmungsstuhl.

Übrigens hat Pescatore auch am Bogheanschen Atmungsstuhl Pelotten angebracht, die gleichzeitig eine Kompression des Leibes während der Exspiration bewirken. Daß durch gleichzeitige Bauchkompression die Exspiration, insbesondere die Zwerchfellexkursion, wesentlich gefördert wird, hat Hofbauer in einer Reihe von Untersuchungen nachgewiesen.

Die pneumatischen Methoden (Einatmung in verdichteter, Ausatmung in verdünnte Luft), wirken beim Emphysem wohl hauptsächlich durch die damit verbundene Atmungsgymnastik günstig ein; dasselbe gilt von der Kuhnschen Lungensaugmaske.

4. Lungentuberkulose.

In der Behandlung der Lungentuberkulose nimmt die Hydrotherapie einen sehr wichtigen Platz ein. Zur Hebung des Allgemeinbefindens, zur Bekämpfung des Mattigkeitsgefühls, zur Erhöhung der Widerstandsfähigkeit des Körpers gegen die Infektion, zur Besserung der lokalen Zirkulationsverhältnisse in der Lunge und speziell auch zur Hebung des Appetits gibt es kaum ein zweckmäßigeres und dabei unschädlicheres Mittel, als passende hydrotherapeutische Allgemeinprozeduren; die lokalen Erscheinungen, namentlich die begleitenden Katarrhe, der Husten, die Expektoration, werden ebenfalls durch hydriatische Anwendungen, unter denen die Kreuzbinden besonders hervorzuheben sind, in wirksamer Weise beeinflußt, und zwar kann das in allen Stadien der Tuberkulose geschehen.

Die allgemeinen Kälteapplikationen leisten am meisten im Beginne der Erkrankung, also bei Spitzenkatarrh, sowie natürlich auch bei sogenannten Prophylaktikern, da eine gewisse Reaktionsfähigkeit der Haut zu ihrer Wirksamkeit erforderlich ist. Doch können mit entsprechenden Modifikationen auch im vorgeschrittenen Stadium der Phthise allgemeine Kälteapplikationen noch von Nutzen sein. Die Hauptsache bei einer derartigen hydrotherapeutischen Behandlung bleibt, daß dadurch die Zirkulation angeregt wird, ohne daß Wärme entzogen wird. Dazu muß, falls die natürliche Hautreaktion nicht ausreicht, durch vorherige Anwärmung, sei es nun im Bette, in einer Trockenpackung oder in einem kurzen Licht- resp. Heißluftbade der Körper für die Kälteprozedur vorbereitet werden. Ebenso ist für nachfolgende Wiedererwärmung durch die bekannten Maßnahmen besonders Sorge zu tragen.

Die einfachste Prozedur, die alle jene Bedingungen erfüllt, ist die sogenannte Ganzwaschung, die zunächst mit „stubenwarmem", dann mit brunnenkaltem Wasser entweder morgens aus der Bettwärme heraus oder nach vorhergehender Trockenpackung vorgenommen wird. Man packt dabei den Patienten am besten derartig ein, daß Ober- und Unterkörper getrennt entblößt werden können. Nach der Ganzwaschung bleibt der Patient gut zugedeckt noch einige Zeit liegen, bis ein behagliches Wärmegefühl sich eingestellt hat. (Bei resistenten Patienten, welche sich schon an die Prozedur gewöhnt haben, kann man nach erfolgter Wiedererwärmung auch noch eine kurze kühle Übergießung des Körpers, z. B. mittels einer Gießkanne, vornehmen, zu Anfang mit ca. 25° warmem Wasser, dann mit brunnenkaltem Wasser, worauf sich der Patient schnell ankleidet).

Neben dieser überall in der Häuslichkeit anwendbaren·Prozedur leisten die Duschen gerade in der Phthiseotherapie sehr Gutes. Sie werden am besten in Form der Fächerduschen als kurze kalte Fächerduschen (1 Minute lang) oder als wechselwarme Fächerduschen (2—3 Minuten) appliziert, bei schwächlichen und schlecht reagierenden Patienten ebenfalls nach vorheriger Anwärmung. Bei resistenteren Individuen können im Laufe der Kur statt der Duschen auch Ganzabreibungen mit Vorteil angewandt werden. Diese und die Duschen sind aber kontraindiziert bei Neigung zu Hämoptoe, denn es kann durch den dabei ausgeübten mechanischen Reiz eine neue Blutung ausgelöst werden. Man begnüge sich in solchen Fällen im allgemeinen mit den Ganzwaschungen, auch Halbbäder von 32° abwärts können, wofern der Krankheitsprozeß noch kein ausgedehnter ist, von Vorteil sein.

Besteht eine frische Lungenblutung, so sind naturgemäß alle hydrotherapeutischen Eingriffe auszusetzen, mit Ausnahme von Eisbeuteln oder Kühlschläuchen, die auf die erkrankten Lungenpartien oder auf das Herz selbst appliziert werden. Auch von Kreuzbinden resp. Brustumschlägen sehe man in den ersten Tagen der Blutung ab.

In vorgeschritteneren Fällen von Tuberkulose, wo eingreifendere allgemeine Kälteapplikationen nicht mehr vertragen werden, sind, neben den eventl. auch hier anwendbaren Ganzwaschungen, besonders tägliche Teilabreibungen und Teilwaschungen zu empfehlen. Zur Verstärkung der Hautreaktion kann man dabei dem Wasser im Anfange etwas Salz zusetzen; bei schlecht reagierenden Individuen empfiehlt es sich auch, derartige Salzwasserabreibungen an Brust und Rücken vor Anlegen der Kreuzbinden sowie nach Abnahme derselben vorzunehmen, um dadurch die Hautreaktion auf den Umschlag zu unterstützen resp. nach Abnahme des Umschlages den Tonus der erschlafften Hautgefäße wieder herzustellen. Bei sehr schwachen und anämischen Kranken, die auch diese Salzwasserabreibungen nicht mehr vertragen, müssen sie durch spirituöse Abreibungen (mit Franzbranntwein oder dergleichen) ersetzt werden.

Gegen die Nachtschweiße der Phthisiker empfiehlt sich eine abendliche allgemeine Abwaschung, entweder mit gewöhnlichem Wasser oder noch besser mit Wasser, dem etwas Essig zugesetzt ist. Bei lästigen Temperatursteigerungen kann man den Kranken durch kühle Teil- oder Ganzwaschungen erhebliche Erleichterung bringen.

Von balneotherapeutischen Prozeduren, die zur Kräftigung des Allgemeinbefindens dienen können, eignen sich bei der Phthise vor allem Solbäder, in einer Dauer von 10—15 Minuten und bei 34—33°

Temperatur drei bis viermal wöchentlich angewandt. Die Luftbäder, die in ihrer Wirkung ja den hydrotherapeutischen Allgemeinprozeduren ähnlich sind, sind ebenfalls in vorsichtiger Dosierung bei Prophylaktikern und im Initialstadium der Tuberkulose mit Vorteil verwendbar, bei ausgeprägter Krankheit, sowie überhaupt bei katarrhalischen Erscheinungen, sehe man aber lieber davon ab.

Die Kreuzbinden sind, wie schon erwähnt, in allen Stadien der Lungentuberkulose von Nutzen. So wenig aufgeklärt die Art ihrer Wirkung ist (denn es ist zweifelhaft, ob die Hyperämie, die sie erzeugen, sich bis in die tieferen Lungenschichten hinein erstreckt), so günstig gestaltet sich in der Praxis ihre Wirksamkeit, sowohl auf die subjektiven Symptome, wie auch auf die objektiven Erscheinungen, vor allem den Katarrh und die Expektoration. Durch Linderung der Schmerzen und des Hustenreizes und durch Erleichterung der Expektoration wirken indirekt die Kreuzbinden auch auf das Allgemeinbefinden günstig ein; zugleich übt der bei Anlegung der Kreuzbinden erfolgende, von einer Reaktion begleitete Kältereiz auch auf die allgemeine Zirkulation, die Herzkraft und die Atmung einen günstigen Einfluß aus. Dazu kommt noch bei etwaigen Temperatursteigerungen der antipyretische Effekt dieser Prozedur. Verstärkt man durch die vorhin beschriebene Salzwasser- oder spirituösen Abreibungen die Reaktion der Thoraxhaut, so wird man auch in vorgeschrittenen Fällen von Phthise kaum je gezwungen sein, von der Anwendung der Kreuzbinden Abstand zu nehmen. Wir haben selbst bei ambulant behandelten, in schlechten äußeren Verhältnissen befindlichen Kranken, die an kavernöser Phthise litten, oft noch überraschend gute Einwirkungen in bezug auf das Allgemeinbefinden, den Appetit und die katarrhalischen Erscheinungen nach Verordnung der Kreuzbinden gesehen.

Die Kreuzbinden werden nachtsüber angelegt, bei bettlägerigen Patienten auch am Tage, wobei sie je dreistündlich erneuert werden. Handelt es sich um Kranke, die aufstehen dürfen, so begnügt man sich entweder mit nächtlicher Applikation der Kreuzbinde oder man läßt den Patienten sich einmal des Tages, z. B. bei Fiebersteigerung während der Abendstunden, für diese Anwendung ins Bett legen. Die Kreuzbinden außerhalb des Bettes anzuwenden, halten wir für nicht empfehlenswert.

Gegen die pleuritischen Schmerzen der Phthisiker leisten oft schon allein die Kreuzbinden sehr Gutes. Außerdem kann man diese Schmerzen durch heiße, öfters gewechselte Kompressen, Dampfduschen oder lokale Glühlichtbestrahlungen bekämpfen, welch' letztere gerade auch bei schwächlichen Patienten ohne jede Bedenken anwendbar sind. Daß zur Erleichterung der Expektoration bei Phthisikern auch kurze Dampfduschen, gefolgt von Fächerduschen, von Lissauer empfohlen worden sind, haben wir schon früher erwähnt.

Die Mechanotherapie kommt bei Phthisikern vorzugsweise in Form der Atmungsgymnastik (Freiübungen) zur Anwendung, die bei Prophylaktikern, bei Kranken ohne katarrhalische Erscheinungen sowie bei abgeheilter Tuberkulose zur Verbesserung der Funktion der Lunge sich sehr nützlich erweisen kann. Bei vorhandenem Katarrh und ferner überhaupt in vorgeschritteneren Stadien der Krankheiten möchten wir aber vor den Atmungsübungen warnen; die Gefahr, daß dadurch die Bazillen in weitere Bronchialverästelungen verschleppt werden, ist nicht von der Hand zu weisen. — Auf die Behandlung der Phthise durch Tieflagerung des Thorax (nach Jakoby) oder durch die Kuhnsche Saugmaske hier näher einzugehen, würde zu weit führen.

5. Pleuritis.

a. Trockene Pleuritis. Bei der trockenen Pleuritis leisten im ersten akuten Stadium Brustumschläge resp. Kreuzbinden zur Linderung der Beschwerden gute Dienste. Bei starken Schmerzen können daneben auch lokale Hitzeapplikationen (heiße Wasser- oder Breiumschläge, Dampfduschen usw.) mit Erfolg angewandt werden. Um durch Ruhigstellung der kranken Seite eine Linderung der Schmerzen zu erzielen, hat man ferner Heftpflasterverbände, welche die unteren Partien der kranken Thoraxhälfte umfassen, empfohlen. Allgemeine Schwitzprozeduren zur Beförderung der Resorption der trockenen Ausschwitzung sind nur dann indiziert, wenn kein Fieber besteht, und wenn nicht ein schlechter Allgemeinzustand des Patienten oder gleichzeitige Lungentuberkulose gegen solche schwächende Maßnahmen sprechen. Als Schwitzprozeduren wendet man dann am besten Bett-Heißluftbäder oder Bett-Lichtbäder an.

In älteren Fällen von trockener Pleuritis oder bei Kranken, wo nach abgelaufener exsudativer Pleuritis noch pleuritische Schwarten zurückgeblieben sind, ist ebensosehr zur Beförderung der Resorption der Schwarten wie zur Stillung der Schmerzen lokale Wärmeapplikation zu empfehlen. Am besten bewähren sich auch hier die feuchte Wärme (heiße Umschläge, Dampfduschen) oder lokale Heißluftbäder des Thorax, während die sonstigen trockenen Wärmeapplikationen, wie die Heißluftduschen oder die lokale Lichtbestrahlung bei der Pleuritis sicca wie es scheint von geringerer Wirksamkeit sind. Zwischen diesen Wärmeprozeduren, namentlich nachtsüber, ist auch im chronischen Stadium noch die Anwendung von Prießnitzschen Brustumschlägen empfehlenswert.

Auch allgemeine diaphoretische Prozeduren können bei kräftigen Individuen zur Unterstützung der Resorption älterer trockener Exsudate angewandt werden. Wichtiger ist aber hier zur Beförderung der Resorption und zur Wiederherstellung der normalen Ausdehnungsfähigkeit des Thorax die Atemgymnastik, die begonnen werden kann, sowie die Schmerzhaftigkeit bei der Respiration nachgelassen hat. Man kann die Atmungsgymnastik mittels Freiübungen ausführen lassen, bei denen neben einfachen Atemübungen besonders Abduktion, Erheben, Rollungen der Arme bei gleichzeitiger Inspiration anzuwenden sind. Auch die einfachen Zimmergymnastik-Apparate sind zu diesem Zwecke gut verwendbar. Sind Zandersche oder Herzsche Apparate zur Hand, so verordne man an diesen entsprechende Übungen, auch der Bogheansche Atmungsstuhl ist hierbei recht brauchbar und hat den Vorzug, den Patienten nicht anzustrengen. Man lasse die Atmungsübungen bei der Pleuritis sicca mit den nötigen Pausen 15—30 Minuten lang täglich ausführen. Besteht Tuberkulose mit katarrhalischen Erscheinungen, so sind sie kontraindiziert.

b. **Exsudative Pleuritis.** Im Beginne einer exsudativen Pleuritis sind neben den üblichen trockenen Schröpfköpfen die Kreuzbinden zur Linderung der Beschwerden sehr nützlich. An allgemeine Schwitzprozeduren darf man nur denken, wenn kein Fieber besteht und von seiten des Herzens keine Gefahr zu befürchten ist. Die Leistungsfähigkeit einer allgemeinen Diaphorese ist übrigens im akuten Stadium der Pleuritis nur eine beschränkte.

Von viel größerer Wichtigkeit sind die physikalischen Prozeduren bei verzögerter Resorption eines pleuritischen Exsudats. Durch lokale Wärmeanwendungen auf den Thorax kann diese Resorption erheblich gefördert werden. Neben lokalen Heißluftbädern und heißen Umschlägen möchten wir als resorptionsbeförderndes Mittel namentlich die lokale Lichtbestrahlung des Thorax empfehlen, und zwar hat sich zu diesem Zwecke gerade das rote Glühlicht und das gleichfarbige Bogenlicht bewährt.[1] Es hat diese Applikation vor lokalen Heißluftbädern und vor den Lichtbädern den Vorteil, den Patienten gar nicht anzustrengen und auch an bettlägrigen, schwächlichen Patienten anwendbar zu sein. Man sieht unter solcher Behandlung (tägliche Bestrahlung ca. ½ Stunde lang) flüssige Exsudate oft auffallend rasch zurückgehen, während trockene Exsudate resp. restierende Schwarten sich gegen die Rotlichtbestrahlung viel mehr refraktär verhalten, und hier die Anwendung der Dampfdusche oder sonstiger lokaler feuchter Wärme vorzuziehen ist.

Auch experimentell konnten Bittorf und Steiner[2] am Kaninchen die Beförderung der Resorption von Pleuraexsudaten durch Bogenlichtbestrahlung (sie benutzten allerdings weißes Licht) nachweisen; ich habe diese Angabe in Versuchen, die in ähnlicher Weise angestellt wurden, bei Verwendung des roten Glüh- und Bogenlichtes bestätigen können. Erfolgreiche Versuche über die resorptionsbefördernde Wirkung der Heißluftbehandlung und der Alkoholumschläge auf künstliche Pleuraexsudate hat ferner Plate[3] (Hamburg) vor einiger Zeit veröffentlicht.

Allgemeine diaphoretische Prozeduren, wie Lichtbäder, Heißluftbäder, heiße Vollbäder mit nachfolgendem Schwitzen, kommen gegenüber den lokalen Anwendungen auf den Thorax auch bei der chronischen serösen Pleuritis erst in zweiter Linie und nur bei resistenten Individuen in Betracht; sie werden am besten am liegenden Patienten

---

[1] Dem roten Lichte kommt die größte Tiefenwirkung zu.
[2] Arch. f. exper. Path. u. Pharm., Bd. 59 p. 379.
[3] Zeitschr. f. phys. u. diät. Therap., Bd. XII, Heft 9.

appliziert. Dagegen ist auch hier die Atmungsgymnastik, in der vorher beschriebenen Weise angewandt, oft ein sehr wirksames Mittel, um die Resorption des Exsudats zu befördern.

VI. Erkrankungen der Verdauungsorgane.

Bei Erkrankungen des Magendarmkanals nimmt naturgemäß die diätetische Behandlung den wichtigsten Platz ein. Daneben sind aber, namentlich bei chronischen Affektionen, auch die Hydrotherapie und Mechanotherapie oft wirksame Unterstützungsmittel der sonstigen Behandlung. Zweierlei Funktionen des Verdauungstraktus werden hauptsächlich durch physikalische Maßnahmen beeinflußt, die Sekretion der Verdauungssäfte und die Motilität der Magen- und der Darmwand.

Was den Einfluß äußerlich angewandter hydrotherapeutischer Prozeduren auf die **Sekretionen** betrifft,[1]) so wissen wir darüber wenig Exaktes. Versuche mit Applikation kalter und warmer Temperaturen auf das Abdomen haben bezüglich der Magensaftsekretion zu widersprechenden Resultaten geführt oder sind überhaupt resultatlos verlaufen.[2]) Dasselbe gilt von allgemeinen Wärme- und Kälteprozeduren; nur daß die Sekretion resp. Entleerung der Galle durch Hitzeapplikation gefördert wird, scheint sicher zu sein. Aus diesen meist negativen Ergebnissen darf nun aber nicht der Schluß gezogen werden, daß überhaupt bei Sekretionsstörungen, und speziell bei denen des Magensaftes, hydrotherapeutische Anwendungen wertlos seien. Denn es handelt sich hier meist um funktionelle Störungen, die, wie wir aus der modernen Experimentalforschung wissen, aufs Innigste mit sonstigen Funktionen des Körpers, speziell mit denen des Nervensystems, in Zusammenhang stehen; es kann ja sogar die Magensaftsekretion, wie Bickel und seine Schüler zeigten, durch rein psychische Momente stark verändert werden. Da wir nun imstande sind, durch hydrotherapeutische Allgemeinprozeduren die verschiedensten Funktionen des Körpers, speziell auch die vom Nervensystem abhängigen, zu beeinflussen resp. umzustimmen, so ist es klar, daß auf diesem indirekten Wege auch Veränderungen der Magensaftsekretion zustande kommen können. Daß beispielsweise der Appetit dadurch gebessert wird, ist eine tausendfältige alltägliche Erfahrung; also der negative Ausfall von Experimenten am gesunden Menschen oder Tier, die zumeist auch nur einmalig angestellt worden sind, darf hier zu keinem therapeutischen Nihilismus führen. Allerdings ist aber mehr als auf anderen Gebieten für die Methodik der hydrotherapeutischen Behandlung der Magendarmkrankheiten die reine Empirie maßgebend.

---

[1]) Die Wirkungsweise des innerlich (durch heiße oder kalte Getränke) applizierten Wassers fällt nicht in den Rahmen dieser Ausführungen.

[2]) Nur Puschkin konnte eine Erhöhung der Azidität und überhaupt der verdauenden Kraft des Magensaftes nach heißen Umschlägen konstatieren.

Von den mechanotherapeutischen Einwirkungen, speziell von der Massage, scheint es sicher, daß sie die Sekretion der Verdauungssäfte befördern; der vermehrte Blutzufluß zu den drüsigen Organen und der durch den mechanischen Eingriff gesetzte Nervenreiz tragen zu dieser Wirkung in gleicher Weise bei.

Sicher gestellt ist die Wirkung kalter und warmer Temperaturen auf die **Motilität** der Magendarmwand. Durch kurze Kältereize und ebenso durch kurze Hitzereize auf das Abdomen wird die Motilität des Magens und vor allem die Darmperistaltik befördert. Länger dauernde Wärmeeinwirkungen (heiße Umschläge, heiße Sitzbäder) bringen die Darmmuskulatur zur Erschlaffung und beruhigen insbesondere die erregte Peristaltik. Auch die reaktive Hyperämie, wie sie nach einem Prießnitzschen Umschlage auf den Leib zustande kommt, wirkt auf die Peristaltik hemmend ein. Ebenso wird auch durch prolongierte kalte Sitzbäder die Peristaltik gehemmt, ferner werden durch solche länger dauernde Kälteeinwirkungen die Abdominalorgane anämisiert, womit gleichzeitig die Transsudation in den Darm vermindert wird. Auf dieser Eigenschaft prolongierter Kältewirkungen beruht der günstige therapeutische Einfluß länger dauernder kalter Sitzbäder bei der Diarrhöe.

Von großem Einfluß auf die Motilität, speziell des Darmtraktus, ist die Leibmassage, welche sowohl durch Beförderung der Peristaltik des Darms und Tonisierung der Darmmuskulatur als auch durch Kräftigung der Muskeln der Bauchpresse auf die Stuhlentleerung günstig einwirkt. Eine ähnliche, wenn auch nicht so intensive Wirkung besitzen solche gymnastischen Übungen, bei denen die Bauchmuskulatur und Beckenmuskulatur in Aktion tritt, also alle Rumpfbewegungen und auch gewisse Bewegungen der Beine im Hüftgelenk.

Praktisch sehr wichtig ist ferner die Beeinflussung der **Schmerzempfindlichkeit** im Abdomen durch thermische Einwirkungen. Es werden durch Hitzeapplikation auf den Leib Schmerzen der verschiedensten Art gelindert resp. beseitigt, besonders wenn die Wärmeanwendungen in Form von heißen Kompressen, Breiumschlägen, Thermophoren, Magenschläuchen usw. längere Zeit hindurch zur Einwirkung kommen. Diese schmerzstillende Wirkung der Wärme beruht zum Teile auch, z. B. bei den kolikartigen Schmerzen, auf dem beruhigenden Einfluß der Wärme auf die Peristaltik. Durch Beruhigung der Peristaltik ist teilweise auch die günstige Wirkung zu erklären, welche die Prießnitzschen Leibumschläge in vielen Fällen von Schmerzen im Abdomen ausüben.

Aus dem Gesagten lassen sich die Indikationen hydro- und mechanotherapeutischer Anwendungen bei den mannigfachen Erkrankungen der Abdominalorgane unschwer ableiten. Der Übersicht halber seien sie aber für die wichtigsten Magendarmkrankheiten noch im einzelnen kurz aufgezählt.

1. Magenkrankheiten.

Beim akuten Magenkatarrh bleibt die diätetische Behandlung resp. Sorge für Entleerung schädlicher Ingesta die Hauptsache. Von hydrotherapeutischen Prozeduren wird man hier am meisten den Prießnitzschen Umschlag um den Leib oder öfter gewechselte heiße Umschläge zur Bekämpfung der Schmerzen anwenden.

Von großer Bedeutung ist die hydrotherapeutische Behandlung beim chronischen Magenkatarrh und bei der nervösen Dyspepsie, die wir, um Wiederholungen zu vermeiden, gleich hier mitbesprechen wollen. Es sind bei diesen Leiden vor allem hydrotherapeutische Allgemeinprozeduren empfehlenswert, um den Körperr zu kräftigen und damit auch die Wiederherstellung einer normalen Funktion des Magens zu unterstützen. Welcher Art diese Allgemeinprozeduren sind, hängt von der Konstitution des Patienten, der Reaktionsfähigkeit seiner Haut und der Erregbarkeit seines Nervensystems ab. Im allgemeinen bevorzugt man hier kurze, aber energische Kälteapplikationen, eventuell nach vorheriger Anwärmung: Halbbäder, Ganzabreibungen und Duschen kommen hauptsächlich dafür in Frage. Besteht gleichzeitig Störung der Magenmotilität, so sind wechselwarme Fächerduschen oder kurze kalte Fächerduschen auf die Magengegend, nach Gewöhnung daran auch kurze kalte Strahlduschen (unter schwachem Druck) auf das Abdomen, allein oder in Verbindung mit sonstigen allgemeinen Duschen, anzuwenden. Weniger sicher in der Wirkung und mehr bei Atonie des Darmes und bei Meteorismus indiziert sind die kalten Bauchgüsse, die am Schlusse eines Halbbades ein oder mehrere Male in der früher geschilderten Weise appliziert werden (vgl. S. 46).

Den kalten Seebädern wird eine besonders günstige Wirkung bei dyspeptischen Beschwerden der verschiedensten Art nachgerühmt. Allgemeine Tonisierung und speziell die Anregung des Appetits dürften der Grund dieser Wirkung der Seebäder sein. Bei starker nervöser Erregung, bei Arteriosklerose oder Herzerkrankung sind dieselben aber naturgemäß kontraindiziert.

Bei der lokalen hydrotherapeutischen Behandlung des chronischen Magenkatarrhs und der nervösen Dyspepsie spielt der Prießnitzsche Umschlag eine wichtige Rolle. Derselbe wird am zweckmäßigsten nachtsüber angelegt, bei bettlägrigen Kranken auch bei Tage mehrere Stunden lang (2—3stündlich gewechselt), während die Wirkung des im Umhergehen getragenen feuchten Leibumschlages doch eine etwas problematische sein dürfte. Gegen die Schmerzen sind außerdem heiße Kompressen auf die Magengegend oder der Winternitzsche heiße Magenschlauch, in Verbindung mit einem Leib- oder Stammumschlag, ev. auch mit einer Einpackung, empfehlenswert. Der Magenschlauch wird in dieser Weise täglich einmal etwa 1 Stunde lang appliziert, man schließt daran zweckmäßigerweise eine hydrotherapeutische Allgemeinprozedur, wie Dusche, Abreibung, Halbbad an, und wir möchten den Stammumschlag mit heißem Magenschlauch und nachfolgender kühler Allgemeinprozedur, in Form einer mehrwöchentlichen Kur angewandt, als diejenige hydratische Behandlungsweise empfehlen, die in den meisten Fällen von nervöser Dyspepsie die geeignetste ist.

Der heiße Magenschlauch, in Verbindung mit einem Stamm- oder Leibumschlag, ist ferner von großer Wirksamkeit bei nervösem Erbrechen; auch in sehr hartnäckigen Fällen kann man von dieser Prozedur oft eklatante Erfolge sehen. Gewöhnlich stellt sich schon nach wenigen Applikationen eine deutliche Besserung ein, doch empfiehlt es sich, in schwereren Fällen mehrere Wochen hindurch damit fortzufahren. Selbstverständlich kann auch hier die Kombination mit einer hydrotherapeutischen Allgemeinprozedur vorgenommen werden. Auch gegen Hyperemesis gravidarum haben sich heiße Applikationen auf die Magengegend gut bewährt.

Eine weitere Indikation des heißen Magenschlauchs oder sonstiger lokaler Hitzeanwendungen auf die Magengegend bildet bei der nervösen Dyspepsie die Appetitlosigkeit; in hartnäckigen Fällen empfiehlt es sich, etwa eine halbe Stunde vor jeder größeren Mahlzeit heiße Kompressen auf die Magengegend anzuwenden.

Die lokale Anwendung der Hitze auf die Magengegend beim runden Magengeschwür ist so allgemein bekannt und eingebürgert, daß es sich wohl erübrigt, hier näher darauf einzugehen. Da die Wärme hier durch möglichst viele Stunden des Tages hindurch einwirken muß, so ist die Verwendung des heißen Magenschlauches dabei in der häuslichen Praxis meistens unbequem, und man wird im allgemeinen heiße Kompressen, die im Kataplasmenwärmer immer neu erwärmt werden, heiße Breiumschläge, Leinsamenumschläge, Thermophore u. dgl. vorziehen. Bei Anwendung der Thermophore empfiehlt es sich aber, zwischen Thermophor und die Haut eine feuchte Kompresse einzuschieben, da die feuchte Wärme beim Magengeschwür erfahrungsgemäß von günstigerer Wirkung ist als die trockene. In der Zwischenzeit zwischen den Hitzeapplikationen, und namentlich nachtsüber, sind auch beim Ulcus ventriculi die Prießnitzschen Leibumschläge recht gut anwendbar.

Bei Magenblutung infolge Ulcus sind bekanntlich heiße Applikationen kontraindiziert; statt dessen kommt hier der Eisbeutel auf die Magengegend in Anwendung. Innerlich läßt man bei Ulcusblutungen sowohl zur Stillung der Blutung als zur Bekämpfung der Brechneigung Eisstückchen schlucken. Erwähnt sei, daß Winternitz empfiehlt, bei Magenblutung an Stelle des Schluckens von Eisstückchen durch den Mastdarm kleine Eisstückchen einzuführen, die reflektorisch eine Verengerung der Magengefäße bewirken sollen. Die Prießnitzschen Umschläge läßt man am besten so lange fort, als Blutung besteht; ist anzunehmen, daß die Blutung sistiert, so können Prießnitzsche Umschläge, wenn sie sonst indiziert sind, in vorsichtiger Weise unbedenklich versucht werden, während man zu heißen Kompressen erst nach längerer Zeit wieder übergehen darf.

2. Darmkrankheiten.

Bei akutem Darmkatarrh wird der Prießnitzsche Umschlag zur Beruhigung der Peristaltik und zur Linderung der Schmerzen wohl allgemein angewandt. Die Applikation kurz dauernder kalter Sitzbäder, wie sie Winternitz bei der akuten Diarrhöe zur Entleerung des Darmes empfiehlt, hat sich in der Praxis wenig eingebürgert, weil man sich scheut, diese heroische Prozedur bei den mehr oder minder angegriffenen und so wie so kältescheuen Patienten anzuwenden. Bei hartnäckigen chronischen Diarrhöen können jedoch die kalten Sitzbäder in Verbindung mit nachfolgender Ganzabreibung (zur Ableitung auf die Haut) in Frage kommen. Von anderer Seite wird allerdings empfohlen, statt der kalten, länger dauernde warme Sitzbäder von 38—40° mit nachfolgender kalter Ganzabreibung oder Dusche anzuwenden, und diese dem Patienten wie dem Arzte sympathischere Kombination dürfte im allgemeinen auch die empfehlenswertere sein; denn auch durch längere Wärmeeinwirkung läßt sich, wie vorhin erwähnt, die Peristaltik beruhigen, und es ist durch die Untersuchungen von Otfried Müller und von Bruns[1]) wahrscheinlich geworden, daß gerade auch die heißen Sitzbäder eine Abnahme der Blutfülle im Abdomen bewirken. Ferner kann die auf das Sitzbad folgende, von Reaktion begleitete allgemeine Kälteprozedur ebenfalls durch Ableitung auf die Haut zum Ausgleiche der Zirkulationsstörungen im Abdomen beitragen. Im übrigen ist die Beeinflussung der Blutverteilung durch Sitzbäder noch nicht völlig aufgeklärt, und wir müssen uns hier auch wieder vor allem an die empirische Beobachtung halten.

Außer den Sitzbädern und Abreibungen sind naturgemäß auch bei der chronischen Diarrhöe Prießnitzumschläge, sowie in schwereren Fällen auch heiße Umschläge auf den Leib, zu empfehlen.

Die für die hydrotherapeutische Behandlung wichtigste Darmerkrankung ist die chronische Obstipation, namentlich die durch Atonie des Darms bedingte. Es handelt sich hier darum, außer durch Massage, auf die wir noch später eingehen werden, durch kurzen Kältereiz die Darmmuskulatur zur Kontraktion und zu verstärkter Peristaltik anzuregen. Kurze kalte Sitzbäder von ca. 20—15° Temperatur und 2—3, höchstens 5 Minuten Dauer, sind zu diesem Zwecke das einfachste und auch überall in der Häuslichkeit anwendbare Mittel. Es ist darauf zu achten, daß im Sitzbade der Patient sich den Leib kräftig reibt, um dadurch die Reaktion zu begünstigen und zugleich durch den mechanischen Reiz die Wirkung auf die Peristaltik zu verstärken. Im Anschluß an das Sitzbad kann, wenn dasselbe abends appliziert wird, ein Prießnitzscher Leibumschlag angelegt werden. Ist eine Anstaltsbehandlung möglich, so sind wechselwarme Fächerduschen oder Strahlduschen auf den Leib, in der bei der Magenatonie geschilderten Weise appliziert, ein noch wirksameres Mittel zur Anregung der Peristaltik

---

[1]) Zeitschr. f. klin. Med., Bd. 64, Heft 3 u. 4.

und Kräftigung der Darm- und Bauchmuskulatur, als die Sitzbäder. Auch kalte Übergießungen des Bauches im Anschluß an ein Halb- oder Vollbad können zu diesem Zwecke sich nützlich erweisen. Ist die Obstipation mit Enteroptose kombiniert, so ist dieselbe lokale Behandlung angezeigt, doch verabsäume man hier daneben nie eine Allgemeinbehandlung zur Bekämpfung der meist vorhandenen allgemeinen nervösen Beschwerden: Halbbäder, allgemeine Fächerduschen, Abreibungen, Einpackungen, auch Kohlensäure- und Sauerstoffbäder sind die hauptsächlich hierbei anzuwendenden Prozeduren.

Bei der spastischen Obstipation, deren Existenz, ohne auf die darüber entbrannte Streitfrage einzugehen, hier einmal aus praktischen Gründen angenommen sei, sind warme Applikationen auf das Abdomen zur Bekämpfung der Schmerzen und Spasmen indiziert, sei es in Form länger dauernder Sitzbäder von 38—40⁰ (ev. auch Moorsitzbäder), oder in Form von Leibumschlägen, die mit heißem Magenschlauch kombiniert werden. Daneben wende man Prießnitzsche Umschläge auch für sich allein gerade bei dieser Form der Obstipation fleißig an. Da hier ebenfalls sehr oft nervöse Symptome vorhanden sind, so ist eine Kombination mit entsprechender hydrotherapeutischer Allgemeinbehandlung meist am Platze.

Auf die Hydrotherapie bei sonstigen Darmerkrankungen einzugehen, dürfte zu weit führen. Es sei nur auf die Anwendung der Eisblase auf das Abdomen bei akuten entzündlichen Erkrankungen hingewiesen; sowohl bei allgemeiner Peritonitis, wie bei lokaler akuter Entzündung, namentlich bei akuter Perityphlitis, ist die permanente lokale Kälteanwendung indiziert, und nach den früher erwähnten Schäfferschen Untersuchungen ist bei lokalen entzündlichen Prozessen eine Verhütung des Fortschreitens der Entzündung durch permanente Kälteanwendung auch ganz wohl denkbar. Zur Ruhigstellung des Darmes und zur Linderung der Schmerzen können bei Perityphlitis manchmal auch die Prießnitzschen Umschläge mit beitragen, die vor dem Opium den Vorteil haben, das Krankheitsbild nicht künstlich zu verschleiern. Daß darüber sonstige therapeutische Maßnahmen, speziell eventuelle chirurgische Eingriffe, nicht vernachlässigt werden dürfen, versteht sich von selbst.

Bei schmerzhaften Verwachsungen im Abdomen, speziell bei postoperativen Narbenadhäsionen, ferner bei chronisch-entzündlichen Prozessen können sich länger dauernde warme Sitzbäder von 36—40⁰ (ev. mit Solezusatz) sowie heiße Breiumschläge sehr nützlich erweisen; noch wirksamer bei chronisch-entzündlichen Prozessen sind Moorbäder, als Vollbäder oder als Moorsitzbäder resp. Moorumschläge auf das Abdomen angewandt; auch lokale Heißluftbäder und Rumpflichtbäder tragen in solchen Fällen zur Resorption der Exsudate mit bei. Bedingung für die Anwendung aller dieser Prozeduren ist, daß die akute entzündliche Reizung abgelaufen ist und kein Fieber mehr besteht.

Schließlich sei erwähnt, daß auch gegen Hämorrhoiden hydrotherapeutische Prozeduren mit Nutzen anwendbar sind; es kommen hier namentlich in Betracht aufsteigende kühle Sitzduschen (30—20⁰, 5 Minuten Dauer), kalte Sitzbäder und die mit kaltem Wasser durchflossene Atzbergersche Mastdarmsonde. Auch Umschläge in Form der T-Binden können sich nützlich erweisen. Bei Tenesmus infolge von Hämorrhoiden sind heiße Applikationen, namentlich länger dauernde heiße Sitzbäder, empfehlenswert.

Was nun die Massage bei Erkrankungen der Verdauungsorgane betrifft, so ist ihre Hauptdomäne die chronische Obstipation. Die systematische Anwendung der Leibmassage bei der chronischen Obstipation gehört zu den dankbarsten Aufgaben, welche die physikalische Therapie überhaupt kennt; nur ist hier mehr wie irgendwo anders eine sehr sorgfältige Indikationsstellung durchaus erforderlich, denn vor allem darf durch die Leibmassage nicht geschadet werden. Deshalb sind durch genaue Untersuchung des Kranken vor Verordnung der Leibmassage all die Momente auszuschließen, welche dieselbe kontraindizieren können. Solche Kontraindikationen sind erstens einmal Blutungen sowie überhaupt ulzeröse Erkrankungen im Magendarmkanal (Magengeschwür). Weiterhin bilden entzündliche Erkrankungen der Abdominalorgane, sofern sie nicht völlig abgelaufen und bis auf Verwachsungen verschwunden sind, und solange sie sich durch Schmerzhaftigkeit bei der Palpation kundgeben, eine strikte Kontraindikation der Leibmassage. Es ist also z. B. bei der Perityphlitis in allen Stadien, sowie in den meisten Fällen von entzündlichen Erkrankungen der Adnexe von der Leibmassage ganz abzusehen. Anders liegen die Verhältnisse bei Personen, denen der Wurmfortsatz operativ entfernt worden ist; hier kann eine vorsichtige Massage gegen die Beschwerden, die durch Narbenverwachsungen bedingt sind, gute Dienste leisten, und ebenso kann bei solchen Kranken, wenn sie zufällig an Obstipation leiden, eine allgemeine Leibmassage gestattet werden. Daß Carcinome des Verdauungstraktus oder auch nur der Verdacht darauf jede Leibmassage verbieten, ist selbstverständlich. Schließlich wird auch die Neigung zu Gallensteinkolik als Kontraindikation der Leibmassage angesehen.

Lassen sich aber alle diese Momente ausschließen, so erweist sich, wie gesagt, die Leibmassage als ein vorzügliches Mittel zur Bekämpfung der Obstipation. Nur mache man von vornherein den Patienten darauf aufmerksam, daß der gewünschte Effekt nicht immer schon nach den allerersten Sitzungen eintritt, und daß, wenn die Heilwirkung der Leibmassage von Dauer sein soll, dieselbe täglich mehrere Wochen hindurch fortgesetzt werden muß. Die Leibmassage wird am besten in den Vormittagsstunden, mindestens 1 Stunde nach dem ersten Frühstück vorgenommen; für vorherige Entleerung der Blase ist naturgemäß Sorge zu tragen. Auf die nähere Technik kann hier nicht eingegangen werden; es sei nur ganz allgemein bemerkt, daß irgendwelche erheblichen Schmerzen durch die Leibmassage nicht verursacht werden dürfen; sonst ist anzunehmen, daß eine Komplikation, welche die Massage kontraindiziert, vorhanden ist. Allerdings ist öfters, infolge der Reizung durch den stagnierenden Kot, zu Anfang etwas Schmerzhaftigkeit bei Massage der Gegend des Flexura sigmoidea vorhanden; doch sind diese Schmerzen nur vorübergehende und verschwinden im Laufe der Behandlung völlig. Auch bei der spastischen Obstipation, wo zuweilen die Leibmassage sehr nützlich sein kann, sind die ersten Sitzungen meist etwas schmerzhaft.

Naturgemäß wird man gerade bei der spastischen Obstipation die Massagebehandlung stets mit hydrotherapeutischen Maßnahmen (warmen Sitzbädern, Umschlägen usw.) kombinieren. Aber auch bei der gewöhnlichen Obstipation ist oft die Kombination der Leibmassage mit den vorhin beschriebenen hydrotherapeutischen Prozeduren sehr nützlich.

Im Anschluß an die Leibmassage sind bei der Obstipation in der Regel gymnastische Übungen zur Kräftigung der Bauchpresse und zur Förderung der Zirkulation in den Abdominalgefäßen anzuwenden. Es hängt von dem Kräftezustand des Patienten und von den äußeren Verhältnissen, unter denen die Massage ausgeführt wird, ab, ob man sich dabei mit einfachen Bewegungen begnügt (z. B. mehrfaches Erheben aus der Rückenlage bei fixierten Oberschenkeln und über die Brust gekreuzten Armen, passive Bewegungen der Oberschenkel im Hüftgelenk, Rumpfbeugen, Rumpfdrehen usw.), oder ob man eine ganze Serie von entsprechenden Freiübungen resp. Apparatübungen ausführen läßt. Das Wichtigere ist aber stets die Leibmassage selbst, sie kann nur selten durch mediko-mechanische Übungen allein völlig ersetzt werden.

Die Vibrationsmassage des Leibes ist ein bequemes und in leichteren Fällen von Obstipation auch wirksames Ersatzmittel der manuellen Massage; in hartnäckigeren Fällen möchten wir aber doch die letztere vorziehen. Die Apparate zur Selbstmassage des Leibes (Massagekugeln u. dgl.) sind nur als dürftige Notbehelfe zu betrachten, er fällt hier vor allem die so wichtige Entspannung der Bauchdecken bei der Massage meist weg.

Weiter ist die Leibmassage bei Kombination von Obstipation mit Enteroptose sowie bei Wanderniere am Platze, in welch letzterem Falle besonders die Partien in der Gegend der Niere von vorn und seitwärts her durch die massierende Hand zu bearbeiten sind, um dadurch eine Kräftigung der die Niere umgebenden Gewebe zu erzielen. Bei der Atonie des Magens ist, sofern dieselbe nicht mit Darmatonie verbunden ist, die Leibmassage von geringerer Bedeutung als hydrotherapeutische Prozeduren, welche die Kräftigung der Magenmotilität bezwecken. Dagegen hat Boas[1]) neuerdings als besondere Indikation der Massage der Magengegend solche Fälle angegeben, in denen eine Gastroenterostomie oder eine Pyloroplastik ausgeführt worden ist, und wo es darauf ankommt, durch Kräftigung der Magenmotilität die Beförderung der Speisen nach dem Darm auf dem neuen Wege zu erleichtern.

3. Erkrankungen der Gallenwege.

Bei Erkrankungen der Gallenblase kommt der Hydrotherapie in erster Linie die Rolle eines schmerzlindernden Mittels zu. Sowohl beim katarrhalischen Ikterus als namentlich bei der chronischen Cholecystitis mit oder ohne Steinbildung sind lokale heiße Applikationen auf die Gallenblasengegend von ausgesprochener schmerzlindernder Wirkung. Man verwendet dazu in der häuslichen Behandlung heiße Wasserkompressen, Breiumschläge, Thermophore und dgl.; ist die Anwendung der Dampfdusche möglich, so ist sie namentlich bei Cholecystitis zur Bekämpfung der Schmerzen und des entzünd-

---

[1]) Zeitschr. f. phys. u. diät. Therap., Bd. XII, Heft 1.

lichen Prozesses überhaupt dringend zu empfehlen. Auch in hartnäckigen derartigen Fällen haben wir nach einigen Anwendungen der Dampfdusche oft dauernde Besserung resp. Beseitigung der Schmerzen gesehen.

Zur Anregung der Kontraktion der Gallenblase und zur Beförderung der Gallensaftsekretion sind ferner heiße Fächerduschen auf die Lebergegend empfohlen worden, welche zugleich auch auf mechanischem Wege eine Reizwirkung ausüben. Auch kurze kalte Sitzbäder können in geeigneten Fällen zur Verbesserung der Zirkulation in der Lebergegend dienen (z. B. bei Leberanschwellung infolge von Stauung).

Daß bei Gallensteinkoliken heiße Umschläge auf die Gallenblasengegend hervorragend schmerzstillend wirken, ist allgemein bekannt. Im übrigen ist hier, wie bei vielen sonstigen Erkrankungen der Gallenwege, die innerliche Anwendung des Wassers in Form von Trinkkuren und Klysmen von größerer Bedeutung als die eigentlichen hydrotherapeutischen Maßnahmen.

VII. Konstitutions- und Stoffwechselkrankheiten.

1. Chlorose.

Der unzweifelhaft anregende Einfluß auf die blutbildenden Organe, der sowohl allgemeinen Kälteprozeduren, wie auch Hitzeapplikationen, namentlich den mit Diaphorese verbundenen, zukommt, läßt sich therapeutisch zur Behandlung der Chlorose recht gut verwerten. Die Schwierigkeit liegt nur darin, daß derartige Prozeduren bei unvorsichtiger Anwendung für die meist geschwächten Patienten, um die es sich hier handelt, leicht zu anstrengend sein können; eine vorsichtige Dosierung der Verordnungen und genaue Beobachtung ihrer Wirkung ist daher besonders notwendig. Andrerseits aber können wir sowohl durch kurze Kälteapplikationen, die nach vorheriger Anwärmung und unter möglichster Vermeidung einer Wärmeentziehung ausgeführt werden, als auch durch richtig dosierte allgemeine Wärmeprozeduren, selbst in hartnäckigen, der üblichen Eisen- und Arseniktherapie gegenüber resistenten Fällen von Chlorose so gute Erfolge erreichen, daß die Anwendung einer derartigen Kur zum mindesten bei langwierigem Verlauf der Krankheit sicherlich indiziert ist.

Eine bei Chlorose und bei Anämie überhaupt allgemein anwendbare und recht wirksame Kälteprozedur ist die Teilwaschung resp. Teilabreibung; man kann sie im Laufe der Behandlung später durch Ganzwaschungen ersetzen, die in derselben Weise wie bei der Tuberkulosebehandlung appliziert werden. Es ist Wert darauf zu legen, daß die Kranken vor Anwendung der Waschungen in der Bettwärme oder in einer Trockenpackung gut vorgewärmt werden, und nachher noch mindestens eine halbe Stunde lang gut zugedeckt ruhen. Auf diese Weise wird fast völlig eine Wärmeentziehung vermieden, und es stellt sich im Gegenteil bald nach Beendigung der Prozedur in der Regel ein angenehmes allgemeines Wärmegefühl ein. Bei sehr empfind-

lichen Kranken kann man zu den Abwaschungen zunächst stubenwarmes und dann erst brunnenkaltes Wasser anwenden. Nur sehr
selten kontraindizieren hochgradige Anämie und schlechte Hautreaktion diese Prozedur; in solchen Fällen nehme man zu den Teilabreibungen statt des einfachen Wassers, ebenso wie bei der Tuberkulosebehandlung, zunächst Salzwasser oder spirituöse Flüssigkeiten.

Solche Teilabreibungen resp. Ganzwaschungen empfehlen sich
übrigens nicht nur bei der Chlorose, sondern wir haben davon auch bei
sekundären Anämien, z. B. solchen, wie sie nach Menorrhagien oder
sonstigen starken Blutverlusten auftreten, sehr gute Erfolge gesehen.

Ist die Patientin auf diese Weise an Kälteapplikationen gewöhnt,
so kann man dann zu energischeren Prozeduren, Ganzabreibungen,
Halbbädern (von 32° abwärts) oder Fächerduschen übergehen.
Hauptsache bleibt aber auch hier eine hinreichende vorherige Anwärmung und rasche Ausführung der Kälteapplikation selbst. Die
Anwärmung kann außer in der Trockenpackung auch in Lichtbädern
oder Heißluftkastenbädern von 5—10 Minuten Dauer geschehen. Nur
bei sekundären Anämien infolge von Menorrhagie oder sonstigen Blutungen sind diese Wärmeprozeduren, weil sie eine neue Blutung auslösen
können, kontraindiziert, und es muß hier die Anwärmung stets auf
dem Wege der Trockenpackung erfolgen.

Praktisch gut bewährt hat sich zur Behandlung der Chlorose die
von Raebiger[1]) nach Winternitzschen Prinzipien angegebene Kombination von Dampfkastenbädern von 5 Minuten Dauer mit nachfolgender kalter Abreibung und mehrmaligen kalten Übergießungen (sog. Lakenbädern). Raebiger hat in einer größeren Versuchs-
reihe gezeigt, daß unter gleichen Bedingungen eine derartige längere
Behandlung der Chlorose (die Prozeduren wurden 3 mal wöchentlich
appliziert), ebenso günstige subjektive und objektive Resultate ergab,
als die Behandlung von Parallelfällen mit der üblichen Eisenmedikation.

Es bildet die letzterwähnte Methode einen Übergang zu den allgemeinen Wärmeanwendungen, die sich bei der Chlorose therapeutisch verwenden lassen. Nachdem schon Dyes Diaphorese zur Bekämpfung der Chlorose empfohlen hatte, ist in Deutschland zuerst
Rosin[2]) dafür eingetreten, bei der Bleichsucht Vollbäder von 40° mit
nachfolgendem Schwitzen zu gebrauchen. Statt der Vollbäder lassen
sich auch elektrische Lichtbäder von 10—15 Minuten Dauer oder
entsprechend lang dauernde Heißluftkastenbäder applizieren, auf
die dann eine Abkühlung folgt, entweder im indifferenten Vollbade
oder im etwas kühleren Halbbade (später auch mittels Duschen,
Abreibungen u. dgl.). Man wendet solche Schwitzbäder ein über
den anderen Tag an, und man muß von vornherein darauf gefaßt sein,
daß die ersten Applikationen die Patientinnen anstrengen und etwas
schwächen; das darf aber nicht von einer Fortsetzung der Kur unter den

---

[1]) Zeitschr. f. phys. u. diät. Therap., Bd. VIII, Heft 8 u. 9.
[2]) Verhandl. d. Kongr. f. inn. Med. Wiesbaden 1898.

nötigen Kautelen abhalten, man wird dann in der Regel sehen, daß die
späteren Wärmeapplikationen gut vertragen werden und bald eine Erleichterung der Beschwerden (namentlich auch der so häufig bei Chlorose
vorkommenden Rückenschmerzen), Zunahme des Appetits, Ver-
ringerung des Mattigkeitsgefühls usw. herbeiführen. Zur allmählichen
Gewöhnung empfiehlt es sich, die ersten Vollbäder resp. Kastenbäder
in etwas niedrigerer Temperatur und in einer Dauer von nur etwa
10 Minuten zu geben. Die ganze Kur erstreckt sich auch hier auf
mindestens 3—4 Wochen.

So gut diese Erfolge der allgemeinen Wärmeanwendungen in vielen,
auch hartnäckigen Fällen von Chlorose sind, so möchten wir doch raten,
diese Behandlungsart vorzugsweise auf die stationäre Anstaltsbehandlung zu beschränken. Bei ambulanter Anwendung der diaphoretischen Prozeduren sieht man davon viel weniger günstige Resultate; offenbar ist für die Wirksamkeit der immerhin eingreifenden Kur
sonstige gute Pflege und völlige Ruhe Bedingung.

Die Wirkung der Wärmeprozeduren bei der Chlorose beruht, wie
man annehmen muß, auf der Anregung der Tätigkeit der blutbildenden Organe durch die beschleunigten Zirkulationsvorgänge, welche
im Gefolge der Wärmeanwendungen und Diaphorese auftreten. Allerdings hat Wandel[1]) diese Hypothese angezweifelt und behauptet, daß
nur in denjenigen Fällen die Wärmebehandlung gute Resultate liefert,
wo vorher schon, scheinbar vergeblich, Eisen angewandt worden ist;
die Wirkung der Wärme in solchen Fällen beruhe dann darauf, daß das
Eisen durch die Beschleunigung der Zirkulation besser im Körper in
Umlauf gebracht werde und so erst seine Wirkung richtig entfalten könne.
Ob diese Hypothese berechtigt ist, bleibt fraglich; jedenfalls weist sie
aber darauf hin, daß man sich auch bei der Chlorosebehandlung vor
therapeutischer Einseitigkeit hüten muß, und auch hier eine Kombination von Eisentherapie mit Hydrotherapie sehr wohl möglich ist.
Bedenkt man, daß nach der Ansicht vieler Forscher auch das Eisen nicht
durch direkten Übergang in das Hämoglobin, sondern nur durch besondere Anregung der blutbildenden Organe seine therapeutische
Wirksamkeit ausübt, so ist überhaupt hier ein prinzipieller Unterschied zwischen der Wirkungsweise medikamentöser und physikalischer Therapie gar nicht aufzustellen.

Schließlich sei bemerkt, daß neuerdings zur Chlorosebehandlung auch die
Sonnenbäder empfohlen worden sind (Lenkei, Marcuse u. a.). Sie eignen sich
hierzu besonders, nicht nur weil sie ein verhältnismäßig wenig angreifendes und doch
sehr energisch wirkendes diaphoretisches Mittel sind, sondern weil auch den Sonnen-
lichtstrahlen als solchen möglicherweise eine direkt anregende Wirkung auf
die Blutbildung zukommt.

Außer den eingangs geschilderten Kälteprozeduren und den diaphoretischen Maßnahmen können zur allgemeinen Roborierung bei
Chlorose auch balneotherapeutische Prozeduren mit Erfolg Anwendung finden. Durch Solbäder von 34—35° Temperatur und 10 bis

---

[1]) Deutsch. Arch. f. klin. Med., Bd. 90.

15 Minuten Dauer läßt sich oft bei Chlorose und Anämie die sonstige Behandlung wirksam unterstützen; auch entsprechend temperierte Fichtennadelbäder können hier günstig wirken. Ebenso sind bei guter Hautreaktion Kohlensäurebäder (34—32⁰) bei Chlorotischen oft empfehlenswert, namentlich wenn Stärkung der Herzkraft und Bekämpfung subjektiver Herzbeschwerden indiziert ist. Bei den Bädern in Stahlquellen (Pyrmont, Elster, Cudowa, Schwalbach, Flinsberg u. v. a.) ist ebenfalls die Kohlensäure das hauptsächlich wirksame Moment; eine Resorption des Eisens findet dagegen im Bade bekanntermaßen nicht statt, und ebenso wichtig ist daher bei solchen Kuren die Benutzung der Eisenquelle zu Trinkzwecken, während die Bäder zusammen mit den klimatischen, diätetischen und sonstigen Einflüssen zur allgemeinen Roborierung mit beitragen.

Die Gymnastik ist in der Therapie der Chlorose nur von sekundärer Bedeutung; doch können sich manchmal Freiübungen, insbesondere auch atemgymnastische Übungen, nützlich erweisen.

2. Die Skrophulose.

Bei der Behandlung der Skrophulose ist bekanntlich die Kräftigung des Gesamtorganismus, die Anregung der Zirkulations- und Stoffwechselvorgänge das wesentlichste, und alle dahin zielenden hydrotherapeutischen und balneotherapeutischen Maßnahmen kämen daher hier in Betracht, wenn nicht die Eigenart des kindlichen Organismus besondere Modifikationen erforderte. Das Kind ist wegen der verhältnismäßig viel größeren Körperoberfläche gegen Wärmeentziehungen viel empfindlicher als der Erwachsene, und deshalb müssen durchweg die Anwendungen des kühlen und kalten Wassers hier in viel milderer Weise erfolgen.

Das kommt schon bei der prophylaktisch so wichtigen Abhärtung der Kinder zum Ausdruck. Man wendet zu diesem Zwecke Bäder mit Übergießungen und Frottierungen an, deren Temperatur im ersten Lebensjahre nicht unter 30⁰ beträgt (in den ersten 6 Lebensmonaten allmähliche Abkühlung des Wassers von 35—32⁰), geht im Laufe des 2. Lebensjahres im allgemeinen nicht unter 28⁰ herunter — unter den gleichen Kautelen: kurze (höchstens 5 Minuten) Dauer des Bades, gutes Frottieren in und nach dem Bade, Trockenreiben in einem erwärmten Tuche, — und beginnt erst im 3. Lebensjahre mit morgendlichen und abendlichen kühlen Abreibungen, die zuerst in zimmerwarmer, dann bis zum 5. Lebensjahre allmählich in brunnenkalter Temperatur gegeben werden (Biedert).

Beim skrophulösen Kinde selbst können die kalten Abreibungen, falls es sich um die pastöse Form handelt, ebenfalls von Nutzen sein; man nimmt sie auch zuerst in stubenwarmer Temperatur vor (unter besonderer Sorge für gute Wiedererwärmung); empfehlenswert ist ferner hier der Zusatz von Kochsalz zu dem Wasser.

Das Salzwasser spielt überhaupt in der hydriatischen Behandlung der Skrophulose die wichtigste Rolle. Falls man es nicht in Form der

Solbäder verwenden kann, sind als Ersatz dafür Einpackungen in ein Laken resp. in ein Hemd, das in 1—3% Salzlösung getaucht ist (sog. Salzhemd) sehr brauchbar. Das nasse Laken resp. Hemd muß natürlich durch Wolldecken gut bedeckt werden und bleibt 1—1½ Stunden lang liegen, worauf das Kind kurz kühl abgewaschen und energisch trocken frottiert wird (Brieger und Krebs[1]). Solche Solepackungen werden 4—6 mal wöchentlich appliziert.

Die bei der Skrophulosebehandlung gebräuchlichste und wohl auch wirksamste Prozedur sind aber die Solbäder; wenn sie auch naturgemäß am besten in Badeorten resp. Seebädern verabfolgt werden, wo zugleich auch klimatische und diätetische Einflüsse ihre Wirkung unterstützen, so ergibt doch auch ihre häusliche Anwendung oft schon recht schöne Erfolge. Man beginnt mit niederem Salzgehalt (1—2%) und einer Temperatur von 35°, geht dann im Laufe der Kur mit der Temperatur bis 33°, seltener bis 32°, herunter, während der Solegehalt allmählich bis auf 3—4% erhöht wird. Die Dauer des Bades beträgt anfangs 10, dann 15—20 Minuten, die Zahl der Bäder betrage erst 3, dann 4 pro Woche; im ganzen soll die Kur nicht weniger als 20 Bäder umfassen.

Neuerdings sind auch die Sonnenbäder zur Behandlung der Skrophulose sehr empfohlen worden. Bei Besonnung des ganzen Körpers ist naturgemäß eine genaue Dosierung notwendig; Kuthy empfiehlt, im Sommer mit 10—15 Minuten Dauer zu beginnen und auf 30—40 Minuten dann anzusteigen, während im Winter längere Dauer gestattet ist. Von mehrstündiger Dauer sind die lokalen Sonnenlichtbestrahlungen, die namentlich von Rollier und von Bernhard mit gutem Erfolge gegen skrophulöse Erkrankungen der Haut, Drüsen, Knochen und Gelenke angewandt worden sind.

Eine künstliche Nachahmung der allgemein-anregenden Wirkung der leuchtenden Strahlen unter Ausschluß ihres diaphoretischen Effekts suchte Buchholz (Hamburg)[2] zu erreichen, indem er an Rachitis leidende Kinder in einem Glühlichtkasten behandelte, bei dem durch reichlichen Luftzutritt eine stärkere Erwärmung verhindert wurde; es wurden mit diesem Apparate (der jeden zweiten Tag 15 Minuten lang appliziert wurde) bei Rachitis und deren Komplikationen (Laryngospasmus, Tetanie) gute Erfolge erzielt.

Im übrigen sind auch bei der Rachitis Solbäder meist mit Nutzen zu verwenden.

3. Die Fettsucht.

Die physikalische Therapie der Fettsucht bezweckt einerseits, durch vermehrte Verbrennung der zugeführten Nährstoffe einen Fettansatz zu verhindern, andrerseits, bereits vorhandenes Fett zur Einschmelzung zu bringen. Während die physikalische Behandlung diese beiden Eigenschaften mit der sonstigen Fettsuchtbehandlung gemeinsam hat, besteht ihre besondere Wirkung noch in einer Anregung der hier

---

[1] Hydrotherapie. Berlin. Verlag von L. Simion Nf. 1909.
[2] Verhandlungen der 76. Versammlung Deutscher Naturforscher und Ärzte, Abteilung für Kinderheilkunde.

oft darniederliegenden Zirkulationsvorgänge und somit in einer allgemeinen Roborierung des Körpers. Wenn auch physikalische Maßnahmen allein in der Regel zur Bekämpfung der Fettsucht nicht ausreichen, so sind sie gerade deshalb als Kombination mit der diätetischen Entfettung von großer Bedeutung, weil sie, richtig angewandt, einerseits den Gewichtsverlust in schonenderer Weise herbeiführen, andererseits der schwächenden Wirkung einer ausschließlich diätetischen Entfettung entgegenarbeiten.

Was zunächst hydrotherapeutische Maßnahmen betrifft, so können wir sowohl durch energische Wärmeprozeduren, vor allem durch wärmestauende heiße Vollbäder, Sandbäder und Dampfbäder, in geringerem Grade auch durch Heißluftbäder und Lichtbäder, als durch intensive Kälteanwendungen und namentlich durch solche, die mit ausgiebiger Körperbewegung verbunden sind, eine Mehrzersetzung erreichen. Dieselbe betrifft vorwiegend die stickstofffreien Substanzen, doch findet daneben auch eine nicht unwesentliche Erhöhung der Eiweißzersetzung statt. Im ganzen wird jedoch im Publikum die entfettende Wirkung namentlich der Schwitzprozeduren überschätzt resp. falsch beurteilt; die Beobachtung, daß nach einem allgemeinen Schwitzbade eine augenblickliche Gewichtsabnahme von einem Kilogramm und darüber erfolgen kann, hat zu solchen unrichtigen Vorstellungen geführt. Dabei beruht aber diese Gewichtsabnahme zum allergrößten Teile auf Wasserverlust, der sich rasch wieder ersetzt; die dabei wirklich erfolgende Fetteinschmelzung hält sich in viel bescheideneren Grenzen und dürfte beispielsweise nach einem energischen Dampfkastenbade mit nachfolgender Kälteapplikation ca. 20 Gramm Fettverlust nicht überschreiten. Durch Einschränkung der Nahrungszufuhr hat nun die diätetische Therapie dafür zu sorgen, daß der bei der hydrotherapeutischen Behandlung erzielte Fettverlust nicht wieder ersetzt wird.

Bei der hydrotherapeutischen Behandlung der Adipositas empfiehlt sich am meisten, falls das Herz gesund ist, die Kombination von allgemeinen Wärmeprozeduren mit Kälteanwendungen. Als Wärmeprozeduren kommen in Betracht elektrische Lichtbäder von anfänglich 10, später 15—20 Minuten Dauer, entsprechend lang dauernde Heißluftkasten- oder Dampfkastenbäder, bei resistenten Individuen auch die wohl am meisten fetteinschmelzend wirkenden russisch-römischen Bäder. Die daran anschließenden Kälteprozeduren bestehen entweder in einem Halbbade von 28° abwärts, in dem nicht nur energische Frottierungen von dem Wärter vorgenommen werden, sondern in dem der Patient auch selbst ausgiebige Körperbewegungen macht, oder in einem kühlen Vollbade, in dem außer durch die wärmeentziehende Wirkung der Badetemperatur auch durch Bewegungen des Patienten selbst oder durch Bewegungen des Wassers, die wiederum aktive Körperbewegungen auslösen, der Stoffumsatz möglichst gesteigert wird; Bassinbäder, Schwimmbäder, Wellenschaukelbäder, Höglauersche Strombäder, Ruderbäder (Sanitas)

u. dgl., eignen sich sehr gut für diesen Zweck. Die Dauer derartiger kühler Bäder betrage anfangs 10—15 Minuten, später kann sie noch länger, selbst bis zu einer halben Stunde ausgedehnt werden; bei dieser langen Dauer ist es nicht notwendig, sehr niedrige Temperaturen des Badewassers zu wählen, es genügt, mit 28⁰ anzufangen und allmählich bei guter Reaktionsfähigkeit der Haut auf 20⁰ und darunter herunterzugehen. Sind kompliziertere Badeeinrichtungen nicht verwendbar, so können die kalten Bäder außer durch die schon erwähnten Halbbäder auch durch Ganzabreibungen mit nachfolgendem Lakenbade oder länger (ca. 5 Minuten) dauernde, allmählich abgekühlte Regenduschen ersetzt werden.

. Man kann die Licht-, Heißluft- und Dampfkastenbäder etwa viermal wöchentlich, die russisch-römischen Bäder nicht öfter als dreimal in der Woche applizieren.

Außer diesen Applikationen können während der Kur auch zu einer anderen Tageszeit noch mildere Kälteanwendungen gegeben werden, z. B. Ganzpackungen mit nachfolgender Fächerdusche, Ganzabreibungen u. dgl. mehr; im allgemeinen hüte man sich aber vor einem zu viel.

Bedingung für die Ausführung einer derartigen Kur ist allerdings völlige Intaktheit des Herzens. Bestehen von seiten des Herzens Störungen, so ist die Kur in leichteren Fällen von Fettherz derart zu modifizieren, daß man zunächst nur Kälteapplikationen, z. B. Halbbäder oder kürzer dauernde kühle Bewegungsbäder anwendet (ev. nach vorhergehender kurzer Anwärmung), und erst in der zweiten oder dritten Woche das das Herz am wenigsten angreifende Lichtbad als Wärmeprozedur hinzunimmt (Brieger), in steigender Dauer von 10 bis 20 Minuten. Bei stärkeren Herzstörungen muß man sich überhaupt nur mit milderen hydrotherapeutischen Prozeduren begnügen. Es lassen sich aber auch hiermit noch wichtige Indikationen erfüllen; denn die hydrotherapeutischen Anwendungen sollen ja bei der Adipositas nicht nur die Mehrzersetzung begünstigen, sondern, wie schon erwähnt, auch die Zirkulationsverhältnisse und die Herzkraft bessern. Außerdem tragen sie zur Hautpflege und zur Verhütung von Komplikationen, wie Furunkulose, Pruritus usw. bei. Das alles läßt sich auch durch Teilabreibungen, Halbbäder von 32—28⁰, dann namentlich auch durch Kohlensäurebäder, die in solchen Fällen sehr empfehlenswert sind, erreichen. Solbäder von 34⁰ C, ebenso wie die Kohlensäurebäder 3—4 mal wöchentlich angewandt, können ebenfalls als roborierendes und zugleich etwas stoffwechselerhöhendes Mittel auch bei Herzstörungen Nutzen bringen.

Neuerdings sind auch Sonnenbäder gegen die Adipositas empfohlen worden; da sie das Herz verhältnismäßig wenig angreifen und doch eine große stoffwechselerhöhende Wirkung besitzen, so ist diese Empfehlung auch sicherlich eine rationelle. Bei schweren Herzstörungen sind aber die Sonnenbäder ebenso wie sonstige diaphoretische Maßnahmen kontraindiziert. Ferner sind die Luftbäder bei der Fettsuchtbehandlung sehr gut verwendbar, da sie außer durch Wärmeentziehung vor allem durch Anregung vermehrter Muskeltätigkeit günstig einwirken.

Die Wirkung der Massage bei der Adipositas ist vielfach überschätzt worden. Wir haben schon früher erwähnt, daß nach Rosenthals Untersuchungen die Auffassung, es könne durch Massage direkt das Fettpolster zerdrückt und zum Schwinden gebracht werden, eine unrichtige ist. Es wird zwar zweifellos die Stickstoffausscheidung durch Massage erhöht (Bendix u. a.), also eine vermehrte Umsetzung wird dadurch bewirkt, und es kann somit auf indirektem Wege Fett zum Schwinden gebracht werden; nur ist dieser Einfluß, falls nicht gleichzeitig aktive Gymnastik ausgeübt wird, kein so erheblicher, als von mancher Seite angenommen wird. Zur Unterstützung der Diätkur leistet dagegen die Massage zweifellos sehr Gutes, auch weil sie, ebenso wie die Hydrotherapie, eine Besserung der Zirkulationsverhältnisse herbeiführt, die Herzkraft anregt und zur Beseitigung etwaiger begleitender Ödeme geeignet ist. Intensiver gestaltet sich naturgemäß der Einfluß der Massage auf die Fettverbrennung, sowie sie, wie das in der Praxis ja fast stets der Fall ist, mit aktiven oder auch nur passiven Muskelbewegungen verbunden wird.

Von viel größerem Einfluß auf den Stoffumsatz als die Massage und die Hydrotherapie ist nun die Muskelarbeit, sei es, daß sie in Form von Freigymnastik, von mediko-mechanischen Übungen, von Terrainkuren oder von sportlicher Betätigung ausgeführt wird. Die Art der zu wählenden Muskeltätigkeit hängt außer von äußeren Bedingungen auch von dem allgemeinen Kräftezustande und insbesondere dem Zustande des Herzens ab.

Wegen ihrer genauen Dosierbarkeit verdient hier, wenigstens bei fettleibigen Kranken, die Apparatgymnastik besondere Beachtung. Steht ein vollständig eingerichtetes heilgymnastisches Institut nach Zanderschem oder Herzschem System zur Verfügung, so lassen sich die Übungen in mannigfacher Weise modifizieren. Man wird neben intensiven Widerstandsbewegungen, bei denen möglichst gleichmäßig alle Muskeln des Körpers zur Arbeit mit herangezogen werden, bei Fettherz speziell auch solche Übungen noch wählen, die auf die Zirkulation günstig wirken (Rotationsbewegungen der Extremitäten, Atmungsapparate usw.). Im übrigen kann man auch mit einfachen Apparaten den Patienten in wirksamer Weise dosierte Körperarbeit leisten lassen; ein Zimmerfahrrad, ein Velotrab, ein Ruderapparat, ein Ergostat, ein Schweningerscher Zugapparat und ähnliche Apparate leisten in solchen Fällen sehr gute Dienste.

Muskelbewegungen in Form von Spaziergängen, von Bergbesteigungen, Sportbetätigungen jeder Art (Reiten, Tennisspielen, Rudern, Radfahren) können selbstverständlich ebenfalls in sehr wirksamer Weise und oft noch intensiver als mediko-mechanische Übungen zur Entfettung beitragen, kommen aber vorwiegend nur für Patienten mit gesundem Herzen in Betracht. Vor allem sei man vorsichtig mit Verordnung des

Radfahrens bei nicht ganz intaktem Herzen, da bei dieser Bewegung das subjektive Gefühl der Ermüdung und Überanstrengung der tatsächlichen Inanspruchnahme des Herzens nicht zu entsprechen pflegt.

4. Diabetes.

Mehr noch als bei der Fettsucht muß beim Diabetes die Behandlung eine vorwiegend diätetische sein; aber trotzdem kann auch hier die physikalische Therapie als Unterstützungsmittel der diätetischen in vielen Fällen mit großem Nutzen herangezogen werden.

Was zunächst die Hydrotherapie betrifft, so liegt es an sich nahe, den Einfluß kalter und warmer Temperaturen auf den Stoffwechsel zur Erhöhung der Zuckerverbrennung beim Diabetiker zu verwenden. Nur liegt die Schwierigkeit darin, daß so intensive Wärme- oder Kälteprozeduren, wie sie zu einer nennenswerten Erhöhung der Oxydation des Zuckers notwendig sind, den teilweise recht schonungsbedürftigen Kranken oft nicht zugemutet werden dürfen. Und so kommt es, daß, trotz der dahingehenden allgemeinen klinischen Erfahrung, nur sehr wenige bestimmte Einzelbeobachtungen über die Erhöhung der Assimilationsgrenze für den Zucker durch hydriatische Maßnahmen vorliegen.

Am meisten ist der Einfluß der Wärme auf die Zuckerausscheidung studiert worden. Die Erfahrung hat gezeigt, daß der Aufenthalt im warmen Klima (Ägypten) bei manchen Diabetikern auf die Zuckerausscheidung günstig einwirkt, und daß bei den Zuckerkranken manchmal auch im Sommer die Toleranz für Kohlehydrate eine größere ist wie im Winter. Tierversuche scheinen ebenfalls für den günstigen Einfluß der Wärme auf die Zuckerausscheidung zu sprechen; nicht nur daß die fieberhafte Erhöhung der Körpertemperatur (wie auch die klinische Erfahrung lehrt) die Zuckerausscheidung vermindern kann, auch durch künstliche Erwärmung im Brutschrank konnte bei pankreasdiabetischen Hunden die Ausscheidung des Zuckers vermindert werden (Lüthje[1]). Spätere Nachuntersuchungen haben allerdings diese Befunde nur teilweise bestätigt; so fand Allard[2], daß nur bei Tieren, denen das Pankreas nicht total entfernt war und die sich in mangelhaftem Ernährungszustande befanden, die Wärme die Zuckerausscheidung vermindert und die Kälte sie erhöht, während bei Tieren mit totaler Exstirpation des Pankreas, die kein Glykogen mehr besitzen, von dem sie in der Kälte zehren können, diese Unterschiede nicht mehr vorhanden sind. R. Kohler[3] fand gerade umgekehrt bei experimentellem Phloridzin-Diabetes, daß durch Abkühlung der Tiere die Zuckerausscheidung und jedenfalls auch die Zuckerproduktion vermindert wurde, parallel mit der sonstigen Schädigung der Lebensfunktionen durch die Kälte, während ein konstanter Einfluß der Wärme bei solchen Tieren nicht zu finden war. Es kommt also bei der Beeinflussung der Glykosurie durch die Temperatur offenbar sehr auf die Art des Diabetes im bestimmten Falle an.

Auch dieser Umstand mag daran schuld sein, daß beim Menschen mit der künstlichen thermischen Beeinflussung der Zuckerausscheidung bisher nur wenig sichere Resultate erreicht worden sind. Allerdings hat Grober[4] nach russisch-römischen Bädern, elektrischen Lichtbädern und

---

[1] Verhandl. d. Kongr. f. inn. Med. 1905.
[2] Arch. f. exper. Path. u. Pharm., Bd. 59, Heft 2—3.
[3] Dissertation Berlin 1907.
[4] Deutsches Archiv f. klin. Med., Bd. 95, Heft 1—2.

nach Sonnenbädern die alimentäre Glykosurie bei gesunden Versuchspersonen sich vermindern sehen, und ich selbst beobachtete, daß in einem Falle von schwerem Diabetes ganz deutlich unter sonst völlig gleichbleibenden Bedingungen nach mehrwöchentlicher Behandlung mit elektrischen Lichtbädern, die von Halbbädern gefolgt waren, eine erhebliche Verminderung der Zuckerausscheidung bei gleichzeitiger Gewichtszunahme und Besserung des Allgemeinbefindens eintrat[1]). In anderen Fällen war jedoch eine solche Beeinflussung der Glykosurie durch elektrische Lichtbäder und auch durch längeren Aufenthalt im Warmluftraum des russisch-römischen Bades bei 40° C nicht zu erkennen. Das darf aber nicht von der Fortsetzung solcher Versuche abschrecken, denn es ist sehr wohl möglich, daß die verschiedenen Formen des Diabetes, die wir freilich bis jetzt noch wenig unterscheiden können, sich Temperatureinflüssen gegenüber verschieden verhalten. Außerdem aber steht jetzt schon fest, daß die allgemeinen Wärmeprozeduren in Verbindung mit rationell verwandten Kälteapplikationen, richtig angewandt, auf das subjektive Befinden und den Kräftezustand des Patienten hier von entschieden günstigem Einflusse sind.

Wir möchten also praktisch beim Diabetiker folgendes hydrotherapeutische Vorgehen empfehlen: In leichten und mittelschweren Fällen mehrmals wöchentlich ein elektrisches Lichtbad von 10, später 15 Minuten Dauer mit nachfolgender Kälteanwendung, die in einem Halbbade, einer Regen- resp. Fächerdusche oder einer Ganzabreibung bestehen kann. Bei Patienten in schlechtem Ernährungszustande und bei der schweren Form des Diabetes wende man die Lichtbäder in kürzerer Zeit an, nur in Form einer Anwärmung von etwa 5, höchstens 10 Minuten Dauer, und schließe daran eine kurze Kälteapplikation, am besten Fächerdusche, an. Es sei aber ausdrücklich betont, daß wir auch bei schwerem Diabetes jugendlicher Patienten von diesem Verfahren (das man hier alle Übertage anwendet) gute Erfolge gesehen haben. Wird auch die Glykosurie dadurch nicht direkt beeinflußt, so wirkt die Behandlung doch namentlich auf den Appetit günstig ein. Der Erfolg zeigt sich in Hebung des allgemeinen Kräftezustands und oft auch in Gewichtszunahme; auch sahen wir des öfteren die Azetonurie unter dieser Behandlung geringer werden resp. schwinden.

Natürlich kann man auch mit anderen Prozeduren, wenn sie nur in einer Anwärmung mit nachfolgender kurzer Kälteapplikation bestehen, ähnliche Resultate erreichen. Die Winternitzsche Schule wendet z. B. zur Anwärmung eine 1—1½ stündige feuchte Einpackung an, der dann eine tonisierende Kälteprozedur folgt.

Die Hydrotherapie hat beim Diabetes nun weiterhin auch die Aufgabe, für die hier besonders wichtige Hautpflege zu sorgen und dadurch Komplikationen, wie Furunkulose und Gangrän, nach Möglichkeit zu verhüten. Mehrmals wöchentlich angewandte lauwarme Vollbäder oder Teil- und Ganzabreibungen leisten in dieser Beziehung

---

[1]) Mitgeteilt von Brieger, Charité-Annalen, 26. Jahrgang, S. 496.

gute Dienste und sind überhaupt zur allgemeinen Roborierung in solchen Fällen, wo besondere hydrotherapeutische Einrichtungen nicht zur Verfügung stehen, recht gut verwendbar.

Ebenso wie bei der Fettsucht scheinen sich auch zur Diabetesbehandlung die Sonnenbäder wegen ihrer energischen Stoffwechselwirkung und ihrer relativen Unschädlichkeit für das Herz und den Kräftezustand besonders gut zu eignen. Exakte Untersuchungen darüber liegen aber, von den Groberschen Versuchen über Beeinflussung der alimentären Glykosurie abgesehen, bis jetzt noch nicht vor.

Viel mehr sichergestellt, als die Wirkung thermischer Maßnahmen ist nun der Einfluß mechanotherapeutischer Prozeduren auf den Zuckerstoffwechsel des Diabetikers. Sowohl durch Massage, wie durch gymnastische Übungen läßt sich bei diesen Kranken die Zuckerverbrennung fördern, wie zahlreiche Versuche gelehrt haben. Die Massage wendet man vorwiegend dann an, wenn der allgemeine Kräftezustand eine ausgiebige Gymnastik nicht gestattet. Es empfiehlt sich aber auch hier, an die allgemeine Körpermassage wenigstens passive Übungen und möglichst einige aktive Bewegungen anzuschließen. Erlaubt es der Kräftezustand des Patienten, so tritt an Stelle der Massage die wirksamere Gymnastik, die hier in ganz ähnlicher Weise, wie es bei der Fettsuchtbehandlung näher beschrieben wurde, ausgeführt wird. Es sind namentlich auch die Komplikationen von Diabetes mit Fettsucht (hier liegt ja meistens ein leichter oder mittelschwerer Grad des Diabetes vor), die sich für die Behandlung mit gymnastischen Übungen eignen; doch kann dieselbe bei vorsichtiger Überwachung und Dosierung auch in schwereren Fällen von Diabetes, solange der allgemeine Kräftezustand ein leidlicher ist, mit Nutzen verwendet werden.

Von den sonstigen Komplikationen des Diabetes sei die Furunkulose noch erwähnt, bei der Lichtbäder oder Sonnenbäder, sofern sie sonst erlaubt sind, gute Dienste leisten. Die diabetische Gangrän kann durch lokale Wärmebehandlung oft günstig beeinflußt werden; namentlich die Heißluftdusche hat sich hier gut bewährt, daneben kann auch lokale Glühlichtbestrahlung und, bei sehr wärmeempfindlichen Patienten, Bestrahlung mit blauem Bogenlicht in Frage kommen. Die Behandlung diabetischer Neuralgien ist die bei sonstigen Neuralgien übliche, ein dauernder Erfolg kann aber nur bei Besserung des Grundleidens eintreten.

Bei der Behandlung des Diabetes insipidus leisten, wie allgemein anerkannt, hydrotherapeutische Prozeduren Gutes, ohne daß jedoch bei dieser Krankheit eine spezifisch wirkende Anwendungsform der Hydrotherapie existierte. Am empfehlenswertesten sind elektrische Lichtbäder von nicht zu langer Dauer (10—15 Minuten) mit nachfolgender Kälteapplikation, z. B. Fächerdusche oder Halbbad; die Schwitzprozeduren vermehren hier trotz des dabei eintretenden Wasserverlustes nicht das Durstgefühl, sondern setzen es eher herab (Matthes). Außerdem können auch sonstige hydrotherapeutische Prozeduren, wie sie bei der Neurastheniebehandlung üblich sind (Einpackungen, morgendliche Abreibungen, ·Fichtennadelbäder usw.) im Rahmen einer Kur beim Diabetes insipidus Anwendung finden. Mediko-mechanische Übungen sind zur allgemeinen Roborierung gleichfalls meist gut verwendbar.

5. Gicht.

Die Behandlung der akuten und chronischen gichtischen Gelenkerkrankungen ist schon in einem früheren Kapitel (S. 162 ff.) besprochen worden, und es wurde dabei auch schon erwähnt, in welcher Weise das Grundleiden durch Prozeduren, die den Stoffumsatz erhöhen, zu behandeln ist. Wir sahen, daß sich dazu hydrotherapeutische Allgemeinprozeduren der verschiedensten Art eignen, daß bei gesundem Herzen in der anfallsfreien Zeit am besten mehrmals wöchentlich applizierte Dampfkasten-, Heißluft- oder Lichtbäder mit nachfolgender allgemeiner Kaltwasserapplikation in Form einer mehrwöchentlichen Kur anzuwenden sind, daß außerdem Thermalbadekuren in indifferenten-, Schwefel- oder Kochsalzthermen in Verbindung mit geeigneten Trinkkuren die harnsaure Diathese günstig zur beeinflussen vermögen. Zur dauernden Anwendung bei Patienten, die zur Gicht neigen, eignen sich insbesondere kurze Kälteapplikationen, Duschen, Abreibungen, auch Schwimmbäder. Ebenso ist bei vielen Kranken die regelmäßige Körperbewegung in irgendwelcher Form von heilsamem Einfluß.

VIII. Syphilis und Hautkrankheiten.

1. Syphilis.

Die Behandlung der Syphilis muß in erster Linie eine spezifisch-medikamentöse sein. Trotz zahlreicher von berufener und unberufener Seite angestellter Versuche, die Krankheit lediglich mit hydrotherapeutischen Mitteln zu behandeln, unter denen die Schwitzkuren die Hauptrolle spielen, hat sich diese rein physikalische Behandlung in der großen Mehrzahl der Fälle nicht als ausreichend erwiesen. Als Unterstützungsmittel der spezifischen Behandlung kann aber die Hydrotherapie bei der Syphilis in zweierlei Richtung sehr gute und wertvolle Dienste leisten. Erstens einmal kann sie dazu dienen, den allgemeinen Kräftezustand zu heben und dadurch den Körper für die angreifende spezifische Behandlung vorzubereiten, resp. ihn während derselben bei gutem Kräftezustande zu erhalten. Zweitens kann die Wirkung des Quecksilbers resp. des Jods durch eine gleichzeitige diaphoretische Kur insofern begünstigt werden, als diese Mittel dadurch besser in den allgemeinen Blutumlauf gebracht (mobilisiert) werden, und ferner kann durch·Beschleunigung ihrer Ausscheidung auf diesem Wege auch die Intoxikationsgefahr vermindert werden.

Von der vorbereitenden Wirkung hydrotherapeutischer Maßnahmen macht namentlich die Winternitzsche Schule Gebrauch, die in der Zeit zwischen dem Primäraffekt und dem Auftreten sekundärer Symptome, Einpackungen mit nachfolgendem Halbbade resp. Regenduschen, oder sonstige von Kälteapplikationen gefolgte allgemeine Anwärmungen anzuwenden empfiehlt. Von Interesse ist die von Pick[1]) und Kraus[2]) geäußerte Ansicht, daß eine derartige Kur das Auftreten sekundärer Erscheinungen beschleunigen, quasi provozieren könnte; inwieweit diese Behauptung allgemein zutrifft, wird sich schwer kontrollieren lassen. Da aber auch sonst hydrotherapeutische Allgemeinanwendungen spezifische Reaktions- und Provokationserscheinungen auslösen können, so ist jedenfalls jene Theorie a priori nicht von der Hand zu weisen.

Auch die spezifische antiluetische Behandlung wird von der Winternitzschen Schule regelmäßig mit gleichzeitigen hydrotherapeutischen Anwendungen verbunden, um dadurch die Wirksamkeit des Quecksilbers zu erhöhen, und zugleich es auf diesem Wege zu ermöglichen, mit kleineren Dosen des Medikamentes auszukommen. Die hier angewandten Prozeduren bestehen in trockenen Einpackungen, die bis zum Schweißausbruch fortgesetzt werden, mit nachfolgender Kälteapplikation, Halbbädern oder Duschen. Es ist jedoch für die Norm der Fälle, wenigstens bei der Inunktionskur, zu bedenken, daß die häufigen Bäderanwendungen innerhalb des gewöhnlichen sechstägigen Turnus die Menge des resorbierten Quecksilbers verringern, und daß daher in Fällen, wo es auf eine energische, rasche Wirkung des Medikamentes ankommt, dieser bei der Inunktionskur sicherlich durch gleichzeitige häufige Bäderapplikation entgegengearbeitet wird. Auch durch die Schwefelbäder, wenn sie in Kombination mit einer antiluetischen Kur angewandt werden, wird die Ausscheidung, wahrscheinlich aber auch die Aufnahme des Quecksilbers, verringert, und es lassen sich dadurch Idiosynkrasien gegen Quecksilber und komplizierende Quecksilberintoxikationen sicherlich bekämpfen resp. verhüten. Im übrigen besteht der Wert der Schwefelbäderkur bei der Syphilisbehandlung in der allgemeinen Verbesserung der Zirkulationsverhältnisse und Erhöhung des Stoffwechsels (s. auch S. 104).

Um jene Wirkungen nun in der allgemeinen Praxis erreichen zu können, ist es am empfehlenswertesten, eine diaphoretische Kur mit der spezifischen Behandlung zu kombinieren, sei es, daß man das Winternitzsche Verfahren anwendet, oder den Patienten täglich, resp. mehrmals wöchentlich elektrische Lichtbäder, Heißluft-, Dampfkastenbäder mit entsprechender nachfolgender Abkühlung nehmen läßt. Es ist eine solche Kombination der hydriatischen mit der merkuriellen Kur namentlich bei bestehender Idiosynkrasie gegen Quecksilber zu empfehlen, und ferner bei großer Hartnäckigkeit des

---

[1]) Praktische Hydrotherapie. Wien u. Leipzig. Verlag von W. Braumüller 1905.
[2]) Med. Klin. 1908, Nr. 11.

syphilitischen Prozesses und scheinbarem Versagen der spezifischen Therapie (auch bei der alten Zittmannschen Kur ist ja die starke Diaphorese ein wesentlicher Faktor). Naturgemäß ist es für eine sichere Quecksilberwirkung vorteilhafter, in solchen Fällen das Medikament durch Injektion, und nicht durch Inunktion, einzuverleiben. In anderen Fällen wieder empfiehlt es sich, die diaphoretische Kur im Anschluß an die Quecksilberkur ausführen zu lassen.

Im tertiären Stadium der Lues können ebenfalls energische diaphoretische Maßnahmen die spezifische Wirkung des Quecksilbers resp. des Jods unterstützen; sie kommen auch hier wieder vor allem in hartnäckigen Fällen zur Anwendung. Bei hartnäckigen tertiär-luetischen Ulzerationen können außerdem lokale Hitzeapplikationen (heiße Umschläge, lokale heiße Bäder, Dampfduschen, Heißluftduschen, Lichtbestrahlungen) sich nützlich erweisen.

2. Hautkrankheiten.

Wir müssen es uns versagen, in extenso auf die Bäderbehandlung der Hautkrankheiten einzugehen, denn fast bei allen Erkrankungen der Haut werden gelegentlich Bäder mit oder ohne medikamentöse Zusätze sowohl für sich allein, als in Kombination mit anderen Behandlungsformen angewandt. Hier seien nur von solchen hydrotherapeutischen Applikationen die wichtigsten erwähnt, bei denen das Wasser oder sonstige Temperaturträger dadurch günstig einwirken, daß sie vermöge des thermischen Reizes die Zirkulation in der Haut beeinflussen. Neben eigenen Erfahrungen benutzen wir für die folgenden Ausführungen übersichtliche Zusammenstellungen, die über diesen Gegenstand von C. Bruhns[1]), Ullmann[2]) und Rosenthal[3]) in neuerer Zeit publiziert worden sind.

Während bei einem akuten Ekzem die Wasseranwendung im allgemeinen verpönt ist, kann dieselbe beim chronischen Ekzem oft gute Dienste leisten. So wirken bei lokalisierten chronischen Handekzemen mit Rhagaden- und Schwielenbildung kurzdauernde lokale heiße Bäder von 40⁰ und darüber und 3—5 Minuten Dauer oft sehr günstig ein, namentlich auch gegen den Juckreiz. Überhaupt haben sich, um dies vorweg zu nehmen, kurze Hitzeapplikationen, sei es in Form lokaler heißer Bäder, heißer Kompressen oder heißer Abwaschungen gegen Pruritus gut bewährt (Rosenthal).

Beim chronischen Ekzem der Hände und Unterarme resp. der Füße erweisen sich oft auch lokale 38—40⁰ warme Kleiebäder (½ bis ¾ Stunde Dauer) sehr nützlich.

Bei der Acne rosacea sind ebenfalls Hitzeapplikationen sehr empfehlenswert, und zwar nicht nur an der erkrankten Stelle selbst, sondern Rosenthal läßt auch zur Ableitung von krankhaft hyperä-

---

[1]) Berliner klin. Wochenschr. 1905, Nr. 21.
[2]) Physikalische Therapie der Hautkrankheiten. Stuttgart. F. Enke 1908.
[3]) Med. Klin. 1909. Nr. 36.

mischen Partien lokale heiße Hand- und Fußbäder bei diesem Leiden anwenden. Neben dem heißen Wasser ist aber namentlich der heiße Dampf bei der Akne von guter Wirkung; er wird hier mittels des Saalfeldschen Gesichtsdampfbades appliziert. Ist ein derartiger Apparat nicht zur Verfügung, so läßt sich ein Gesichtsdampfbad auch durch Anbringung einer passenden Maske resp. eines als Maske dienenden Trichters an einen gewöhnlichen Dampf-Inhalationsapparat recht gut improvisieren. Wir haben außerdem bei Akne verschiedentlich auch die heiße Luft in Form der Heißluftdusche angewandt, haben aber den Eindruck, daß, in schweren Fällen wenigstens, die Dampf-applikation das wirksamere ist. Die Dauer des Gesichtsdampfbades resp. der Heißluftdusche betrage hier ca. 30 Minuten, bei täglicher Applikation.

Ebenso wie bei der Akne kann auch bei Sycosis parasitaria sowie bei Favus die lokale Heißwasser- oder Heißluftapplikation günstig wirken. Die Bogenlichtbestrahlung mit dem Bogenlicht-scheinwerfer (weißes oder blaues Licht) kann in leichteren Fällen von Akne, dann auch bei oberflächlichem leichtem Ekzem, zuweilen gute Resultate ergeben.

Bei der Psoriasis macht man zur Ablösung der Schuppen be-kanntlich von protrahierten warmen Vollbädern einen aus-giebigen Gebrauch. Daneben können auch manchmal systematisch an-gewandte elektrische Glühlichtbäder oder Dampfkastenbäder bei diesem so hartnäckigen Leiden langanhaltende Besserung und selbst Heilung herbeiführen, während in anderen Fällen wieder dieses Verfahren versagt; auch Sonnenbäder sind gegen Psoriasis empfohlen worden. Jedenfalls empfiehlt sich in hartnäckigen Fällen von Psoriasis ein derartiger Versuch, durch Verbesserung der Hauttätigkeit und der Hautzirkulation die Krankheit zu beeinflussen. Auch bei der Sklero-dermie kann eine Behandlung mit elektrischen Lichtbädern günstig einwirken, speziell können damit etwaige Kontrakturen und dadurch entstandene Bewegungsstörungen und Schmerzen gebessert werden.

Von größerer Bedeutung noch, als bei diesen Krankheiten, ist die Anwendung der elektrischen Glühlichtbäder bei der Furunkulose. Es beruht auch hier die therapeutische Einwirkung dieser Bäder nicht etwa auf einer direkten Abtötung der Bakterien durch das an bakteri-ziden Strahlen ja sehr arme Glühlicht, sondern vielmehr auf der Ver-besserung der Hautzirkulation, welche gerade die in die tieferen Hautschichten eindringenden langwelligen Lichtstrahlen herbeizuführen imstande sind. Wir haben in einer Reihe von Fällen von Furunkulose von einer Lichtbäderkur sehr schöne Erfolge gesehen. Die Dauer eines Glühlichtbades beträgt hier 15—20 Minuten; die Abkühlung erfolgt am besten durch eine Regendusche oder Strahldusche, sonst auch im Halbbade. Es hängt vom Ernährungszustande des Patienten ab, ob man die Lichtbäder täglich oder 3—4 mal wöchentlich geben will; die Kur muß natürlich über mehrere Wochen hindurch fortgesetzt werden.

Noch günstiger als die Einwirkung der Lichtbäder ist die der Sonnenbäder bei der Furunkulose. Leider lassen sich die Sonnenbäder in unserem Klima selten in Form einer regelmäßigen Kur anwenden; um keine Unterbrechung der Kur eintreten zu lassen, lasse man daher den Patienten an trüben Tagen Glühlichtbäder statt der Sonnenbäder nehmen. Die Bogenlichtbäder scheinen uns vor den Glühlichtbädern auch bei der Furunkulose keine Vorteile zu bieten.

Bei Ulzerationen der Haut, namentlich beim chronischen Ulcus cruris, empfiehlt es sich, zur Vitalisierung der Gewebe und Anregung ihres Regenerationsvermögens in allen hartnäckigen Fällen lokale Wärmeapplikationen zu versuchen, die oft von ausgezeichneter Wirkung sind. Es hängt von der Empfindlichkeit des Patienten und von dem Verhalten der Haut gegenüber feuchten Einwirkungen ab, ob man die feuchte Wärme in Form von heißen Umschlägen, Dampfduschen resp. der von Kindler empfohlenen heißen Wasserduschen anwenden will (welch letztere auch in der häuslichen Praxis sich dadurch improvisieren lassen, daß man ca. 2 Liter recht heißen Wassers durch einen Gummischlauch in dickem Strahle aus 2 Meter Höhe über das Geschwür laufen läßt), oder ob man die hier besonders beliebte lokale Heißluftbehandlung, am besten in Form von Heißluftduschen, sonst auch als lokale Heißluftbäder, appliziert. Ist die lokale Bogenlichtbestrahlung möglich, so ist sie namentlich bei starker Schmerzhaftigkeit und bei Empfindlichkeit des Patienten gegen sonstige Hitzeapplikationen zu empfehlen; man wendet das Bogenlicht des Scheinwerfers in weißer Farbe an, bei starker Wärmeempfindlichkeit auch in blauer Farbe, stelle aber den Lichtkreis nur auf einen ganz milden Wärmegrad ein.

Bei Dekubitusgeschwüren sind bekanntlich permanente lauwarme Vollbäder das souveräne, auch prophylaktisch sehr wirksame Mittel; doch kann auch hier lokale Hitzebehandlung in Form von heißen Umschlägen oder Dampfduschen von günstigem Einflusse sein.

Beim Ulcus molle wird neuerdings die lokale Hitzebehandlung vielfach angewandt. Sie geschieht entweder durch lokale Heißluftduschen oder durch lokale Heißwasserapplikation in Form von länger fortgesetzten heißen Irrigationen oder heißen Kompressen, die durch zirkulierendes heißes Wasser (Leitersche Schläuche, Ullmannscher Hydrothermoregulator) auf hoher Temperatur erhalten werden.

Die vorher erwähnten Bogenlichtbestrahlungen empfehlen sich auch bei sonstigen Ulzerationen der Haut und, allgemeiner gesagt, überhaupt bei lokalen Zirkulationsstörungen. Wir haben davon z. B. bei der Raynaudschen Krankheit recht gute Erfolge gesehen, ebenso bei Zirkulationsstörungen mit oder ohne Ulzeration infolge von Arteriosklerose, wie früher schon erwähnt bei diabetischer Gangrän (in schwereren Fällen kann hier allerdings die Heißluftdusche von größerer Wirkung sein); auch bei lokalen Erfrierungen und bei Pernionen empfiehlt sich neben wechselwarmen Wasserapplikationen oder an deren Stelle die Anwendung der lokalen Bogenlichtbestrahlung. Steht das Bogenlicht nicht zur Verfügung, so kann es, wenn auch nicht immer mit demselben Erfolge, durch Glühlicht-

bestrahlung mit der Mininschen Lampe ersetzt werden. Bei der
Wahl der Farbe der Lampe ist zu bedenken, daß die roten Strahlen
eine intensivere Tiefenwirkung, aber auch größere Wärmewirkung
besitzen, die blauen Strahlen mehr schmerzstillend und beruhigend
wirken, bei gleichzeitiger Anregung der Zirkulation in den oberflächlichen Schichten, während das weiße Licht eine Mittelstellung einnimmt. Daß das rote Licht speziell auf die Regeneration der
Gewebe einen größeren Einfluß ausübt, als das andersfarbige, scheint
nach den Untersuchungen von Jezierski[1] wahrscheinlich.

Die Verwendung der chemisch wirksamen Lichtstrahlen (Finsenlicht,
Quecksilberlicht) sowie der Röntgenstrahlen bei Hautkrankheiten fällt nicht
mehr in den Rahmen dieses Buches.

Bei Varizen des Unterschenkels können die kurzen kalten Kniegüsse häufig durch Anregung der Zirkulation die Beschwerden der
Patienten (Schmerzen, Gefühl der Schwere in den Beinen usw.) vermindern. Bei ihrer Ausführung ist auf gute Hautreaktion besonders
zu achten; wenn gleichzeitige periphere Arteriosklerose besteht, so
sehe man lieber von den Güssen ab, da hier die plötzliche Abkühlung des
Unterschenkels einen Gefäßkrampf mit erhöhten Schmerzen herbeiführen kann. Ebenso halten wir die Kniegüsse bei gleichzeitig bestehen-
dem Gelenkrheumatismus für kontraindiziert.

IX. Chronische Vergiftungen.

1. Metallvergiftungen.

Die praktisch wichtigste chronische Metallintoxikation ist die Bleivergiftung. Wir können hier durch physikalische Maßnahmen nicht
nur einzelne Symptome, wie die Neuritis, die Koliken, bekämpfen,
sondern wir können dadurch auch die Ausscheidung des Giftes aus
dem Körper befördern. Es dienen dazu einmal diaphoretische Prozeduren, namentlich das elektrische Lichtbad, das hier in einer Dauer
von 15—20 Minuten etwa 4—6 mal wöchentlich angewandt wird, sofern
es der Zustand des Herzens erlaubt. Andrerseits haben sich in der
Praxis auch die Schwefelbäder und namentlich die Thiopinolbäder
bei Bleiintoxikation sehr nützlich erwiesen. Es ist wahrscheinlich, daß
in den Thiopinolbädern eine Resorption des Schwefels zustande kommt,
der dann mit dem Blei Verbindung eingeht und so dessen Ausscheidung
aus dem Körper befördert; Tatsache ist jedenfalls, daß wir nach Thiopinolbädern von ca. 36—37° Temperatur bei Bleiintoxikation oft auffallend rasche Besserungen gesehen haben. Die Schwefelbäderkur ist
namentlich auch bei Bleiniere, wo die Anwendung der Lichtbäder nur
mit Vorsicht erfolgen darf oder manchmal (bei bestehender Herzkomplikation) ganz kontraindiziert ist, empfehlenswert; die Schwefel-

---

[1] Deutsch. Arch. f. klin. Med., Bd. 94, Heft 1—2.

bäder werden hier etwa 4 mal wöchentlich und in 20 bis 30 Minuten Dauer gegeben.

Die Behandlung der einzelnen Symptome der Bleivergiftung (Neuritis, Koliken) ist früher schon besprochen worden und bietet hier zu besonderen Bemerkungen keinen Anlaß.

Bei der chronischen Quecksilbervergiftung ist die Behandlung eine ganz ähnliche, wie bei der Bleivergiftung, mag die Intoxikation nun als gewerbliche Vergiftung aufgetreten sein oder im Laufe einer antiluetischen Behandlung. Wir haben im vorigen Kapitel bei Besprechung der Therapie der Lues gesehen, daß sich dabei die Quecksilbervergiftung durch gleichzeitige Anwendung hydro- und thermotherapeutischer Prozeduren resp. von Schwefelbäderkuren, bis zu einem gewissen Grade verhüten und, falls sie doch aufgetreten ist, bekämpfen läßt.

Auch bei sonstigen Metallvergiftungen (mit Arsen, Antimon usw.) sind immer diaphoretische Maßnahmen zur Beförderung der Ausscheidung des Giftes zu empfehlen. Wir möchten speziell noch betonen, daß in allen Fällen von organischen Erkrankungen des peripheren oder zentralen Nervensystems, wo eine Intoxikation als ursächliches Moment anzunehmen ist, eine vorsichtige Kur mit elektrischen Lichtbädern (ev. Bettlichtbädern resp. -Heißluftbädern) versucht werden sollte. Dasselbe gilt von entsprechenden Erkrankungen, die im Gefolge von akuten Infektionskrankheiten aufgetreten sind, nur ist hier wegen des oft sehr geschwächten Allgemeinzustandes besondere Vorsicht am Platze.

2. Sonstige Vergiftungen.

Im Gefolge von Kohlenoxydvergiftungen, sowie von Rauchvergiftungen, wie sie die Feuerwehrleute häufig im Berufe erleiden (wobei neben dem Kohlenoxyd offenbar auch noch andere, wenig bekannte Verbrennungsprodukte als Schädlichkeit einwirken), treten oft allgemein nervöse Symptome auf, die eine Behandlung mit physikalischen Methoden erfordern. Die hier in Frage kommenden Prozeduren sind im allgemeinen die bei der Neurasthenie und insbesondere die bei der traumatischen Neurose üblichen: fließende Fußbäder, Einpackungen, gefolgt von Halbbädern, in leichteren Fällen auch Fächerduschen und Ganzabreibungen spielen dabei die Hauptrolle. Besonders gegen die oft hartnäckigen Kopfschmerzen müssen alle hierfür geeigneten hydrotherapeutischen und mechanotherapeutischen Methoden energisch angewandt werden. Die Erfolge treten nach den Rauchvergiftungen oft langsamer ein als nach gewöhnlichen akuten Kohlenoxydvergiftungen (z. B. Leuchtgasvergiftungen), wo die Symptome meist schon innerhalb kurzer Zeit schwinden.

Die Behandlung von Folgezuständen chronischer Schwefelkohlenstoffvergiftungen, wie sie bei Kautschukarbeitern sich finden und die im wesentlichen die Symptome einer ziemlich schweren Neurasthenie bieten, ist die bei der Neurasthenie übliche.

Schließlich noch ein Wort über die hydrotherapeutische Behandlung des chronischen Morphinismus, oder richtiger gesagt, die Unterstützung der Morphiumentziehungskur durch hydrotherapeutische Maßnahmen. Es ist bei solchen Kuren dringend zu empfehlen, zur Bekämpfung der nervösen Symptome, der Aufgeregtheit, der Unruhe und der Schlaflosigkeit systematisch tägliche feuchte Einpackungen (Dreiviertel- oder Ganzpackungen) von ¾—1 Stunde Dauer, gefolgt von Halbbädern von 34—30⁰ Temperatur, (später auch kühler) anzuwenden. Statt der Halbbäder können dann im Laufe der Kur auch Fächerduschen oder Ganzabreibungen im Anschluß an die Einpackung appliziert werden. Ist eine Anstaltsbehandlung nicht möglich, so mache man jedenfalls von den Einpackungen (die sich zur Not auch durch längerdauernde lauwarme Vollbäder ersetzen lassen) Gebrauch. Die Wirkung dieser hydrotherapeutischen Maßnahmen auf die allgemeinen Störungen ist eine sehr günstige, die Patienten werden ruhiger, können besser schlafen, bekommen Appetit, und damit hebt sich auch ihr Allgemeinzustand. Jedenfalls wird dadurch die Entziehung des Morphiums wesentlich erleichtert.

Die Behandlung der Nikotinvergiftungen deckt sich mit der bei Herzneurosen und allgemeiner nervöser Erregung üblichen (Kohlensäurebäder, Kühlschläuche, Einpackungen, Halbbäder usw.), sofern nicht schon organische Herz- und Gefäßveränderungen eine besondere Therapie erfordern. Beim chronischen Alkoholismus bekämpft die Hydrotherapie gleichfalls vor allem die nervösen Erregungssymptome; Einpackungen und protrahierte lauwarme Vollbäder bilden hier die Grundlage der hydriatischen Maßnahmen. Die alkoholische Neuritis wird in der bei Neuritis üblichen Weise behandelt.

X. Gynäkologische Erkrankungen.

Die Hydrotherapie spielt in der Behandlung der gynäkologischen Leiden die Rolle eines sehr wichtigen Unterstützungsmittels der sonstigen Behandlung. Die Bedeutung der physikalischen Methoden hat auf diesem Gebiete gerade in neuerer Zeit zugenommen, seitdem man wieder mehr zu konservativeren Methoden in der Gynäkologie, speziell bei der Behandlung chronischer Adnexerkrankungen, zurückgekommen ist, und außerdem mehr und mehr dem Zusammenhange von Unterleibsbeschwerden der Frauen mit Allgemeinerkrankungen Beachtung schenkt.

Die physikalische Behandlung von gynäkologischen Leiden resp. Unterleibsbeschwerden besteht erstens einmal in lokalen Applikationen thermischer und mechanischer Reize, die eine direkte Beeinflussung der Zirkulations- und Resorptionsvorgänge an den weiblichen Genitalien und ihrer Umgebung zum Ziele haben, und zweitens in allgemeinen Anwendungen, die teils auf indirektem Wege die Zirkulation in den Sexualorganen beeinflussen sollen, oder aber zur Bekämpfung begleitender Allgemeinerscheinungen resp. des Grundleidens, auf dem auch die lokalen Beschwerden beruhen (namentlich der Neurasthenie, Hysterie und Anämie), dienen. Auf eine genaue Darstellung der physikalischen Behandlung gynäkologischer Leiden muß hier verzichtet werden, sie könnte von seiten eines Nicht-Spezialisten auch nur in lückenhafter Weise erfolgen. Vielmehr möchte ich mich begnügen, einige der wichtigsten Indikationen und Anwendungsformen hauptsächlich hydro- und thermotherapeutischer Maßnahmen im folgenden kurz zu schildern.

Bei akut **entzündlichen Erkrankungen** der Unterleibsorgane beschränkt sich die physikalische Therapie auf die Anwendung der Eisblase resp. von kalten, oft gewechselten Umschlägen. Die Anwendung hyperämisierender Maßnahmen ist erst dann gestattet, wenn die akuten entzündlichen Reizerscheinungen abgeklungen sind und kein Fieber mehr besteht; Vorhandensein von Fieber bildet dagegen stets eine Kontraindikation.

Ist nun das Fieber abgelaufen, so können zunächst nach Herzls[1]) Vorschlag Prießnitzsche Umschläge, die 2—3 stündlich gewechselt werden und nachtsüber liegen bleiben, als mildeste hyperämisierende Prozedur Anwendung finden; wenn dann aber ein Wiederaufflackern des Prozesses nicht mehr zu befürchten ist, so geht man zu energischeren hyperämisierenden Prozeduren über, die vor allem bei Entzündungen der Adnexe und des sie umgebenden Beckenbindegewebes und Peritoneums in sehr wirksamer Weise die Resorption der Exsudate zu beschleunigen und zu begünstigen imstande sind. Chronisch gewordene Salpingitis (auch wenn sie ursprünglich eitriger Natur war), Oophoritis, ältere Exsudate im Parametrium und Perimetrium und ähnliche chronische, mit Infiltrationsbildung einhergehende Prozesse bilden das Hauptindikationsgebiet für diese Therapie. Zu dem Zwecke der lokalen Hyperämisierung findet einmal das heiße Wasser Verwendung, entweder in Form von heißen Ausspülungen, auf die wir aber hier, als nicht mehr zu unserem Thema gehörig, nicht näher eingehen wollen, oder in noch wirksamerer Weise als warmes bis heißes Sitzbad von 35—40 C. Temperatur und 10—20 Minuten Dauer, wobei ein Zusatz von etwas Staßfurter Salz (1—2 kg) oder Moorextrakt resp. Moorlauge vielfach gebräuchlich ist. Eine große Rolle spielt ferner neuerdings die lokale Heißluftbehandlung in der Therapie chronischer Adnexerkrankungen; sie wird mit Hilfe von Heißluftapparaten für den Unterleib (wozu sich auch jeder Bett-Heißluftapparat benutzen läßt) oder mittels lokaler Glühlichtbäder des Unterkörpers ausgeführt, die erste Art ist aber wohl noch die wirksamere. Die Dauer der jedesmaligen Applikation beträgt etwa ½ Stunde, man pflegt die Prozeduren gewöhnlich nicht täglich, sondern 3—4 mal wöchent-

---

[1]) In Buxbaum, Kompendium der physkalischen Therapie. Leipzig. Georg Thieme. 1906.

lich anzuwenden. Die Erfolge der Heißluftbehandlung bestehen erstens einmal in einer sehr auffallenden Schmerzstillung, die schon nach den allerersten Sitzungen, wenigstens temporär, sich geltend macht, und dann auch in vielen Fällen in partiellem oder vollständigem Rückgang der Exsudate infolge Beschleunigung des Resorptionsprozesses. Selbst wo sich aber eine völlige Rückbildung der Veränderungen nicht mehr erzielen läßt, ist doch meist nach dem Urteil einer großen Reihe von Beobachtern die schmerzstillende Wirkung der Heißluftbehandlung hinreichend, um die subjektiven Beschwerden mehr oder minder vollständig zum Schwinden zu bringen.

Noch intensiver als die Heißluftbehandlung wirken auf die Resorption chronischer entzündlicher Exsudate die Moorbäder, weil hier zu dem thermischen Reiz die so wichtige mechanische Wirkung hinzukommt. Die Anwendung der Moorbäder kann aber allerdings vorzugsweise nur in Badeorten erfolgen. Wir haben in einer Reihe von Fällen von chronischer Adnexerkrankung lokale heiße Sandbäder des Unterleibs angewandt und dadurch den mechanischen Effekt der Moorbäder nachzuahmen gesucht. Die Wirkung der Sandbäder scheint auch, ähnlich wie bei den Moorbädern, eine energischere zu sein, als die der bloßen Heißluftbehandlung.

Was überhaupt unsere eigenen Erfahrungen betrifft, so sind uns von der gynäkologischen Abteilung des Herrn Professor Koblanck, auf der die chronischen Adnexerkrankungen hauptsächlich in konservativer Weise behandelt werden, daran leidende Kranke in großer Zahl nach Rückgang des Fiebers und der entzündlichen Reizerscheinungen zur Wärmebehandlung überwiesen und hier mit lokalen Heißluftbädern (mittels des Lindemannschen Apparates für den Unterleib), Glühlichtbädern des Unterleibs und Sandbädern von uns behandelt worden. Die Prozeduren wurden 3—4 mal wöchentlich ausgeführt, die Dauer betrug bei den Licht- und Heißluftbädern 20—30 Minuten, bei den Sandbädern ½—¾ Stunden. Wenn auch die Beurteilung der Wirkungen dieser Maßnahmen insofern Schwierigkeiten bietet, als naturgemäß schon vorher eine anderweitige Behandlung (mit Bettruhe, Tampons, Spülungen, Umschlägen usw.) stattgefunden hatte, so läßt sich doch sagen, daß fast durchweg nicht nur die thermischen Anwendungen gut vertragen wurden und den Rückgang der Beschwerden zu unterstützen schienen, sondern daß in einer Anzahl von Fällen, wo vorher eine Zeitlang am objektiven Befunde keine Veränderung mehr eingetreten war, nach der lokalen Hitzeapplikation und besonders des öfteren nach den heißen Sandbädern eine Beschleunigung des Rückganges der Tumoren deutlich konstatiert wurde.

In einigen Fällen konnte auch durch radiumemanationshaltige Sitzbäder eine deutliche günstige Beeinflussung entzündlicher Adnextumoren erzielt werden; es wurden zur Bereitung dieser Bäder stark radioaktive Emanosal-Tabletten verwandt.

Tritt unter der hyperämisierenden Behandlung wieder Fieber auf, so ist dieselbe sofort zu unterbrechen, bis die Temperatursteigerungen verschwunden sind. Weitere Kontraindikationen der Wärmebehandlung bilden Blutungen oder Neigung zu solchen, Gravidität und Herzfehler mit Kompensationsstörungen.

Die Massage, die von Thure Brandt zur Behandlung chronischer Adhäsionen im Beckenbindegewebe, von Verlagerungen des Uterus, Parametritis usw. eingeführt worden ist, bedarf einer sehr strengen Indikationsstellung, namentlich ist sie überall, wo Verdacht auf Vorhandensein eitriger Herde noch besteht, durchaus kontraindiziert; deshalb wird sie vielfach auch bei chronischen Entzündungen der Adnexe überhaupt für nicht erlaubt gehalten. Bei den letzteren spielt dagegen die Belastungstherapie als mechanische, die Resorption befördernde Methode eine große Rolle. Bezüglich der Technik und der näheren Indikationen der Thure Brandtschen Massage muß auf die speziellen gynäkologischen Lehrbücher verwiesen werden.

Neuerdings wird auch die Vibrationsmassage bei gynäkologischen Leiden verwandt; sie wird dabei teils äußerlich auf die unteren Bauchpartien appliziert, teils intravaginal mittels besonderer, dafür passender Ansatzstücke. Liepmann[1]) schildert ihre Wirkung als auflockernd (z. B. bei Fixation des Uterus oder der Adnexe durch narbige Gewebe), hyperämisierend (Indikation: Amenorrhoe infolge von Anämie oder Hypoplasie des Uterus), kräftigend auf die Muskulatur der Bauchdecken (Senkungen) und schmerzstillend (Vaginismus). Bei entzündlichen Prozessen ist selbstverständlich auch die Vibrationsmassage kontraindiziert.

Was die Kälteprozeduren betrifft, so kommen dieselben in lokaler Applikation bei chronischen Adnexerkrankungen nur ausnahmsweise in Frage. Doch empfiehlt Frankl[2]) kurze kalte Sitzbäder bei alten torpiden Exsudaten anzuwenden. Im übrigen dienen die kurzen kalten Sitzbäder zur **Tonisierung der Unterleibsorgane** und sind daher bei Atrophia uteri, chronischer Metritis und auch bei Amenorrhoe indiziert. Gegen Amenorrhoe werden ferner auch kurze kalte Duschen auf die Lendengegend und auf die Innenseite der Oberschenkel empfohlen (Winternitz). Während solche kurzen Kälteapplikationen die menstruelle Blutung zu befördern resp. auszulösen imstande sind, sind länger dauernde Kälteapplikationen derselben hinderlich. Deshalb warnte z. B. vor kurzem Gottschalk[3]) ausdrücklich vor der Anwendung längerer kalter Seebäder und sonstiger intensiver Kaltwasserapplikationen bei Personen, die zu Amenorrhoe neigen.

Umgekehrt spielt auch in der Behandlung von **Menorrhagien** und überhaupt von nicht auf Neubildungen beruhenden Metrorrhagien die Hydrotherapie eine wichtige Rolle, und zwar in Form von allgemeinen Kälteapplikationen; dieselben sollen dazu dienen, eine Ableitung des Blutes von den Unterleibsorganen zu bewirken und zugleich die durch den Blutverlust geschwächten Patientinnen zu kräftigen und abzuhärten. Nachdem bei menorrhagischen resp. metrorrhagischen Blutungen durch Bettruhe, kalte Spülungen usw.

---

[1]) Therapeutische Monatshefte 1910, Nr. 1.
[2]) Wiener med. Wochenschr. 1908, Nr. 30.
[3]) Verhandlungen des 31. Balneologen-Kongresses zu Berlin 1910.

die Blutung zum Stillstand gekommen ist, wendet man die Kälteapplikationen am besten zunächst in Form von Teilabreibungen
an. Durch diese gewöhnt man die ja meist anämischen Kranken an
die Kaltwasseranwendung, später kann man event. auch zu energischeren Prozeduren, Halbbädern oder Ganzabreibungen, übergehen.
Wir pflegen den Kälteapplikationen in diesen Fällen regelmäßig eine
halbstündige Anwärmung in der Trockenpackung vorausgehen
zu lassen. Dagegen sind Anwärmungen im Licht- oder Heißluftbade
hier strikte kontraindiziert, da durch solche Wärmeprozeduren leicht
eine neue Blutung ausgelöst werden kann. Aus demselben Grunde
ist es auch empfehlenswert, Duschen in diesen Fällen zunächst einmal
zu vermeiden. Auch nach Blutverlusten infolge von Abort oder einer
größeren Operation sind Teilabreibungen nach vorheriger Anwärmung
in der Trockenpackung zur allgemeinen Roborierung und zur Bekämpfung der sekundären Anämie sehr anzuraten.

Die Ableitung auf die Haut resp. eine **allgemein-roborierende
Behandlung** durch hydrotherapeutische Maßnahmen spielt nun auch
bei vielen sonstigen gynäkologischen Erkrankungen und namentlich
bei den im Unterleib lokalisierten Beschwerden neurasthenischer
Frauen eine große Rolle. In den zahlreichen Fällen, wo über Unter-
leibsschmerzen geklagt wird, und sich objektiv an den Genitalien
entweder gar nichts findet oder nur Druckempfindlichkeit an den
Ovarien oder sonstigen Adnexen, Parametritis retrahens, leichte Dis-
lokationen oder sonstige nicht wesentliche und den Beschwerden nicht
entsprechende Veränderungen[1]), ist eine Allgemeinbehandlung das
Haupterfordernis und beseitigt auch meistens die lokalen Beschwerden.
Als derartige ableitende hydrotherapeutische Prozeduren sind hier hauptsächlich Halbbäder, Abreibungen, Regen- oder Fächerduschen
zu empfehlen, die Duschen nur bei wenig ausgeprägter sonstiger nervöser
Erregbarkeit. Außerdem können zur Bekämpfung der allgemeinen
Neurasthenie auch Fichtennadelbäder von 35⁰ Temperatur, Kohlensäurebäder von 34—33⁰ Temperatur und Sauerstoffbäder in
wirksamer Weise Anwendung finden. Solbäder (34—36⁰ Temperatur)
gibt man namentlich dann, wenn die Schmerzen stark ausgeprägt
sind, oder wenn objektive Veränderungen, wie z. B. leichte Schwellungen
der Adnexe oder des Beckenbindegewebes eine gleichzeitige Resorptionsbeförderung wünschenswert erscheinen lassen. Den hydrotherapeutischen Anwendungen (Halbbädern, Duschen, Abreibungen)
lassen wir gerne eine Anwärmung im Glühlichtbade vorausgehen,
insbesondere können dadurch auch die gleichzeitigen Schmerzen bekämpft werden; bedient man sich dazu des Rumpflichtbades, so
wird die Dauer desselben in der Regel eine kürzere sein (15—20 Minuten), als wenn es zur Beförderung der Resorption bei Adnexerkrankungen verordnet wird. Prießnitzsche Leibumschläge, lauwarme Sitz-

---

[1]) Unzweckmäßiges sexuelles Verhalten spielt in der Ätiologie dieser Zustände eine wichtige Rolle.

bäder mit oder ohne Solezusatz, können ebenfalls hier gegen die lokalen Beschwerden verwandt werden. Die Hauptsache bleibt aber immer eine allgemeine Behandlung.

Außer den hydrotherapeutischen Allgemeinprozeduren haben sich ferner auch die Luftbäder als Mittel zur allgemeinen Roborierung bei den genannten Zuständen sehr nützlich erwiesen. Auch die allgemeine Körpermassage und die Gymnastik leisten hier gute Dienste zur Kräftigung des Körpers und zur Anregung der Zirkulation; insbesondere ist die Atmungsgymnastik in solchen Fällen empfehlenswert.

Die mannigfachen Beschwerden, die im Klimakterium aufzutreten pflegen, erfordern ebenfalls eine hydrotherapeutische Allgemeinbehandlung, die der eben geschilderten sehr ähnlich ist, und bei der namentlich die Lichtbäder von kürzerer Dauer (5—10 Min.) mit nachfolgender allgemeiner Kälteapplikation eine wichtige Rolle spielen. Stehen vasomotorische Erscheinungen im Vordergrunde des Krankheitsbildes, so sind die hierbei indizierten hydro- und balneotherapeutischen Prozeduren, Einpackungen (eventuell in Verbindung mit Herz- oder Rückenkühlschlauch), Ganzabreibungen, fließende Fußbäder, Kohlensäurebäder, in Anwendung zu ziehen; auch die Sauerstoffbäder sind neuerdings, wie früher schon erwähnt, ganz besonders zur Bekämpfung klimakterischer Beschwerden empfohlen worden (Frankl[1]).

Aus all den obigen Ausführungen geht nun hervor, welch' große Bedeutung auch die **Balneotherapie** in der Behandlung gynäkologischer Leiden besitzt. Zur Beförderung der Resorption chronischer Exsudate, Infiltrationen usw., Erweichung von Narbensträngen, auch zur Bekämpfung der Narbenschmerzen nach gynäkologischen Operationen bilden die Moorbäder das wirksamste Mittel; aber auch Solbäder werden aus ähnlichen Indikationen und zugleich zum Zwecke der allgemeinen Roborierung von derartigen Kranken viel aufgesucht. Im übrigen kommen für die Allgemeinbehandlung bei gynäkologischen Leiden neben den Solbädern vor allem die kohlensäurehaltigen Quellen und die Stahlquellen in Frage. Da naturgemäß sehr oft Bekämpfung der Lokalerscheinungen und allgemeine Behandlung kombiniert werden sollen, so sind diejenigen Badeorte hier besonders angebracht, die eine gleichzeitige Anwendung von Moorbädern und Kohlensäurebädern resp. Stahlbädern erlauben (Franzensbad, Marienbad, Elster, Pyrmont, Langenschwalbach u. a.).

---

[1]) Zeitschr. f. phys. u. diät. Therap., Bd. XII, Heft 5.

Sachregister.